新编
内科学与公共卫生

主编　孔德花　苗世敏　李秀梅　王会来
刘　军　冯　丽　刘泽斌

黑龙江科学技术出版社
HEILONGJIANG SCIENCE AND TECHNOLOGY PRESS

图书在版编目(CIP)数据

新编内科学与公共卫生 / 孔德花等主编. -- 哈尔滨：黑龙江科学技术出版社，2024.2

ISBN 978-7-5719-2302-0

Ⅰ. ①新… Ⅱ. ①孔… Ⅲ. ①内科学②公共卫生－卫生管理 Ⅳ. ①R5②R1

中国国家版本馆CIP数据核字（2024）第046493号

新编内科学与公共卫生

XINBIAN NEIKEXUE YU GONGGONG WEISHENG

主　　编　孔德花　苗世敏　李秀梅　王会来　刘　军　冯　丽　刘泽斌

责任编辑　包金丹

封面设计　宗　宁

出　　版　黑龙江科学技术出版社

地址：哈尔滨市南岗区公安街70-2号　邮编：150007

电话：（0451）53642106　传真：（0451）53642143

网址：www.lkcbs.cn

发　　行　全国新华书店

印　　刷　山东麦德森文化传媒有限公司

开　　本　787 mm×1092 mm　1/16

印　　张　21.75

字　　数　547千字

版　　次　2024年2月第1版

印　　次　2024年2月第1次印刷

书　　号　ISBN 978-7-5719-2302-0

定　　价　198.00元

主　编

孔德花　苗世敏　李秀梅　王会来

刘　军　冯　丽　刘泽斌

副主编

梁金凤　赵剑波　蔡绍雷　沈玉珍

付　萍　李　丽

编　委（按姓氏笔画排序）

王会来（邹平市卫生健康综合执法大队）

孔德花（枣庄市皮肤病性病防治院）

付　萍（聊城市东昌府区中医院）

冯　丽（邹平市疾病预防控制中心）

刘　军（山东市立医院控股集团第三医院）

刘泽斌（恩施土家族苗族自治州优抚医院）

李　丽（山东省菏泽市曹县县立医院）

李秀梅（东营市河口区中医院）

沈玉珍（滕州市官桥镇卫生院）

苗世敏（庆云县人民医院）

赵剑波（山东省枣庄市市中区西王庄卫生院）

梁金凤（梁山县中医院）

蔡绍雷（邹平市卫生健康综合执法大队）

前言
Foreword

内科学是一门对医学科学发展具有重要影响的临床医学学科，其涉及面广、整体性强，是临床医学各科的基础学科。公共卫生是隶属于医学学科门类的一级学科，将医学、预防医学、社会学、管理学等学科进行有机衔接，最大程度地发挥着维护和促进人群健康的作用。

随着社会经济和医学科技的发展，临床内科疾病的诊疗与研究日渐活跃，新理论、新设备不断出现并应用于临床。与此同时，随着健康新概念和现代医学模式的形成，通过有组织的社会活动来改善环境、预防疾病、延长生命及促进公众心理和躯体健康，成为全社会共同参与的公共活动，即公共卫生活动。基于上述情况，临床医务人员应更加重视自身临床基本技能的训练，用高度的责任心和同情心实践职业道德，正确处理医患关系，提高患者的生存质量。因此我们特组织相关专家编写了《新编内科学与公共卫生》一书。

本书将循证医学的思想贯穿其中，力求做到定义准确、概念清楚、结构严谨、层次分明、重点突出。本书的上篇对内科学的相关疾病进行了详细的介绍，下篇对公共卫生进行了多方面的论述。本书紧扣临床、简明实用、资料新颖，对临床医务工作者处理相关问题具有一定的参考价值，也可作为各基层医师和医务工作者的学习资料。

编者严谨的治学态度、活跃的学术思想和敬业的工作作风为本书的编写提供了质量保证。但由于编者编写水平和时间有限，疏忽与遗漏在所难免，恳请广大读者不吝赐教，以便再版时予以修正。

《新编内科学与公共卫生》编委会

2023 年 11 月

目录
Contents

上篇 内科学

下篇　公共卫生

上篇
内科学

第一章　内科疾病的诊疗

第一节　三叉神经痛

一、概述

三叉神经痛是指原因未明的三叉神经分布范围内的突发性、短暂性、反复性及刻板性的剧烈的疼痛。

三叉神经痛常见于中年女性。该病的发病率为5.7/10.0万～8.1/10.0万。患病率为45.1/10.0万。

二、病因及发病机制

三叉神经痛的病因及发病机制目前还不清楚。

(一)周围病变学说

有的学者根据手术、尸体解剖或MRA检查的资料，发现很多三叉神经痛的患者在三叉神经入脑桥的地方有异常的血管网压迫，刺激三叉神经根，从而产生疼痛。

(二)中枢性学说

根据患者的发作具有癫痫发作的特点，学者认为患者的病变是在中枢神经系统，是与面部疼痛有关的丘脑-皮质-三叉神经脊束核的刺激性病变所致。

(三)短路学说

三叉神经进入脑桥有一段无髓鞘区，由于受血管压迫等因素的作用，可以造成无髓鞘的神经纤维紧密地结合，在这些神经纤维之间形成假性“突触”，相邻神经纤维的传入、传出冲动之间发生“短路”(传入、传出的冲动由于“短路”，而都可以成为传入的信号)，冲动的叠加容易达到神经元的痛阈，诱发疼痛。

三、病理

有关三叉神经痛的病理报道很少。有的研究发现，患者的三叉神经节细胞有变性，轴突有增生，其髓鞘有节段性的脱失等。

四、临床表现

(一)发病情况

本病常见于50岁左右的女性患者,男女患者的比例为1∶3。

(二)疼痛部位

三叉神经一侧的下颌支疼痛最为常见,其次是上颌支、眼支。有部分患者可以累及两支(多为下颌支和上颌支),甚至三支(有的学者提出,如果疼痛区域在三叉神经第一支,尤其是单独影响三叉神经第一支的,诊断三叉神经痛要特别慎重)。

(三)疼痛特点

疼痛具有突发性、短暂性、反复性及刻板性的特点。发作前没有先兆,突然发作,发作常持续数秒,很少超过2分钟,每次发作的疼痛性质及部位固定,疼痛的程度剧烈,患者难以忍受,疼痛的性质常为电击样、刀割样。

(四)伴随症状

疼痛发作时可伴有面部潮红、流泪、结膜充血。

(五)疼痛的扳机点

患者疼痛的发作常可以由触摸、刺激(如说话、咀嚼、洗脸、刷牙)以下部位诱发:口角、面颊、鼻翼。

(六)诱发因素

因吞咽动作能诱发疼痛,所以可摄取流食。与舌咽神经痛不同,因睡眠中吞咽动作不能诱发疼痛,故睡眠中不出现疼痛发作。温暖时不易疼痛发作,故温水浴可预防疼痛发作,也有的患者愿在洗浴中进食。

(七)体征

神经系统检查没有异常的神经系统体征(除刺激“扳机点”诱发疼痛)。

五、诊断及鉴别诊断

(一)诊断

三叉神经痛的诊断根据患者的临床表现,尤其是其发作特点,诊断并不困难。但是要与继发性的三叉神经痛鉴别。继发性三叉神经痛有以下特点:①疼痛的程度常不如原发性三叉神经痛剧烈,尤其是在起病的初期;②疼痛往往为持续性隐痛、阵痛,阵发性加剧;③有神经系统的阳性体征(尤其是角膜反射的改变、同侧面部的感觉障碍及三叉神经运动支的功能障碍)。常见的继发性三叉神经痛的病因有鼻咽癌颅内转移、听神经瘤、胆脂瘤及多发性硬化等(表1-1)。

表1-1 原发性三叉神经痛与继发性三叉神经痛的鉴别

项目	原发性三叉神经痛	继发性三叉神经痛
病因	不明	鼻咽癌颅内转移、听神经瘤、胆脂瘤等
疼痛程度	剧烈	较轻,常为钝痛
疼痛的范围	局限	常累及整个半侧面部
疼痛的持续时间	短暂	持续性痛
扳机点	有	没有
神经系统体征	无	有

(二)鉴别诊断

三叉神经痛还应与以下几种疾病鉴别。

1.颞下颌关节综合征

颞下颌关节综合征常为一侧面部的疼痛,以颞下颌关节处为甚,颞下颌关节活动可以诱发、加重疼痛。患者张口受限,颞下颌关节有压痛。

2.牙痛

很多三叉神经痛的患者被误诊为牙痛,有的甚至拔了多颗牙。牙痛常为持续性,进食冷、热食品可以诱发、加重疼痛。

3.舌咽神经痛

该病的发作特点及疼痛的性质与三叉神经痛极其相似,但是疼痛的部位有很大的不同。舌咽神经痛的疼痛部位在舌后部及咽部,说话、吞咽及刺激咽部可以诱发疼痛,因此,常有睡眠中疼痛发作。

4.颞动脉炎

该病常见于老年男性,疼痛为一侧颞部的持续性跳痛、胀痛,常伴有低热、乏力、精神差等全身症状。查体可见患侧颞动脉僵硬,呈"竹筷"样改变。经激素治疗症状可以缓解、消失。

5.偏头痛

此病的发病率远较三叉神经痛的发病率高,常见于青年女性,疼痛发作前常有前驱症状,主要表现为乏力、注意力不集中、精神差等。约65%的患者有先兆症状,主要有视觉的先兆,表现为闪光、暗点、视野的改变等。疼痛表现为一侧头部跳痛,发作以后,疼痛的程度渐进加重,持续数小时到72小时。发作时患者常有自主神经功能障碍的表现。

六、治疗

(一)药物治疗

目前,三叉神经痛还没有有效的治疗方法。药物治疗控制疼痛的程度及发作的频率仍为首选的治疗方法。药物治疗的原则为个体化原则,从小剂量开始用药,尽量单一用药并适时注意药物的不良反应。常用的药物有以下几种。

1.卡马西平

由于卡马西平的半衰期为12～35小时,故理论上可以每天只服2次。常从小剂量开始:0.1 g,每天2次,3～5天后根据患者症状控制的程度来决定加量。每次加0.1 g(早、晚各0.05 g),直到疼痛控制为止。卡马西平每天的用量不要超过1.2 g。

卡马西平常见的不良反应有头昏、共济运动障碍,尤其是女性发生率更高。长期用药要注意检测血常规及肝功能的变化。此外,卡马西平可以引起过敏,导致剥脱性坏死性皮炎,因此,用药的初期一定要观察有无皮疹。孕妇忌用。

卡马西平是目前报道的治疗三叉神经痛的有效率最高的药物,其有效率据国内外的报道可为70%～80%。

2.苯妥英钠

苯妥英钠也可以作为治疗三叉神经痛的药物,但是有效率远较卡马西平低。据国内外文献报道,其有效率为20%～64%。剂量为0.1 g,口服,每天3次。效果不佳时可增加剂量,通常每天增加0.05 g。最大剂量不超过0.6 g。

苯妥英钠的常见不良反应有头昏、共济运动障碍、肝功能损害及牙龈增生等。

3.托吡酯

托吡酯是一种多重机制的新型抗癫痫药物。近年来,国内外有文献报道,在用以上两种经典的治疗三叉神经痛的药物治疗无效时,可以选用该药。通常可以从 50 mg,每天 2 次开始,3～5 天症状控制不明显可以加量,每天加 25 mg,观察 3～5 天,直到症状控制为止。每天的最大剂量不要超过 250 mg。

托吡酯的不良反应极少。常见的不良反应有头昏、食欲下降及体重减轻。国内外还有报道,有的患者用药以后出现出汗障碍。

4.氯硝西泮

通常作为备选用的药物。4～6 mg/d。常见的不良反应为头昏、嗜睡、共济运动障碍,尤其在用药的前几天。

5.氯甲酰氮䓬

300 mg/d,分 3 次,餐前 30 分钟口服,无效时可增加到 600 mg。该药不良反应发生率高,常见的不良反应有困倦、蹒跚、药疹和粒细胞减少等。有时可见肝功能损害。应用该药治疗应每 2 个月进行一次血液检查。

6.中(成)药

如野木瓜片(七叶莲),3 片,每天 4 次。据临床观察,该药单独使用治疗三叉神经痛的有效率不高,但是可以作为以上药物治疗的辅助治疗药物。此外,还有痛宁片,4 片,每天 3 次。

7.常用的方剂

(1)麻黄附子细辛汤加味:麻黄、川芎、附子各 20～30 g,细辛、荆芥、蔓荆子、菊花、桃仁、石膏、白芷各 12 g,全虫 10 g。

(2)面痛化解汤:珍珠母 30 g,丹参 15 g,川芎、当归、赤芍、秦艽、钩藤各 12 g,僵蚕、白芷各 10 g,红花、羌活各 9 g,防风 6 g,甘草 5 g,细辛 3 g。

(二)非药物治疗

三叉神经痛的“标准(经典)”治疗为药物治疗,但以下情况时可以考虑非药物治疗:①经应用各种药物正规的治疗(足量、足疗程)无效;②患者不能耐受药物的不良反应;③患者坚决要求不用药物治疗。非药物治疗的方法很多,主要原理是破坏三叉神经的传导。常用的方法有以下几种。

1.神经阻滞(封闭)治疗

该方法是用一些药物(如无水乙醇、甘油等),选择地注入三叉神经的某一支或三叉神经半月神经节内。现在由于影像技术的发展,在放射诱导下,可以较准确地将药物注射到三叉神经半月节,达到治疗的作用。由于甘油注射维持时间较长,故目前多采用甘油半月神经节治疗。神经阻滞(封闭)治疗的方法,患者面部的感觉通常能保留,没有明显的并发症。但是复发率较高,尤其是 1 年以后。

2.其他方法的三叉神经半月神经节毁坏术

如用射频热凝、伽马刀治疗等。这些方法的远期疗效目前尚未肯定。

3.手术治疗

(1)周围支切除术:通常只适用于三叉神经第一支疼痛的患者。

(2)显微的三叉神经血管减压术:这是目前正在被大家接受的一种手术治疗方法。该方法具有创伤小、安全、并发症少(尤其是对触觉及运动功能的保留)及有效率高的特点。

(3)三叉神经感觉神经根切断:该方法止痛疗效确切。

(4)三叉神经脊束切断术:目前射线(X 刀、伽马刀等)治疗在三叉神经痛的治疗中以其微创、安全、疗效好越来越受到大家的重视。

4.经皮穿刺微球囊压迫(percutaneous microballoon compression,PMC)

自 Mullan 等首次报道使用经皮穿刺微球囊压迫治疗三叉神经痛的技术以来,至今已有大量学者报道他们采用该手段所取得的临床结果。一般认为,PMC 方法与当代使用的微血管减压手术及射频热凝神经根切断术在成功率、并发症及复发率方面都有明显的可比性。其优点是操作简单、安全性高,尤其对于高龄或伴有严重疾病不能耐受较大手术者更是首选方法。其简要的方法:丙酚诱导气管内插管全身麻醉。在整个治疗过程中监测血压和心率。患者取仰卧位,使用 14 号穿刺针进行穿刺,皮肤进入点为口角外侧 2 cm 及上方 0.5 cm。在荧光屏指引下调整方向直至进入卵圆孔。应避免穿透卵圆孔。撤除针芯,放入带细不锈钢针芯的 4 号 Fogarty Catheter 直至其尖端超过穿刺针尖 12～14 cm。去除针芯,在侧位 X 线下用 Omnipaque 造影剂充盈球囊直至突向颅后窝。参考周围的骨性标志(斜坡、蝶鞍、岩骨)检查和判断球囊的形状及位置;必要时排空球囊并重新调整导管位置,直至获得乳头突向颅后窝的理想的梨形出现。球囊充盈容量为 0.4～1.0 mL,压迫神经节 3～10 分钟后,排空球囊,撤除导管,手压穿刺点5 分钟。该法具有疗效确切、方法简单及不良反应少等优点。

(付　萍)

第二节　舌咽神经痛

舌咽神经痛是一种出现于舌咽神经分布区的阵发性剧烈疼痛,疼痛的性质与三叉神经痛相似。本病远较三叉神经痛少见,两者之比为 1∶(70～85)。

一、病因及发病机制

原发性舌咽神经痛的病因,迄今不明。可能为舌咽及迷走神经的脱髓鞘性病变引起舌咽神经的传入冲动与迷走神经之间发生“短路”所致。以致轻微的触觉刺激即可通过短路传入中枢,中枢传出的脉冲也可通过短路再传入中枢,这些脉冲达到一定总和时,即可激发上神经节及岩神经节、神经根而产生剧烈疼痛。近年来由于神经血管减压术的开展,发现舌咽神经痛患者椎动脉或小脑后下动脉压迫于舌咽及迷走神经上,解除压迫后症状缓解,这些患者的舌咽神经痛可能与血管压迫有关。造成舌咽神经根部受压的原因可能有多种情况,除血管因素外,还与脑桥小脑角周围的慢性炎症刺激有关,致蛛网膜炎性改变逐渐增厚,使血管与神经根相互紧靠,促成神经受压的过程。因为神经根部受增厚蛛网膜的粘连,动脉血管也受其粘连发生异位而固定于神经根部敏感区,致使神经受压而缺乏缓冲余地,引起神经的脱髓鞘改变。

继发性原因可能是脑桥小脑角或咽喉部肿瘤,颈部外伤,茎突过长、茎突舌骨韧带骨化等压迫刺激舌咽神经而诱发。

二、临床表现

舌咽神经痛多于中年起病，男女发病率无明显区别，左侧发病高于右侧，偶有双侧发病者。表现为发作性一侧咽部、扁桃体区及舌根部针刺样剧痛，突然开始，持续数秒至数十秒，发作期短，但疼痛难忍，可反射到同侧舌面或外耳深部，伴有唾液分泌增多。说话，反复吞咽，舌部运动，触摸患侧咽壁、扁桃体、舌根及下颌角均可引起发作。2%丁卡因麻醉咽部，可暂时减轻或止住疼痛。按疼痛的部位一般可分为两型。

(一)口咽型

疼痛区始于咽侧壁、扁桃体、软腭及舌后1/3，而后放射到耳区，此型最为多见。

(二)耳型

疼痛区始于外耳、外耳道及乳突，或介于下颌角与乳突之间，很少放射到咽侧，此型少见。疼痛程度轻重不一，有如电击样疼痛、刀割样疼痛、针刺样疼痛，发作短暂，间歇期由数分钟到数月不等，少数甚至长达2～3年。一般发作期越来越短，痛的时间也越来越长。严重时可放射到头顶和枕背部。个别患者发生昏厥，可能由颈动脉窦神经过敏引起心脏停搏所致。

神经系统检查无阳性体征。

三、诊断

根据疼痛发作的性质和特点不难做出本病的临床诊断。有时为了进一步明确诊断，可刺激扁桃体窝的"扳机点"，观察能否诱发疼痛；或使用1%丁卡因喷雾在咽后壁、扁桃体窝等处，如能遏止发作，则可以证实诊断。如果使用上述药物后，舌咽处的疼痛虽然消失，但耳痛却仍然保留，则可封闭颈静脉孔，若能收效，说明不仅为舌咽神经痛，而且有迷走神经的耳后支参与。

临床表现呈持续性疼痛或有神经系统阳性体征的患者，应当考虑为继发性舌咽神经痛，需要进一步检查明确病因。

四、鉴别诊断

临床上应与三叉神经痛、喉上神经痛、蝶腭神经痛及颅底肿瘤、鼻咽部肿瘤和脑桥小脑角肿瘤等病变引起的继发性舌咽神经痛鉴别。

(一)三叉神经痛

两者的疼痛性质与发作情况完全相似，部位也相互毗邻，三叉神经第三支疼痛时易与舌咽神经痛相混淆。两者的鉴别点为三叉神经痛位于三叉神经分布区，疼痛较浅表；"扳机点"在睑、唇或鼻翼；说话、洗脸、刮胡须可诱发疼痛发作。舌咽神经痛位于舌咽神经分布区，疼痛较深在，"扳机点"多在咽后壁、扁桃体窝、舌根；咀嚼、吞咽等动作常诱发疼痛发作。

(二)喉上神经痛

喉深部、舌根及喉上区间歇性疼痛，可放射到耳区和牙龈，说话和吞咽动作可以诱发，在舌骨大角间有压痛点。用1%丁卡因涂抹梨状窝区及舌骨大角处，或用2%普鲁卡因神经封闭，均能完全抑制疼痛以上等。特点可与舌咽神经痛相鉴别。

(三)蝶腭神经节痛

此病的临床表现主要是在鼻根、眼眶周围、牙齿、颜面下部及颞部阵发性剧烈疼痛，其性质似刀割样、烧灼样及针刺样，并向颌、枕及耳部等部位放射。每天发作数次至数十次，每次持续数分钟至数小时不等。疼痛发作时多伴有流泪、流涕、畏光、眩晕和鼻塞等，有时伴有舌前1/3味觉减退。疼痛发作无明显诱因，也无“扳机点”。用1%丁卡因麻醉中鼻甲后上蝶腭神经节处，5分钟后疼痛即可消失为本病特点。

(四)继发性舌咽神经痛

颅底、鼻咽部及脑桥小脑角肿瘤或炎症等病变均可引起舌咽神经痛，但多呈持续性疼痛伴有其他颅神经障碍及神经系统局灶体征。X线颅底拍片，头颅CT扫描及MRI等影像学检查有助于寻找病因。

五、治疗

(一)药物治疗

卡马西平为最常用的药物，苯妥英钠也常用来治疗舌咽神经痛，其他的镇静止痛药物及传统中草药对该病也有一定的疗效。有研究发现NMDA受体在舌咽神经痛的发病机制中起一定作用，所以NMDA受体阻滞剂(如氯胺酮)可有效地减轻疼痛。也有学者报道加巴喷丁可升高中枢神经系统5-HT水平，抑制痛觉，同时参与NMDA受体的调制，在神经病理性疼痛中发挥作用。这些药物为舌咽神经痛的药物治疗开辟了一个新领域。

(二)封闭疗法

维生素B_{12}和地塞米松等周围神经封闭偶有良效。有人用95%乙醇或5%酚甘油于颈静脉孔处行舌咽神经封闭。但舌咽神经与颈内动脉、静脉、迷走神经、副神经等相邻，封闭时易损伤周围神经血管，故应慎用。

(三)手术治疗

对发作频繁或疼痛剧烈者，若保守治疗无效可考虑手术治疗。常用的手术方式有以下几种。

1.微血管减压术

国内外学者行血管减压术治疗本病收到了良好的效果，因此有学者认为采用神经血管减压术是最佳治疗方案。可保留神经功能，避免了神经切断术所致的病侧咽部干燥、感觉消失和复发的弊端。

2.经颅外入路舌咽神经切断术

该手术术后复发率较高，建议对不能耐受开颅的患者可试用这种方法。

3.经颅舌咽神经切断术

如术中探查没有明显的血管压迫神经，则可选用舌咽神经切断术。

4.经皮穿刺射频热凝术

该手术在CT引导下可大大减少其并发症的发生。另外舌咽神经传入纤维在脑桥处加入了三叉神经的下支，开颅在此毁损可阻止舌咽神经痛的传导通路。

六、预后

舌咽神经痛如不给予治疗，一般不会自然好转，疼痛发作频繁，间歇时间越来越短，严重影响患者的生活及工作。

(付　萍)

第三节 前庭蜗神经疾病

前庭蜗神经包括蜗神经和前庭神经，两者通常一起讨论。

一、蜗神经疾病

(一)病因

各种急、慢性迷路炎，药物中毒(如链霉素、新霉素、庆大霉素等)，颞骨，内耳外伤，噪声，听神经炎，脑膜炎，蛛网膜炎，脑桥小脑角肿瘤，脑桥病变，动脉硬化症，神经衰弱，遗传因素和全身性疾病(贫血和高血压等)等。

(二)临床表现

最常见的症状是耳鸣、听觉过敏和耳聋(听力减退或丧失)。根据耳鸣和耳聋的特点可鉴别传导性和神经性。低音调耳鸣(如轰轰声、嗡嗡声)通常是传导器的病变。高音调耳鸣(如吱吱声、蝉鸣声、鸟叫声)常为感音器的病变。神经性耳聋听力障碍的共同特点是以高音频率为主，气导大于骨导，Weber 试验偏向健侧。

(三)治疗

首先是病因治疗。其他对症治疗包括应用 B 族维生素、扩张血管药物及能量合剂等。还可行针灸治疗，严重者的听力障碍应佩戴助听器。

二、前庭神经疾病

前庭神经的功能是调节机体平衡和对各种加速度的反应。当前庭功能受到异常刺激和功能障碍时，可出现一系列的症状和体征。

(一)病因

迷路炎、内耳眩晕病、迷路动脉血液供应障碍及药物中毒；脑桥小脑角肿瘤和脑桥小脑角蛛网膜炎；听神经炎和前庭神经元炎；各种原因所致的脑干病变；心血管系统的病变等。

(二)临床表现

1.眩晕

患者感觉自身或外界物体旋转或晃动(或称为运动幻觉)常伴有眼球震颤和共济失调，以及迷走神经的刺激症状如面色苍白、恶心和呕吐、出汗及血压脉搏的变化，严重时可出现晕厥。

2.眼球震颤

眼球震颤通常为自发性，由快相和慢相组成，快相代表眼球震颤的方向。前庭周围性眼球震颤多为水平性，而且伴有明显的眩晕，闭眼后症状并不能减轻。

3.自发性肢体偏斜

表现为站立不稳或向一侧倾倒。肢体偏斜的方向与前庭周围神经病变侧和眼球震颤的慢相是一致的。而前庭中枢性损害三者的方向是不定的。

(三)诊断和鉴别诊断

首先应确定病变是否位于前庭神经，前庭神经损害的部分患者通常伴有听力障碍。其次是根据眩晕的性质和伴发症状、自发性眼球震颤的特点、肢体倾倒的方向及各种前庭功能试验的结果鉴别是前庭周围性病变还是中枢性病变。最后结合以上临床特点和借助于各种辅助检测手段对病变进行进一步的定性诊断或病因诊断。

(四)治疗

1.病因治疗

根据不同的病因采取针对性的治疗,如肿瘤行手术切除;炎症进行抗感染;缺血性病变用扩张血管药物等。

2.对症治疗

(1)常规剂量的各种安定剂和镇静剂。

(2)常规剂量的抗组胺类药物,如盐酸苯海拉明、氯苯那敏、异丙嗪等。

(3)伴有严重呕吐的患者可肌内注射东莨菪碱 0.3 mg,或阿托品 0.5 mg。

(4)维生素、谷维素等。

(付　萍)

第四节　面肌痉挛

一、概述

面肌痉挛又称为面肌抽搐,以一侧面肌阵发性不自主抽动为表现。发病率约为 64/10 万。

二、病因与病理生理

病因未明。多数认为是面神经行程的某一部位受到刺激或压迫导致异位兴奋或为突触传导所致,邻近血管压迫较多见。

三、诊断步骤

(一)病史采集要点

1.起病情况

慢性起病,多见于中老年人,女性多见。

2.主要临床表现

从眼轮匝肌的轻微间歇性抽动开始,逐渐扩散至口角、一侧面肌,严重时可累及同侧颈阔肌。疲劳、精神紧张可诱发症状加剧,入睡后抽搐停止。

3.既往病史

少数患者曾有面神经炎病史。

(二)体格检查要点

(1)一般情况:好。

(2)神经系统检查:可见一侧面肌阵发性不自主抽搐,无其他阳性体征。

(三)门诊资料分析

根据典型的临床表现和无其他阳性体征,可以做出诊断。

(四)进一步检查项目

在必要时可行下列检查。

(1)肌电图检查:可见肌纤维震颤和肌束震颤波。

(2)脑电图检查:结果正常。

(3)极少数患者的颅脑 MRI 可以发现小血管对面神经的压迫。

四、诊断对策

(一)诊断要点

一侧面肌阵发性抽动、无神经系统阳性体征可以诊断。

(二)鉴别诊断要点

1.继发性面肌痉挛

炎症、肿瘤、血管性疾病、外伤等均可出现面肌痉挛,但常伴有其他神经系统阳性体征,不难鉴别,颅脑 CT/MRI 检查可以帮助明确诊断。

2.部分运动性发作癫痫

面肌抽搐幅度较大,多伴有头颈、肢体的抽搐。脑电图检查可有癫痫波发放,颅脑 CT/MRI 检查可有阳性发现。

3.睑痉挛-口下颌肌张力障碍综合征

多见于老年女性,双侧眼睑痉挛,伴有口舌、面肌、下颌和颈部的肌张力障碍。

4.舞蹈病

可出现双侧性面肌抽动,伴有躯干、四肢的不自主运动。

5.习惯性面肌抽搐

多见于儿童和青少年,为短暂的面肌收缩,常为双侧,可由意志力短时控制,发病和精神因素有关。肌电图和脑电图正常。

6.功能性眼睑痉挛

多见于中年以上女性,局限于双侧的眼睑,不累及下半面部。

五、治疗对策

(一)治疗原则

消除痉挛,病因治疗。

(二)治疗计划

1.药物治疗

药物治疗可用抗癫痫药或镇静药。

(1)卡马西平:开始每次 0.1 g,每天 2～3 次,口服,逐渐增加剂量,最大量不能超过 1.2 g/d。

(2)巴氯芬:开始每次 5 mg,每天 2～3 次,口服,以后逐渐增加剂量至 30～40 mg/d,最大量不超过 80 mg/d。

(3)氯硝西泮,0.5～6.0 mg/d;维生素 B_{12} 每次 500 μg,每天3 次,口服,可酌情选用。

2.A 型肉毒毒素(BTXA)注射治疗

本法是目前最安全有效的治疗方法。BTXA 作用于局部胆碱能神经末梢的突触前膜，抑制乙酰胆碱囊泡的释放，减弱肌肉收缩力，缓解肌肉痉挛。根据受累的肌肉可注射于眼轮匝肌、颊肌、颧肌、口轮匝肌、颏肌等，不良反应有注射侧面瘫、暴露性角膜炎等。疗效可维持 3～6 个月，复发可重复注射。

3.面神经梳理术

通过手术对茎乳孔内的面神经主干进行梳理，可缓解症状，但有不同程度的面瘫，数月后可能复发。

4.面神经阻滞

可用乙醇、维生素 B_{12} 等对面神经主干或分支注射以缓解症状。伴有面瘫，复发后可重复治疗。

5.微血管减压术

通过手术将面神经和相接触的微血管隔开以解除症状，并发症有面瘫、听力下降等。

(三)治疗方案的选择

对于早期症状轻的患者可先予药物治疗，效果欠佳可用 BTXA 局部注射治疗，无禁忌也可考虑手术治疗。

六、病程观察及处理

定期复诊，记录治疗前后的痉挛强度分级的评分(0 级，无痉挛；1 级，外部刺激引起瞬目增多；2 级轻度，眼睑面肌轻微颤动，无功能障碍；3 级中度，痉挛明显，有轻微功能障碍；4 级重度，严重痉挛和功能障碍，如行走困难、不能阅读等)变化，评估疗效。

七、预后评估

本症一般不会自愈，积极治疗疗效满意，如 BTXA 注射治疗的有效率高达 95%。

(刘　军)

第五节　特发性面神经炎

一、概述

特发性面神经炎是指原因未明的、茎乳突孔内面神经非化脓性炎症引起的、急性发病的面神经麻痹。发病率为 20/10 万～42.5/10 万，患病率为 258/10 万。

二、病因与病理生理

病因未明。可能因受到风寒、病毒感染或自主神经功能障碍，局部血管痉挛致骨性面神经管内的面神经缺血、水肿、受压而发病。

三、诊断步骤

(一)病史采集要点

1.起病情况

急性起病,数小时至 3～4 天达到高峰。

2.主要临床表现

多数患者在洗漱时感到一侧面颊活动不灵活,口角漏水、面部㖞斜,部分患者病前有同侧耳后或乳突区疼痛。

3.既往病史

患者病前常有受凉或感冒、疲劳的病史。

(二)体格检查要点

(1)一般情况好。

(2)查体可见一侧周围性面瘫的表现:病侧额纹变浅或消失,不能皱额或蹙眉,眼裂变大,闭眼不全或不能,试闭目时眼球转向外上方,露出白色巩膜称为贝耳现象;鼻唇沟变浅,口角下垂,示齿时口角歪向健侧,鼓腮漏气,不能吹口哨,食物常滞留于齿颊之间。

(3)鼓索神经近端病变,可有舌前 2/3 味觉减退或消失,唾液减少。

(4)镫骨肌神经病变,出现舌前 2/3 味觉减退或消失与听觉过敏。

(5)膝状神经节病变,除上述表现外还有乳突部疼痛,耳郭和外耳道感觉减退,外耳道或鼓膜出现疱疹,见于带状疱疹引起的膝状神经节炎,称为 Hunt 综合征。

(三)门诊资料分析

根据急性起病,典型的周围性面瘫症状和体征,可以作出诊断。但是必须排除中枢性面神经麻痹、耳源性面神经麻痹、脑桥病变、吉兰-巴雷综合征等。

(四)进一步检查项目

(1)如果疾病演变过程或体征不符合特发性面神经炎时,可行颅脑 CT/MRI 检查、腰穿脑脊液检查,以利于鉴别诊断。

(2)病程中的电生理检查可对预后作出估计。

四、诊断对策

(一)诊断要点

急性起病,出现一侧周围性面瘫的症状和体征可以诊断。

(二)鉴别诊断要点

1.中枢性面神经瘫

局限于下面部的表情肌瘫痪,而上面部的表情肌运动如闭目、皱眉等动作正常,且常伴有肢体瘫痪等症状,不难鉴别。

2.吉兰-巴雷综合征

可有周围性面瘫,但多为双侧性,可以很快出现其他颅神经损害,有对称性四肢弛缓性瘫痪、感觉和自主神经功能障碍,脑脊液呈蛋白-细胞分离。

3.耳源性面神经麻痹

多并发中耳炎、乳突炎、迷路炎等,有原发病的症状和体征,头颅或耳部 CT 检查或 X 线检查有助于鉴别。

4.颅后窝病变

如肿瘤、感染、血管性疾病等,起病相对较慢,有其他脑神经损害和原发病的表现,颅脑 MRI 检查对明确诊断有帮助。

5.莱姆病

莱姆病是由蜱传播的螺旋体感染性疾病,可有面神经和其他脑神经损害,可单侧或双侧,伴有多系统损害表现,如皮肤红斑、血管炎、心肌炎、脾大等。

6.其他

如结缔组织病、各种血管炎、多发性硬化、局灶性结核性脑膜炎等,可有面神经损害,伴有原发病的表现,要注意鉴别。

五、治疗对策

(一)治疗原则

减轻面神经水肿和压迫,改善局部循环,促进功能恢复。

(二)治疗计划

1.药物治疗

(1)皮质类固醇:起病早期 1～2 周应用,有助于减轻水肿。泼尼松 30～60 mg/d,连用 5～7 天后逐渐减量。地塞米松 10～15 mg/d,静脉滴注,1 周后改口服,逐渐减量。

(2)神经营养药:维生素 B_{12}(每次 500 μg,隔天 1 次,肌内注射)、维生素 B_1(每次 100 mg,每天 1 次,肌内注射)、地巴唑(30 mg/d,口服)等可酌情选用。

(3)抗病毒治疗:对疑似病毒感染所致的面神经麻痹,应尽早使用阿昔洛韦(1～2 g/d),连用 10～14 天。

2.辅助疗法

(1)保护眼睛:采用消炎性眼药水或眼药膏点眼,戴眼罩等预防暴露性角膜炎。

(2)物理治疗:如红外线照射、超短波透热等治疗。

(3)运动治疗:可采用增强肌力训练、自我按摩等治疗。

(4)针灸和低脉冲电疗:一般在发病 2～3 周后应用,以促进神经功能恢复。

3.手术治疗

病后半年或 1 年以上仍不能恢复者,可酌情施行面-舌下神经或面-副神经吻合术。

(三)治疗方案的选择

对于药物治疗和辅助疗法,可以数种联用,以期促进神经功能恢复,针灸和低脉冲电疗应在水肿消退后再行选用。恢复不佳者可考虑手术治疗。

六、病程观察及处理

治疗期间定期复诊,记录体征的变化,调整激素等药物的使用。鼓励患者自我按摩,配合治疗,早日康复。

七、预后评估

70%的患者在 1～2 个月可完全恢复,20%的患者基本恢复,10%的患者恢复不佳,再发者约占0.5%。少数患者可遗留有面肌痉挛、面肌联合运动、耳颞综合征和鳄泪综合征等后遗症状。

（刘　军）

第六节　扩张型心肌病

扩张型心肌病是以一侧或双侧心腔扩大，收缩性心力衰竭为主要特征的一组疾病。病因不明者称为原发性扩张型心肌病，由于主要表现为充血性心力衰竭，以往又被称为充血性心肌病，该病常伴心律失常，5 年存活率低于 50%，发病率为 5/10 万～10/10 万，近年来有增高的趋势，男多于女，男女发病比例为 2.5∶1。

一、病因

（一）遗传因素

遗传因素包括单基因遗传和基因多态性。前者包括显性和隐性两种，根据基因所在的染色体进一步分为常染色体和性染色体遗传。致病基因已经清楚者归为家族性心肌病，未清楚而又有希望的基因是编码*dystrophin*和*cardiotrophin-1* 的基因。基因多态性目前以 ACE 的 DD 型研究较多，但与原发性扩张型心肌病的关系尚有待进一步证实。

（二）病毒感染

病毒感染主要是柯萨奇病毒，此外尚有巨细胞病毒、腺病毒（小儿多见）和埃可病毒等。以柯萨奇病毒研究较多。病毒除直接引起心肌细胞损伤外，还可通过免疫反应，包括细胞因子和抗体损伤心肌细胞。

（三）免疫障碍

免疫障碍分两大部分：一是引起机体抵抗力下降，机体易于感染，尤其是嗜心肌病毒如柯萨奇病毒感染；二是以心肌为攻击靶位的自身免疫损伤，目前已知的有抗 β 受体抗体，抗 M 受体抗体，抗线粒体抗体，抗心肌细胞膜抗体，抗 ADP/ATP 载体蛋白抗体等。有些抗体具强烈干扰心肌细胞功能作用，如抗β受体抗体的儿茶酚胺样作用较去甲肾上腺素强 100 倍以上，抗 ADP/ATP抗体严重干扰心肌能量代谢等。

（四）其他

某些营养物质、毒物的作用或叠加作用应注意。

二、病理及病理生理

（一）大体解剖

心腔大、室壁相对较薄、附壁血栓，瓣膜及冠状动脉正常，随着病情发展，心腔逐渐变为球形。

（二）组织病理

心肌细胞肥大、变长、变性坏死、间质纤维化。组化染色（抗淋巴细胞抗体）淋巴细胞计数增多，约 46%符合 Dallas 心肌炎诊断标准。

（三）细胞病理（超微结构）

（1）收缩单位变少，排列紊乱。

（2）线粒体增多变性，细胞化学染色显示线粒体嵴排列紊乱、脱失及融合；线粒体分布异常，膜下及核周分布增多，而肌纤维间分布减少。

（3）脂褐素增多。

（4）严重者心肌细胞空泡变性，脂滴增加。

在上述病理改变的基础上，原发扩张型心肌病的病理生理特点可用一句话概括：收缩功能障碍为主，继发舒张功能障碍。扩张型心肌病的可能发生机制如图 1-1 所示。

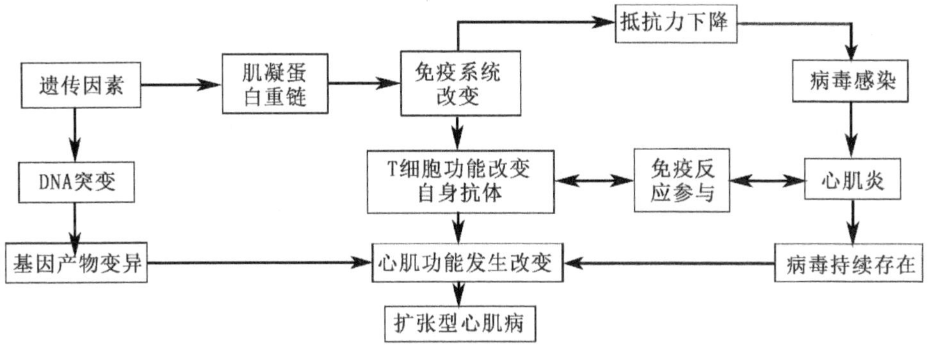

图 1-1 扩张型心肌病发病机制

三、临床表现

（1）充血性心力衰竭的临床表现。

（2）心律失常：快速、缓慢心律失常及各种传导阻滞，以室内阻滞较有特点。

（3）栓塞：以肺栓塞多见。绝大部分是细小动脉多次反复栓塞，表现为少量咯血或痰中带血，肺动脉高压等。周围动脉栓塞在国内较少见，可表现为脑、脾、肾、肠系膜动脉及肢体动脉栓塞。有栓塞者预后一般较差。

四、辅助检查

（一）超声心动图检查

房室腔内径扩大，瓣膜正常，室壁搏动减弱、呈“大腔小口”样改变是其特点。早期仅左心室和左心房扩大，晚期全心扩大。可伴二、三尖瓣功能性反流，很少见附壁血栓。

（二）ECG 检查

QRS 可表现为电压正常、增高和减低。有室内阻滞者 QRS 增宽。可见病理性Q 波，多见于侧壁和高侧壁。左心室极度扩大者，胸前导联 R 波呈马鞍形改变，即 V_3、V_4 呈 rS，$V_{1R}>V_{2R}$，$V_{5R}>V_{4R}>V_{3R}$。可见继发 ST-T 改变。有各种心律失常，常见的有室性期前收缩、室性心动过速、房室传导阻滞、室内传导阻滞、心房颤动、心房扑动等。

（三）X 线检查

普大心影，早期肺淤血明显，晚期由于肺动脉高压和/或右心衰竭，肺野透亮度可增加，肺淤血不明显，左、右心室同时衰竭者肺淤血也可不明显。伴有心力衰竭（简称心衰）者常有胸腔积液，以右侧或双侧多见，单左侧胸腔积液十分少见。

(四)SPECT 检查

核素心血池显像示左心室舒张末容积(EDV)扩大,严重者可达 800 mL,EF 下降<40%,严重者仅3%~5%,心肌显像左心室扩大或左、右心室均扩大,左心室壁显影稀疏不均,呈花斑样。

(五)心肌损伤标志

CK-MB、cTnT、cTnI 可增高。心肌损伤标志阳性者往往提示近期疾病活动、心衰加重,也提示有病毒及免疫因素参加心肌损伤。

(六)其他检查

其他检查包括肝功能、肾功能、血常规、电解质、红细胞沉降率异常等。

五、诊断及鉴别诊断

原发性扩张型心肌病目前尚无公认的诊断标准。可采用下列顺序:①心脏大,心率快,奔马律等心衰表现;②EF<40%(UCG、SPECT、LVG);③超声心动图表现为“大腔小口”样改变,左心室舒张末内径指数≥27 mm/m^2,瓣膜正常;④SPECT 示 EDV 增大,心肌显像呈花斑样改变;⑤以上表现用其他原因不能解释,即除外继发性心脏损伤。在临床上遇到难以解释的充血性心力衰竭首先应想到本病,通过病史询问、查体及上述检查符合①~④,且仍未找到可解释的原因即可诊断本病。

鉴别诊断:①应与所有引起心脏普大的原因鉴别;②ECG 有病理性 Q 波者应与陈旧性心梗鉴别。

六、治疗

与心力衰竭治疗基本相同,但强调的是β受体阻滞剂及保护心肌药物(如辅酶 Q_{10}、B 族维生素)。

(刘　军)

第七节　梗阻性肥厚型心肌病

肥厚型心肌病是指心室壁明显肥厚而又不能用血流动力学负荷解释,或无引起心室肥厚原因的一组疾病。肥厚可发生在心室壁的任何部位,可以是对称性,也可以是非对称性,室间隔、左心室游离壁及心尖部较多见,右心室壁罕见。根据有无左心室内梗阻,可分为梗阻性和非梗阻性。根据梗阻部位又可分为左心室中部梗阻和左心室流出道梗阻,后者又称为特发性肥厚型主动脉瓣下狭窄,以室间隔明显肥厚,左心室流出道梗阻为其特点,此种类型约占肥厚型心肌病的 1/4。本节叙述梗阻性肥厚型心脏病。

一、病因

梗阻性肥厚型心肌病有家族史者多见,可高达 60%。目前认为是常染色体显性遗传疾病,收缩蛋白基因突变是主要的致病因素。儿茶酚胺代谢异常、高血压和高强度体力活动可能是本病的促进因素。

二、病理生理

收缩功能正常乃至增强，舒张功能障碍为其共同特点。梗阻性肥厚型心肌病在心室和主动脉之间可出现压力阶差，在心室容量和外周阻力减小、心脏收缩加强时压力阶差增大。

三、临床表现

与发病年龄有关，发病年龄越早，临床表现越严重。部分可无任何临床表现，仅在体检或尸检时才发现。心悸、劳力性呼吸困难、心绞痛、劳力性晕厥、猝死是常见的临床表现。目前认为，晕厥及猝死的主要原因是室性心律失常，剧烈活动是其常见诱因。心脏查体可见心界轻度扩大，有病理性第四心音。晚期由于心房扩大，可发生心房颤动。也有少数演变为扩张型心肌病者，出现相应的体征。梗阻性肥厚型心肌病可在胸骨左缘第3～4肋间和心尖区听到粗糙混合性杂音，该杂音既具喷射性杂音的性质，又有反流性杂音的特点。目前认为，该杂音为不对称肥厚的室间隔造成左心室流出道梗阻，血液高速流过狭窄的左心室流出道，由于Venturi效应（流体的流速越快，压力越低）将二尖瓣前叶吸引至室间隔，加重梗阻，同时造成二尖瓣关闭不全所造成的。该杂音受心肌收缩力、左心室容量和外周阻力影响明显。凡能增加心肌收缩力、减少左心室容量和外周阻力的因素均可使杂音加强，反之则减弱。如含服硝酸甘油片或体力活动使左心室容量减少或增加心肌收缩力，均可使杂音增强，使用β受体阻滞剂或下蹲位，使心肌收缩力减弱或左心室容量增加，则均可使杂音减弱。

四、辅助检查

（一）心电图检查

心电图检查最常见的表现为左心室肥大和继发性ST-T改变，病理性Q波也较常见，多出现在Ⅱ、Ⅲ、aVF、aVL、V_5、V_6导联，偶有V_{1R}增高。上述改变可出现在超声心动图发现室壁肥厚之前，其机制不清。以V_3、V_4为中心的巨大倒置T波是心尖肥厚型心肌病的常见心电图表现。此外，尚有室内阻滞、心房颤动及期前收缩等表现。

（二）超声心动图检查

该检查对本病具诊断意义，且可以确定肥厚的部位。梗阻性肥厚型心肌病室间隔厚度与左心室后壁之比≥1.3（图1-2A，图1-2B，图1-2D）；室间隔肥厚部分向左心室流出道突出，二尖瓣前叶在收缩期前向运动（SAM）（图1-2C）。主动脉瓣在收缩期呈半开放状态。二尖瓣多普勒超声血流图显示A峰＞E峰，提示舒张功能低下。

（三）心导管检查和心血管造影

左心室舒张末压升高，左心室腔与左心室流出道压力阶差＞2.7 kPa（20 mmHg）者则可诊断梗阻存在。Brockenbrough现象为梗阻性肥厚型心肌病的特异性表现。该现象是指具完全代偿期间的室性期前收缩后心搏增强、心室内压增高而主动脉内压降低的反常现象。这是由于心搏增强加重左心室流出道梗阻造成。心室造影显示左心室腔变形，呈香蕉状（室间隔肥厚）、舌状或黑桃状（心尖肥厚）。冠状动脉造影多为正常，供血肥厚区域的冠状动脉分支常较粗大。

（四）同位素心肌显像

同位素心肌显像可显示肥厚的心室壁及室壁显影稀疏，提示心肌代谢异常。此与心脏淀粉样变性心室壁厚而显影密度增高相鉴别。

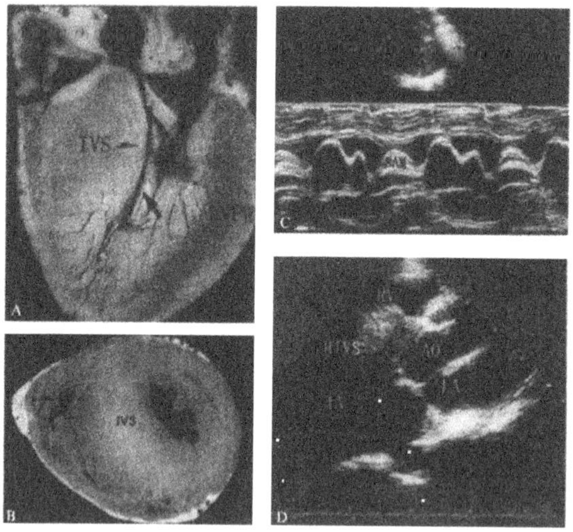

图 1-2 肥厚型心肌病

A.心脏纵切面观，室间隔厚度与之比>1.3；B.梗阻性肥厚心肌病横截面；C.梗阻性肥厚心肌病 M 超声心动图 SAM 征；D.左心室游离壁梗阻性肥厚心肌病 B 型超声心动图 HIVS 征象，HIVS：室间隔肥厚 RV：右心室，LV：左心室，IVS：室间隔，AO：主动脉 LVPW：左心室后壁，SAM：收缩期前向运动

(五)心肌 MRI 检查

该检查可显示心室壁肥厚和心腔变形。

(六)心内膜心肌活检(病理改变)

心肌细胞肥大、畸形、排列紊乱。

五、诊断及鉴别诊断

临床症状、体征及心电图可提供重要的诊断线索。诊断主要依靠超声心动图、同位素心肌显像、心脏 MRI 等影像学检查，心导管检查对梗阻性肥厚型心肌病也具诊断意义，而 X 线心脏拍片对肥厚型心肌病诊断帮助不大。心绞痛及心电图 ST-T 改变需与冠心病鉴别。心室壁肥厚需与负荷过重引起的室壁肥厚及心脏淀粉样变性室壁肥厚鉴别。冠心病缺乏肥厚型心肌病心室壁肥厚的影像特征，通过冠状动脉造影可显示冠状动脉狭窄。后负荷过重引起的心室壁肥厚可查出后负荷过重疾病，如高血压、主动脉狭窄、主动脉缩窄等；心脏淀粉样变性心室壁肥厚时，心电图表现为低电压，可资鉴别。

六、治疗及预后

基本治疗原则为改善舒张功能，防止心律失常的发生。可用 β 受体阻滞剂及主要作用于心脏的钙通道阻滞剂。对重症梗阻性肥厚型心肌病[左心室腔与左心室流出道压力阶差≥8.0 kPa (60 mmHg)]患者可安装 DDD 型起搏器，室间隔化学消融及手术切除肥厚的室间隔心肌等方法治疗。本病的预后因人而异。一般而言，发病年龄越早，预后越差。成人多死于猝死，小儿多死于心力衰竭，其次是猝死。家族史阳性者猝死率较高。应指导患者避免剧烈运动、持重及屏气，以减少猝死发生。

(刘　军)

第八节 急性气管-支气管炎

急性气管-支气管炎是由生物、物理、化学刺激或过敏等因素引起的急性气管-支气管黏膜炎症。常发生于寒冷季节或气候突变时，也可由急性上呼吸道感染迁延不愈所致。

一、病因

(一)微生物

病原体与上呼吸道感染类似。

(二)物理、化学因素

冷空气、粉尘、刺激性气体或烟雾。

(三)变态反应

常见的吸入致敏源包括有机粉尘、真菌孢子、动物毛皮排泄物；或对细菌蛋白质的过敏，钩虫、蛔虫的幼虫在肺内的移行均可引起气管-支气管急性炎症反应。

二、诊断

(一)症状

咳嗽、咳痰，先为干咳或少量黏液性痰，随后转为黏液脓性痰，痰量增多，咳嗽加剧，偶有痰中带血。伴有支气管痉挛时可有气促、胸骨后发紧感。可有发热(38 ℃左右)与全身不适等症状，但有自限性，3～5 天后消退。

(二)体征

粗糙的干啰音，局限性或散在湿啰音，常于咳痰后发生变化。

(三)实验室检查

(1)血常规检查：一般白细胞计数正常，细菌性感染较重时白细胞总数升高或中性粒细胞计数增多。

(2)痰涂片或培养可发现致病菌。

(3)胸部 X 线检查大多正常或肺纹理增粗。

(四)鉴别诊断

(1)流行性感冒：流行性感冒可引起咳嗽，但全身症状重，发热、头痛和全身酸痛明显，血白细胞数量减少。根据流行病史、补体结合试验和病毒分离可鉴别。

(2)急性上呼吸道感染：鼻咽部症状明显，咳嗽轻微，一般无痰。肺部无异常体征。胸部X 线检查正常。

(3)其他：如支气管肺炎、肺结核、肺癌、肺脓肿等可表现为类似的咳嗽咳痰的多种疾病表现，应详细检查，以资鉴别。

三、治疗

(一)对症治疗

干咳无痰者可选用喷托维林(咳必清),25 mg,每天 3 次,或右美沙芬,15~30 mg,每天3 次,或可卡因,15~30 mg,每天 3 次,或用含中枢性镇咳药的合剂,如联邦止咳露、止咳糖浆,10 mL,每天 3 次。其他中成药如咳特灵、克咳胶囊等均可选用,痰多不易咳出者可选用祛痰药,如溴己新(必嗽平),16 mg,每天3 次,或用盐酸氨溴索(沐舒坦),30 mg,每天 3 次,或桃金娘油提取物化痰,也可雾化帮助祛痰有支气管痉挛或气道反应性高的患者可选用茶碱类药物,如氨茶碱,100 mg,每天 3 次,或长效茶碱舒氟美 200 mg,每天 2 次,或多索茶碱 0.2 g,每天 2 次或雾化吸入异丙托品,或口服特布他林,1.25~2.5 mg,每天 3 次。头痛、发热时可加用解热镇痛药,如阿司匹林 0.3~0.6 g,每 6~8 小时 1 次。

(二)有细菌感染时选用合适的抗生素

痰培养阳性,按致病菌及药物敏感试验选用抗菌药。在未得到病原菌阳性结果之前,可选用大环内酯类,如罗红霉素成人每天 2 次,每次 150 mg,或 β 内酰胺类,如头孢拉定成人 1~4 g/d,分4 次服,头孢克洛成人2~4 g/d,分 4 次口服。

四、疗效标准与预后

症状体征消失,化验结果正常为痊愈。

(刘　军)

第九节　慢性支气管炎

慢性支气管炎是由于感染或非感染因素引起气管、支气管黏膜及其周围组织的慢性非特异性炎症。临床上以慢性咳嗽、咳痰或气喘为主要症状。疾病不断进展,可并发阻塞性肺气肿、肺源性心脏病,严重影响劳动和健康。

一、病因和发病机制

病因尚未完全清楚,一般认为是多种因素长期相互作用的结果,这些因素可分为外因和内因两个方面。

(一)吸烟

大量研究证明吸烟与慢性支气管炎的发生有密切关系。吸烟时间越长,量越多,患病率也越高。戒烟可使症状减轻或消失,病情缓解,甚至痊愈。

(二)理化因素

理化因素包括刺激性烟雾、粉尘、大气污染(如二氧化硫、二氧化氮、氯气、臭氧等)的慢性刺激。这些有害气体的接触者慢性支气管炎患病率远较不接触者为高。

(三)感染因素

感染是慢性支气管炎发生、发展的重要因素,病毒感染以鼻病毒、黏液病毒、腺病毒和呼吸道合胞病毒为多见。细菌感染常继发于病毒感染之后，如肺炎链球菌、流感嗜血杆菌等。这些感染因素造成气管、支气管黏膜的损伤和慢性炎症。感染虽与慢性支气管炎的发病有密切关系，但目前尚无足够证据说明为首发病因，只认为是慢性支气管炎的继发感染和加剧病变发展的重要因素。

(四)气候

慢性支气管炎发病及急性加重常见于冬天寒冷季节，尤其是在气候突然变化时。寒冷空气可以刺激腺体，增加黏液分泌，使纤毛运动减弱，黏膜血管收缩，有利于继发感染。

(五)过敏因素

过敏因素主要与喘息型支气管炎的发生有关。在患者痰液中嗜酸性粒细胞数量与组胺含量都有增高倾向，说明部分患者与变应原有关。尘埃、尘螨、细菌、真菌、寄生虫、花粉及化学气体等，都可以成为变应原而致病。

(六)呼吸道局部免疫功能减低及自主神经功能失调

其为慢性支气管炎发病提供内在的条件。老年人常因呼吸道的免疫功能减退，免疫球蛋白的减少，呼吸道防御功能退化等导致患病率较高。副交感神经反应增高时，微弱刺激即可引起支气管收缩痉挛，分泌物增多，而产生咳嗽、咳痰、气喘等症状。

综上所述，当机体抵抗力减弱时，呼吸道在不同程度易感性的基础上，有一种或多种外因的存在，长期反复作用，可发展成为慢性支气管炎。如长期吸烟损害呼吸道黏膜，加上微生物的反复感染，可发生慢性支气管炎。

二、病理

由于炎症反复发作，引起上皮细胞变性、坏死和鳞状上皮化生，纤毛变短，参差不齐或稀疏脱落。黏液腺泡明显增多，腺管扩张，杯状细胞也明显增生。支气管壁有各种炎性细胞浸润、充血、水肿和纤维增生。支气管黏膜发生溃疡，肉芽组织增生，严重者支气管平滑肌和弹性纤维也遭破坏以致机化，引起管腔狭窄。

三、临床表现

(一)症状

本病起病缓慢，病程长，常反复急性发作而逐渐加重。主要表现为慢性咳嗽、咳痰、喘息。开始症状轻微，气候变冷或感冒时，则引起急性发作，这时患者咳嗽、咳痰、喘息等症状加重。

1.咳嗽

主要由支气管黏膜充血、水肿或分泌物积聚于支气管腔内而引起咳嗽。咳嗽严重程度视病情而定，一般晨间和晚间睡前咳嗽较重，有阵咳或排痰，白天则较轻。

2.咳痰

痰液一般为白色黏液或浆液泡沫性，偶可带血。起床后或体位变动可刺激排痰，因此，常以清晨排痰较多。急性发作伴有细菌感染时，则变为黏液脓性，咳嗽和痰量也随之增加。

3.喘息或气急

喘息型慢性支气管炎可有喘息，常伴有哮鸣音。早期无气急。反复发作数年，并发阻塞性肺气肿时，可伴有轻重程度不等的气急，严重时生活难以自理。

(二)体征

早期可无任何异常体征。急性发作期可有散在的干、湿啰音,多在背部及肺底部,咳嗽后可减少或消失。喘息型可听到哮鸣音及呼气延长,而且不易完全消失。并发肺气肿时有肺气肿体征。

四、实验室和其他检查

(一)X 线检查

早期可无异常。病变反复发作,可见两肺纹理增粗、紊乱,呈网状或条索状、斑点状阴影,以下肺野较明显。

(二)呼吸功能检查

早期常无异常。如有小呼吸道阻塞时,最大呼气流速-容积曲线在 75%和 50%肺容量时,流量明显降低,它比 FEV_1 更为敏感。发展到呼吸道狭窄或有阻塞时,常有阻塞性通气功能障碍的肺功能表现,如 FEV_1 占用力肺活量的比值减少(<70%),最大通气量减少(低于预计值的 80%);流速-容积曲线减低更为明显。

(三)血液检查

急性发作期或并发肺部感染时,可见白细胞计数及中性粒细胞计数增多。喘息型者嗜酸性粒细胞计数可增多。缓解期多无变化。

(四)痰液检查

涂片或培养可见致病菌。涂片中可见大量中性粒细胞,已破坏的杯状细胞,喘息型者常见较多的嗜酸性粒细胞。

五、诊断和鉴别诊断

(一)诊断标准

根据咳嗽、咳痰或伴喘息,每年发病持续 3 个月,连续 2 年或以上,并排除其他引起慢性咳嗽的心、肺疾病,可作出诊断。如每年发病持续不足 3 个月,而有明确的客观检查依据(如 X 线检查、呼吸功能检查等)也可诊断。

(二)分型、分期

1.分型

本病可分为单纯型和喘息型两型。单纯型的主要表现为咳嗽、咳痰;喘息型者除有咳嗽、咳痰外还有喘息,伴有哮鸣音,喘鸣在阵咳时加剧,睡眠时明显。

2.分期

按病情进展可分为 3 期。急性发作期是指"咳""痰""喘"等症状任何一项明显加剧,痰量明显增加并出现脓性或黏液脓性痰,或伴有发热等炎症表现 1 周之内。慢性迁延期是指有不同程度的"咳""痰""喘"症状迁延 1 个月以上者。临床缓解期是指经治疗或临床缓解,症状基本消失或偶有轻微咳嗽少量痰液,保持 2 个月以上者。

(三)鉴别诊断

慢性支气管炎需与下列疾病鉴别。

1.支气管哮喘

支气管哮喘常于幼年或青年突然起病,一般无慢性咳嗽、咳痰史,以发作性、呼气性呼吸困难为特征。发作时两肺布满哮鸣音，缓解后可无症状。常有个人或家族过敏性疾病史。喘息型慢性支气管炎多见于中、老年，一般以咳嗽、咳痰伴发喘息及哮鸣音为主要症状，感染控制后症状多可缓解，但肺部可听到哮鸣音。典型病例不难区别，但哮喘并发慢性支气管炎和/或肺气肿则难以区别。

2.咳嗽变异性哮喘

咳嗽变异性哮喘以刺激性咳嗽为特征，常由受到灰尘、油烟、冷空气等刺激而诱发，多有家族史或过敏史。抗生素治疗无效，支气管激发试验阳性。

3.支气管扩张症

支气管扩张症具有咳嗽、咳痰反复发作的特点，合并感染时有大量脓痰，或反复咯血。肺部以湿啰音为主，可有杵状指(趾)。X线检查常见下肺纹理粗乱或呈卷发状。支气管造影或CT检查可以鉴别。

4.肺结核

肺结核多有发热、乏力、盗汗、消瘦等结核中毒症状，咳嗽、咯血等及局部症状。经X线检查和痰结核菌检查可以明确诊断。

5.肺癌

肺癌患者年龄常在40岁以上，特别是有多年吸烟史，发生刺激性咳嗽，常有反复发生或持续的血痰，或者慢性咳嗽性质发生改变。X线检查可发现有块状阴影或结节状影或阻塞性肺炎。用抗生素治疗，未能完全消散，应考虑肺癌的可能，痰脱落细胞检查或经纤维支镜活检一般可明确诊断。

6.肺尘埃沉着病

肺尘埃沉着病患者有粉尘等职业接触史。X线检查肺部可见硅结节，肺门阴影扩大及网状纹理增多，可做出诊断。

六、治疗

在急性发作期和慢性迁延期应以控制感染及祛痰、镇咳为主。伴发喘息时，应予解痉平喘治疗。对临床缓解期以加强锻炼，增强体质，提高机体抵抗力，预防复发为主。

(一)急性发作期的治疗

1.控制感染

根据致病菌和感染严重程度或药物敏感试验选择抗生素。轻者可口服，较重患者用肌内注射或静脉滴注抗生素。常用的有喹诺酮类、头孢菌素类、大环内酯类、β内酰胺类或磺胺类口服，如左氧氟沙星0.4 g，1次/天；罗红霉素0.3 g，2次/天；阿莫西林2～4 g/d，分2～4次口服；头孢呋辛1.0 g/d，分2次口服；复方磺胺甲噁唑2片，2次/天。能单独应用窄谱抗生素应尽量避免使用广谱抗生素，以免二重感染或产生耐药菌株。

2.祛痰、镇咳

为改善患者症状，迁延期仍应坚持用药。可选用氯化铵合剂10 mL，3次/天；也可加用溴己新8～16 mg，3次/天；盐酸氨溴索30 mg，3次/天。干咳则可选用镇咳药，如右美沙芬、那可丁等。中成药镇咳也有一定效果。对年老体弱无力咳痰者或痰量较多者，更应以祛痰为主，协助排痰，畅通呼吸道。应避免应用强的镇咳药，如可卡因等，以免抑制中枢，加重呼吸道阻塞和炎症，导致病情恶化。

3.解痉、平喘

对于喘息明显的患者，常选用氨茶碱 0.1 g，3 次/天，或用茶碱控释药；也可用特布他林、沙丁胺醇等 $β_2$ 受体激动剂加糖皮质激素吸入。

4.气雾疗法

对于痰液黏稠不易咳出的患者，雾化吸入可稀释气管内的分泌物，有利于排痰。目前主要用超声雾化吸入，吸入液中可加入抗生素及痰液稀释药。

（二）缓解期治疗

（1）加强锻炼，增强体质，提高免疫功能，加强个人卫生，注意预防呼吸道感染，如感冒流行季节避免到拥挤的公共场所，出门戴口罩等。

（2）避免各种诱发因素的接触和吸入，如戒烟、脱离接触有害气体的工作岗位等。

（3）反复呼吸道感染者可试用免疫调节药或中医中药治疗，如卡介苗、多糖核酸、胸腺素等。

（刘　军）

第十节　肺炎球菌性肺炎

一、定义

肺炎球菌性肺炎是由肺炎链球菌感染引起的急性肺部炎症，为社区获得性肺炎中最常见的细菌性肺炎。起病急骤，临床以高热、寒战、咳嗽、血痰及胸痛为特征，病理为肺叶或肺段的急性表现。近年来，因抗生素的广泛应用，典型临床和病理表现已不多见。

二、病因

致病菌为肺炎球菌，革兰阳性，有荚膜，复合多聚糖荚膜共有 86 个血清型。成人致病菌多为 1 型、5 型。为口咽部定植菌，不产生毒素（除Ⅲ型），主要靠荚膜对组织的侵袭作用而引起组织的炎性反应，通常在机体免疫功能低下时致病。冬春季带菌率较高（40%～70%）为本病多发季节。青壮年男性或老幼多见。长期卧床、心力衰竭、昏迷和手术后等易发生肺炎球菌性肺炎。常见诱因有病毒性上呼吸道感染史或受寒、酗酒、疲劳等。

三、诊断

（一）临床表现

因患者年龄、基础疾病及有无并发症，就诊是否使用过抗生素等影响因素，临床表现差别较大。

（1）起病：多急骤，短时寒战继之出现高热，呈稽留热型，肌肉酸痛及全身不适，部分患者体温低于正常。

（2）呼吸道症状：起病数小时即可出现，初起为干咳，继之咳嗽，咳黏性痰，典型者痰呈铁锈色，累及胸膜可有针刺样胸痛，下叶肺炎累及膈胸膜时疼痛可放射至上腹部。

（3）其他系统症状：食欲缺乏、恶心、呕吐及急腹症消化道症状。老年人精神萎靡、头痛等。

部分严重感染的患者可发生外周循环衰竭，甚至早期出现休克。

(4)体检：急性病容，呼吸急促，体温为 39～40 ℃，口唇单纯疱疹，可有发绀及巩膜黄染，肺部听诊为实变体征或可听到啰音，累及胸膜时可有胸膜摩擦音甚至胸腔积液体征。

(5)并发症及肺外感染表现：①脓胸(5%～10%)，治疗过程中又出现体温升高、白细胞计数增高时，要警惕并发脓胸和肺脓肿的可能。②脑膜炎，可出现神经症状或神志改变。③心肌炎或心内膜炎，心率快，出现各种心律失常或心脏杂音，脾大，心力衰竭。

(6)败血症或毒血症(15%～75%)：可出现皮肤、黏膜出血点，巩膜黄染。

(7)感染性休克：表现为外周循环衰竭，如血压降低、四肢厥冷、心动过速等，个别患者起病即表现为休克而呼吸道症状并不明显。

(8)麻痹性肠梗阻。

(9)罕见 DIC、ARDS。

(二)实验室检查

(1)血常规：白细胞计数为(10～30)$\times10^9$/L，中型粒细胞计数增多 80%以上，分类核左移并可见中毒颗粒。酒精中毒、免疫力低下及年老体弱者白细胞总数可正常或减少，提示预后较差。

(2)病原体检查：①痰涂片及荚膜染色镜检，可见革兰染色阳性双球菌，2～3 次痰检为同一细菌有意义。②痰培养加药物敏感试验可帮助确定菌属并指导有效抗生素的使用，干咳无痰者可做高渗盐水雾化吸入导痰。③血培养致病菌阳性者可做药物敏感试验。④脓胸者应做胸腔积液菌培养。⑤对重症或疑难病例，有条件时可采用下呼吸道直接采样法做病原学诊断。如防污染毛刷采样(PSB)、防污染支气管-肺泡灌洗(PBAL)、经胸壁穿刺肺吸引(LA)、环甲膜穿刺经气管引(TTA)。

(三)胸部 X 线检查

(1)早期病变肺段纹理增粗、稍模糊。

(2)典型表现为大叶性、肺段或亚肺段分布的浸润、实变阴影，可见支气管气道征及肋膈角变钝。

(3)病变吸收较快时可出现浓淡不均假空洞征。

(4)吸收较慢时可出现机化性肺炎。

(5)老年人、婴儿多表现为支气管肺炎。

四、鉴别诊断

(1)干酪样肺炎：胸部 X 线片表现肺实变、消散慢，病灶多在肺尖或锁骨下、下叶后段或下叶背段，新旧不一、有钙化点、易形成空洞并肺内播散。痰抗酸菌染色可发现结核菌，PPD 试验常阳性，青霉素 G 治疗无效。

(2)其他病原体所致肺炎：①多为院内感染，金黄色葡萄球菌肺炎和克雷伯杆菌肺炎的病情通常较重。②多有基础疾病。③痰或血的细菌培养阳性可鉴别。

(3)急性肺脓肿：早期临床症状相似，病情进展出现可大量脓臭痰，查痰菌多为金黄色葡萄球菌、克雷伯杆菌、革兰阴性杆菌、厌氧菌等。胸部 X 线片可见空洞及液平面。

(4)肺癌伴阻塞性肺炎：常有长期吸烟史、刺激性干咳和痰中带血史，无明显急性感染中毒症状；痰脱落细胞可阳性；症状反复出现；可发现肺肿块、肺不张或肿大的肺门淋巴结；胸部 CT 及支气管镜检查可帮助鉴别。

(5)其他:ARDS、肺梗死、放射性肺炎和胸膜炎等。

五、治疗

(一)抗菌药物治疗

首先应给予经验性抗生素治疗,然后根据细菌培养结果进行调整。经治疗不好转者,应再次复查病原学及药物敏感试验进一步调整治疗方案。

1.轻症患者

(1)首选青霉素:青霉素每天240万U,分3次肌内注射。或普鲁卡因青霉素每天120万U,分2次肌内注射,疗程5～7天。

(2)青霉素过敏者:可选用大环内酯类,如红霉素每天2 g,分4次口服;或红霉素每天1.5 g静脉滴注;或罗红霉素每天0.3 g,分2次口服,或林可霉素每天2 g,肌内注射或静脉滴注;或克林霉素每天0.6～1.8 g,分2次肌内注射;或克林霉素每天1.8～2.4 g,静脉滴注。

2.较重症患者

青霉素每天120万U,分2次肌内注射,加用丁胺卡那每天0.4 g,肌内注射;或红霉素每天1.0～2.0 g,分2～3次静脉滴注;或克林霉素每天0.6～1.8 g,分3～4次静脉滴注;或头孢塞吩钠(先锋霉素Ⅰ)每天2～4 g,分3次静脉注射。

疗程2周或体温下降3天后改口服。老人、有基础疾病者可适当延长。8%～15%青霉素过敏者对头孢菌素类有交叉过敏应慎用。如为青霉素速发性变态反应则禁用头孢菌素。如青霉素皮试阳性而头孢菌素皮试阴性者可用。

3.重症或有并发症患者(如胸膜炎)

青霉素每天1 000万～3 000万U,分4次静脉滴注;头孢唑啉钠(先锋霉素Ⅴ),每天2～4 g,分2次静脉滴注。

4.极重症者如并发脑膜炎

头孢曲松每天1～2 g,静脉滴注;碳青霉素烯类如亚胺培南-西司他丁(泰能)每天2 g,静脉滴注;或万古霉素每天1～2 g,静脉滴注并加用第3代头孢菌素;或亚胺培南加第3代头孢菌素。

5.耐青霉素肺炎链球菌感染者

近年来,耐青霉素肺炎链球菌感染不断增多,通常最小抑制浓度(MIC)≥1.0 mg/L为中度耐药,MIC≥2.0 mg/L为高度耐药。临床上可选用以下抗生素:克林霉素每天0.6～1.8 g,静脉滴注;或万古霉素每天1～2 g,静脉滴注;或头孢曲松每天1～2 g,静脉滴注;或头孢噻肟每天2～6 g,静脉滴注;或氨苄西林/舒巴坦、替卡西林/棒酸、阿莫西林/棒酸。

(二)支持疗法

支持疗法包括卧床休息、维持液体和电解质平衡等。应根据病情及检查结果决定补液种类。给予足够热量及蛋白质和维生素。

(三)对症治疗

胸痛者止痛;刺激性咳嗽可给予可卡因,止咳祛痰可用氯化铵或棕色合剂,痰多者禁用止咳剂;发热者物理降温,不用解热药;呼吸困难者鼻导管吸氧;烦躁、谵妄者服用地西泮5 mg或水合氯醛1.0～1.5 g灌肠,慎用巴比妥类;鼓肠者给予缸管排气,胃扩张给予胃肠减压。

(四)并发症的处理

(1)呼吸衰竭:机械通气、支持治疗(面罩、气管插管、气管切开)。

(2)脓胸:穿刺抽液必要时肋间引流。

(五)感染性休克的治疗

(1)补充血容量:右旋糖酐-40 和平衡盐液静脉滴注,以维持收缩压为 12.0～13.3 kPa(90～100 mmHg)。脉压＞4.0 kPa(30 mmHg),尿量＞30 mL/h,中心静脉压为 0.6～1.0 kPa(4.4～7.4 mmHg)。

(2)血管活性药物的应用:输液中加入血管活性药物以维持收缩压在 12.0～13.3 kPa(90～100 mmHg)。为升高血压的同时保证和调节组织血流灌注,近年来主张以血管活性药物为主,配合收缩性药物,常用的有多巴胺、间羟胺、去甲肾上腺素和山莨菪碱等。

(3)控制感染:及时、有效地控制感染是治疗中的关键。要及时选择足量、有效的抗生素静脉并联合给药。

(4)糖皮质激素的应用:病情或中毒症状重及上述治疗血压不恢复者,在使用足量抗生素的基础上可给予氢化可的松 100～200 mg 或地塞米松 5～10 mg 静脉滴注,病情好转立即停药。

(5)纠正水电解质和酸碱平衡紊乱:严密监测血压、心率、中心静脉压、血气、水电解质变化,及时纠正。

(6)纠正心力衰竭:严密监测血压、心率、中心静脉压、意识及外周循环状态,及时给予利尿剂及强心药物,并改善冠状动脉供血。

(李　丽)

第十一节　肺炎克雷伯杆菌肺炎

一、概述

肺炎克雷伯杆菌肺炎(旧称肺炎杆菌肺炎),是最早被认识的革兰阴性杆菌肺炎,并且仍居当今社区获得性革兰阴性杆菌肺炎的首位,医院获得性革兰阴性杆菌肺炎的第二位或第三位。肺炎克雷伯杆菌是克雷伯菌属最常见菌种,约占临床分离株的 95%。肺炎克雷伯杆菌又分肺炎、臭鼻和鼻硬结 3 个亚种,其中又以肺炎克雷伯杆菌肺炎亚种最常见。根据荚膜抗原成分的不同,肺炎克雷伯杆菌分 78 个血清型,肺炎者以 1～6 型为多。由于抗生素的广泛应用,20 世纪80 年代以来肺炎克雷伯杆菌耐药率明显增加,特别是它产生超广谱 β 内酰胺酶(ESBLs),能水解所有第 3 代头孢菌素和单酰胺类抗生素。目前不少报道肺炎克雷伯杆菌中产 ESBLs 比率为 30%～40%,并可引起医院感染爆发流行,正受到密切关注。该病好发于原有慢性肺部疾病、糖尿病、手术后和酒精中毒者,以中老年为多见。

二、诊断

(一)临床表现

多数患者起病突然,部分患者可有上呼吸道感染的前驱症状,主要症状为寒战、高热、咳嗽、咳痰、胸痛、呼吸困难和全身衰弱。痰色如砖红色,被认为是该病的特征性表现,可惜临床上甚为少见;有的患者咳痰呈铁锈色,或痰带血丝,或伴明显咯血。体检患者呈急性病容,常有呼吸困难和发绀，严重者有全身衰竭、休克和黄疸。肺叶实变期可发生相应实变体征，并常闻及湿啰音。

（二）辅助检查

1.一般实验室检查

周围血白细胞总数和中性粒细胞比例增加，核型左移。若白细胞计数不增高或反见减少，提示预后不良。

2.细菌学检查

经筛选的合格痰标本（鳞状上皮细胞＜10 个/低倍视野或白细胞＞25 个/低倍视野），或下呼吸道防污染标本培养分离到肺炎克雷伯杆菌，且达到规定浓度（痰培养菌量≥10^6 cfu/mL、防污染样本毛刷标本菌是≥10^3 cfu/mL），可以确诊。据报道，20%～60%的病例血培养阳性，更具有诊断价值。

3.影像学检查

X 线征象，包括大叶实变、小叶浸润和脓肿形成。右上叶实变时重而黏稠的炎性渗出物，使叶间裂呈弧形下坠是肺炎克雷伯肺炎具有诊断价值的征象，但是并不常见。慢性肺部疾病和免疫功能受损患者，患该病时大多表现为支气管肺炎。

三、鉴别诊断

该病应与各类肺炎包括肺结核相鉴别，主要依据病原体检查，并结合临床做出判别。

四、治疗

（一）一般治疗

与其他细菌性肺炎治疗相同。

（二）抗菌治疗

轻、中症患者最初经验性抗菌治疗，应选用β内酰胺类联合氨基糖苷类抗生素，然后根据药物敏感试验结果进行调整。若属 ESBL 菌株，或既往常应用第 3 代头孢菌素治疗或在 ESBL 流行率高的病区（包括 ICU）或临床重症患者最初经验性治疗应选择碳青霉烯类抗生素（亚胺培南或美罗培南），因为目前仅有该类抗生素对 ESBL 菌株保持高度稳定，没有耐药。哌拉西林/三唑巴坦、头孢吡肟对部分 ESBL 菌株体外有效，还有待积累更多经验。

（李　丽）

第十二节　肺炎支原体肺炎

一、定义

肺炎支原体肺炎是由肺炎支原体引起的急性呼吸道感染和肺部炎症，即“原发性非典型肺炎”，占社区获得性肺炎的 15%～30%。

二、病因

支原体是介于细菌与病毒之间能独立生活的最小微生物，无细胞壁，仅有 3 层膜组成细胞膜，共有三十余种，部分可寄生于人体，但不致病，至目前为止，仅确定肺炎支原体能引起呼吸道病变。当其进入下呼吸道后，一般并不侵入肺泡内，当存在超免疫反应时，可导致肺炎和神经系统、心脏损害。

三、诊断

（一）临床表现

（1）病史：本病潜伏期 2～3 周，儿童、青年发病率高，以秋冬季为多发，以散发为主，多由患者急性期经呼吸道吸入飞沫而感染。

（2）症状：起病较细菌性肺炎和病毒性肺炎缓慢，约半数患者并无症状。典型肺炎表现者仅占 10%，还可以咽炎、支气管炎、大泡性耳鼓膜炎形式出现。开始时表现为上呼吸道感染症状，咳嗽、头痛、咽痛、低热继之出现中度发热，顽固的刺激性咳嗽常为突出表现，也可有少量黏痰或少量脓性痰。

（3）体征：胸部体检可无胸部体征或仅有少许湿啰音。其临床症状轻，体征轻于胸部 X 线片表现是其特点之一。

（4）肺外表现：极少数患者可伴发肺外其他系统的病变，出现胃肠炎、溶血性贫血、心肌炎、心包炎、肝炎。少数还伴发周围神经炎、脑膜炎及小脑共济失调等神经系统症状。

本病的症状一般较轻，发热持续 1～3 周，咳嗽可延长至 4 周或更久才开始消失。极少数伴发肺外严重并发症时可能引起死亡。

（二）胸部 X 线片表现

胸部 X 线片表现多样化，但无特异性，肺部浸润多呈斑片状或均匀的模糊阴影，中、下肺野明显，有时呈网状、云雾状、粟粒状或间质浸润，严重者中、下肺结节影，少数病例可有胸腔积液。

（三）实验室检查

血常规显示白细胞总数正常或轻度增加，以淋巴细胞为主。红细胞沉降率加快。痰、鼻分泌物和咽拭子培养可获肺炎支原体，但检出率较低。目前诊断主要靠血清学检查。可通过补体结合试验、免疫荧光试验、酶联免疫吸附试验测定血清中特异性抗体。补体结合抗体于起病 10 天后出现，在恢复期滴度高于 1∶64，抗体滴度呈 4 倍增长对诊断有意义。应用免疫荧光技术、核酸探针及 PCR 技术直接检测抗原有更高的敏感性、特异性及快速性。

（四）诊断依据

肺炎支原体肺炎的诊断需结合临床症状、胸部影像学检查和实验室资料确诊。

四、鉴别诊断

（一）病毒性肺炎

本病发病以冬春季节多见。免疫力低下的儿童和老年人是易感人群。不同病毒可有其特征性表现。麻疹病毒所致口腔黏膜斑，从耳后开始逐渐波及全身的皮疹。疱疹病毒性肺炎可同时伴发有皮肤疱疹。巨细胞病毒所致伴有迁移性关节痛，肌肉痛的发热。本病肺实变体征少见，这种症状重而体征少胸部 X 线片表现轻，不对称性是病毒性肺炎的特点之一。用抗生素治疗无效。确诊有赖于病原学和血清学检查。

（二）肺炎球菌性肺炎

本病起病急骤，先有寒战，继之高热，体温为 39～41 ℃，多为稽留热，早期有干咳，渐有少量黏痰、脓性痰或典型的铁锈色痰。常有肺实变体征或胸部X线改变,痰中可查到肺炎链球菌。

(三)军团菌肺炎

本病多发生在夏秋季,中老年发病多,爆发性流行,持续性高热,发热半数超过40 ℃,1/3有相对缓脉。呼吸系统症状相对较少,而精神神经系统症状较多,约1/3患者出现嗜睡、神志模糊、谵语、昏迷、痴呆、焦虑、惊厥、定向障碍、抑郁、幻觉、失眠、健忘、言语障碍、步态失常等。部分患者有早期消化道症状,尤其是水样腹泻。从痰、胸液、血液中可直接分离出军团菌,血清学检查有助于诊断。

(四)肺结核

肺结核起病缓慢,患者有结核接触史,病变位于上肺野,短期内不消失,痰中可查到结核杆菌,红霉素治疗无效。

五、治疗

(1)抗感染治疗:支原体肺炎主要应用大环内酯类抗生素,红霉素为首选,剂量为1.5～2.0 g/d,分3～4次服用,或用交沙霉素1.2～1.8 g/d,克拉霉素每次0.5 g,2次/天,疗程10～14天。新型大环内酯类抗生素,如克拉霉素和阿奇霉素对肺炎支原体感染效果良好。克拉霉素0.5 g,2次/天;阿奇霉素第1天0.5 g,后4天每次0.25 g,1次/天。也可应用氟喹诺酮类抗菌药物,如氧氟沙星、环丙沙星或左氧氟沙星等;病情重者可静脉给药,但不宜用于18岁以下的患者和孕妇。

(2)对症和支持:如镇咳和雾化吸入治疗。

(3)出现严重肺外并发症,应给予相应处理。

(李　丽)

第十三节　葡萄球菌肺炎

一、定义

葡萄球菌肺炎是致病性葡萄球菌引起的急性化脓性肺部炎症,主要为原发性(吸入性)金黄色葡萄球菌肺炎和继发性(血源性)金黄色葡萄球菌肺炎。临床上化脓坏死倾向明显,病情严重,细菌耐药率高,预后较凶险。

二、易感人群和传播途径

本病多见于儿童和年老体弱者,尤其是长期应用皮质激素、抗肿瘤药物及其他免疫抑制剂者,慢性消耗性疾病患者,如糖尿病、恶性肿瘤、再生障碍性贫血、严重肝病、急性呼吸道感染和长期应用抗生素的患者。金黄色葡萄球菌肺炎的传染源主要有葡萄球菌感染病灶,特别是感染医院内耐药菌株的患者,其次为带菌者。主要通过接触和空气传播,医护人员的手、诊疗器械、患者的生活用品及铺床、换被褥都可能是院内交叉感染的主要途径。细菌可以通过呼吸道吸入或血源播散导致肺炎。目前因介入治疗的广泛开展和各种导管的应用,为表皮葡萄球菌的入侵提供了更多的机会，其在院内感染性肺炎中的比例也在提高。

三、病因

葡萄球菌为革兰阳性球菌，兼性厌氧，分为金黄色葡萄球菌、表皮葡萄球菌、腐生葡萄球菌，其中金黄色葡萄球菌致病性最强。血浆凝固酶可以使纤维蛋白原转变成纤维蛋白，后者包绕于菌体表面，从而逃避白细胞的吞噬，与细菌的致病性密切相关。凝固酶阳性的细菌，如金黄色葡萄球菌；凝固酶阴性的细菌，如表皮葡萄球菌、腐生葡萄球菌。但抗甲氧西林金黄色葡萄球菌（MRSA）和抗甲氧西林凝固酶阴性葡萄球菌（MRSCN）的感染日益增多，同时对多种抗生素耐药，包括喹诺酮类、大环内酯类、四环素类、氨基糖苷类等。近年来，国外还出现了耐万古霉素金黄色葡萄球菌（VRSA）的报道。目前 MRSA 分为两类，分别是医院获得性 MRSA（HA-MRSA）和社区获得性 MRSA（CA-MRSA）。

四、诊断

（一）临床表现

（1）患者多数急性起病，血行播散者常有皮肤疖痈史，皮肤黏膜烧伤、裂伤、破损，一些患者有金黄色葡萄球菌败血症病史，部分患者找不到原发灶。

（2）患者通常全身中毒症状突出，衰弱、乏力、大汗、全身关节肌肉酸痛、急起高热、寒战、咳嗽、由咳黄脓痰演变为咳脓血痰或粉红色乳样痰、无臭味儿、胸痛和呼吸困难进行性加重、发绀，重者甚至出现呼吸窘迫及血压下降、少尿等外周循环衰竭的表现。少部分患者肺炎症状不典型，可亚急性起病。

（3）血行播散引起者早期以中毒性表现为主，呼吸道症状不明显。有时虽无严重的呼吸系统症状和高热，但患者已发生中毒性休克，出现少尿、血压下降。

（4）早期呼吸道体征轻微与其严重的全身中毒症状不相称是其特点之一，不同病情及病期体征不同，典型大片实变少见，如果有则病侧呼吸运动减弱，局部叩诊浊音，可闻及管样呼吸音。有时可闻及湿啰音，双侧或单侧。合并脓胸、脓气胸时，视程度不同可有相应的体征。部分患者可有肺外感染灶、皮疹等。

（5）社区获得性肺炎中，若出现以下情况需要高度怀疑 CA-MRSA 的可能：流感样前驱症状；严重的呼吸道症状伴迅速进展的肺炎，并发展为 ARDS；体温超过 39 ℃；咯血；低血压；白细胞计数降低；X 线片显示多叶浸润阴影伴空洞；近期接触 CA-MRSA 的患者；属于 CA-MRSA 寄殖群体；近 6 个月来家庭成员中有皮肤脓肿或疖肿的病史。

（二）实验室及辅助检查

外周血白细胞计数在 20×10^9/L 左右，可高达 50×10^9/L，重症者白细胞可低于正常。中性粒细胞数增高，有中毒颗粒、核左移现象。血行播散者血培养阳性率可达 50%。原发吸入者阳性率低。痰涂片革兰染色可见大量成堆的葡萄球菌和脓细胞，白细胞内见到球菌有诊断价值。普通痰培养阳性有助于诊断，但有假阳性，通过保护性毛刷采样定量培养，细菌数量 $>10^3$ cfu/mL 时几乎没有假阳性。

血清胞壁酸抗体测定对早期诊断有帮助，血清滴度 ≥1∶4 为阳性，特异性较高。

（三）影像学检查

肺浸润、肺脓肿、肺气囊肿和脓胸、脓气胸是金黄色葡萄球菌感染的四大 X 线征象，在不同类型和不同病期以不同的组合表现。早期病变发展，金黄色葡萄球菌最常见的胸部 X 线片异常是支气管肺炎伴或不伴脓肿形成或胸腔积液。原发性感染者早期胸部 X 线片表现为大片絮状、密度不均的阴影，可呈节段或大叶分布，也呈小叶样浸润，病变短期内变化大，可出现空洞或蜂窝状透亮区，或在阴影周围出现大小不等的气肿大泡。血源性感染者的胸部 X 线片表现呈两肺多发斑片状或团块状阴影或多发性小液平面。

五、鉴别诊断

(一)其他细菌性肺炎

如流感嗜血杆菌、克雷伯杆菌、肺炎链球菌引起的肺炎，典型者可通过发病年龄、起病急缓、痰的颜色、痰涂片、胸部 X 线片等检查加以初步鉴别。各型不典型肺炎的临床鉴别较困难，最终的鉴别均需病原学检查。

(二)肺结核

上叶金黄色葡萄球菌肺炎易与肺结核混淆，尤其是干酪性肺炎，也有高热、畏寒、大汗、咳嗽、胸痛，胸部 X 线片也有相似之处，还应与发生在下叶的不典型肺结核鉴别，通过仔细询问病史及相关的实验室检查大多可以区别，还可以观察治疗反应帮助诊断。

六、治疗

(一)对症治疗

休息、祛痰、吸氧、物理或化学降温、合理饮食、防止脱水和电解质紊乱，保护重要脏器功能。

(二)抗菌治疗

1.经验性治疗

治疗的关键是尽早选用敏感有效的抗生素，防止并发症。可根据金黄色葡萄球菌感染的来源(社区还是医院)和本地区近期药物敏感试验资料选择抗生素。社区获得性感染考虑为金黄色葡萄球菌感染，不宜选用青霉素，应选用苯唑西林和头孢唑林等第一代头孢菌素，若效果欠佳，在进一步病原学检查时可换用糖肽类抗生素治疗。怀疑医院获得性金黄色葡萄球菌肺炎，则首选糖肽类抗生素。经验性治疗中，尽可能获得病原学结果，根据药物敏感试验结果修改治疗方案。

2.针对病原菌治疗

治疗应依据痰培养及药物敏感试验结果选择抗生素。对青霉素敏感株，首选大剂量青霉素治疗，过敏者，可选大环内酯类、克林霉素、半合成四环素类、或第一代头孢菌素。甲氧西林敏感的产青霉素酶菌仍以耐酶半合成青霉素治疗为主，如甲氧西林、苯唑西林、氯唑西林，也可选头孢菌素(第一代或第二代头孢菌素)。对 MRSA 和 MRSCN 首选糖肽类抗生素：①万古霉素，1～2 g/d，(或去甲万古霉素 1.6 g/d)，但要将其血药浓度控制在 20 μg/mL 以下，防止其耳、肾毒性的发生。②替考拉宁，0.4 g，首 3 剂每 12 小时 1 次，以后维持剂量为 0.4 g/d，肾功能不全者应调整剂量，疗程不少于 3 周。MRSA、MRSCN 还可选择利奈唑胺，(静脉或口服)每次600 mg，每 12 小时 1 次，疗程 10～14 天。

(三)治疗并发症

如并发脓胸或脓气胸时可行闭式引流，抗感染时间可延至 8～12 周。合并脑膜炎时，最好选用脂溶性强的抗生素，如头孢他啶、头孢哌酮、万古霉素及阿米卡星等，疗程要长。

(四)其他治疗

避免应用可导致白细胞计数减少的药物和糖皮质激素。

七、临床路径

(1)详细询问患者近期有无皮肤感染、中耳炎、进行介入性检查或治疗,有无慢性肝肾疾病、糖尿病病史,是否接受放化疗或免疫抑制剂治疗。了解起病急缓、痰的性状及演变,有无胸痛、呼吸困难、程度及全身中毒症状,尤应注意高热、全身中毒症状明显与呼吸系统症状不匹配者。

(2)体检要注意生命体征,皮肤黏膜有无感染灶和皮疹,肺部是否有实变体征,还要仔细检查心脏有无新的杂音。

(3)进行必要的辅助检查,包括血常规、血培养(发热时)、痰的涂片和培养(用抗生素之前)、胸部X线检查,并动态观察胸部影像学变化,必要时可行纤维支气管镜检查及局部灌洗。

(4)处理:应用有效的抗感染治疗,加强对症支持,防止并积极治疗并发症。

(5)预防:增强体质,防止流感,可进行疫苗注射。彻底治疗皮肤及深部组织的感染,加强年老体弱者的营养支持,隔离患者和易感者,严格遵守抗生素的使用规则,规范院内各项操作及消毒制度,减少交叉感染。

(李　丽)

第十四节　肺　脓　肿

肺脓肿是由化脓性病原体引起肺组织坏死和化脓,导致肺实质局部区域破坏的化脓性感染。通常早期呈肺实质炎症,后期出现坏死和化脓。如病变区和支气管交通则有空洞形成(通常直径>2 cm),内含由微生物感染引致的坏死碎片或液体,其外周环绕炎症肺组织。与一般肺炎相比,其特点是引致的微生物负荷量多(如急性吸入),局部清除微生物能力下降(如气道阻塞),以及受肺部邻近器官感染的侵及。如肺内形成多发的较小脓肿(直径<2 cm)则称为坏死性肺炎。肺脓肿和坏死性肺炎病理机制相同,其分界是人为的。

肺脓肿通常由厌氧、需氧和兼性厌氧菌引起,也可由非细菌性病原体,如真菌、寄生虫等所致。应注意类似的影像学表现也可由其他病理改变产生,如肺肿瘤坏死后空洞形成或肺囊肿内感染等。

在抗生素出现前,肺脓肿自然病程常表现为进行性恶化,死亡率曾达50%,患者存活后也往往遗留明显的临床症状,需要手术治疗,预后不理想。自有效抗生素应用后,肺脓肿的疾病过程得到显著改善。但近年来随着肾上腺皮质激素、免疫抑制药及化疗药物的应用增加,造成口咽部内环境的改变,条件致病的肺脓肿发病率又有增多的趋势。

一、病因和发病机制

化脓性病原体进入肺内可有几种途径,最主要的途径是口咽部内容物的误吸。

(一)呼吸道误吸

口腔、鼻腔、口咽和鼻咽部隐匿着复杂的菌群,形成口咽微生态环境。健康人唾液中的细菌

含量约每毫升 10^8，半数为厌氧菌。在患有牙病或牙周病的人群中厌氧菌可增加 1 000 倍，易感个体中还可有多种需氧菌株定植。采用放射活性物质技术显示，45%健康人睡眠时可有少量唾液被吸入气道。在各种因素引起的不同程度神智改变的人群中，约 75%在睡眠时会有唾液被吸入气道。

临床上特别易于吸入口咽分泌物的因素有全身麻醉、过度饮酒或使用镇静药物、头部损伤、脑血管意外、癫痫、咽部神经功能障碍、糖尿病昏迷或其他重症疾病，包括使用机械通气者。呼吸机治疗时，虽然人工气道上有气囊保护，但在气囊上方的积液库内容物常有机会吸入到下呼吸道。当患者神智状态进一步受到影响时，胃内容物也可被吸入气道，酸性液体可引起化学性肺炎，促进细菌性感染。

患牙周脓肿和牙龈炎时，因有高浓度的厌氧菌进入唾液可增加吸入性肺炎和肺脓肿的发病率。相反，仅 10%～15%厌氧菌肺脓肿可无明显的牙周疾病或其他促使吸入的因素。没有吸入因素者常需排除肺部肿瘤的可能性。

误吸后肺脓肿形成的可能性取决于吸入量、细菌数量、吸入物的 pH 和患者的防御机制。

(二)血液循环途径

通常由在体内其他部位的感染灶，经血液循环播散到肺内，如腹腔或盆腔及牙周脓肿的厌氧菌感染可通过血液循环播散到肺。

感染栓子也可起自下肢和盆腔的深静脉的血栓性静脉炎或表皮蜂窝织炎，或感染的静脉内导管，吸毒者静脉用药也可引起。感染性栓子可含金黄色葡萄球菌、化脓性链球菌或厌氧菌。

(三)其他途径

其他途径比较少见。

(1)慢性肺部疾病者，可在下呼吸道有化脓性病原菌定植，如支气管扩张症、囊性纤维化，而并发症肺脓肿。

(2)在肺内原有空洞基础上(肿胀或陈旧性结核空洞)合并感染，不需要有组织的坏死，空洞壁可由再生上皮覆盖。局部阻塞可在周围肺组织产生支气管扩张症或肺脓肿。

(3)邻近器官播散，如胃肠道。

(4)污染的呼吸道装置，如雾化器有可能携带化脓性病原体进入易感染者肺内。

(5)先天性肺异常的继发感染，如肺隔离症、支气管囊肿。

二、病原学

肺脓肿可由多种病原菌引起，多为混合感染.厌氧菌和需氧菌混合感染占 90%。社区获得性感染和院内获得性感染的细菌出现频率不同。社区获得性感染中，厌氧菌为 70%，而在院内获得性感染中，厌氧菌和铜绿假单胞菌起重要作用。

(一)厌氧菌

厌氧菌是正常菌群的主要组成部分，但可引起身体任何器官和组织感染。近年来由于厌氧菌培养技术的改进，可以及时得到分离和鉴定。在肺脓肿感染时，厌氧菌是常见的病原体。

引起肺脓肿感染的致病性厌氧菌主要指专性厌氧菌。专性厌氧菌只能在无氧或低于正常大气氧分压条件下才能生存或生长。厌氧菌分为革兰阳性厌氧球菌、革兰阴性厌氧球菌、革兰阳性厌氧杆菌、革兰阴性厌氧杆菌。其中革兰阴性厌氧杆菌包括类杆菌属和梭杆菌属，类杆菌属是最主要的病原菌，以脆弱类杆菌和产黑素类杆菌最常见。革兰阳性厌氧球菌主要为消化球菌属和消化链球菌属。革兰阴性厌氧球菌主要为产碱韦荣球菌。革兰阳性厌氧杆菌中产芽孢的有梭状芽孢杆菌属和产气荚膜杆菌;不产芽孢的为放线菌属、真杆菌属、短棒菌苗、乳酸杆菌属和双歧杆菌属。外源性厌氧菌肺炎较少见。

(二)需氧菌

需氧菌常形成坏死性肺炎,部分区域发展成肺脓肿,因而其在影像学上比典型的厌氧菌引起的肺脓肿病变分布弥散。

金黄色葡萄球菌是引起肺脓肿的主要革兰阳性需氧菌,是社区获得的呼吸道病原菌之一。通常健康人在流感后可引起严重的金黄色葡萄球菌肺炎,导致肺脓肿形成,并伴薄壁囊性气腔和肺大疱,后者多见于儿童。金黄色葡萄球菌是儿童肺脓肿的主要原因,也是老年人在基础疾病上并发院内获得性感染的主要病原菌。金黄色葡萄球菌也可由体内其他部位的感染灶经血液循环播散,在肺内引起多个病灶,形成血源性肺脓肿,有时很像是肿瘤转移。其他可引起肺脓肿的革兰阳性菌是化脓性链球菌(甲型链球菌,乙型 B 溶血性链球菌)。

最常引起坏死性肺炎伴肺脓肿的革兰阴性需氧菌为肺炎克雷伯杆菌,这种肺炎形成一到多个脓肿者占 25%,同时常伴菌血症。但需注意有时痰培养结果可能是口咽定植菌,该病病死率高,多见于老年人和化疗患者,肾上腺皮质激素应用者,糖尿病患者也多见。铜绿假单胞菌也影响类似的人群,如免疫功能低下患者、有严重并发症者。铜绿假单胞菌在坏死性过程中形成多发小脓肿。

其他由流感嗜血杆菌、大肠埃希菌、鲍曼不动杆菌、变形杆菌、军团菌等所致坏死性肺炎引起脓肿则少见。

三、病理

患肺脓肿时,细支气管受感染物阻塞,病原菌在相应区域形成肺组织化脓性炎症,局部小血管炎性血栓形成、血供障碍,在实变肺中出现小区域散在坏死,中心逐渐液化,坏死的白细胞及死亡细菌积聚,形成脓液,并融合形成 1 个或多个脓肿。当液化坏死物质通过支气管排出,形成空洞、形成有液平面的脓腔,空洞壁表面残留坏死组织。当脓肿腔直径达到 2 cm,则称为肺脓肿。炎症累及胸膜可发生局限性胸膜炎。如果在早期及时给予适当抗生素治疗,空洞可完全愈合,胸部X线检查可不留下破坏残余或纤维条索影。但如果治疗不恰当,引流不畅,炎症进展,则进入慢性阶段。脓肿腔有肉芽组织和纤维组织形成,空洞壁可有血管瘤。脓肿外周细支气管变形和扩张。

四、分类

肺脓肿可按病程分为急性和慢性,或按发生途径分为原发性和继发性。急性肺脓肿通常4～6 周,病程迁延 3 个月以上则为慢性肺脓肿。大多数肺脓肿是原发性,通常有促使误吸的因素,或由正常宿主肺炎感染后在肺实质炎症的坏死过程演变而来。而继发性肺脓肿则为原有局部病灶基础上出现的并发症,如支气管内肿瘤、异物或全身性疾病引起免疫功能低下所致。细菌性栓子通过血液循环引致的肺脓肿也为继发性。膈下感染经横膈直接通过淋巴管或膈缺陷进入胸腔或肺实质,也可引起肺脓肿。

五、临床表现

肺脓肿患者的临床表现差异较大。由需氧菌(金黄色葡萄球菌或肺炎克雷伯菌)所致的坏死性肺炎形成的肺脓肿病情急骤、严重，患者有寒战、高热、咳嗽、胸痛等症状。儿童在金黄色葡萄球菌肺炎后发生的肺脓肿也多呈急性过程。一般原发性肺脓肿患者首先表现吸入性肺炎症状，有间歇发热、畏寒、咳嗽、咳痰、胸痛、体重减轻、全身乏力、夜间盗汗等，和一般细菌性肺炎相似，但病程相对慢性化，症状较轻，可能和其吸入物质所含病原体致病力较弱有关。甚至有的起病隐匿，到病程后期多发性肺坏死、脓肿形成，与支气管相交通，则可出现大量脓性痰，如为厌氧菌感染则伴有臭味。但痰无臭味并不能完全排除厌氧菌感染的可能性，因为有些厌氧菌并不产生导致臭味的代谢终端产物，也可能是病灶尚未和气管支气管交通。咯血常见，偶尔可为致死性的。

继发性肺脓肿先有肺外感染症状(如菌血症、心内膜炎、感染性血栓静脉炎、膈下感染)，然后出现肺部症状。在原有慢性气道疾病和支气管扩张症的患者则可见痰量显著改变。

体格检查无特异性，阳性体征出现与脓肿大小和部位有关。如脓肿较大或接近肺的表面，则可有叩诊浊音，呼吸音降低等实变体征，如涉及胸膜则可闻及胸膜摩擦音或胸腔积液体征。

六、诊断

肺脓肿诊断的确立有赖于特征性临床表现及影像学和细菌学检查结果。

(一)病史

原发性肺脓肿有促使误吸因素或口咽部炎症和鼻窦炎的相关病史。继发性肺脓肿则有肺内原发病变或其他部位感染病史。

(二)症状与体征

由需氧菌等引起的原发性肺脓肿呈急性起病，如以厌氧菌感染为主者则呈亚急性或慢性化过程，脓肿破溃与支气管相交通后则痰量增多，出现脓痰或脓性痰，可有臭味，此时临床诊断可成立。体征则无特异性。

(三)实验室检查

1.血常规检查

血白细胞和中性粒细胞计数升高，慢性肺脓肿可有血红蛋白和红细胞计数减少。

2.胸部影像学检查

影像学异常开始表现为肺大片密度增深、边界模糊的浸润影，随后产生一个或多个比较均匀低密度阴影的圆形区。当与支气管交通时，出现空腔，并有液平面，形成典型的肺脓肿。有时仅在肺炎症渗出区出现多个小的低密度区，表现为坏死性肺炎。需氧菌引起的肺脓肿周围常有较多的浓密炎性浸润影，而以厌氧菌为主的肺脓肿外周肺组织则较少见浸润影。

病变多位于肺的低垂部位和发病时的体位有关，侧位胸部 X 线片可帮助定位。在平卧位时吸入者 75%病变见于下中位背段及后基底段，侧卧位时则位于上叶后外段(由上叶前段和后段分支形成，又称腋段)。右肺多于左肺，这是受重力影响吸入物最易进入的部位。在涉及的肺叶中，病变多分布于近肺胸膜处，室间隔鼓出常是肺炎克雷伯杆菌感染的特征。病变也可引起胸膜反应、脓胸或气胸。

当肺脓肿愈合时，肺炎性渗出影开始吸收，同时脓腔壁变薄，脓腔逐渐缩小，最后消失。在 71 例肺脓肿系列观察中，经适当抗生素治疗，13%脓腔在 2 周消失，44%为 4 周，59%为 6 周，

3 个月内脓腔消失可达 70%，当有广泛纤维化发生时，可遗留纤维条索影。慢性肺脓肿脓腔周围有纤维组织增生，脓腔壁增厚，周围细支气管受累，继发变形或扩张。

血源性肺脓肿则见两肺多发炎性阴影，边缘较清晰，有时类似转移性肿瘤，其中可见透亮区和空洞形成。

胸部 CT 检查对病变定位，坏死性肺炎时肺实质的坏死、液化的判断，特别是对引起继发性肺脓肿的病因诊断均有很大的帮助。

3.微生物学监测

微生物学监测的标本包括痰液、气管吸引物、经皮肺穿刺吸引物和血液等。

(1)痰液及气管分泌物培养：在肺脓肿感染中，需氧菌所占比例正在逐渐增加，特别是在院内感染中。虽然有口咽菌污染的机会，但重复培养对确认致病菌还是有意义的。由于口咽部厌氧菌内环境，痰液培养厌氧菌无意义，但脓肿性痰标本培养阳性，而革兰染色却见到大量细菌，且形态较一致，则可能提示厌氧菌感染。

(2)应用防污染技术对下呼吸道分泌物标本采集：是推荐的方法，必要时可采用。厌氧菌培养标本不能接触空气，接种后应放入厌氧培养装置和仪器以维持厌氧环境。气相色谱法检查厌氧菌的挥发脂肪酸，迅速简便，可用于临床用药选择的初步参考。

(3)血液标本培养：因为在血源性肺脓肿时常可有阳性结果，需要进行血培养，但厌氧菌血培养阳性率仅 5%。

4.其他检查

(1)CT 引导下经胸壁脓肿穿刺吸引物厌氧菌及需氧菌培养，以及其他无菌体腔标本采集及培养。

(2)纤维支气管镜检查，除通过支气管镜进行下呼吸道标本采集外，也可用于鉴别诊断，排除支气管肺癌、异物等。

七、鉴别诊断

(一)细菌性肺炎

肺脓肿早期表现和细菌性肺炎相似，但除由一些需氧菌所致的肺脓肿外，症状相对较轻，病程相对慢性化。后期脓肿破溃与支气管相交通后则痰量增多，出现脓痰或脓性痰，可有臭味，此时临床诊断则可成立。胸部影像学检查，特别是 CT 检查，容易发现在肺炎症渗出区出现多个小的低密度区。当与支气管交通时，出现空腔，肝有液平面，形成典型的肺脓肿。

(二)支气管肺癌

在 50 岁以上男性出现肺空洞性病变时，肺癌(通常为鳞癌)和肺脓肿的鉴别常需考虑。由支气管肺癌引起的空洞性病变(癌性空洞)，无吸入病史，其病灶也不一定发生在肺的低垂部位。而肺脓肿则常伴有发热、全身不适、脓性痰、血白细胞和中性粒细胞计数升高，对抗生素治疗反应好。影像学上显示偏心空洞，空洞壁厚，内壁不规则，则常提示恶性病变。痰液或支气管吸引物的细胞学检查及微生物学涂片和培养对鉴别诊断也有帮助。如对于病灶的诊断持续存在疑问，情况允许时，也可考虑手术切除病灶及相应肺叶。其他肺内恶性病变，包括转移性肺癌和淋巴瘤也可形成空洞病变。

需注意的是肺癌和肺脓肿可能共存，特别在老年人中。因为支气管肿瘤可使其远端引流不畅，分泌物潴留。引起阻塞性肺炎和肺脓肿。一般病程较长，有反复感染史，脓痰量较少。纤维支气管镜检查对确定诊断很有帮助。

(三)肺结核

空洞继发感染肺结核常伴空洞形成,胸部X线检查空洞壁较厚,病灶周围有密度不等的散在结节病灶。合并感染时空洞内可有少量液平面,临床出现黄痰,但整个病程长,起病缓慢,常有午后低热、乏力、盗汗、慢性咳嗽、食欲缺乏等慢性症状,经治疗后痰中常可找到结核杆菌。

(四)局限性脓胸

局限性脓胸常伴支气管胸膜漏和肺脓肿,有时在影像学上不易区别。典型的脓胸在侧位胸片呈"D"字阴影,从后胸壁向前方鼓出。CT对疑难病例有帮助,可显示脓肿壁有不同厚度,内壁边缘和外表面不规则;而脓胸腔壁则非常光滑,液性密度将增厚的壁层胸膜和受压肺组织下的脏层胸膜分开。

(五)大疱内感染

患者全身症状较胸部X线片显示状态要轻。在平片和CT上常可见细而光滑的大疱边缘,和肺脓肿相比其周围肺组织清晰。以往胸片将有助于诊断。大疱内感染后有时可引起大疱消失,但很少见。

(六)先天性肺病变继发感染

支气管脓肿及其他先天性肺囊肿可能无法和肺脓肿鉴别,除非有以往胸部X线片进行比较。支气管囊肿未感染时,也不和气管支气管交通,但囊肿最后会出现感染,形成和气管支气管的交通,气体进入囊肿,形成含气囊肿,可呈单发或多发含气空腔,壁薄而均一;合并感染时,其中可见液平面。如果患者一开始就表现为感染性支气管囊肿,通常清晰的边界就会被周围肺实质炎症和实变所遮掩。囊肿的真正本质只有在周围炎症或渗血消散吸收后才能显示出来。

先天性肺隔离症感染也会同样出现鉴别诊断困难,可通过其所在部位(多位于下叶)及胸部CT扫描和磁共振成像(MRI)及造影剂增强帮助诊断,并可确定异常血管供应来源,对手术治疗有帮助。

(七)肺挫伤血肿和肺撕裂

胸部刺伤或挤压伤后,影像学可出现空洞样改变,临床无典型肺脓肿表现,有类似的创伤病史常提示此诊断。

(八)膈疝

通常在后前位胸部X线片可显示"双重心影",在侧位上在心影后可见典型的胃泡,并常有液平面。如有疑问可进行钡餐及胃镜检查。

(九)包囊肿和其他肺寄生虫病

包囊肿可穿破,引起复合感染,曾在羊群牧羊分布区域的居住者需考虑此诊断。乳胶凝聚试验,补体结合和酶联免疫吸附试验,也可检测血清抗体,帮助诊断。寄生虫中如肺吸虫也可有类似症状。

(十)真菌和放线菌感染

肺脓肿并不全由厌氧菌和需氧菌所致,真菌、放线菌也可引起肺脓肿。临床鉴别诊断时也需考虑。

(十一)其他

易和肺脓肿混淆的还有空洞型肺栓塞、Wegener肉芽肿、结节病等,上述疾病偶尔也会形成空洞。

八、治疗

肺脓肿的治疗应根据感染的微生物种类及促使产生感染的有关基础或伴随疾病而确定。

(一)抗感染治疗

抗生素应用已有半个世纪,肺脓肿在有效抗生素的合理应用下,加上脓液通过支气管交通向体外排出,因而大多数抗生素对抗感染治疗有效。

近年来,某些厌氧菌已产生β内酰胺酶,在体外或临床上对青霉素耐药,故应结合细菌培养及药物敏感试验结果,及时合理选择药物。但由于肺脓肿患者很难及时得到微生物学的阳性结果,故可根据临床表现,感染部位和涂片染色结果分析可能性最大的致病菌种类,进行经验治疗。由于大多数和误吸相关,厌氧菌感染起重要作用,因而青霉素仍是主要治疗药物,但近年来情况已有改变,特别是院内获得感染的肺脓肿。常为多种病原菌的混合感染,故应联合应用对需氧菌有效的药物。

1.青霉素G

其为首选药物,对厌氧菌和革兰阳性球菌等需氧菌有效。240万U/d肌内注射或静脉滴注;严重病例可加量至1 000万U/d静脉滴注,分次使用。

2.克林霉素

克林霉素是林可霉素的半合成衍生物,但优于林可霉素,对大多数厌氧菌有效,如消化球菌、消化链球菌、类杆菌梭形杆菌、放线菌等。目前有10%~20%脆弱类杆菌及某些梭形杆菌对克林霉素耐药。主要不良反应是假膜性肠炎。0.6~1.8 g/d,分2~3次静脉滴注,然后序贯改为口服。

3.甲硝唑

该药是杀菌药,对厌氧菌,如脆弱类杆菌有作用。多为联合应用,不单独使用。通常和青霉素、克林霉素联合用于厌氧菌感染。对微需氧菌及部分链球菌,如密勒链球菌效果不佳。根据病情,一般6~12 g/d,可加量到24 g/d。

4.β内酰胺类抗生素

某些厌氧菌如脆弱类杆菌可产生β内酰胺酶,故青霉素、羧苄西林、第三代头孢中的头孢噻肟、头孢哌酮效果不佳。对其活性强的药物有碳青霉烯类,替卡西林克拉维酸、头孢西丁等,加酶联合制剂作用也强,如阿莫西林克拉维酸或联合舒巴坦等。

院内获得性感染形成的肺脓肿,多数为需氧菌,并行耐药菌株出现,故需选用β内酰胺类抗生素的第二、三代头孢菌素,必要时联合氨基糖苷类。

血源性肺脓肿致病菌多为金黄色葡萄球菌,且多数对青霉素耐药,应选用耐青霉素酶的半合成青霉素的药物,对耐甲氧西林的金黄色葡萄球菌(MRSA),则应选用糖肽类及利奈唑胺等。

给药途径及疗程尚未有大规模的循证医学证据,但一般先以静脉途径给药为主。

和非化脓性肺炎相比,其发热呈逐渐下降趋势,7天达到正常。如1周未能控制体温,则需再次评估。影像学改变时间长,有时达数周,并有残余纤维化改变。

治疗成功率与治疗开始时症状、存在的时间及空洞大小有关。对治疗反应不好者,还需注意有无恶性病变存在。总的疗程要4~6周,可能需要3个月,以防止反复。

(二)引流

(1)痰液引流对于治疗肺脓肿非常重要,体位引流有助于痰液排出。纤维支气管镜除作为诊断手段确定继发性脓肿原因外,还可用来经气道内吸引及冲洗,促进引流,利于愈合。有时脓肿大、脓液量多时,需要硬质支气管镜进行引流,以便于保证气道通畅。

(2)合并脓胸时,除全身使用抗生素外,应局部胸腔抽脓或肋间置入导管水封并引流。

(三)外科手术处理

内科治疗无效,或疑似有肿瘤者为外科手术适应证。包括治疗 4～6 周后脓肿不关闭、大出血、合并气胸、支气管胸膜瘘。在免疫功能低下、脓肿进行性扩大时也需考虑手术处理。应用有效抗生素后,目前需外科处理病例已减少,10%以下手术时要防止脓液进入对侧,麻醉时要置入双腔导管,否则可引起对侧肺脓肿和 ARDS。

九、预后

取决于基础病变或继发的病理改变,治疗及时、恰当者,预后良好。厌氧菌和革兰杆菌引起的坏死性肺炎,多表现为脓腔大(直径>6 cm),多发性脓肿,临床多发于有免疫功能缺陷,年龄大的患者。并发症主要为脓胸、脑脓肿、大咯血等。

十、预防

应注意加强个人卫生,保持口咽内环境稳定,预防各种促使误吸的因素。

(刘　军)

第十五节　功能性消化不良

一、概述

功能性消化不良(functional dyspepsia,FD)为具有持续或反复发作的上腹部疼痛或不适的消化不良症状,包括上腹胀痛、餐后饱胀、嗳气、早饱、腹痛、厌食、恶心呕吐等;经生化、内镜和影像检查排除了器质性疾病的临床综合征,是临床上最常见的一种功能性胃肠病,几乎每个人一生中都有过消化不良症状,只是持续时间长短和对生活质量的影响程度不同而已。国内最新资料表明,采用罗马Ⅲ诊断标准对消化专科门诊连续就诊消化不良的患者进行问卷调查,发现符合罗马Ⅲ诊断标准者占就诊患者的 28.52%,占接受胃镜检查患者的 7.2%。FD 的病因及发病机制尚未完全阐明,可能是多种因素综合作用的结果。目前认为其发病机制与胃肠运动功能障碍、内脏高敏感性、胃酸分泌、幽门螺杆菌感染、精神心理因素等有关,而内脏运动及感觉异常可能起主导作用,是 FD 的主要病理生理学基础。

二、诊断

(一)临床表现

FD 的临床症状无特异性,主要有上消化道症状,包括上腹痛、腹胀、早饱、嗳气、恶心、呕吐、反酸、胃灼热、厌食等,以上症状多因人而异,常以其中某一种或一组症状为主,在病程中这些症状及其严重程度多发生改变。起病缓慢,病程长短不一,症状常呈持续或反复发作,也可在相当一段时间内无任何症状,可因饮食精神因素和应激等诱发,多数无明显诱因。腹胀为 FD 最常见的症状，多数患者发生于餐后或进餐加重腹胀程度，早饱、嗳气也较常见。上腹痛也是FD的常见症状，上腹痛无规律性，可表现为弥漫性或烧灼样疼痛。少数可伴胃灼热反酸症状，但经内镜及24小时食管pH检测，不能诊断为胃食管反流病。恶心呕吐不常见，一般见于胃排空明显延迟的患者，呕吐多为干呕或呕出当餐胃内食物。有的还可伴有腹泻等下消化道症状。还有不少患者同时合并精神症状如焦虑、抑郁、失眠、注意力不集中等。

(二)诊断标准

依据FD罗马Ⅲ诊断标准，FD患者临床表现个体差异大，罗马Ⅲ标准根据患者的主要症状特点及与其症状相关的病理生理学机制及症状的模式将FD分为两个亚型，即餐后不适综合征(PDS)和上腹痛综合征(EPS)，临床上两个亚型常有重叠，有时难以区分，但通过分型对不同亚型的病理生理机制的理解对选择治疗将有一定的帮助，在FD诊断中，还要注意FD与胃食管反流病和肠易激综合征等其他功能性胃肠病的重叠。

1.FD的罗马Ⅲ诊断标准

必须包括以下2项。①以下1项或多项：餐后饱胀；早饱感；上腹痛；上腹烧灼感。②无可以解释上述症状的结构性疾病的证据(包括胃镜检查)，诊断前症状出现至少6个月，且近3个月符合以上诊断标准。

2.PDS诊断标准

必须符合以下1项或2项：①正常进食后出现餐后饱胀不适，每周至少发生数次。②早饱阻碍正常进食，每周至少发生数次。诊断前症状出现至少6个月，近3个月症状符合以上标准。支持诊断标准是可能存在上腹胀气或餐后恶心或过度嗳气。可能同时存在EPS。

3.EPS诊断标准

必须符合以下所有条件：①至少中等程度的上腹部疼痛或烧灼感，每周至少发生1次。②疼痛呈间断性。③疼痛非全腹性，不位于腹部其他部位或胸部。④排便或排气不能缓解症状。⑤不符合胆囊或Oddi括约肌功能障碍的诊断标准。诊断前症状出现至少6个月，近3个月症状符合以上标准。支持诊断标准是疼痛可以烧灼样，但无胸骨后痛。疼痛可由进餐诱发或缓解，但可能发生于禁食期间。可能同时存在PDS。

三、鉴别诊断

鉴别诊断见图1-3。

四、治疗

FD的治疗措施以对症治疗为主，目的在于缓解或消除症状，改善患者的生活质量。

指南对FD治疗提出规范化治疗意见，指出FD的治疗策略应是依据其可能存在的病理生理学异常进行整体调节，选择个体化的治疗方案。

经验治疗适于40岁以下，无报警征象，无明显精神心理障碍的患者。与进餐相关的消化不良(即PDS)者可首先用促动力药或合用抑酸药；与进餐无关的消化不良/酸相关性消化不良(即EPS)者可选用抑酸药或合用促动力药。经验治疗时间一般为2～4周。无效者应行进一步检查，明确诊断后有针对性进行治疗。

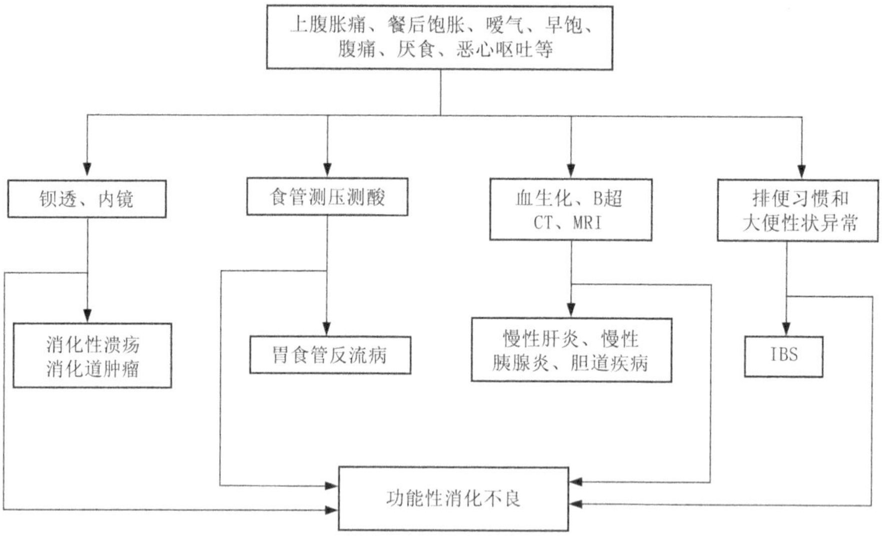

图 1-3 功能性消化不良鉴别诊断

(一)药物治疗

1.抗酸药

抗酸药如氢氧化铝、铝碳酸镁等可减轻症状,但疗效不及抑酸药,铝碳酸镁除抗酸外,还能吸附胆汁,伴有胆汁反流的患者可选用。

2.抑酸药

抑酸药目前广泛应用于FD的治疗,适用于非进餐相关的消化不良中以上腹痛、烧灼感为主要症状者。常用抑酸药包括 H_2 受体拮抗剂和质子泵抑制剂(PPI)两大类。H_2RA 常用药物有西咪替丁 400 mg,2～3 次/天;雷尼替丁 150 mg,2 次/天;法莫替丁 20 mg,2 次/天,早、晚餐后服用,或 40 mg 每晚睡前服用;罗沙替丁 75 mg,2 次/天;尼扎替丁 300 mg 睡前服用。不同的 H_2 受体拮抗剂抑制胃酸的强度各不相同,西咪替丁最弱,雷尼替丁和罗沙替丁比西咪替丁强 5～10 倍,法莫替丁较雷尼替丁强 7.5 倍。这类药主要经肝脏代谢,肾脏排出,因此肝肾功能损害者应减量,75 岁以上老人服用药物剂量应减少。PPI 常用药物有奥美拉唑 20 mg,2 次/天;兰索拉唑 30 mg,1 次/天;雷贝拉唑 10 mg,1 次/天;泮托拉唑 40 mg,1 次/天;埃索美拉唑 20 mg,1 次/天。

3.促动力药

促动力药可明显改善与进餐相关的上腹症状,如上腹饱胀、早饱等。常用的促动力药包括多巴胺受体拮抗药、5-HT_4 受体激动剂及多离子通道调节剂等。多巴胺受体拮抗剂常用药物有甲氧氯普胺5～10 mg,3 次/天,饭前半小时服用;多潘立酮 10 mg,3 次/天,饭前半小时服用;伊托必利50 mg,3 次/天口服。甲氧氯普胺可阻断延髓催吐化学敏感区的多巴胺受体而具有强大的中枢镇吐作用,还可以增加胃肠道平滑肌对乙酰胆碱的敏感性,从而促进胃运动功能,提高静止状态时胃肠道括约肌的张力,增加食管下端括约肌张力,防止胃内容物反流,增强胃和食管的蠕动,促进胃排空及幽门和十二指肠的扩张,加速食物通过。主要的不良反应见于中枢神经系统,如头晕、嗜睡、倦怠、泌乳等,用量过大时,会出现锥体外系反应,表现为肌肉震颤、斜颈、发音困难、共济失调等。多潘立酮为选择性外周多巴胺 D_2 受体拮抗剂,可增加食管下端括约肌的张力，增加胃运动，促进胃排空、止吐。不良反应轻，不引起锥体外系症状，偶有流涎、惊厥、平衡失调、泌乳现象。伊托必利通过拮抗多巴胺 D_2 受体和抑制乙酰胆碱酯酶活性起作用，增加胃的内源性乙酰胆碱，促进胃排空。5-HT_4 受体激动剂常用药物为莫沙必利 5 mg，3 次/天口服。莫沙必利选择性作用于上消化道，促进胃排空，目前未见心脏严重不良反应的报道，但对 5-HT_4 受体激动剂的心血管不良反应仍应引起重视。多离子通道调节剂药物为马来酸曲美布汀，常用量 100～200 mg，3 次/天口服。该药对消化道运动的兴奋和抑制具有双向调节作用，不良反应轻微。红霉素具有胃动素作用，静脉给药可促进胃排空，主要用于胃轻瘫的治疗，不推荐作为 FD 治疗的首选药物。

4.助消化药

消化酶和微生态制剂可作为治疗消化不良的辅助用药。复方消化酶、益生菌制剂可改善与进餐相关的腹胀、食欲缺乏等症状。

5.根除幽门螺杆菌（Hp）治疗

根除 Hp 可使部分 FD 患者症状得以长期改善，对合并 Hp 感染的 FD 患者，应用抑酸药、促动力剂治疗无效时，建议向患者充分解释根除 Hp 治疗的利弊，征得患者同意后给予根除 Hp 治疗。根除 Hp 治疗可使部分 FD 患者的症状得到长期改善，使胃黏膜炎症得到消退，而长期胃黏膜炎症则是消化性溃疡、胃黏膜萎缩/肠化生和胃癌发生的基础病变，根除 Hp 可预防胃癌前病变进一步发展。

根据欧洲幽门螺杆菌小组召开的第 3 次 MaastrichtⅢ共识会议意见，推荐在初级医疗中实施“检测和治疗”策略，即对年龄小于 45 岁，有持续消化不良症状的成人患者应用非侵入性试验（尿素呼气试验、粪便抗原试验）检测 Hp，对 Hp 阳性者进行根除治疗。包含 PPI、阿莫西林、克拉霉素或甲硝唑每天 2 次给药的三联疗法仍推荐作为首选疗法。包含铋剂的四联疗法，如可获得铋剂，也被推荐作为首选治疗选择。补救治疗应结合药物敏感试验结果。

对 PPI（标准剂量，2 次/天），克拉霉素（500 mg，2 次/天），阿莫西林（1 000 mg，2 次/天）或甲硝唑 400 mg 或 500 mg 2 次/天，组成的方案，疗程 14 天比 7 天更有效，在克拉霉素耐药率小于 20%的地区，仍推荐 PPI 联合应用克拉霉素、阿莫西林/甲硝唑的三联短程疗法作为一线治疗方案。其中 PPI 联合克拉霉素和甲硝唑方案应当在人群甲硝唑耐药率小于 40%时才可应用，含铋剂四联治疗除了作为二线方案使用外，还可作为可供选择的一线方案。除了药物敏试验感试验外，对于三线治疗不做特别推荐。喹诺酮类（左氧氟沙星、利福霉素、利福布汀）抗生素与 PPI 和阿莫西林合用作为一线疗法，而不是作为补救的治疗，被评估认为有较高的根除率，但利福布汀是一种选择分枝杆菌耐药的抗生素，必须谨慎使用。

6.黏膜保护药

FD 发病原因中可能涉及胃黏膜防御功能减弱，作为辅助治疗，常用的胃黏膜保护药有硫糖铝、胶体铋、前列腺素 E，复方谷氨酰胺等，联合抑酸药可提高疗效。硫糖铝餐前 1 小时和睡前各服 1.0 g，肾功不全者不宜久服。胶体次枸橼酸铋每次剂量 5 mL 加水至 20 mL 或胶囊 120 mg，4 次/天，于每次餐前半小时和睡前一次口服，不宜久服，最长 8 周，老年人及肾功能障碍者慎用。已用于临床的人工合成的前列腺素为米索前列醇（喜克溃），常用剂量 200 mg，4 次/天，主要不良反应为腹泻和子宫收缩，孕妇忌服。复方谷氨酰胺，常用量为 0.67 g，3 次/天，剂量可随年龄与症状适当增减。

（二）精神心理治疗

抗焦虑、抑郁药对FD有一定的疗效，对抑酸药和促动力药治疗无效，且伴有明显精神心理障碍的患者，可选用三环类抗抑郁药或5-HT_4受体激动剂再摄取抑制药；除药物治疗外，行为治疗、认知疗法及心理干预等可能对这类患者也有益。精神心理治疗不但可以缓解症状还可提高患者的生活质量。

（三）外科手术

经过长期内科治疗无效的严重患者，可考虑外科手术。一般采用胃大部切除术、幽门成形术和胃空肠吻合术。

（刘　军）

第十六节　隐匿性肾小球肾炎

隐匿性肾小球肾炎简称隐匿性肾炎。一般指在体检或偶然情况下，尿常规检查发现尿异常，其特点是平常没什么症状，不易被发现；患者无水肿、高血压、肾功损害等症状，而仅表现为无症状性蛋白尿或无症状性肾小球性血尿，或二者均有，但以一种表现更为突出的一组肾小球疾病。

一、隐匿性肾小球肾炎的病因病机与临床表现

（一）病因病机

本病有不同的病因和不同的发病机制，由多种病理类型的原发性肾小球疾病所致，可能为链球菌、其他球菌、某些杆菌或病毒所引起的免疫反应而致肾脏损害。其病理改变多较轻微，轻微性的肾小球病变，轻度系膜增生性肾小球肾炎及局灶性节段性肾小球肾炎等病理类型。根据免疫病理表现，又可将系膜增生性肾小球肾炎分为IgA肾病和非IgA系膜增生性肾小球肾炎。

（二）临床表现

1.无症状性血尿

此型无症状性血尿以持续性肾小球源性镜下血尿和/或反复发作的肉眼血尿为共同临床表现。发病多为青少年，无临床症状和体征。多在尿液检验时发现镜下肾小球源性血尿，呈持续性和反复发作性。部分患者在剧烈活动、感染发热情况下，可出现一过性肉眼血尿，并于短时间内迅速消失。根据临床表现也通常称为“单纯性血尿症”或“无症状血尿症”，也被称为“隐匿性肾炎血尿症”。

患者临床无水肿，高血压、蛋白尿及肾功能损害表现；血常规、红细胞沉降率、凝血机制等无异常；尿细菌培养阴性。部分IgA肾病患者，血清IgA水平可增高，其他免疫球蛋白正常；影像学检查，肾、肾盂、输尿管、膀胱下尿路等均正常。

实验室检查时离心尿高倍镜检查红细胞≥3个称镜下血尿。100 mL尿液中有0.5 mL血或红细胞多于5×10^9/L称为肉眼血尿。血尿在相差显微镜下观察红细胞形态表现为多种形态的异常红细胞，对肾小球疾病有重要的诊断价值，变形红细胞的多样性与肾小球病变严重性呈正相关。镜检发现红细胞管型更能说明为肾小球源性血尿。

2.无症状性蛋白尿

无症状性蛋白尿多见于青年男性，主要表现为持续性蛋白尿，24 小时尿蛋白定量一般在 2.0 g以下，以清蛋白为主，无水肿、高血压，且肾功能正常，血液生化及影像学检查均无异常表现，少数患者有轻度腰酸困表现。

无症状性蛋白尿由不同类型的肾小球轻微病理改变而致，如膜性肾病、系膜增生性肾炎、微小病变型肾病、局灶性节段性肾小球硬化、IgA 肾病早期。无症状性蛋白尿常可持续多年，一般预后相对良好。

实验室检查：多次检查尿蛋白呈持续性阳性＋～＋＋＋不等，24 小时蛋白定量常在 1.0～2.0 g以下，多是中小分子蛋白尿，以清蛋白为主要成分，则为肾小球疾病所致蛋白尿，如果蛋白尿中有 IgG 成分则为非选择性蛋白尿，其他生化检查及影像学检查均正常。

3.无症状性血尿和蛋白尿

无症状性血尿和蛋白尿为持续性血尿和蛋白尿同时存在，24 小时蛋白尿定量一般在 1.0～2.0 g 以内，血尿常是镜下肾小球源性血尿，这类患者甚至是非静止的进展性肾小球疾病，通常较单纯性血尿和单纯性蛋白尿预后较重。其他临床症状和影像学检查、生化检查，在发病初期和中期同上两种类型表现。容易被忽视漏诊，发现后应引起重视，积极观察治疗。

二、隐匿性肾小球肾炎的诊断、鉴别诊断与诊断标准

(一)诊断与鉴别诊断

因隐匿性肾小球肾炎临床症状和体征表现均不明显，因此常被漏诊和误诊。当发现患者有单纯性蛋白尿和单纯性血尿，或同时存在时，应排除其他类型的原发性和继发性肾病及其他原因引起的血尿、蛋白尿，或者尽量做病理检查以明确诊断，特别是单纯血尿患者，仍有少数的患者因肾组织正常难以得出正确结论。

1.无症状性血尿的诊断和鉴别诊断

(1)诊断：血尿的临床诊断需持续多次尿沉渣镜检确诊。隐血定性检查只能作为初步筛查参考，因为单纯性隐血阳性者在饮食、药物等因素的情况下也可出现阳性(如过多食用猪肝、菠菜、铁制剂等)。

无症状血尿大多为青少年，男性多于女性，大多在体检时或偶然间发现，临床常无其他表现，而表现为单纯性血尿，以持续性镜下血尿为主，无管型，偶见反复肉眼血尿。

(2)肾小球源性和非肾小球源性血尿鉴别诊断：肾小球源性血尿表现是红细胞形态及容积、分布曲线异常，异常红细胞占 60%以上，多数常呈棘形、肿胀形、皱缩形、破碎红细胞。正常红细胞可占总数的 20%以上。如果是非肾小球性，红细胞呈正常形态而无变异的红细胞。

应辨别是原发性肾小球疾病血尿，还是继发性肾小球疾病血尿。最常见的引起原发性肾小球单纯性血尿有 IgA 肾病，其次为非 IgA 肾小球疾病，如系膜增生性肾小球肾炎、局灶性节段硬化性肾小球肾炎，继发性如过敏性紫癜性肾损、红斑狼疮肾损等。

如非肾小球源性单纯性正常红细胞尿，应进一步诊断：青年剧烈运动后血尿为一过性，休息后消失；青年妇女服用含雌激素的避孕药患者，可产生腰痛血尿综合征，停用药后血尿可消失。还应排除无症状性泌尿系统结石、肿瘤等泌尿外科疾病。

2.无症状性蛋白尿的诊断和鉴别诊断

无症状性蛋白尿多见于青年男性，呈持续性蛋白尿，通常 24 小时蛋白定量在 2.0 g 以下，以

清蛋白为主，无水肿、高血压、肾功能损害等表现，血液生化检查无异常表现，一般可持续多年，预后相对良好。

病理变化可能是不同类型的肾小球疾病引起，如膜性肾病、系膜增生性肾炎、微小病变性肾炎、IgA 肾病的早期，局灶性节段性肾小球硬化症等，以上各类型的肾小球疾病多表现为轻微病理改变。

如尿蛋白增加至 24 小时 3.5 g 以上者，或出现血尿，应引起重视和积极治疗，有条件者进行肾病理检查。

单纯性血尿或蛋白尿有时在一定的诱因(如过度疲劳、情绪激动、发热、受风寒、咽炎、扁桃体炎等炎症)影响下，经数小时或 2～3 天可出现肉眼血尿或蛋白尿增多，经调治一周，肉眼血尿可消失，尿蛋白量可下降，或到原来水平。

3.无症状性血尿和蛋白尿的诊断及鉴别诊断

这类患者可发生于多种原发性肾小球疾病，如肾小球轻微病变，轻度系膜增生性肾炎，局灶性节段性肾小球肾炎，以及 IgA 肾病，甚至某些膜性肾病早期。这类轻微病变性肾小球疾病可呈现长期持续性无症状性血尿和蛋白尿，无症状性血尿和蛋白尿也有可能是这类肾小球疾病的早期表现。如果疾病缓慢进展而出现水肿、高血压及生化检查异常，则不可诊断为隐匿性肾小球肾炎。也有可能在患者就诊时，已是某些肾小球疾病的恢复期，如急性肾炎等，有可能随着时间进程而自我缓解。

如果血尿和蛋白尿同时较长时间的存在，需排除是否有大量血尿造成的假性蛋白尿，应排除泌尿系统肿瘤，无症状性结石、畸形肾血管等造成的某一局部出血。因大量红细胞伴血浆成分进入尿液，当泌尿道出血＞2 mL 时，可出现尿蛋白阳性，为假性蛋白尿。另外，如泌尿道感染或结核时，由于炎症渗出导致血尿和蛋白尿，不过泌尿系统感染引发的血尿、蛋白尿常伴有白细胞，或细菌培养阳性，同时有尿道刺激症状表现，并不难鉴别，而且经抗菌治疗在短期内可消失。

(二)诊断标准

诊断参照原发性肾小球疾病分型与治疗及诊断标准专题洽谈会制定标准。

(1)无急、慢性肾炎或其他肾脏病病史，肾功能基本正常。

(2)无明显临床症状、体征，而表现为单纯性蛋白尿和/或肾小球源性血尿。

(3)可排除非肾小球血尿或功能性血尿。

(4)以轻度蛋白尿为主者，持续尿蛋白定量＜1.0 g/24 h(或 2.0 g/24 h)以下者，可称为单纯性蛋白尿。

(5)以持续性或间断性镜下血尿为主者无其他异常，相差显微镜检查，尿细胞以异形为主，也称为单纯性血尿，只有确定肾小球性蛋白尿和/或血尿，且患者无水肿、高血压及肾功能减退时才能考虑本病的诊断。必要时需肾活检确诊。

三、隐匿性肾小球肾炎的治疗

隐匿性肾小球肾炎目前尚无有效的药物治疗，但在患病过程中应注意监测随访，1 年以上无变化者，可暂时不给予治疗，继续观察。如果尿液改变，尿蛋白逐渐增至 2.0 g 以上者，或每高倍镜视野下红细胞持续＞20 个，可考虑进行治疗，方案如下。

(一)一般治疗

患者以调养为主，勿感冒、劳累，勿用肾毒性药物；如有扁桃体炎应早期摘除，如有鼻窦炎、牙周炎、牙髓炎等慢性感染灶时应彻底清除；起居、工作要规律；心情舒畅，防止过度劳累、疲倦、熬夜；忌辛辣刺激食物，戒烟酒等；避免剧烈运动。

(二)药物治疗

如单纯性蛋白尿<1.0 g/24 h，或轻度镜下红细胞尿患者。

1.综合用药治疗

可应用雷公藤总苷，每天 60 mg，分 3 次口服；双嘧达莫(潘生丁)150 mg/d，分 3 次口服；维生素 C 每次 0.5 g，每天 3 次口服；依那普利 5～10 mg，每天 2 次口服；百令胶囊 4 粒，每天 3 次口服。上述药物联合应用 6 个月，每月为 1 个疗程，如蛋白尿、血尿消失，再持续服用 6 个疗程以上，以巩固治疗，预防复发。

2.糖皮质激素治疗

泼尼松龙 1 mg/(kg·d)，初始剂量服用 8 周后，每 2～3 周撤减原用量的 10%，减至最小有效剂量20 mg时，维持 8～12 周，然后逐渐以每周 2.5 mg 剂量撤减至结束。

3.环磷酰胺治疗

环磷酰胺治疗与激素联合用可减少反复率，对蛋白尿和血尿有疗效，剂量为 100 mg/d，或 2 mg/(kg·d)，分 2～3 次口服，或 200 mg 隔天静脉滴注，累计量为 6～8 g 后停药。应用时注意骨髓抑制血球下降，中毒性肝炎，出血性膀胱炎，性腺抑制等不良反应。

4.血管紧张素转化酶抑制剂(ACEI)和血管紧张素Ⅱ受体阻滞剂的应用

从小剂量开始适应后，逐渐增加用量。如应用依那普利、氯沙坦钾(科素亚)等。

隐匿性肾炎病理改变，是属于肾小球系膜轻中度弥漫性或局灶性增生病变，但总的来说经过重视调护，不论是持续性蛋白尿还是持续性血尿，病情都可在数年甚至 20～30 年处于稳定状态，且保持较好的肾功能。但也有少数患者在较长的病程中，因感染、过度劳倦、精神刺激、寒冷刺激等影响，诱发病情突然加重，迁延不愈而进入肾功能不全期，水肿、高血压、大量蛋白尿或肉眼血尿等随之表现出来。其病理类型多见于肾小球基底膜、系膜增生或局灶性肾小球硬化，对此种情况应引起重视，进行积极治疗和调护。

目前，针对隐匿性肾炎的最新研究发现，并非过去大多数认为的“隐匿性肾炎不治疗也可以”。隐匿性肾炎已经有病理损伤，且肾脏开始纤维化，如隐匿肾炎得不到很好的控制和治疗，则在某些诱发因素的影响下，可发展为尿毒症，为此，应进行积极地调治。

(刘　军)

第十七节　慢性肾盂肾炎

慢性肾盂肾炎是指肾脏肾盂由细菌感染而引发的肾脏损害和由此产生的疾病。病程常超过 6 个月，具有独特的肾脏、肾盂病理改变。表现复杂，症状多端。若尿路感染持续反复发作半年以上，呈持续性或间断性菌尿，同时伴有肾小管间质持续性功能和结构的改变，即可诊断为慢性肾盂肾炎。慢性肾盂肾炎如不彻底去除病因和积极治疗，可进一步发展而损伤肾实质，出现肾小球、肾小管间质功能障碍，而致肾衰竭。其所致的肾衰竭占慢性肾衰竭患者总数的 2%。

一、病因病机

(一)病因病机

尿路具有抵抗微生物感染的能力,其中最重要的作用是尿液冲刷的作用。如果这种作用受到影响而减弱,容易引发细菌感染,难于控制而迁延不愈,反复发作。最终导致肾脏永久性损害。影响减弱尿路抵抗力的因素多为复杂因素。而无尿路复杂情况时则极少发生慢性肾盂肾炎。

慢性肾盂肾炎多发生于尿路解剖结构异常和异物长期阻塞。功能发生改变的情况下,微生物尿路感染者的细菌性尿感是在尿路解剖异常、异物长期阻塞、功能改变基础上发生的。引发慢性肾盂肾炎的因素有 3 种:①伴有慢性反流性肾盂肾炎(即反流性肾病);②伴有尿路梗阻的慢性肾盂肾炎(慢性梗阻性肾盂肾炎,如结石、肿瘤、前列腺肥大、膀胱源性、输尿管狭窄、尿道狭窄等);③为数极少的特发性慢性肾盂肾炎(即发病原因不明确者)。

(二)病理改变

慢性肾盂肾炎的病理改变除慢性间质性肾炎改变外,同时还有肾盏肾盂的炎症纤维化及变形。主要有肾盏肾盂的炎症表现,肾盂扩大、畸形,肾皮质及乳头部有瘢痕形成,肾脏较正常缩小;双侧肾的病变常不对称,肾髓质变形,肾盂肾盏黏膜及输尿管增厚,严重者肾实质广泛萎缩;光镜下肾小管萎缩及瘢痕形成,间质可有淋巴细胞、单核细胞浸润,急性发作时可有中性粒细胞浸润;肾小球可正常或轻度小球周围纤维化,如有长期高血压,则可见肾小球毛细血管硬化,肾小囊内胶原沉着;其中肾盂、肾盏扩张或变形是慢性肾盂肾炎的特征性表现。

二、临床表现

慢性肾盂肾炎临床表现多隐匿,病程较长,迁延不愈,反复发作。根据临床表现可分为两种类型。

(一)尿路感染表现

多数感染的症状不太明显,但有轻度尿频,排尿不适,腰部轻度隐痛或困重,下腹有隐痛不适感,但更为常见的为间歇性、无症状性细菌尿和/或间歇性低热。

(二)慢性间质性肾炎损害的表现较突出

如尿浓缩功能减弱出现多尿,夜尿增多,尿比重或渗透压下降,脱水等。由于肾小管重吸收钠的能力下降而致低钠;可发生肾小管酸中毒和高钾血症;还可有肾性糖尿(血糖不高)和氨基酸尿;当炎症渐进侵犯肾实质时,可出现高血压、水肿、肾功能障碍。各种肾脏疾病的晚期,均可有上述表现。但在慢性肾盂肾炎或反流性肾脏病时,这些表现出现的早,通常在血肌酐 200～300 μmol/L时已出现。

(三)特发性慢性肾盂肾炎

特发性慢性肾盂肾炎是少见的慢性肾盂肾炎。

(四)实验室检查

1.尿检验

与一般间质性肾炎相同,但可间歇出现真性细菌尿、白细胞尿或偶见白细胞管型。尿细菌培养可能阴性;在急性发作时,与急性肾盂肾炎表现相同,但尿培养多有真性细菌尿。慢性肾盂肾炎尿 β_2-微球蛋白常增高;尿蛋白通常不超过 1.0 g/24 h,尿蛋白量 24 小时超过 3.0 g 者,常提示预后不佳,或有提示非本病的可能。

2.血生化检查

通常肾小管尿浓缩功能减低，可有尿钠、尿钾排出增多，代谢性酸中毒。尿少时血钾常增高，晚期出现肾小球功能障碍，血尿素氮、肌酐增高，肾小球滤过率下降，并导致尿毒症。

(五)影像学检查

1.X线检查及CT检查

做两项检查的同时做肾盂静脉造影，诊断价值颇高。可以发现显示局灶的粗糙皮质瘢痕，伴有邻近的肾盏变钝，或呈鼓槌状变形；肾盂扩大、积水等变形现象；发现瘢痕具有特征性意义。双肾病理变化多不对称。

2.B超检查

有一定的诊断价值，无创伤而操作简便，表现为肾皮质变薄，回声粗乱，肾盂肾盏扩张，积水等。彩超检查多表现为血流不畅，肾内血管粗细不等，双侧肾大小不等，表面不平。

三、诊断与鉴别诊断

本病常隐匿发病。少数有急性肾盂肾炎既往史，尿路感染的反复发作史，多在1年以上。一般多在泌尿系统解剖异常或功能异常的基础上发病。各种原因的尿路梗阻，或膀胱输尿管反流。也可仅有尿路感染的病史，而无细菌学检查的证据。持续性肾小管功能损害，对诊断有参考价值。而影像学的改变是诊断的关键，如肾盂静脉造影、B超检查显示局灶粗糙的肾皮质瘢痕，伴有相关肾乳头收缩，肾盏扩张变短。瘢痕常见于上下极，当久治不愈时，可出现夜尿增多、水肿、贫血、高血压及肾功能不全，主要体征有肋脊角压痛或双肾叩击痛等。

(一)诊断

1.反复发作型

该类型为典型的慢性肾盂肾炎，患者经常反复出现尿路刺激症状，伴有菌尿、白细胞尿，常有间歇性低热和中等热，肾区钝痛，诊断多不困难。

2.长期低热型

该类型患者无尿路刺激症状，仅有较长时间的低热、头晕、疲乏无力、体重减轻、食欲减退等一般症状，易误诊为神经性低热、结核病或其他慢性感染性疾病。

3.血尿型

少数患者以反复发作性血尿为特征，尿色略红而浑浊，多伴有腰脊酸痛，有轻度的尿路刺激症状，血尿可自行缓解。

4.无症状性菌尿(也称隐匿型菌尿)

患者既无全身症状，也无尿路刺激症状，而尿中常有大量的细菌，少量白细胞，偶见白细胞管型，此型多见于妊娠妇女及女孩。

5.高血压型

患者既往可有尿路感染的病史。但临床表现是以头昏、头痛及疲乏为特征的高血压症状，或偶尔检查发现有高血压而无尿路刺激症状，可间歇性菌尿。因此极易误诊为特发性高血压病。

本病是急进型高血压的基础病之一，当遇有青壮年、妇女等患高血压者，应考虑到慢性肾盂肾炎的可能，患者可伴有蛋白尿和贫血，肾小球滤过率降低。

(二)鉴别诊断

有典型的临床表现及尿细菌学检查阳性者，诊断不难。但在不典型的病例中，易误诊为其他疾病。诊断和漏诊的原因主要是对本病的临床表现多样化认识不够，对本病的流行病学及易感因素注意不够。以及未及时地做影像学检查及实验室检查有关。主要应与以下疾病鉴别。

1.非细菌性尿道综合征

患者有尿频、尿急、尿痛等排尿困难的症状，少数伴有下腹隐痛不适，但尿常规检验多无明显变化。尿培养多阳性，或菌落计数多$<10^4$/mL，又称尿频-排尿困难综合征，也称症状性无菌尿、急性尿道综合征。

2.肾结核

如尿道刺激症状逐渐加重时，伴有低热、盗汗，应考虑肾结核。同时肾结核多伴有生殖器结核(如附睾和睾丸)，或有其他系统结核。而且血尿多与尿路刺激症状同时出现。而膀胱炎时，血尿为“终末血尿”。尿结核菌阳性，影像学检查多有帮助。

3.慢性肾小球肾炎

本病无尿路刺激症状，无白细胞管型，或尿细菌检查阴性，尿蛋白含量多，常>1.0 g/24 h，肾小球功能损害较明显。

4.慢性肾盂肾炎的急性发作与急性肾盂肾炎

慢性肾盂肾炎急性发作，常有慢性肾盂肾炎的病史。而急性肾盂肾炎无慢性病史，急骤发作，不难鉴别。

四、诊断标准

(1)尿路感染病史 1 年以上，而且经常反复发作。

(2)持续性细菌尿，尿白细胞或白细胞管型。

(3)X 线造影或 B 超证实，有肾盂变形，肾影不规则，瘢痕形成，回声粗糙不均双肾形态不一致。

(4)经治疗症状消失后，仍有肾小管浓缩功能减退者，夜尿多，尿比重下降，肾小球滤过率下降。

五、治疗

本病的治疗目的是纠正尿路异常或反流和控制感染，防止肾功能进一步恶化。选择对细菌敏感、毒性较小的抗生素，疗程要长，避免使用具有肾毒性的药物。

(一)一般治疗

注意个人卫生，保持会阴清洁；摄入充足的水分，避免便秘；定期排空膀胱尿液，睡前排空膀胱以减轻膀胱内压及减少残余尿。注意休息，防止过度疲劳；适当参加劳作和运动。

(二)去除诱因

因本病迁延不愈，是有复杂因素的，所以要注意复杂因素的存在，如结石、输尿管反流、输尿管狭窄，尿道狭窄，前列腺增大，以及耐药细菌的存在等。此类因素应寻求外科治疗，只有去除了复杂因素，尿路感染才易控制痊愈。

(三)抗生素治疗

选择抗生素时，最好选取清洁中段尿进行细菌培养后做药物敏感试验，选择对细菌敏感的抗生素。如果需在培养结果前应用抗生素,需选择广谱抗生素和耐敏的抗生素(如氨苄西林、氨基糖苷类、他唑巴坦、复方磺胺甲噁唑等),疗程 4~6 周,以免复发。

(四)控制高血压

应引起重视的是慢性肾盂肾炎患者常引起高血压,而高血压又可进一步加重肾损害。因此,应严密控制高血压,尽量把血压控制在 17.3/10.7 kPa(130/80 mmHg),可有效保护靶器官。

(五)对症治疗

控制清除体内感染病灶(如前列腺炎、慢性妇科炎症),对肾功能不全者,按肾功能不全治疗。注意维持体内水电解质和酸碱平衡。

(刘 军)

第十八节 单纯性甲状腺肿

单纯性甲状腺肿多见于高原、山区地带。本病属于世界性疾病,据世界卫生组织估计全世界有 10 亿人口生活于碘缺乏地区,有地方性甲状腺肿患者 2 亿~3 亿。我国目前有约 4.25 亿人口生活于碘缺乏地区,占全国人口的 40%,20 世纪 70 年代粗略统计,甲状腺肿患者 3 500 万人,是发病最多的地方病。

一、病因

(1)碘缺乏:可以肯定碘缺乏是引起本病的主要因素,外环境缺碘时,机体通过增加激素合成,改变激素成分,提高肿大甲状腺组织对正常浓度促甲状腺素(TSH)的敏感性来维持甲状腺正常功能,这是机体代偿性机制,实际上是甲状腺功能不足现象。但是,这种代偿功能是有一定限度的,当机体长期处于严重缺碘而不能获得纠正时,就会因代偿失调发生甲状腺功能低下。青春期、妊娠期、哺乳期、绝经期妇女,全身代谢旺盛,对激素需要量相对增加,引起长期 TSH 过多分泌,促使甲状腺肿大,这种情况是暂时性的。

(2)化学物质致生物合成障碍:非流行地区是由于甲状腺激素的生物合成、分泌过程中某一环节的障碍,如过氯酸盐、硫氰酸盐等可妨碍甲状腺摄取无机碘化物;磺胺类药、硫脲类药、含有硫脲的萝卜、白菜等能阻止甲状腺激素的生物合成,引起甲状腺激素减少,也会增加 TSH 分泌增多促使甲状腺肿大。

(3)遗传性先天性缺陷:遗传性先天性缺陷,缺少过氧化酶、蛋白水解酶,也会造成甲状腺激素生物合成、分泌障碍,导致甲状腺肿大。

(4)结节性甲状腺肿继发甲亢:结节性甲状腺肿继发甲亢的原因尚不清楚。目前认为是由于甲状腺内自主功能组织增多,在外源性碘摄入条件下发生自主性分泌功能亢进。因此,甲状腺内自主功能组织增强是继发甲亢的基础。文献报道,绝大多数继发甲亢患者在发病前甲状腺内有结节存在,结节一旦形成即永久存在,碘剂、抗甲状腺药物治疗无效。因此,绝大多数甲状腺结节有变为自主分泌倾向。据 N.D.查尔克斯报道,结节性甲状腺肿(简称结甲)66%在功能组织内有自主区域,给予大剂量碘可能发展为结甲继发甲亢。结甲继发甲亢特有征象为功能组织是自主的,既不被 T_3、T_4 抑制,也不被 TSH 刺激,一旦供碘充足,就无节制的产生过多甲状腺激素。总之,摄取碘过多是继发甲亢发生的外因;甲状腺本身存在的结节,自主性功能组织增强,是继发甲亢发生的内因,外因通过内因而起作用,此时继发甲亢明显而持久。

(5)甲状腺疾病与心血管疾病的关系:甲状腺疾病与心血管疾病的关系早已被人们注意。多数人推荐,对心脏不好的患者,把血清 T_3、T_4 测定作为常规筛选过程。继发甲亢时儿茶酚胺产生增加,引起心肌肥厚、扩张、心律不齐、心肌变性,导致充血性心力衰竭,是患者死亡的原因。继发甲亢治愈后,心脏病的征象随之消失。有人认为,继发甲亢仅是原发心脏病加剧的因素。

(6)结甲合并高血压:结甲合并高血压发病率较高,继发甲亢治愈后血压多数能恢复正常。伴有高血压结甲患者,血液中有某种物质可能是 T_3,高血压是 T_3 毒血症的表现。T_3 毒血症是结甲继发甲亢的早期类型。T_3 引起高血压可能是通过抑制单胺氧化酶、N-甲基转移酶以减少儿茶酚胺的分解速度,使中枢、周围神经末梢儿茶酚胺蓄积,甲状腺激素可能增强心血管组织对儿茶酚胺的敏感性,T_3 可通过升压胺的作用使血压增高。T_3 增多可能是因为病史较久的结甲自主性功能组织增加、摄碘量不足时优先分泌 T_3 的原因。说明结甲合并高血压是隐性继发甲亢的表现形式。

(7)患者长期处于缺碘环境中,患病时间长,在此期间缺碘环境改变或给予某些治疗可使病理改变复杂化。由于机体长期严重缺碘,合成甲状腺激素不足,促使垂体前叶 TSH 反馈性增高,甲状腺滤泡上皮增生、胶质增多,胶质中存在不合格甲状腺球蛋白。缺碘暂时缓解时甲状腺滤泡上皮细胞可重新复原,但增多的胶质并不能完全消失。若是缺碘反复出现,则滤泡呈持续均匀性增大,形成胶质性弥漫性甲状腺肿。弥漫性增生、复原反复进行时,在甲状腺内有弥漫性小结节形成,这些胶质性结节胶质不断增多而形成潴留性结节。在肿大的甲状腺内某些区域对 TSH 敏感性增高呈明显过度增生,这种局灶性增生发展成为可见的甲状腺结节,结节中央常因出血、变性、坏死发生中央性纤维化,并向包膜延伸形成纤维隔,将结节分隔成大小不等的若干小结节,以右侧为多。在多数结节之间的甲状腺组织仍然有足够维持机体需要的甲状腺功能,在不缺碘的情况下一般不引起甲状腺功能低下(甲减),但处于临界点的低水平。结甲到晚期结节包膜增厚,血管病变,结节间甲状腺组织被结节压迫,发生血液供应障碍而变性、坏死、萎缩,失去功能,出现甲减症状。

(8)甲状腺激素过多、不足均可引起心血管病变,年老、久病的巨大结节性甲状腺肿患者,由于心脏负担过重,也可致心脏增大、扩张、心力衰竭。

(9)结甲钙化发生率为 85%～97.8%,也可发生骨化。主要是由于过度增生、过度复原反复进行,结节间血管变性、纤维化、钙化。甲状腺组织内出血、供血不良、纤维增生是构成钙化的重要因素。

(10)结甲囊性变发生率为 22%,是种退行性变。按囊内容物分为胶性、血性、浆液性、坏死性、混合性。

(11)结甲继发血管瘤样变是晚期结甲的退行性变,手术发现率为 14.4%。结节周围或整个腺体被扩张交错的致密血管网所代替,与海绵状血管瘤相似,有弹性感,加压体积略缩小,犹如海绵,无血管杂音,为无功能冷结节。

(12)结甲继发甲状腺炎。化脓性甲状腺炎见于结节坏死、囊肿合并感染,溃破后形成瘘管。慢性淋巴性甲状腺炎为免疫性甲状腺炎病理改变,病变分布极不均匀,主要存在于结节周围甲状腺组织中。

(13)结节巨大包块长期直接压迫，引起气管软骨环破坏、消失，由纤维膜代替，或软骨环变细、变薄，弹性减弱，导致气管软化。发生率为2.7%。

二、诊断

(1)结节性甲状腺肿常继发甲减症状，临床表现皮肤苍白或蜡黄、粗糙、厚而干、多脱屑，四肢冷，黏液性水肿。毛发粗，少光泽，易脱落，睫毛、眉毛稀少，是由黏多糖蛋白质含量增加所致。甲状腺肿大，且为多结节型较大甲状腺肿，先有甲状腺肿后继发甲减。心肌收缩力减退，心动过缓，脉率缓慢，窦性心动过缓，低电压T波低平，肠蠕动变慢，故患者厌食、便秘、腹部胀气、胃酸缺乏等。肌肉松软无力，肌痉挛性疼痛，关节痛，骨密度增高。跟腱反射松弛时间延长。面容缺乏表情，理解、记忆力减退。视力、听力、触觉、嗅觉迟钝，反应减慢，精神失常，痴呆，昏睡等。性欲减退，阳痿，月经失调，血崩，闭经，易流产，肾上腺功能减退，呼吸、泌尿、造血系统均有改变。在流行区任何昏迷患者，若无其他原因解释都应考虑甲减症所致昏迷。基础代谢率(BMR)−50%～−20%。除脑垂体性甲减症外，血清胆固醇值均有显著增高。甲状腺^{131}I摄取率显著降低。血清FT_3值低于3 pmol/L，FT_4值低于9 pmol/L。TSH可鉴别甲减的原因。轻度甲减TSH值升高。若FT_3值正常、TSH值升高，甲状腺处于代偿阶段。TSH值低或对促甲状腺激素释放激素(TRH)无反应，为脑垂体性甲减。甲状腺正常，TSH偏低或正常，对TRH反应良好，为下丘脑性甲减。血清甲状腺球蛋白抗体(ATG)、甲状腺微粒抗体(ATM)阳性反应为原发性甲减。有黏液性水肿可除外其他原因甲减。甲减症经X线检查显示心脏扩大、心搏缓慢、心包积液，为黏液性水肿型心脏病。心电图检查有低电压、Q-T间期延长、T波异常、心动过缓、心肌供血不足等。

(2)结节性甲状腺肿合并高血压除有血压增高、甲状腺肿大、压迫症状外，还有心悸、气短、头晕等，无眼球突出、震颤。收缩压≥21.3 kPa(160 mmHg)，舒张压≥12.7 kPa(95 mmHg)，符合二者之一者可诊断为结甲合并高血压症，血压完全恢复正常水平为痊愈，收缩压、舒张压其中一项在可疑高血压范围为好转。

(3)临床上以X线检查结节性甲状腺肿钙化较为方便可靠，并能显示钙化形态。以往甲状腺钙化被认为是良性结节退化，由于乳头状癌也可发生钙化，故引起学者们的重视。甲状腺癌钙化率约为62.5%。良性肿瘤多呈斑片状、团块状、颗粒大、密度高、边缘清楚，圆形或弧形钙化表示肿块有囊性变。乳头状癌中有砂粒瘤形成，可发生在腺泡内或间质中，常见于乳头尖端，可能是乳头尖端组织发生纤维性变、透明样变。由于体液内、外环境改变，表现为细胞外液相对碱性，降低了细胞呼吸，二氧化碳产物减少，可能改变钙、磷的浓度，产生钙盐沉积。近年来，提出糖蛋白理论，认为黏蛋白是一种糖蛋白，它对钙有很大亲和力，故甲状腺癌的钙化率相当高。钙化颗粒大小与肿瘤分化程度有关，颗粒越粗大肿瘤分化越好。砂粒样钙化为恶性肿瘤所特有，多是乳头状癌。粗大钙化中有1/10～1/5是恶性肿瘤，其中滤泡癌占比例较大。髓样癌是粗大钙化、砂粒钙化混合存在。坚硬如石的钙化、骨化灶直接长期压迫磨损气管壁，致无菌坏死，引起气管软化。胸骨后的钙化影像可作为诊断胸内甲状腺的佐证之一。

(4)结节性甲状腺肿囊变率为57.9%。由于长期缺碘，甲状腺组织过度增生、过度复原，发生血管改变，出血、坏死导致功能丧失，形成囊肿。囊肿越大，对甲状腺破坏也越大，是不可逆的退行性变。囊肿生长较快，结节内出血可迅速扩大产生周围器官压迫症状，以呼吸系统症状最为显著。结节内急性出血囊肿发生都很突然，增长迅速，伴有疼痛、颈部不适，触之张力大，有压痛。

B超检查为实性或囊性，在鉴别诊断上有肯定的价值。针吸细胞学检查、X线检查均为重要诊断方法。

(5)结节性甲状腺肿合并血管瘤样退行性变的诊断，主要靠手术中观察、病理学检查。临床表现多种多样，常见有海绵状血管瘤样变、静脉瘤样变，手术前难以正确诊断。

三、治疗

(一)碘治疗

因长期严重缺碘的继发性病变，破坏甲状腺组织，导致机体代偿功能失调而发生甲减。由于机体碘摄入不足，产生甲状腺激素量不足，所以应当给予足量碘治疗，可获得治愈。必要时辅以甲状腺激素治疗，心脏病患者初治剂量宜小，甲状腺片 20～40 mg/d 或优甲乐 50～100 μg/d，根据治疗效果增加至甲状腺片80～240 mg/d或优甲乐 100～300 μg/d。治疗 2～3 周症状消失后，再适当减少剂量以维持。结节性甲状腺肿合并高血压，手术前 3～5 天开始给予利血平、甲巯咪唑，手术后未用降压药者有效率 97.5%。手术后无效患者，高血压可能非结节性甲状腺肿所致。结节性甲状腺肿继发钙化用碘盐治疗，不能使甲状腺缩小反而使钙化加重，不行手术切除很难治愈。结节性甲状腺肿继发囊性变碘剂治疗无效，还有可能发生多种并发症，并有发生癌变的可能性，感染发生率3.18%，恶变率 2%～3%。结节性甲状腺肿继发血管瘤样变不能被碘剂、其他药物治愈，放射治疗也难以奏效。

(二)手术治疗

(1)由于结节性甲状腺肿多数为大小不等的结节、囊肿坏死、化脓成瘘等致甲状腺组织损害，使甲状腺功能不足，所以可以手术将压迫甲状腺组织的无功能结节切除，清除炎性病变，剩余甲状腺组织可以复原。手术后辅以甲状腺片或优甲乐治疗，以弥补甲状腺功能不足，对残留的小结节也有抑制作用以预防复发。将压迫甲状腺的结节，损害甲状腺组织的脓肿、瘘管尽量切除干净，但必须最大限度保留甲状腺结节、脓肿周围的甲状腺组织。有些患者手术后可出现永久性甲减。近年来，采用带血管同种异体甲状腺移植、胎儿甲状腺组织移植，有一定效果。但是，技术复杂，难以达到长远疗效，还是应用药物替代治疗为宜。

(2)结节性甲状腺肿继发钙化，不行手术切除难以治愈。若整个腺叶钙化或钙化位于气管壁处时，应行包括钙化全部甲状腺肿的大部分切除，不可将钙化灶挖出。钙化灶、腺肿部分切除，难免造成较大的、坚硬的、无法结扎缝合的渗血创面。结节性甲状腺肿的血管变化以动脉变性、钙化最常见，常为甲状腺动脉颗粒状钙盐沉积、内弹力膜断裂、毛细血管广泛玻璃样变。由于血管钙化、变脆、易断裂，手术中处理血管时，尤其是动脉不可过分用力钳夹，以防动脉被夹断。结扎动脉用线、用力要合适，以防割断钙化血管。

(3)结节性甲状腺肿继发囊性变，囊肿直径不超过 1 cm 时可以观察，直径超过 3 cm 穿刺抽液治疗易复发时可行手术切除，较大囊性结节 5%～23%为恶性，故应尽早手术切除。手术方式的选择视具体情况而定，手术中要注意保留甲状腺后包膜，以避免切除甲状旁腺，损伤喉返神经。

(4)结节性甲状腺肿继发血管瘤样变手术切除是唯一的治疗方法，手术中应防止大出血，手术中应先谨慎结扎甲状腺主要动脉、静脉，然后做包膜内甲状腺次全切除，可避免切除肿瘤时出现较多的危险。

(刘　军)

第十九节 高碘性甲状腺肿

环境缺碘可引起甲状腺肿大，环境含碘过高也能使甲状腺肿大。高碘性甲状腺肿，又称高碘致甲状腺肿，就是由于机体长期摄入超过生理需要量的碘所引起的甲状腺肿。大多数是服用高碘食物或高碘水所致，属于地方性甲状腺肿的特殊类型，也有长期服用含碘药物所致的甲状腺肿称为散发性高碘性甲状腺肿。

一、流行病学

(一)地方性高碘甲状腺肿

长期服用海产品或含碘量高的深井水引起的地方性高碘甲状腺肿，根据高碘摄入的途径可分为食物性及水源性两类。

1.食物性高碘甲状腺肿

含碘丰富的海产品，主要是海藻。国内有报道，山东日照县沿海居民常年服用含碘量较高的海藻类食物，其甲状腺肿发病率增高。广西北部湾沿海的居民高碘甲状腺肿，成人患病率高达7.5%，中小学生患病率为38.4%，据了解是由食用含碘量高的海橄榄嫩叶及果实所致。

2.水源性高碘性甲状腺肿

水源性高碘性甲状腺肿是我国首次在河北省黄骅市沿海居民中发现。该地区居民原来吃含碘量不高的浅井水时甲状腺肿的患病率不高，后来改吃含碘量较高的深井水后甲状腺肿患病率增高至7.3%。此种高碘性甲状腺肿与海水无关，很可能是由古代海洋中富碘的动、植物残体中的碘，经无机化溶于深层水中形成。除沿海地区外我国也首次报道了内陆性高碘性甲状腺肿，新疆部分地区居民饮水含碘量高，居民高碘甲状腺肿患病率为8.0%。山西省孝义市、河北高碑店市也有饮用高碘水所致的甲状腺肿发病率增高的报道。内陆高碘甲状腺肿流行区域是由古代洪水冲刷，含碘丰富的水沉积于低洼地区。

(二)散发性(非地方性)高碘甲状腺肿

母亲在妊娠期服用大量碘剂所生婴儿可患先天性甲状腺肿。甲状腺功能正常的人，长期接受药理剂量的碘化物，如含碘止咳药物，则有3%～4%的人可发展为有或无甲状腺功能低下(简称甲低)的甲状腺肿。综合国内外报道，应用碘剂(含碘药物)后出现甲状腺肿时间短，一般数周，长者达30年，年龄自新生儿到70岁，但半数以上为20岁以下年轻人，每天摄碘量为1～500 mg。

二、发病机制

碘过多引起甲状腺肿大的机制，目前所知甚少。一般认为主要由碘阻断效应所致。无论是正常人还是各种甲状腺疾病的患者，给予大剂量的无机碘或有机碘时，可以阻止碘离子进入甲状腺组织，称为碘阻断现象。碘抑制了甲状腺内过氧化酶的活性，从而影响到甲状腺激素合成过程中原子碘的活化、酪氨酸的活化及碘的有机化过程。甲状腺激素合成过程中，酪氨酸的碘化过程其酪氨酸与碘离子必须在过氧化酶的两个活性基上同时氧化才能结合。当碘离子过多时，过氧化酶的两个活性基，均被碘占据了，于是造成酪氨酸的氧化受阻，产生了碘阻断，不能形成一碘酪氨酸和二碘酪氨酸，进而使 T_3 及 T_4 合成减少。另外碘还有抑制甲状腺分泌（释放）甲状腺激素的作用。其机制至今未完全阐明，有两种学说，一般认为过量的碘化物抑制谷胱甘肽还原酶，使甲状腺组织内谷胱甘肽减少，影响蛋白水解酶的生成，进而抑制了甲状腺素的释放。另有人认为是由于过量的碘化物抑制了甲状腺滤泡细胞内第二信使 cAMP 的作用所致，并提出这种作用的部位是在细胞膜上腺苷酸环化酶的激活。甲状腺激素的合成和释放减少，反馈地使脑腺垂体分泌更多的 TSH，使甲状腺增生、肥大，形成高碘性甲状腺肿。

需要指出的是，碘阻断及碘对甲状腺分泌甲状腺激素的抑制作用都是暂时的，而且机体可逐渐调节适应，这种现象称为"碘阻断的逸脱"。因此，许多甲状腺功能正常而患其他疾病的患者需要服用大量碘剂时，大多数并不产生甲状腺肿大，而且血中甲状腺激素的水平也在正常范围。多数人认为在甲状腺本身有异常的患者，如慢性淋巴细胞性甲状腺炎（桥本甲状腺炎）、甲亢合并有长效甲状腺刺激素（LATS）、甲状腺刺激抗体、抗微粒体抗体或甲状腺抑制抗体存在时，以及一些未知的原因，机体对碘阻断和对甲状腺分泌甲状腺激素的抑制作用失去了适应能力，则可导致甲状腺功能减退症状的发生以及引起"碘性甲状腺肿"，即"高碘性甲状腺肿"。

三、病理表现

高碘性甲状腺肿，腺体表面光滑，切面呈胶冻状，琥珀色，有的略呈结节状。光镜下见甲状腺滤泡明显肿大，上皮细胞呈柱状或上皮增生 2～4 层，有新生的筛孔状小滤泡。有的滤泡上皮断裂，滤泡融合、胶质多，呈深红色，上皮扁平。有学者用小鼠成功地复制了高碘性甲状腺肿的动物模型。电镜下可见极度扩大的泡腔中有中等电子密度的滤泡液，滤泡上皮细胞扁平，核变形，粗面内质网极度扩张，线粒体肿胀，溶酶体数量增多，细胞微绒毛变短且减少。

四、临床表现

高碘性甲状腺肿的临床表现特点为甲状腺肿大，绝大多数为弥漫性肿大，常呈Ⅰ～Ⅱ度肿大。两侧大小不等，表面光滑，质地较坚韧，无血管杂音，无震颤，极少引起气管受压的表现，但新生儿高碘性甲状腺肿可压迫气管，重者可致窒息而死。高碘性甲状腺肿可继发甲亢，部分患者也可出现甲状腺功能减退症状，但黏液性水肿极少见。

实验室检查：尿碘高，24 小时甲状腺摄碘率低，常在 10%以下。过氯酸钾释放试验阳性（>10%）。血浆无机碘及甲状腺中碘含量均显著增高。血清中 T_3 稍高或正常，T_4 稍低或正常，T_3/T_4 比值增高。血清 TSH 测定大多数在正常范围，只有部分增高。

五、诊断

对有甲状腺肿大表现，有沿海地区或长期服用海产品、含碘高的深井水、含碘药物史，甲状腺摄碘率下降，过氯酸钾释放试验阳性，尿碘高即可诊断。

六、预防和治疗

对散发性高碘甲状腺肿，尽量避免应用碘剂或减少其用量并密切随访。对地方性高碘性甲状腺肿，先弄清楚是食物性还是水源性。食物性者改进膳食，不吃含碘高的食物；水源性者应离开高碘水源居住，或将高碘水用过滤吸附、电渗析法降碘后饮用。

治疗上一般多采用适量的甲状腺激素制剂，以补充内生甲状腺激素的不足，抑制过多的

TSH 分泌，缓解甲状腺增生。常用剂量：甲状腺素片，每次 40 mg，2～3 次/天，口服。或左甲状腺素片(优甲乐)50～150 μg，1 次/天，口服，可使甲状腺肿缩小或结节缩小，疗程 3～6 个月。停药后如有复发可长期维持治疗。

对腺体过大产生压迫症状，影响工作和生活，或腺体上有结节疑有恶性变或伴有甲亢者，应采用手术治疗。术后为防止甲状腺肿复发及甲状腺功能减退可长期服用甲状腺激素。对有心血管疾病的患者及老年人应慎重应用甲状腺激素制剂。

（刘　军）

第二章 老年科疾病的诊疗

第一节 老年低血压

老年低血压是指收缩压≤12 kPa，舒张压≤5.3 kPa。老年低血压有以下三种类型，本节重点叙述老年直立性低血压。

一、无症状性低血压

无症状性低血压即血压虽低，但因为老年人活动量较小，一般在安静状态下可无症状。但是在应激状态（如情绪刺激、感染等情况）下，则因老年人的血压调节能力减退、脑部血液不能得到及时、充分供应而出现症状。老年无症状性低血压，血压多在12/8 kPa左右，因无症状，常在健康体检及临床查体测血压时发现。一般发生于体质较瘦弱的老年人或体弱多病的老年人。此类老年人常有循环功能减退、心肌张力降低、血管弹性减弱或血容量减少等。

二、症状性低血压

当收缩压<10.7 kPa，特别是<9.3 kPa时，因不能保证脑部正常活动所需要的最低血流灌注而出现头昏、眼花、耳鸣、周身乏力等症状称为症状性低血压。

三、直立性低血压

老年直立性低血压也称为直立性低血压，在老年病门诊及住院患者中，老年直立性低血压是较为常见的。正常人站立时，为保持脑血管的压力和血流量，可通过交感神经反射性收缩下肢血管以“托住”随重力作用向下的血液流动，使血压保持在一定水平上，不会发生直立性低血压。而老年人由于动脉硬化、血管弹性降低和压力感受器对血压波动的调节功能下降（即压力感受器的反射功能减退），则不能立即有效地收缩下肢血管，所以在平卧位转为直立后血液往下肢流动，血压也就下降，主要是收缩压降低幅度较大（舒张压也相应有下降）。特别是有脑血管病、心功能不全、心律失常、爱迪森病、甲状腺功能低下、下肢静脉曲张、贫血、低血容量和使用血管扩张剂、利尿剂、降压药、镇静安眠药等情况下，则更易发生直立性低血压。

（一）临床表现

（1）临床上约有1/3的老年人会发生直立性低血压，而且随着年龄的增长，患病人数也更多。

主要表现为平卧坐起、直立或蹲位突然起立时，感到头晕、眩晕、眼花、耳鸣等，上述症状卧位后可立即减轻或消失，重症者可出现步态不稳、行走偏斜、视力模糊、语言不清、出汗、突然昏倒、大小便失禁，甚至心跳呼吸停止而危及生命。

（2）在卧位直立或蹲位直立 1 分钟或更长时间后收缩压下降 2.7 kPa（20 mmHg），舒张压也可相应下降。

（二）诊断标准

受检者安静仰卧 10 分钟，然后每分钟测血压、脉率 1 次，直至两次血压值近似时取其作为体位变化前的血压值。然后嘱其站立，将上臂置于与心脏相同水平，再测血压、脉率，记录即时及其站立后每分钟血压共7 次，与站立前相比较。立位血压至少下降 2.7/1.3 kPa 且持续 2 分钟以上者，可确定为直立性低血压。

（三）防治

1.早期发现

早期发现老年期低血压特别是直立性低血压时，对老年人应定期测量血压，并且注意观察卧位、立位的血压变化，特别是对卧位、蹲位起立后有头昏、眼花的老年人更要注意测量卧位、立位血压，及早确定有无直立性低血压，并及早采取措施早期治疗，避免发生意外。

2.已确诊

已确诊直立性低血压的老年患者，嘱其在日常生活中要注意以下几点。

（1）以卧位、蹲位起立时动作宜缓慢，切不可过猛过急，站立时间不要过长，行走时要当心以免发生意外。

（2）根据身体情况循序渐进地进行一些体育锻炼，以增强下肢肌肉对血管的支持和挤压作用，维持和调节血压。

（3）睡眠时头部抬高 15～20 cm，以有助于保持脑血流量及神经调节反应。也可将床头与地面调成 20°以上斜度，这样可降低肾动脉压，有利于肾素的释放和有效血循环量的增加。

（4）避免使用镇静安眠药、血管扩张药、利尿剂及降压药等，因为这些药物均能使血压下降。

（5）避免大量进食，应多次分餐进食，餐后不要多活动，还要避免饮酒。

3.治疗措施

（1）对症状较重的患者行物理疗法，穿紧身腹带、紧身裤及长弹力袜，以减少外周血管内血液淤积，增加静脉回流。

（2）放宽对饮水及摄钠的限制，增加饮食中的含盐量，晨起喝茶或咖啡以增加血容量，有升高立位血压的功效，但要防止心力衰竭及电解质紊乱。

（3）及时治疗容易导致低血压的心力衰竭，心律失常，水电解质、平衡紊乱，贫血和神经系统疾病等。

（4）升高血压（如血管升压药和拟交感神经药麻黄素、间羟胺等），临床从小剂量试用，有一定升压效果，但对心、脑血管有不良反应。用有益气、升压、生津作用的人参、麦冬、五味子（升脉饮）等中药治疗比较安全。

4.无症状低血压

对无症状低血压不需要特殊处理，可通过循序渐进地参加一些体育活动增强体质，如散步、打太极拳等，以提高血压变化的调节能力，也可服用八珍汤等补益气血的中药。对有症状的低血压处理同直立性低血压。

（刘泽斌）

第二节　老年冠心病

一、病理生理学特点

(一)血管

动脉壁结构组分随着年龄的增长而改变,中心动脉的顺应性随着年龄的增长将会降低。一方面老年人动脉壁的胶原纤维数量增加,并由于晚期糖化终产物(AGE)的作用胶原纤维间相互连接更加稳定;另一方面与年龄相关的弹力蛋白酶活性上调,使中心动脉的弹力纤维处于低水平,最终导致血管的弹性回缩力和血管膨胀能力降低。除了血管结构的改变,血管内皮功能也和年龄的增长相关,如一氧化氮(NO)生成减少,依赖于NO的血管扩张能力下降。其他分子生物学的变化包括特殊的基质金属蛋白酶、转化生长因子-β_1,血管紧张素Ⅱ等增加,也导致内皮功能失调。

血管弹性和顺应性的降低,临床常表现为单纯的收缩性高血压。其特点是收缩压增高而舒张压降低,脉压增大。老龄化血管不能很好地缓冲心脏收缩期射血产生的脉冲波,这种能量使通过主动脉和中心动脉的血流速度增加。增快的血流速度使得脉搏波提前反射回到心脏,在收缩期即可影响到心脏,心脏的后负荷增加。而正常情况下脉搏波往往在舒张期反射回心脏,协助冠状动脉充盈。老年人失去了这种冠状动脉灌注的帮助,再加上心脏后负荷的增加,即使没有严重的动脉粥样硬化病变、没有心肌需氧的增加、没有左心室肥厚或供氧能力的降低如贫血,也可以造成心肌的缺血。

(二)心脏

老年人的心肌质量往往是增加的。即使没有后负荷增加如高血压或主动脉瓣狭窄,中心型左心室肥厚仍然存在。由于心肌细胞的凋亡和坏死,心肌细胞的数量减少,剩余的心肌细胞代偿性扩大。心肌肥厚可能和上述所说的动脉硬化致后负荷增加相关,也和长期的动脉压力负荷相关。成纤维细胞活性也影响老化心脏的功能。成纤维细胞有益于心室重塑,连接剩余的心肌细胞,改善心排量,但过度的纤维化降低心室的顺应性,导致心功能障碍。舒张性功能不全是正常心脏老化的生理改变。但进一步的舒张功能受损将导致心力衰竭综合征。正常老化心脏的左心室射血分数可仍然保持不变。另一个常见的老年人影像学改变是室间隔和主动脉根部的成角现象,即所谓的“sigmoid septum”。有时可伴有室间隔基底部的局限性明显肥厚。这一结构改变是否可引起左心室流出道的梗阻,一直存在争议。在静息状态下,往往不会造成左心室至主动脉的压力阶差,但在负荷状态或心室容量降低(如血容量不足)时可产生压力阶差,可能引起梗阻症状。

主动脉瓣膜硬化是老年人常伴有的情况。主动脉瓣瓣叶增厚,但并没有血流受阻。年龄大于75岁者,主动脉瓣硬化发生率可达40%。因主动脉瓣硬化并不造成左心室流出道的梗阻,所以主动脉瓣硬化本身并不是病理性的。然而研究发现经超声心动图证实的主动脉瓣的硬化是不良心血管预后风险增加的标志。少数的主动脉瓣硬化可进一步发展成为主动脉瓣狭窄。

关于心血管生理功能衰老的另一重要概念是心室和血管的耦合性。这一理论认为老年人血管和左心室的僵硬度均增加,使其在静息状态下有稳定的心排血量。但是这种变化在一定程度上损害了心血管系统功能(如减少了心脏的储备功能)以适应压力的增加。老年人在静息状态下的心排血量和心排血指数是正常的,但在运动或负荷状态下不能像年轻人一样随需要而增加,这与多方面的机制有关,如β肾上腺素能受体兴奋性的降低、最大心排血量的下降使最大摄氧量减少、心脏收缩力降低、舒张和收缩加速能力降低、组织获取氧气减少。

心脏传导系统随着心脏老化而逐步发生纤维化。一个75岁的老人,估计其窦房结中原有的功能正常的起搏细胞仅剩10%。正常的系统退化使得交感神经和副交感神经反应性降低,因而老年人的静息心率减慢,运动后的最大心率也减慢。

(三)其他相关器官的老化

在老年人中,肾脏系统对心血管系统的影响最为直接。肾脏的老化,排钠能力下降;肾素-血管紧张素-醛固酮系统(RAAS)的改变,致钠重吸收障碍,临床出现水钠潴留。因此老年人较年轻人的容量变化更加明显。压力感受器反应性的降低,使体位改变引起的血压波动更为明显。

正常的老化还影响老年人的认知功能,即使未患有痴呆症或认知损伤者,仍可有此相关的问题。年龄相关的认知能力包括记忆、处理问题速度等。其原因尚不完全清楚,可能的假设如氧化应激、端粒缩短、免疫功能降低等。心脏病患者是年龄相关的认知损伤的高危人群。步态不稳和移动不能在老年人中非常常见,85岁以上老人的发生率可达82%。据报道50%以上的大于80岁的老年患者每年至少摔倒一次。移动不能和久坐不动的生活方式可影响其他系统的生理功能。精神神经系统方面的用药可增加跌倒的风险。老年人的运动训练可有效地改善系统功能和生活质量,减少跌倒的风险。

老年人的虚弱症源于各种生理功能和生理储备能力的降低,使得全身生理性应激能力下降,而疾病的易感性增加。典型的虚弱患者有无意中的体重下降、活动减少和认知能力降低,并且是独立性丧失、残疾、住院和死亡的独立预测因子。

(四)老化和药理学

老年人的药代动力学和药效学均有明显改变。由于老年人容量分布的减少及肌酐清除率降低明显影响药物的浓度和作用。老年人易造成药物过量,药物的不良反应可更加明显。如抗凝药物合并出血的风险增加。老年人的肌肉质量下降,血清肌酐水平减低,而实际的肾功能水平也低于同一肌酐水平的非老年人。所有老年人均应根据克罗夫特方程计算其肾小球滤过率,指导经肾脏代谢药物的剂量调整。另外,老年人往往罹患多种疾病,看多科的医师,同时使用多种药物。在处方时需要关注药物的相互作用,避免药物不良反应的发生。

二、冠心病的流行病学

近年来,随着对冠心病病因研究的深入,冠心病诊断技术、治疗方法的发展及对冠心病预防工作的重视,冠心病的死亡率下降,患者的生命得以延长。由此,冠心病的流行病学出现两个特征,即急性心肌梗死死亡率的下降和冠心病种类的变化。ST段抬高心肌梗死(STEMI)发生率呈逐年下降的趋势,而非ST段抬高心肌梗死(NSTEMI)逐年上升。心力衰竭患者的发病率和住院比率逐年上升。这和多方面的因素相关,如STEMI死亡率下降、药物的规范化使用、血肌钙蛋白在临床广泛使用,以及人口的老龄化等。冠心病的流行病学特点和老龄密切相关,即随着年龄增长,冠心病的发病率和死亡率增加。据相关报道,每年因冠心病死亡者中,80%以上大于65岁(图2-1)。日本的MIYAGI-AMI注册研究提示近年心肌梗死随年龄增长的变迁,心肌梗死患者的年龄呈增长趋势,在女性更加明显。美国的报道提示冠心病发病率和死亡率均随年龄增加长明显增加。我国已进入老龄化社会,人口老龄化将会伴随一系列心血管疾病的增加,老年心血管病的研究将是面临的重要课题。

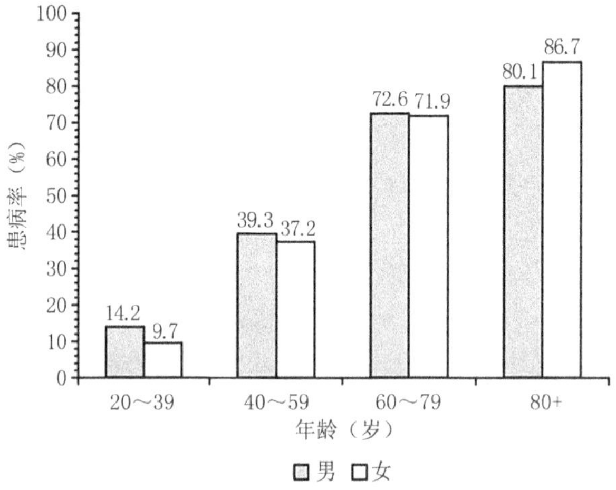

图 2-1　不同年龄和性别的 20 岁以上成年人心血管疾病的患病率

多项流行病学研究已证实冠心病的危险因素包括年龄、性别、冠心病家族史、高血压病、糖尿病、血脂紊乱和吸烟史。其中吸烟、高血压、糖尿病、血脂异常等与动脉硬化、冠心病的发生和发展密切相关,并且有协同的致病作用。其他的冠心病相关危险因素还包括体力活动减少、肥胖、高同型半胱氨酸血症、外周动脉性疾病、肾脏疾病、凝血因子功能异常及精神因素等。对于老年人,往往合并有多项危险因素和/或合并有多种疾病、多脏器功能受损,因而老年人群的总体危险评估取决于多种危险因素及严重程度的总和。危险因素的确定和评估将为临床诊断和处理提供有意义的参考。

(一)高血压

老年高血压是全球的公共卫生问题。流行病学研究显示高血压患病率随着年龄增长而增加。在年龄<60 岁的人群中,高血压的患病率为 27%;但在>80 岁的老年人群中,高血压的患病率高达 90%。我国老年高血压患者总数已达 8 346 万,约占老年人群的一半,位居全球之首。高血压可以导致动脉粥样硬化,造成心、脑、肾和血管等靶器官的损害,约 80%的老年高血压患者合并临床相关性疾病。高血压患者常伴有冠心病、心脏舒张或收缩功能不全、左心室肥厚、老年退行性瓣膜钙化等。根据 Shep 和 Hyvet 的研究,降压治疗能够明显降低心血管事件及脑卒中的发病率及死亡率。单纯收缩期高血压是老年人最常见的类型,并常伴随脉压的升高。收缩压的增高和脉压的加大都和心脑血管事件的发生相关,尤其后者是心脑血管并发症的重要预测因子。舒张压的过度降低也会带来不利的结果。2009 年,Messerli 总结了 1987 年以来 20 多个研究结果,结果显示过低舒张压带来临床终点事件的增加,主要与缺血性心脏病相关。因此,老年人的合理降压是必要的。

(二)糖尿病

糖尿病发病率逐年增加,全球目前有超过 1.5 亿糖尿病患者,其中 2 型糖尿病约占 90%。美国估计有 1 400 万人患糖尿病,我国成人糖尿病患病率超过 10%,约为 1 600 万人。有关研究显示糖尿病是冠状动脉硬化和外周血管疾病的明确危险因素,相对危险性平均男性增加 2 倍,女性增加 3

倍。糖尿病是冠心病等危症的观点已被大家所接受。糖尿病患者粥样硬化发生较早，其大血管并发症包括冠心病、脑血管病和周围动脉疾病，心脏微血管病变可导致冠状动脉血流自主调节和血管紧张度受损，影响冠状动脉储备功能；同时糖尿病可致血管结构改变，造成中膜增生、内膜增生、血管纤维化等。临床更容易出现无症状性心肌缺血、心肌纤维化和左心功能异常。糖尿病与其他冠心病的危险因子常同时存在。中国数据显示 2 型糖尿病患者，40%～55%同时伴发高血压；合并血脂异常主要是甘油三酯升高，高密度脂蛋白胆固醇降低。老年患者血糖控制也是获益的，这类患者需进行综合治疗。

（三）血脂异常

血脂异常是冠心病的独立危险因素。高胆固醇血症和冠心病的相关性最为明显。血脂水平发生变化是随年龄变化的生理特点。流行病学的研究证实，在年龄增长过程中，血清总胆固醇（TC）、甘油三酯（TG）和低密度脂蛋白胆固醇（LDL-C）随年龄的增长而升高，但在 70 岁以后逐渐下降。高密度脂蛋白胆固醇相对稳定。老年人群的流行病学研究提示，老年人的总死亡率和心血管病死亡率与 LDL-C 水平呈 U 形关系，LDL-C 过低（＜2 mmol/L）或过高（＞5 mg/L）时，总死亡率和心血管病死亡率均升高，而在 3～4 mmol/L时死亡率相对较低。多项临床研究证实了他汀类药物治疗的益处。他汀类药物除降低胆固醇，同时降低老年人的心血管疾病的发病率和死亡率，尤其对有多项危险因素者，效果更加明显。对于已患有冠心病的老年人，无论是稳定型冠心病还是急性冠状动脉综合征（ACS）患者，多项研究均提示他汀类药物治疗有益。对老年人血脂异常的诊断应注意排除继发因素，尤其是伴有多种疾病、服用多种药物的老年人。

（四）吸烟

吸烟通过多种途径增加冠心病的发病风险，ARIC 研究显示，吸烟（包括主动吸烟及被动吸烟）可导致动脉粥样硬化加重及不可逆转的进展，且吸烟可以促进血栓形成以致急性冠状动脉事件，这在吸烟相关的死亡中起主要作用。根据 The Interheart Study 的研究结果显示，吸烟和血脂异常是导致急性心肌梗死的两个最重要的危险因素，而且吸烟与心肌梗死风险强相关性存在剂量-风险关系，吸烟大于 40 支/天的人群患心肌梗死的相对危险是不吸烟者的 9.16 倍。而心脏研究表明每天吸烟 10 支，心血管病死亡率增加 31%。吸烟导致动脉硬化发生和发展的机制涉及多个方面：烟雾中含有氧化氮及许多种类的自由基使内源性抗氧化剂损耗，损伤内皮功能；吸烟可使血脂紊乱，使 HDL-C 降低而 LDL-C 升高；烟雾中的一氧化碳和血红蛋白结合，使氧合曲线右移，降低各种组织尤其是心肌细胞的氧供，加重心肌缺血、缺氧；吸烟者循环中组织因子活性明显高于非吸烟者，血栓形成的风险增加。吸烟和冠心病的发病明确。多项临床研究提示老年人的吸烟人数少于非老年。

（五）其他

肥胖、体力活动减少、进食蔬菜和水果少、精神因素等，也和冠心病的发病相关。这些危险因素通过直接或间接的作用，促进动脉硬化的发生和发展。如肥胖可加重高血压、胰岛素抵抗等；体力活动减少不利于血压、血脂、血糖的控制等。同时，老年人往往合并多种疾病，伴有多个脏器功能减退，如慢性肾病、左心室肥厚、外周血管疾病等，这些危险因素增加了冠心病事件的发生。

三、冠心病的临床表现

老年冠心病分型与非老年相同，包括慢性心肌缺血综合征、急性冠状动脉综合征和冠状动脉疾病的其他表现形式。临床上老年冠心病的症状多不典型，如急性心肌梗死的临床表现尤其是胸痛症状往往不明显。在NRMI研究中,小于65岁组的ACS患者77%以胸痛为发病症状,而大于85岁组的仅有40%。其他不典型主述症状包括气短(49%)、大汗(26%)、恶心、呕吐(19%)等。由此造成NRMI研究中的老年人群中仅有一半MI的患者被诊断出。其他研究同样提示无症状性心肌梗死或心肌梗死误诊的发生在老年人中更为常见。在整个人群中无症状的或误诊的心肌梗死数可达25%,在老年人可高达60%。老年人的ACS常常伴发于其他急症,或加重并发症病情,如肺炎、慢性阻塞性肺疾病(COPD)、晕厥等。其原因和供养-需氧的不匹配相关,即当各种因素使心肌需氧增加、血流动力学负荷增加,而由于动脉粥样硬化,供氧不能相应增加所致。因此非特异的临床症状及并发症的表现使患者的主诉模糊不清,治疗受到延误,进而影响预后。老年人非特异性临床表现的病理生理机制有多种,如表2-1所示。

表2-1　老年人非典型心肌梗死临床表现病理生理

主要症状	可能的机制
气短	心肌缺血致左心室压力短暂升高
	急性左心室收缩功能异常
	年龄依赖性肺部改变
	肺相关疾病
非典型症状	合并其他情况,疼痛注意力分散
无/非典型胸痛	疼痛感知改变
	内源性阿片类水平增加
	阿片受体敏感性增加
	外周或中枢自主神经功能受损
	感觉神经病变
	缺血预适应
	缺血反复发作的发生率高
	合并糖尿病者多
	合并多支血管病变者多
	侧支循环形成者多
	症状的回忆、表达能力受损
神经系统症状(晕厥、卒中、急性思维紊乱)	相关的脑血管疾病
	急性中枢神经系统血供减少
	相关的并发症(栓塞、脑出血)

(一)急性冠状动脉综合征

急性冠状动脉综合征(ACS)包括急性ST段抬高性心肌梗死、急性非ST段抬高性心肌梗死和不稳定型心绞痛,是威胁老年人生命的最常见病因之一。老年ACS的特点包括以下几方面:①病史,首发症状往往不典型,部分表现为胸痛或胸部不适,但常表现为气短。患者可有陈旧性心肌梗死病史,临床合并多种疾病。老年人中非ST段抬高的心肌梗死发病比例高于非老年,65岁以下患者不足40%,但85岁以上老年人占55%。②心电图:心电图改变不典型或合并心脏传导阻滞,较多的老年人无法根据其心电图明确诊断。在NRMI研究中,NSTE ACS患者<65岁

者，23%的人心电图改变无诊断意义，>85 岁者 43%无诊断意义。③常合并收缩性或单纯舒张性心功能不全，使得老年 ACS 的危险进一步增高。④由于老年人 ACS 常和其他急症相伴，或加重并发症病情，如肺炎、COPD、晕厥等，非特异的临床症状及并发症的表现使患者的主诉模糊不清，治疗受到延误，进而影响预后。

国际上包括老年人 ACS 的注册研究主要有三个。①the National Registry of Myocardial Infarction NRMI。② the Global Registry of Acute Coronary Events GRACE。③ Can Rapid risk stratification of Unstable angina patients Suppress Adverse outcome with Early implementation of ACC/AHA guidelines CRUSADE。

另外，Vigour 汇总了 5 个 NSTEACS 临床研究的结果（Virtual Coordinating Center for Global Collaborative Cardiovascular Research）（表 2-2）。根据这些研究的结论，美国心脏病学会临床心脏病分会和老年心脏病协会联合提出专业保健指导意见。

表 2-2 老年 ACS 的主要研究

研究简称	开始时间	人数	研究地区	年龄≥75 岁	研究
NRMI	1994 年	1 076 796	美国	38.3	NSTEMI 注册研究
GRACE	1999 年	11 968	14 个国家	31.6	NSTEACS 注册研究
CRUSADE	2001 年	56 963	美国	39.9	NSTEACS 注册研究
VIGOUR	1994 年	34 266	国际合作	18.1	NSTEACS 研究

（二）慢性心肌缺血综合征

慢性心肌缺血综合征包括稳定型心绞痛、隐匿型冠心病和缺血性心肌病。目前常用的心绞痛分级为加拿大心血管协会的分级。与非老年患者相比，老年患者的体力活动受限，其心绞痛症状部分为劳力性，还有部分为非劳力型。在休息和情绪激动时也可发生症状。老年患者的症状多为不典型心绞痛，由于部分患者的痛觉减退或记忆力减退，对疼痛持续时间、疼痛部位等描述往往不清楚。而非疼痛症状描述较多，如呼吸困难、胸闷、乏力等。无症状性心肌缺血的发生据报道甚至可达 50%，即心电图或其他负荷试验有心肌缺血的证据而患者无症状。这种无症状心肌缺血在合并糖尿病患者中更为多见。缺血性心肌病往往发生在反复的心肌缺血、缺氧导致的心肌细胞减少、坏死、心肌纤维化、心肌瘢痕形成的情况下。临床表现为心脏增大、心力衰竭和各种心律失常，往往为冠心病的晚期。在老年人群，除了冠心病之外，还应注意患者的基本健康状况，其他和年龄相关的状况如贫血、体弱、肾脏疾病、行动不便和认知障碍等老年的特殊性均应加以注意。

四、冠心病的辅助检查

（一）心电图检查

心电图检查作为最简单、常用的心脏辅助检查在诊断冠心病时有重要的作用。心电图检查包括静息态检查、负荷态检查、24 小时或 48 小时动态检查和心电监护等，是发现和诊断心肌缺血的重要方法。稳定的冠心病患者静息心电图的是正常的，常见的异常有水平型或下斜型 ST 段和 T 波的改变，尤其在冠心病的随访时可进行前后比较。异常 Q 波提示陈旧心肌梗死、出现左束支传导阻滞等心律失常对诊断上也有一定意义。但 ST-T 的改变可出现在多种情况，如高血压、心肌肥厚、电解质紊乱或一些药物的使用等，需密切结合临床实际情况。心电图负荷检查对冠心病诊断有重要意义，特异性高于静息心电图，负荷量和时间有助于对病情严重程度的判断。但因老年人体力或活动能力受多方面影响，实际应用较非老年少。心电监护和动态心电图检查对于病情观察和诊断无症状性心肌缺血有重要意义。

(二)心肌酶学检查

心肌梗死的特异性生物标志物为肌钙蛋白(cTn)，肌钙蛋白包括肌钙蛋白 T(cTnT)和肌钙蛋白I(cTnI)。cTn 的出现和升高表明心肌出现坏死，当老年人临床症状和心电图不典型时，cTn 的升高在鉴别不稳定型心绞痛和 NSTEMI 时有重要意义。当 cTn 的升高超过正常值的三倍，可考虑 NSTEMI 的诊断。cTn 也是急性冠状动脉综合征危险分层的重要参考指标。cTn 水平升高程度和预后相关。cTn 水平在心肌坏死 3～4 小时开始升高，数天达高峰，可持续 1～2 周。cTn 的动态变化过程与 MI 发生的时间、MI 梗死的范围、再灌注治疗等因素有关。心电图动态改变、肌钙蛋白升高或影像学表现新的心肌缺失时，提示急性心肌梗死的发生。cTn 具有良好的临床敏感性和特异性，可重复性好。其他常用的酶学改变包括肌酸磷酸激酶(CK)、肌酸磷酸激酶同工酶(CK-MB)、门冬氨酸氨基转移酶(AST 或 GOT)、乳酸脱氢酶(LDH)及同工酶和血肌红蛋白等。其中 CK/CK-MB 升高诊断急性 MI 的敏感性和特异性均较好，在 MI 早期既可上升，也呈动态变化趋势，升高程度和梗死范围及预后相关。在准确性方面略低于 cTn，且持续升高的时间略短。AST、LDH 诊断 MI 的特异性低，目前不再推荐采用。肌红蛋白在心肌梗死极早期即可升高，但其特异性差，临床常用来作为胸痛的筛查。由于 cTn 的敏感性很高，临床常会遇到非 MI 的 cTn 升高情况。表 2-3 列举了各种可能的原因，以利于鉴别诊断。

表 2-3　非急性心肌梗死肌钙蛋白升高病因

疾病	肌钙蛋白释放机制
充血性心力衰竭	非血栓性心脏组织损伤
	细胞因子释放
	收缩蛋白降解
	左心室肥厚
	全心室的室壁牵张
	血流动力学功能损伤
	合并肾脏疾病
冠状动脉痉挛	可逆/非可逆的组织损伤
	膜通透性瞬间改变
心源性创伤	肌细胞损伤
	肌细胞完整性损伤
	冠状动脉创伤
心肌炎/心包炎	肌钙蛋白从坏死心肌细胞溢出
	外层心肌损伤
肺栓塞	右心室扩张，压力改变
心脏手术后/消融术后	长时低血压和低氧状态
心脏电转复、心脏复苏后	电和机械性损伤

续表

疾病	肌钙蛋白释放机制
败血症/危重症患者	细胞因子、活性氧离子释放
	细菌内毒素直接释放
	合并有心肌炎
	长时低血压状态
	冠状动脉自主调节功能不全
终末期肾病	肾清除率下降
	尿毒症心肌/心包炎
	充血性心力衰竭
	左心室肥大
	透析后血液浓缩
心律失常(心动过速/过缓)	血流动力学受损
	可逆性心肌损伤
卒中	神经介导的肌细胞损伤
癫痫发作	神经介导的肌细胞损伤
	骨骼肌强制收缩,后负荷增加,致短暂氧供需不匹配
	肌钙蛋白检测假阳性
嗜异性抗体、类风湿因子、循环抗体检测	检测误差

(三)超声心动图检查

超声心动图检查可以观察心脏各腔室的大小,室壁厚度、室壁运动及左心室收缩和舒张功能等。心肌梗死患者的超声心动图表现为室壁变薄,室壁节段性运动异常。通过超声检查可以发现室壁瘤、附壁血栓、瓣膜反流、心肌腱索断裂、心包积液等。对于是否存在心肌缺血可通过负荷超声心动图来进行检查。负荷超声心动图检查分为运动负荷和药物负荷,后者常用的有多巴酚丁胺负荷检查(DSE)。负荷超声对评价心肌缺血的敏感性和特异性都较高,应用多普勒技术,可进一步提高其精确性。根据北京医院的资料,以冠状动脉造影作为参照,DSE 诊断老年冠心病的敏感性为 71%,特异性为 75%,应用多普勒技术,敏感性和特异性可达到 80%。

(四)心肌核素显像

心肌血流量、代谢与功能活动之间保持着密切的关系,核素心肌灌注检查是一种无创性的诊断冠心病的方法。通过负荷态和静息态心肌灌注断层显像比较,能准确诊断冠心病,是一项非常敏感的检查方法。心肌负荷的增加使心肌耗氧量增加。当存在血管狭窄病变时,冠状动脉血流不能相应增加,心肌需氧-供氧的失平衡加重,造成缺血,此时通过核素灌注显像,可以反映出缺血的部位、范围和严重程度,从而达到诊断目的。负荷心肌灌注断层显像包括运动负荷试验和药物负荷试验。前者简单易行,但是不适用于年老体弱或肢体运动功能障碍者,药物负荷可以作为运动负荷的一种有效的替代方法。目前负荷剂药物可分为两大类:血管扩张剂和心肌正性肌力药。常用药物有多巴酚丁胺、双嘧达莫、腺苷等。在临床上,这些药物各有其明显的局限性,如多巴酚丁胺作为一种合成的儿茶酚胺类药物,通过兴奋 β_1 受体增加心脏的兴奋性、传导性和心肌收缩力,从而增加心肌的耗氧,诱发心肌缺血。显然这种负荷剂不适用于严重高血压、肥厚梗阻性心肌病、瓣膜病及存在心律失常的患者。双嘧达莫的作用原理是通过抑制内源性腺苷的降解，使血管平滑肌松弛，血管扩张。而狭窄的血管不能相应的扩张，甚至产生“窃血”现象，使正常冠状动脉的心肌和有病变冠状动脉的心肌血流灌注差别扩大，此刻给予心肌灌注显像剂，正常心肌和缺血心肌之间显像剂摄取量差异显著，从而显示出心肌缺血部位、范围、程度。双嘧达莫不适用于有传导阻滞、低血压、哮喘、COPD等疾病的患者。因其作用时间较长，一旦出现并发症缓解较为困难。腺苷是近年来较为常用的负荷剂，它通过与平滑肌上的腺苷 α_2 受体结合，使血管平滑肌松弛从而使血管扩张，而病变血管区域的心肌缺血更加明显，同时因其半衰期极短，一旦出现并发症，停药后1分钟左右即可迅速缓解。北京医院早年的资料提示ATP介入心肌灌注断层显像诊断冠心病的敏感性和特异性分别为97.1%和82.4%。长期临床实践证实了心肌核素显像的有效性和安全性，其有助于老年冠心病的诊断，确定病变部位、病变范围、严重程度；在冠心病患者的术前评估、冠心病不同治疗的疗效随访、预后评估等诸多方面有其特殊的作用。

(五)冠状动脉CT造影

冠状动脉CT造影(CTA)通过无创的方法观察冠状动脉的解剖形态、分布走形、直径大小、内径改变及冠状动脉壁的斑块，为临床的冠心病形态学诊断提供了大量的信息。CTA早期的研究以冠状动脉造影标准，比较CTA诊断的敏感性和特异性，结果显示二者符合率高。但是在冠状动脉功能的诊断方面，相比较其他的负荷检查，如心电图、超声心动图和心脏核医学，通过观察负荷前后的心肌供血状态或局限性室壁运动的改变可以反映心肌缺血的严重程度、代偿状况等，CTA的影像学检查，不能满足对这些信息的需求。一系列的研究显示，64排的CTA对稳定型冠心病血管狭窄的敏感性可达98%，特异性达88%，阳性预测值为93%，阴性预测值达到96%。CTA在急性冠状动脉综合征的应用往往是在急性胸痛的鉴别诊断时，不同的研究由于纳入患者疾病种类不同，其诊断冠心病比例相差较大。CTA还可用于心脏移植的前后，作为冠心病的筛查和临床随访依据。在冠状动脉旁路术(CABG)后，应用CTA的主要目的包括以下几方面：①桥血管的血流情况；②桥血管的狭窄病变情况；③桥血管近端和远端吻合口状态；④原冠状动脉病变及血流状况(来自原动脉或桥血管)。CABG后CTA诊断要困难许多，其精确程度也降低。对于乳内动脉的影像分析，常受到手术中所用金属物造成的伪差影响。对于CABG患者，为获得高质量结果，从技术角度上需要的对比剂剂量大些，X线能量大些，憋气时间长些。CTA用于冠状动脉支架术后患者，诊断的难度明显大于无支架者。首先，冠状动脉支架所造成的不同伪差，如随心脏支架所产生的移动伪差，这一作用加重支架在不确定血管部位的伪差；其次是支架金属结构导致的硬化伪差，支架的金属成分所吸收的X线能量不同于周围软组织，使得本身的结构体积增大，影响管腔的观察；诊断中的诸多限制因素如今已较为广泛地用于冠心病的诊断。钙化和支架等高密度物质导致硬化伪影，夸大了其本身的体积，遮挡了管腔的观察。再者是“部分容积平均”伪差，可以影响图像的空间分辨率，在进行小血管分析时，将会影响较大。目前发表的研究提示支架后的CTA其诊断的精确性降低。部分学者和美国的专家共识建议对置入多枚支架、临床判断有支架内再狭窄可能者，直接行心脏介入检查。一般来说冠状动脉的钙化程度会随着年龄的增长而加重，严重钙化将影响对病变部位和病变程度的判断，在一定程度上使诊断的准确性受到影响。其次，由于老年人的肾脏代偿能力降低，使用对比剂时需注意对比剂肾病的发生。尤其是合并有糖尿病、高血压或已存在肾功能不全者，应注意适当检查之前的水化或检查之后的肾功能检查。对于在短期内重复使用对比剂者，要注意间隔时间以保证安全。

（六）心脏磁共振检查

心脏磁共振（cardiac magnetic resonance，CMR）显像技术近年来发展迅速，主要由于 CMR 的分辨率高，一次检查可完成心脏结构、功能、室壁运动、心肌灌注、冠状动脉显影及血流评估等多项内容，被称为心脏的“一站式”检查方法，并越来越广泛地应用于临床。另外不接触放射性 X 线，不需要应用碘造影剂，不影响肾功能，在老年患者检查中有一定的优势。CMR 常用的扫描方法如下。

1.电影磁共振成像

可清楚显示心内膜界限等特点。因测量准确性和重复性高，近年来被公认为是测定心脏射血分数、心室容量和重量的金标准。常规检查需获取从二尖瓣平面到心尖部的一系列短轴切面，以及两腔、三腔、四腔长轴切面。

2.负荷/静态灌注显像

对比负荷前后心肌各节段供血的变化，确定有无可逆的心肌缺血。缺血心肌在应用负荷剂后表现为灌注缺损的低信号区，而在静态显像中灌注正常。

3.延迟增强

正常的心肌细胞连接致密，肌纤维膜完整，对比剂很难进入。当心肌坏死后，肌纤维膜破坏，对比剂（Gd-DTPA）进入坏死细胞及瘢痕组织中，排出延迟，在 T_1 加权像上表现为高信号，即延迟增强（DE），这样在正常和坏死心肌组织就产生明显对比。对比剂注射 15 分钟后，可以清晰显示急性或陈旧心肌梗死的部位、范围，尤其是心内膜下的梗死。延迟增强 CMI 在诊断非缺血性心肌病变，如心肌炎、肥厚型心肌病、扩张型心肌病、结节病、心肌淀粉样变中也具有重要价值。

4.冠状动脉磁共振成像

这是另外一种冠状动脉成像方法，目前其图像的清晰程度、采集图像时间等还需改进。但因不接触放射性 X 线，不需要应用碘造影剂的特点，随着 CMI 技术的进一步发展，会显示出它在一部分人群中的优势。以上各种方法，对检测冠心病患者心肌缺血状况、判断存活心肌和梗死心肌、ACS 患者的危险分层和心功能的诊断有着不同的意义。

（七）介入检查

冠心病的介入检查即冠状动脉造影检查，目前仍是识别冠状动脉狭窄情况的“金标准”，为患者选择冠心病治疗方法（如单纯药物治疗，或加以导管介入治疗或冠状动脉旁路移植术）提供最可靠的依据。老年人的冠状动脉介入检查有一定的特点：①老年人常合并不同程度的心功能、肾功能不全，需注意对液体和造影剂量的掌握。老年人造影剂肾病较非老年多见，应注意造影术前的水化及术后的适当补液，密切观察临床生命体征。②老年人常伴有多系统、多方面的疾病，对问题的表述较差，临床表现不典型，术后的神志、精神状态、进食、两便等都应注意观察。注意合并用药的情况。③老年人的外周动脉性疾病和大动脉疾病增加，血管常有明显的钙化，容易出现血管并发症。血管介入的进路需加以选择，术后需注意防止穿刺血管的并发症，如出血、假性动脉瘤、动静脉瘘的形成。介入检查除了冠状动脉造影，其他技术如冠状动脉内超声、光学相干断层显像、冠状动脉内压力导丝检查等及作为冠状动脉内治疗的旋磨技术等，老年人对于这些检查或治疗方法没有特殊的禁忌，但临床医师应根据老年人的特点全面考虑。

五、冠心病的诊断与鉴别诊断

临床各种相关的危险因素、临床症状、体征和辅助检查等有助于诊断和鉴别诊断，也有助于进行临床危险分层。ACS 患者危险分层，对早期识别高危患者、积极予以干预、减少严重事件的发生、改善预后有着重要的意义。

(一)诊断

慢性缺血综合征包括稳定型心绞痛、隐匿型冠心病和慢性心功能不全。稳定型心绞痛中，根据心绞痛的严重程度及其对体力活动的影响，临床常采用加拿大心血管学会(CCS)的分类方法将其分为四级(表 2-4)。

表 2-4　稳定型心绞痛的 CCS 分级

稳定型心绞痛的 CCS 分级	
Ⅰ级	日常体力活动不会引起心绞痛，如步行、上楼梯等。工作或娱乐中激烈、快速或长时间劳累可致心绞痛发作
Ⅱ级	日常活动轻度受限，可诱发心绞痛情况包括爬坡，快步行走或上楼梯，饱餐、寒冷、迎风、情绪激动时或睡醒后很短时间内步行或上楼。一般情况下，平常速度平地步行超过 2 个街区，或在普通楼梯上 1 层楼以上时可诱发心绞痛
Ⅲ级	日常体力活动明显受限。一般情况下，平常速度平地步行 1～2 个街区，或在普通楼梯上 1 层楼时可诱发心绞痛
Ⅳ级	从事任何体力劳动均有不适症状出现。休息时也有出现心绞痛表现

由于老年人的临床症状不典型，合并疾病较多，常为其他的主诉，或临床为无症状性心肌缺血，给诊断带来一定的难度。因此对老年患者需详细地询问病史，了解既往各种冠心病危险因素和合并的其他疾病，往往还需要的更多的辅助检查，如心电图、超声心动图、心肌核素显像、冠状动脉 CT 造影或直接进行冠状动脉造影检查，进行综合分析、判断。

ACS 是内科的急症，老年人的症状同样不典型，就诊较晚，预后较差。不稳定型心绞痛和 NSTEMI 的症状和心绞痛类似，但程度更重、持续时间更长、可在休息时发作，或是新近发生心绞痛症状。有相当一部分的老年人以胸闷气短就诊。不稳定型心绞痛严重程度分级一般采用 Braunwald 分级方法(表 2-5)，其和预后相关急性 STEMI 在老年人，根据症状、ECG 改变可以做出诊断。但对于症状不典型者，诊断有一定难度。STEMI 除伴有心脏相关症状，还可有全身症状。当合并心力衰竭或心律失常时，需要及时判断，掌握治疗时机。临床体征大多无特殊，当出现并发症时，往往合并相应的体征。并发症可分为机械性、缺血性、栓塞性和炎症性。严重的并发症主要有以下几种。

表 2-5　不稳定型冠心病严重程度分级(Braunwald 分级)

	定义	一年内死亡率或心肌梗死率
严重程度		
Ⅰ级	严重的初发型或恶化型心绞痛，无静息时痛	7.3%
Ⅱ级	亚急性静息型心绞痛(就诊前一个月发生)，但近 8 小时内无发作	10.3%
Ⅲ级	急性静息型心绞痛，在 48 小时内有发作	10.8%
临床环境		
A 级	继发性 UA，在冠状动脉狭窄的基础上，存在加重心肌缺血的冠状动脉以外的诱发因素：①增加心肌耗氧的因素，甲状腺功能亢进或快速性减少冠状脉血流的因素，如低血压；②血液携氧能力下降，如贫血和低氧血症	14.1%

续表

	定义	一年内死亡率或心肌梗死率
B级	原发性UA,无引起或加重心绞痛发作的心脏以外的因素,是UA最常见类型	8.5%
C级	MI后心绞痛,发生于MI后2周内的UA	18.5%

(1)严重心律失常:可表现为快速心房颤动、心室颤动、心动过缓、房室传导阻滞等。这些均可引起血流动力学障碍,影响血压、神志等。

(2)急性乳头肌功能不全甚或乳头肌断裂:发生率较高。可以是严重缺血引起二尖瓣功能性障碍,也可是机械性的断裂导致急性二尖瓣关闭不全。临床伴有收缩中晚期喀啦音和吹风样收缩期杂音。二尖瓣的反流可引起左心室心排血量减少、左心房压力增加,造成左心衰竭。

(3)心脏破裂:心肌的缺血和坏死可导致室间隔穿孔或心室游离壁的破裂,一般发生在心肌梗死后的3～5天。可造成急性左心衰竭。心室游离壁破裂可导致急性心脏压塞、迅速发生循环衰竭、猝死。心电图出现房室分离现象。

(4)栓塞:心肌梗死后室壁运动减弱处易形成附壁血栓,可造成体循环的脑、肾、脾等内脏或肢体动脉栓塞;心肌梗死后也可导致下肢血栓形成,造成肺栓塞。

(5)心肌梗死后综合征:为炎症性并发症。表现为心肌梗死后数周至数月内发生心包炎、胸膜炎等,可伴有发热、胸痛、白细胞计数增高等。

急性心肌梗死后的心功能分级多采用Killip分级方法。①Ⅰ级:无明显心功能损害证据。②Ⅱ级:轻、中度心功能不全,查体肺底可闻及啰音,范围小于50%肺野,听诊有S_3,或胸片有上肺淤血表现。③Ⅲ级:重度心功能不全(肺水肿)查体听诊啰音大于50%肺野。④Ⅳ级:合并心源性休克。

(二)鉴别诊断

由于老年人临床症状不典型,合并其他疾病多,常有表述障碍等,在行诊断和鉴别诊断时,需充分考虑这些特点。临床需要和慢性稳定型心绞痛相鉴别的胸痛原因见表2-6。

表2-6 胸痛原因鉴别诊断

心源性胸痛	肺部疾病	消化道疾病	神经肌肉疾病	精神性疾病
主动性夹层	胸膜炎	胃食管反流病	肋间神经痛	焦虑症
心包炎	肺栓塞	食管痉挛	肋软骨病	抑郁症
心肌病	肺炎	食管裂孔疝	带状疱疹	躯体性精神病
心肌神经症	纵隔肿瘤	消化性溃疡	颈椎病	思维型精神病
心肌梗死	气胸	胰腺炎		
X综合征		胆囊炎		
		胆囊结石		

六、冠心病的治疗

由于影响因素多样,所以老年冠心病患者的症状较非老年更加不易辨别。老年人的生活方式往往较为安静,缺少活动诱发的不适症状。但是冠心病患者的胸部不适仍然是最常见的主诉。

(一)稳定型心绞痛的治疗

近年来关于稳定型心绞痛的治疗策略一直存在着争议。有研究显示,合适的药物治疗(Optimal Medical Therapy,OMT)与药物治疗加介入治疗(OMT+介入治疗)相比,重要心脏事件的发生率没有区别。分析其中904位年龄大于65岁的老年人,显示OMT组和OMT+介入治疗组的预后,包括主要心脏事件和无心绞痛率,没有明显差别。另一个老年的相关研究也证实这一结论。该研究提示在稳定型心绞痛的患者中,无论是介入治疗还是OMT,对患者的生活质量和生存率没有区别。对于慢性稳定性冠心病,OMT包括抗血小板治疗、调脂治疗、降压治疗和抗心绞痛治疗。

1.抗血小板治疗

抗血小板治疗在一级预防和二级预防中的作用已被证实,对老年人也同样适用。根据荟萃分析结果,阿司匹林可以明显降低心血管死亡率、心肌梗死率和卒中率。ACC/AHA指南建议的剂量是每天75~162 mg。除了有阿司匹林禁忌证的患者,在稳定的慢性冠心病患者都应当使用。阿司匹林的不良反应主要有胃肠道的反应,老年人尤其应当注意阿司匹林相关的消化道出血。对确实不能服用者,可以噻吩吡啶类药物替代。

2.β受体阻滞剂

β受体阻滞剂为慢性心绞痛的一类推荐用药。其作用机制包括负性收缩和负性传导。通过降低静息心率和降低运动负荷增加时心率反应减少心肌的需氧,进而减少缺血事件。同时延长舒张期冠状动脉灌注的时间和降低心肌收缩力同样减少心肌的缺血。但是在老年人群中的应用尤其要避免β受体阻滞剂的不良反应。已存在心脏传导系统疾病的患者(如窦房结功能障碍、房室传导阻滞等)需慎用,并注意剂量。在合并严重气道堵塞性疾病如哮喘或慢性阻塞性肺疾病患者,要选用高度受体选择性制剂,小剂量开始,避免气道阻力增加。

3.RAAS阻滞剂

ACEI类药物已被证实在冠心病的不同阶段均有明显的益处。它可通过降低心脏后负荷而减少心脏做功。HOPE(the Heart Outcomes Prevention Evaluation)研究纳入2 755例年龄大于70岁的老年人,其中58.1%为稳定型心绞痛。与对照组相比,服用雷米普利的治疗组心血管死亡、心肌梗死的发生率明显降低。EUROPA研究(the European Trial on Reduction of Cardiac Events with Stable Coronary Artery Disease)包括了12 000位患者,其中31%为年龄大于65周岁者,大部分无心绞痛症状,应用培多普利治疗者其一级终点事件(心血管死亡、心肌梗死或心脏骤停)的相对风险减少了20%。第三个主要临床研究为PEACE研究(Prevention of Events with Angiotensin Converting Enzyme Inhibition),该研究纳入了8 290位慢性冠心病患者,平均年龄64岁,其中11%的患者年龄大于75岁。患者随机给予群多普利或安慰剂。综合的一级终点,包括心源性死亡、心肌梗死和再血管化治疗,两组之间没有明显差异。以上三个研究的荟萃分析显示使用ACEI可以明显降低全因死亡、心血管死亡、非致死性心肌梗死的发生和卒中的发生率。最新版的ACC/AHA指南,将ACEI作为稳定型冠心病中危或高危患者的一类推荐,低危患者的ⅡA类推荐。不能耐受ACEI者以ARB替代。对于心功能不全(LVEF小于40%)或合并高血压、糖尿病或慢性肾病者有明确的使用指征。

4.抗心绞痛药物

抗心绞痛药物主要包括硝酸酯类、钙通道阻滞剂及其他可缓解冠心病心绞痛症状类药物。硝酸甘油可以在1~3分钟迅速缓解心绞痛症状。长效硝酸酯类药物如单硝酸或二硝酸异山梨酯也常用于慢性心绞痛的治疗，但其缓解心绞痛的作用逊于口含硝酸甘油，同时应当注意产生硝酸酯类耐受性。硝酸酯类药物主要用于缓解症状，并不能改善冠心病患者的生存率。钙通道阻滞剂通过扩张冠状动脉和减轻心肌收缩力可以治疗心绞痛，二氢吡啶类钙通道阻滞剂（如氨氯地平、硝苯地平、非洛地平）较非二氢吡啶类钙通道阻滞剂（如维拉帕米、地尔硫䓬）对心肌收缩力的影响要小。后者同时对心脏传导有抑制作用。对有心功能不全者，二氢吡啶类钙通道阻滞剂更加安全。存在心脏传导异常者，非二氢吡啶类药物应避免使用。对于合并高血压者，长效硝苯地平对缓解心绞痛有效而安全，但短效硝苯地平应尽量避免使用。雷诺嗪为一类新的抗心绞痛药物，可以减轻心绞痛症状而不伴有血流动力学的影响，临床资料显示老年亚组和非老年相同，不增加严重不良事件。临床实践中多种中成药也可缓解心绞痛的症状。

（二）不稳定型心绞痛和非 ST 段抬高心肌梗死治疗

老年人的非 ST 段抬高性急性冠状动脉综合征（NSTEACS）常见，而且常伴有各种并发症，介入治疗的风险相对较高，但这一人群的临床治疗尚缺少循证医学证据，需要根据临床实际作出正确的选择。

1.抗血小板药物

阿司匹林是冠心病抗血小板治疗的基石。即使在老年人中，阿司匹林也可明显降低不良事件发生率。氯吡格雷也是有效的抗血小板药物，在 CURE 研究中，老年人的亚组分析显示老年同非老年一样，氯吡格雷可降低非致死性心肌梗死、心源性死亡及卒中的发生率。双联抗血小板治疗中，每天服用阿司匹林75～150 mg，治疗效果同大剂量，而消化道出血的风险降低。治疗指南建议所有高危患者包括老年人采用双重抗血小板治疗。数种新型、更有效的抗血小板药物正在临床研究之中，但对于老年人效果如何，有待于更多的临床研究数据。静脉抗血小板药物主要是指血小板糖蛋白Ⅱb/Ⅲa(GPⅡb/Ⅲa)受体拮抗剂，我国市场销售的有替罗非班等。临床研究显示这类药物用于不稳定患者，在 7 天随访时明显受益，但在老年人群中的疗效不确定，其出血的风险明显增加。GPⅡb/Ⅲa 受体拮抗剂在介入治疗时显现一定优势，但对于老年人实施非介入治疗策略时，考虑到其疗效不确定且出血风险可能增加，不建议常规使用。当临床需要使用时应当考虑老年患者的体重和肾功能状况，予以剂量的调整。

2.抗凝治疗

肝素类药物已广泛用于临床。当和 GPⅡb/Ⅲa 受体拮抗剂共同使用时，需特别重视调整剂量。Ⅹa 因子抑制剂磺达肝癸钠是近年用于临床较新的药物，其在老年 NSTEACS 中的疗效仍有争议，但出血并发症减少。比伐芦丁为凝血酶抑制剂，当用于 NSTEACS 患者介入治疗时，其疗效同其他抗凝药物，但出血风险降低。这对于老年患者尤其有优势。

3.早期介入治疗策略的选择

在老年 NSTEACS 的早期，选择介入治疗还是单纯药物治疗是一个重要的研究课题。早期的研究对老年患者偏向选择较为保守的治疗对策，但较近期的研究结果显示积极干预有助于预后的改善。ACTICS-TIMI 18 研究（In the Treat Angina with Aggrastat and Determine Cost of Therapy with an Invasive or Conservative Strategy-Thrombolysis in Myocardial Infarction）中，共入选 2 220 例平均年龄为 62 岁的患者，其中 44％的患者年龄大于 65 岁。患者接受阿司匹林、肝素和替罗非班治疗，随机入选早期非介入组和早期介入组。早期介入组在随机后 48 小时之内进行冠状动脉造影；早期非介入组仅在负荷试验提示高危或住院期间再发严重缺血症状或之后的随访提示缺血者进行冠状动脉造影。最终早期介入组 64％的患者在住院或 6 个月的随访之中行冠状动脉介入治疗，早期非介入组共45%的患者行冠状动脉干预。结果提示6个月的死亡、心肌梗死、因再次ACS住院等综合终点早期介入组低于非介入组(15.9%比19.4%，$P=0.025$)。亚组分析提示，年龄在75岁或以上者早期介入获益更大。但是老年介入治疗者的出血风险增加(16.6%比6.5%，$P=0.009$)。2010年发表的荟萃分析，对4个相关的临床研究结果进行分析，5年的临床随访提示，较选择性介入治疗，常规介入治疗策略可以明显减少高危患者死亡和心肌梗死发生概率；中危患者的获益稍弱，但仍具有统计学的意义。ACC/AHA更新指南提出建议：根据TIMI或GRACE评分，NSTEACS患者中高危的或预后差者(包括老年)，除非有禁忌证，否则应该采用早期介入治疗策略。

(三)ST段抬高型心肌梗死的治疗

ST段抬高型心肌梗死(STEMI)早期再灌注治疗除了常规的药物治疗，主要是静脉溶栓治疗和急诊冠状动脉介入治疗。由于老年人的临床状况变化大，并发症多，大部分的溶栓治疗临床研究未包括年龄大于75岁者。美国心脏协会和老年协会参考相关的荟萃分析结果，认为在无已知的禁忌证时，溶栓治疗对老年人有效。老年人的溶栓适应证同非老年人，但禁忌证的掌握更严格。溶栓的纯获益首先和年龄的增长相关，其绝对死亡率随着年龄增长而显著增加；其次是严重并发症的发生率，如左心室游离壁破裂和颅内出血。有研究提示老年接受溶栓治疗者左心室游离壁破裂的发生较未接受再灌注治疗和直接PCI患者有明显增加。颅内出血的发生率虽然很低，但因对生活质量和死亡率的严重影响，受到大家的关注。颅内出血的发生率同样随年龄增加而增加，在大于85岁者的发生率约为2.9%。老年人选用的溶栓剂种类可能和其相关，如有研究提示替奈普酶较组织型纤溶酶原激活剂的颅内出血并发症明显降低。辅助的肝素或低分子肝素类抗凝药物的种类和剂量，对获益和出血并发症在不同的研究有不同的结果。一般来说，在老年人中更应注意剂量的调整，尤其注意肾功能的影响。鉴于老年人溶栓治疗严重增加出血风险，而在NSTEMI的高危老年人中介入治疗明显有效，因而假设在STEMI的老年人，急诊介入治疗优于溶栓治疗。但实际上很难有随机大规模临床研究验证此设想。尽管如此，现有的资料仍然支持这一假设。一项较早期的随机临床研究，将75岁以上STEMI患者随机采用急诊介入治疗或用链激酶行溶栓治疗。虽然只入选87位患者，但由于直接介入治疗较溶栓治疗有明显优势，30天联合终点的风险降低20%($P=0.01$)该试验提前终止。另一项大于70岁的老年STEMI患者直接介入治疗的荟萃研究同样得出结果，30天时直接介入治疗组受益更明显，风险降低(13.3%比23.6%，$P<0.05$)；并且年龄高者的受益更加明显，其死亡率的降低大于85岁人群的6.9%，相比66岁以下者为1%。基于以上的研究结果，老年人在发生急性STEMI时，建议首先选择直接介入治疗。除非有明确的禁忌或行急诊介入时间已过久，可以选择静脉的溶栓治疗。

七、冠心病的预防

我国已进入老龄化社会，而冠心病是老年人群的最主要死因，冠心病的预防不仅对改善老年人的生活质量有重要意义，而且对家庭、对社会都有重要意义。无论是冠心病的一级预防还是二级预防，首先建议采取健康的生活方式，如控制吸烟、控制体重、坚持体力活动等。尽管改变生活方式往往比较困难，但其仍然是预防冠心病的基础。药物预防是另一重要方面，但是近年来尝试用叶酸及B族维生素预防心脏病的研究，得出的结果为阴性。血脂紊乱仍然是冠心病发病的重要关注点，使用他汀类药物是降低心血管风险的重要措施。多个研究已证实他汀类药物在抗动脉粥样硬化、冠心病一级预防和二级预防中的作用。近年公布的JUPITER研究对不同亚组人群，如女性、老年人、合并慢性肾病患者等进行了分析，各亚组的结果和整个人群相似，但是目前存在着一些争议例如糖尿病的发病在一些研究提示有升高的趋势，尤其在绝经期妇女，但综合分析，他汀类药物的益处是明显的。对其他危险因素的控制也是重要的方面，如坚持血压和血脂的常规检查及药物治疗也是非常必要的。

（刘泽斌）

第三节 老年血脂紊乱

血脂紊乱是脂质代谢障碍的表现，属于代谢性疾病，是指血浆中一种或多种脂质成分的增高或降低、脂蛋白量和/或质的改变。血脂紊乱被公认是心血管系统最重要的危险因素之一，大规模临床试验及荟萃分析结果表明，积极治疗血脂紊乱是防治老年人心血管疾病的重要组成部分。

一、老年人血脂代谢特点

血脂是血浆中胆固醇（TC）、甘油三酯（TG）和类脂（如磷脂等）的总称。血脂水平发生变化是老年人的生理特点，基因和环境因素与衰老过程中的脂代谢变化密切相关。根据美国胆固醇教育计划第3版成人治疗指南（NCEP ATPⅢ），随着年龄增加，高胆固醇血症患者显著增多[＞65岁的人群中TC＞5.2 mmol/L（200 mg/dL），男性占60%、女性占77%]。我国的流行病学调查显示，男性在65岁以前，TC、LDL-C和TG水平随年龄增加逐渐升高，以后随着年龄增长逐渐降低；中青年女性TC水平低于男性，女性绝经后TC水平较同年龄男性高。在增龄过程中，HDL-C水平相对稳定；与欧美国家相比，我国老年人的TC、LDL-C和TG水平低于西方人群，以轻、中度增高为主。

人们提出了许多机制用来说明与年龄相关的血脂蛋白浓度的变化，尤其是LDL-C的浓度变化。这些机制包括与年龄相关的进食油脂增加、肥胖、体育锻炼减少，健康状况下降及肝细胞上LDL受体数量随年龄增长而逐渐减少、功能减退。血脂紊乱是心脑血管疾病的独立危险因素，随着年龄增长，动脉粥样硬化发生率增加，老年人是发生心脑血管事件的高危人群。

二、病因

血脂紊乱的发生是由于脂蛋白生成加速或者降解减少，抑或两者同时存在。原发的血脂紊乱可能是由于单基因突变所致的生物化学缺陷，也可能是多基因或者多因子所致。继发的血脂紊乱在老年人中更常见，是由肥胖、糖尿病、甲状腺功能减退及肝、肾疾病等系统性疾病所致。此外，某些药物，如利尿剂、β受体阻滞剂、糖皮质激素等，也可能引起继发性血脂升高。

三、临床表现

多数血脂紊乱的老年患者无任何症状和体征，常于血液常规生化检查时被发现。脂质在血管内皮沉积可引起动脉粥样硬化，由此引起心脑血管和外周血管病变，因此血脂紊乱的首发症状往往与心血管疾病症状相关。

TG水平中度升高会导致脂肪肝和胰腺炎，如果TG水平继续升高则会在背部、肘部、臀部、膝部、手足等部位出现黄色瘤。严重的高甘油三酯血症[TC>5.2 mmol/L(200 mg/dL)]会导致视网膜的动静脉呈白乳状，形成脂血症视网膜炎。某些形式的高脂血症可以导致肝脾增大，从而出现上腹不适感或者压痛，而患有罕见的β脂蛋白不良血症的患者则可能出现手掌黄斑和结节状的黄色瘤。

四、诊断

鉴于目前老年人群的研究数据缺乏，建议老年人血脂紊乱的分类和合适的血脂水平参考2007年《中国成人血脂异常防治指南》制定的标准，诊断老年人血脂异常时应重视全身系统性疾病(如肥胖、糖尿病、甲状腺功能减退、梗阻性肝病、肾病综合征、慢性肾衰竭等)和部分药物(如利尿剂、β受体阻滞剂、糖皮质激素等)及酒精摄入、吸烟引起的继发性血脂异常。对老年患者而言，检测甲状腺功能十分重要，因为无临床症状的甲状腺功能减退与继发性血脂异常相关。

然而，国内外大规模前瞻性流行病学调查结果一致显示，患有心血管疾病的危险性不仅取决于个体具有某一危险因素的严重程度，而且取决于个体同时具有危险因素的数目，而仅依靠血脂检查结果并不能真实反映出被检查者的血脂健康水平。当前，根据心血管疾病发病的综合危险大小来决定血脂干预的强度，已成为国内外相关指南所共同采纳的原则。

因此，2011年ESC/EAS血脂指南取消了“血脂合适范围”的描述，更加强调根据危险分层指导治疗策略，建议采用SCORE系统将患者的心血管风险分为很高危、高危、中危和低危，以此指导治疗策略的制订。我国仍然采用2007年《中国成人血脂异常防治指南》血脂异常危险分层方案，按照有无冠心病及其等危症、有无高血压、其他心血管危险因素的多少，结合血脂水平来综合评估心血管病发病危险，将人群进行危险性分类，此种分类也可用于指导临床开展血脂异常的干预。

五、治疗

(一)老年人降脂治疗的现状

对老年人群的流行病学研究显示，老年人总死亡率及心血管疾病病死率与LDL-C水平呈U形关系，LDL-C<2 mmol/L(77 mg/dL)或>5 mmol/L(193 mg/dL)时，总死亡率及心血管疾病病死率升高；LDL-C在3～4 mmol/L(115～154 mg/dL)时总死亡率及心血管疾病病死率最低。老年人TC与心脑血管疾病关系的研究为矛盾结果，多年来人们担心降低TC水平对老年人可能存在不利影响，严重影响了调脂药物的临床应用。大量循证医学证据显示，他汀类药物显著减少老年人心血管事件的发生和降低心血管疾病致死率，强化降脂治疗对老年患者非常有益。另外近年来研究显示，血脂异常患者即使经过大剂量他汀类药物强化降胆固醇治疗后仍面临很高的心血管余留风险，而在2型糖尿病、肥胖、代谢综合征和/或心血管病患者中，TG升高和HDL-C降低是构成心血管余留风险的主要血脂异常表型。因此，在关注高胆固醇血症的危害性及强调他汀类药物在心血管疾病防治中基石地位的同时，也应充分重视对TG增高等其他类型血脂异常的筛查和干预。

(二)血脂紊乱的治疗

1.老年人血脂紊乱治疗的目标水平

基于循证医学证据，结合我国近年来的随访结果，2007年《中国成人血脂异常防治指南》指出，调脂治疗防治冠心病的临床益处不受年龄影响，对于老年心血管危险人群同样应进行积极调脂治疗。推荐参考2007年《中国成人血脂异常防治指南》，根据老年患者的血脂水平和合并的危险因素确定治疗策略及血脂的目标水平。

2.治疗性生活方式的干预

2011年ESC/EAS指南与我国血脂管理指南一致强调治疗性生活方式改变(TLC)是控制血脂异常的基本和首要措施。国际动脉粥样硬化学会于2013年7月发布的《全球血脂异常诊治建议》也指出生活方式干预的主要目的是降低LDL-C和中等密度脂蛋白，其次是减少其他危险因素。提倡用富含纤维的碳水化合物或不饱和脂肪酸代替过多的饱和脂肪酸。提倡减轻体重、规律进行有氧运动，并采取针对其他心血管病危险因素的措施(如戒烟、限盐等)以降低血压。

3.药物治疗

对许多患有血脂紊乱存在冠心病风险的老年人而言，治疗性生活方式干预不能有效降低LDL-C水平以达到控制目标，需要在健康生活方式改变的基础上开始个体化的调脂药物治疗。临床上供选用的调脂药物主要有他汀类、贝特类、烟酸类、树脂类药物和胆固醇吸收抑制剂，以及其他具有调脂作用的药物，以下做简单介绍。

(1)他汀类：在肝脏合成胆固醇的过程中，羟甲基戊二酰辅酶A(HMG-CoA)还原酶催化其中的限速反应，他汀类药物可以抑制HMG-CoA还原酶，从而减少胆固醇的生成。这类药物有如下作用：上调肝细胞的LDL受体，从而使含有ApoE和ApoB的脂蛋白从循环中清除增多，还使肝脏合成、分泌的脂蛋白减少。他汀类药物降低LDL-C水平，并减少极低密度脂蛋白(VLDL)和中等密度脂蛋白(非HDL-C)等残存颗粒的分泌。所以他汀类药物对LDL-C和TG水平升高的患者是有效的。临床常用制剂有阿托伐他汀、辛伐他汀、洛伐他汀、氟伐他汀、瑞舒伐他汀、匹伐他汀等。他汀类药物是目前临床上最重要、应用最广的降脂药。现有的临床证据表明，他汀类药物治疗可显著减少老年人心脑血管事件的发生。

(2)贝特类：贝特类药物降低VLDL的产生、增加富含TG的脂蛋白的清除率。后者是通过过氧化物酶体增殖物激活受体(PPAR)α及增强脂蛋白脂肪酶的脂解活性来实现的。贝特类药物还能升高HDL-C和ApoAⅠ的水平，适用于TG高、HDL-C低的患者。临床常用制剂有非诺贝特、苯扎贝特、吉非贝齐等。

(3)烟酸类：烟酸抑制脂蛋白的合成，减少肝脏产生VLDL，且抑制游离脂肪酸的外周代谢，从而减少肝脏产生TG、分泌VLDL，并减少LDL颗粒。烟酸促进ApoAⅠ产生增多，因此可以升高HDL-C的水平。临床常用制剂有烟酸、阿昔莫司等。AIM-HIGH研究结果显示，烟酸缓释制剂虽然提高了HDL-C水平、降低TG水平，但并未减少心脏病发作、卒中或其他的心血管事件的发生。临床试验结果的公布对烟酸类药物在心血管病防治中的地位产生较大影响。

(4)树脂类：树脂类药物一般作为治疗高胆固醇血症的二线用药。胆汁酸多价螯合剂在肠道中结合胆汁酸，从而减少了胆汁酸的肝肠循环。这类药上调7α-羟化酶促使肝细胞中更多的胆固醇转变成胆汁酸，从而肝细胞中TC的含量下降、LDL受体表达增多，LDL和VLDL残粒从循环中的清除。同时，胆汁酸多价螯合剂使肝脏胆固醇合成增加，从一定程度上否定了螯合剂的降LDL-C的作用。TG水平高的患者应用树脂类药物需要注意该类药物会使肝脏产生更多的VLDL而致TG升高。临床常用制剂有考来烯胺、考来替哌等。

(5)胆固醇吸收抑制剂：胆固醇吸收抑制剂依折麦布抑制肠道吸收胆固醇，使胆汁及食物中运送至肝脏的胆固醇减少，且减少导致动脉粥样硬化的残余颗粒中VLDL、LDL胆固醇的含量。肠道向肝脏运输的胆固醇减少使得肝细胞LDL受体活性增强，从而导致循环中LDL的清除。

(6)其他调脂药物：普罗布考可以通过渗入到脂蛋白颗粒中影响脂蛋白代谢，降低 TC、LDL-C，也可降低 HDL-C，可用于高胆固醇血症的治疗。n-3 脂肪酸制剂是深海鱼油的主要成分，可降低 TG 和轻度升高 HDL-C。一类全新的降低 LDL-C 药物——人类前蛋白转化酶枯草溶菌素 9(PCSK9)抑制剂，临床研究提示该药能显著降低 LDL-C 水平，有望用于不能耐受他汀类药物或者他汀类药物治疗不能达标的患者。

综上，老年人群同样应该遵循 2007 年《中国成人血脂异常防治指南》，根据患者心脑血管疾病的危险分层及个体特点选择调脂药物，如无特殊原因或禁忌证，应鼓励具有多种心脑血管疾病危险因素的老年人使用他汀类药物。当最大剂量他汀类药物治疗未能达到 LDL-C 目标或不耐受大剂量他汀类药物，可联合使用依折麦布。如果 LDL-C 达标，而非 HDL-C 和 TG 水平明显升高，可加用贝特类药物、烟酸或高剂量的 n-3 脂肪酸，TG 明显升高的患者，需要及时干预，预防急性胰腺炎的发生。

4.老年人药物治疗的安全性

降脂药物较为常见的不良反应是胃肠道不适，少数的不良反应为肝功能异常和肌病，肾损伤、周围神经病变等也曾有报道。总体而言，随着老年人降脂治疗研究的深入，已经证明老年人使用降脂药物是安全有效的，但是无论是血脂紊乱还是药动学、药效学，老年人均有其独特特点。老年人的降脂治疗应在遵循一般原则的前提下，进行个体化治疗，建议应从小剂量开始，并充分考虑到药物相关不良反应，尽可能单药调脂，以避免药物相关肌病的发生，同时密切监测相关症状和生化指标，从而使调脂治疗的获益最大化。

六、关于老年人血脂紊乱有待解决的问题

目前，血脂异常防治指南已经深入临床实际，但关于他汀类药物治疗的观察与思考仍未停止。60 岁以上老年人的他汀类药物治疗，无论是一级预防还是二级预防，总体是获益的。但对于 80 岁以上老年人存在是否还要进一步分层、制订新的他汀类药物治疗目标及剂量选择的问题。目前已经公布的关于降脂治疗的临床试验缺乏对 80 岁以上人群研究的结果，缺乏专为高龄老年人设计的前瞻、随机、对照、大规模临床试验。

在血脂研究领域，针对 LDL-C 降脂达标是老年人血脂紊乱治疗的主要目标，升高 HDL-C 和综合降脂治疗对老年人预后的影响是未来应关注的热点，期待更多专为老年人群设计的大规模随机临床试验，以解决老年人降脂治疗中存在的问题。

（刘泽斌）

第四节　老年糖尿病

一、老年糖尿病流行病学与临床特点

随着人类寿命延长，老年糖尿病发病率逐年增长。老年人中已诊断的糖尿病占 7%～18%，约占整个糖尿病患者群的 40%。估计有一半人未诊断。20%老年人糖耐量减低(IGT)。随着年龄增长，将有更多的老年人发生糖尿病。

老年糖尿病有其独特的临床特点，有关临床和基础研究逐年增多。老年糖尿病的防治已日益受到内分泌专家和有关医护人员的重视和关注。

(一)老年糖尿病的流行病学

1.老年糖尿病患病率

美国糖尿病患病率为6.8%。65～74岁组糖尿病患病率为18.7%，其中白种人占17.9%，黑种人占26.4%。该年龄组IGT占22.8%。总之，65岁以上美国人有400万患糖尿病。

英国伦敦超过60岁者，4%有糖尿病，超过80岁者，占9%，IGT分别为6%和13%。

澳大利亚超过65岁者糖尿病占10%，IGT为80%。超过75岁分别为15%和10%。

日本超过45岁者糖尿病患病率为10%，IGT为15%。

芬兰65～84岁老年人糖尿病占30%，IGT为32%。

我国不同地区流行病学研究显示，老年糖尿病患病率为9.19%～20%。上海的调查发现，60岁以上老年糖尿病患病率已达18.7%。北京解放军总院对一组老年人群的随访调查，显示60岁以上人群糖尿病平均患病率为28.7%，其中60～69岁为17.6%，70～79岁为30.2%，80岁以上为37.8%。

2.影响患病率的因素

(1)年龄：几乎所有流行病学调查均表明，随着年龄增长，糖尿病及IGT人数均增加，增加到曲线平坦，然后下降。不同的地区开始增长的时间、增长速率、高峰时间、下降速率均不相同。

(2)性别：综合32个国家75个社区糖尿病患病率，性别比例差别较大。男性占优势或女性占优势的地区差别明显。非洲、亚洲和美洲，男性糖尿病占优势；太平洋地区女性占优势。少数老年人群调查，未证实性别差异。

(3)居住国家和地区：糖尿病是一种年龄相关的疾病。一个国家的患病率决定于该国家的年龄结构。西方国家老龄人口多，糖尿病患病率高；相反，发展中国家老龄人口少，患病率低。

移居人群处在产生糖尿病的特别危险中。中国和印度移民较当地居民糖耐量异常患病率高，表明环境因素的重要性。

同一国家内不同地区糖尿病患病率不同。美国夏威夷和密西西比河东部糖尿病患病率最高。既往中国城市糖尿病患病率高于农村，近年来农村糖尿病患病率逐渐升高，有的地区发病率与城市接近。

(4)种族：美国黑种人妇女糖尿病较白种人高2倍，男性黑种人甚至高3倍。美国非白种人患病率比白种人高2～6倍。

(5)社会经济状况和生活方式：我国糖尿病调查显示，在大部分地区，糖尿病患病率与该地区平均收入成正比。不良的生活方式，如社会因素和缺乏体力活动均增加患2型糖尿病的危险。

(6)肥胖：肥胖是糖尿病的危险因素。美国调查表明，肥胖者糖尿病发生的可能性增加1倍。但也有无明显相关的报道。

(7)遗传因素：挪威的一项为期22.5年的前瞻性研究发现，父母患糖尿病者，其子女患病的相对危险度分别为1.41和2.51，父母均患糖尿病者，其相对危险度为3.96。

(二)老年糖尿病的临床特点

(1)患病率高，60～70岁为患病峰龄。

(2)起病隐匿，症状不明显，易漏诊。老年人肾小球滤过率下降，肾糖阈值可高达11.1 mmol/L，尿糖常阴性，不能排除糖尿病。常因糖尿病并发症而首诊于非糖尿病专科。如因视力减退首诊于眼科；因高血压、冠心病首诊于心内科；因肾病首诊于肾内科；因下肢坏疽首诊于外科；因外阴瘙痒首诊于妇科等。

(3)血糖控制不理想，治疗依从性差，并发症多，病死率高。老年人器官老化，免疫功能下降，心脑血管及神经系统发病率高，加之社会-心理因素，不愿控制饮食，血糖控制差，达标者仅占20%。

(4)主要的急性并发症为糖尿病非酮症高渗性综合征。一旦发生，不及时诊治，预后差。病死率为40%～60%。

(5)老年糖尿病主要死亡原因为心血管病变，常有动脉粥样硬化及微血管损害，导致高血压、冠心病及心肌梗死，成为老年糖尿病并发症的防治重点。

二、老年人糖耐量减退的机制

(一)胰岛素分泌减少

胰岛素分泌可在空腹、口服或静脉注射葡萄糖后测定。文献中关于老年人胰岛素分泌测定结果有些差异，可能与选择对象有关。一般认为，老年人糖负荷后，胰岛素没有绝对的缺乏。但与合并高血糖者相比，老年人胰岛素分泌减少。活性低的胰岛素原增加，特别是餐后胰岛素原增加，易致餐后高血糖。

(二)胰岛素抵抗

正常的胰岛素数量产生低于正常的生物学效应，称为胰岛素抵抗。表明胰岛素对靶组织的作用受损。常用钳夹技术测定胰岛素抵抗，发现老年人的组织对胰岛素不敏感，脂肪、肌肉和肝脏均存在胰岛素抵抗。老年人葡萄糖清除率明显低于年轻人。

老年人胰岛素抵抗的原因：①组织细胞胰岛素受体减少，仅为青年人的30%。②细胞膜离子转运机制的变化。③受体后缺陷，是由于葡萄糖摄取减少及细胞内葡萄糖代谢受损。胰岛素抵抗导致老年人高胰岛素血症。这一代偿机制，用较高浓度胰岛素以克服老年胰岛素抵抗。

(三)升糖激素变化

1.儿茶酚胺

儿茶酚胺通过以下机制使老年人糖耐量减退：抑制胰岛素分泌，促进肝糖原产生，使葡萄糖利用减少。老年人空腹去甲肾上腺素水平本来就比较高，在胰岛素引起低血糖时刺激去甲肾上腺素分泌更多。

2.胃抑多肽(GIP)

GIP可能是胰岛素分泌的中介物。其在血液中水平，年轻人与老年人无差别。但老年人β细胞对GIP的敏感性比年轻人低，年龄与β细胞对GIP的敏感性呈负相关。

3.胰升糖素

老年人糖耐量减低与胰升糖素关系尚未阐明。

4.生长激素

随着年龄增长，生长激素升血糖作用的敏感性无改变。

5.胰多肽

老年人空腹及葡萄糖餐后胰多肽水平较年轻人高，其意义不明。

(四)肥胖

老年人肥胖及腹部脂肪沉积，增加了胰岛素抵抗，以及与增龄有关的代谢紊乱。

(五)体力活动减少

研究表明,不锻炼的老年人较锻炼者有较高的血糖和胰岛素水平。运动可改善糖耐量和胰岛素敏感性。

(六)其他因素

饮食中碳水化合物含量减少、镁摄入量不足、肾功能减退。低血钾和交感神经活性增加均促进老年人糖耐量异常和胰岛素抵抗。老年人服药较多,类固醇皮质激素及噻嗪类利尿剂易导致糖耐量异常和胰岛素抵抗。

三、老年糖尿病诊断

(一)老年人高血糖的临床表现

老年糖尿病常无临床表现,在诊断糖尿病时,长时间的糖尿病并发症已经存在,但患者可无任何症状。有的患者可能仅有一些非特异症状,而误认为是正常的衰老现象。由于老年人常有多种病理损害,使诊断进一步复杂化。高血糖的典型症状常被忽视,如多尿、多饮、夜尿、口干、多食、中度体重降低及乏力。患者常有情绪变化、记忆差、抑郁和痛阈下降。

某些老年患者可能存在糖尿病并发症症状,如视力下降或丧失、外周神经异常、冠心病、心肌梗死、充血性心力衰竭、外周血管病、间歇性跛行及脑血管病。糖尿病非酮症高渗性综合征常表现为严重脱水、昏迷、脑栓塞等。

即使无高血糖症状,也应寻找老年人糖尿病的危险因素。如肥胖、糖尿病家族史、冠心病、高血压、脑血管病、高脂血症、某些人种(如亚洲移民)及应用致血糖升高的药物(类固醇皮质激素、雌激素、噻嗪类利尿剂、β受体阻滞剂、苯妥英钠等)。

(二)老年糖尿病诊断标准

因曾认为老年人糖耐量减低是生理现象,故不能用年轻人的血糖标准诊断糖尿病。现认为糖尿病不分年龄,均用统一的血糖标准。

糖尿病的诊断标准为:空腹静脉血浆葡萄糖≥7.0 mmoL/L(126 mg%),或口服葡萄糖(75 g)耐量试验(OGTT),2 小时或随机血糖≥11.1 mmol/L(200 mg%);空腹血糖<7.0 mmol/L,餐后 2 小时血糖介于 7.8~11.1 mmol/L,为 IGT,≥11.1 mmoL/L 为糖尿病。空腹血糖≥6.1 mmol/L,但<7.0 mmol/L,而负荷后时血糖正常者为空腹血糖受损(IFG)。IGT 与 IFG 均属于糖尿病前期。

(三)慢性并发症的初步筛选

不少老年糖尿病患者,诊断糖尿病时虽无症状,但早已存在慢性并发症。应根据病史、体检、实验室检查,寻找下列并发症:心脑血管病、神经病变、眼病及骨质疏松等。

四、老年糖尿病的并发症

(一)急性并发症

老年糖尿病急性并发症可持续数小时至几天,不及时抢救病死率高(达到 20%),关键是早期识别及治疗。多数患者经适当治疗可完全缓解。

1.糖尿病非酮症高渗性综合征

(1)本症的临床特点:①多见于老年人。②常无糖尿病史,或为轻型 2 型糖尿病,1 型糖尿病患者少见,且常与酮症酸中毒并存。③首发症状可为心肌梗死、脑血管意外等,收住在非糖尿病科,故常易误诊。④主要的临床表现是高渗性脱水,表现为皮肤干燥、厌食、恶心、尿少、心悸、神志淡漠、幻觉、失语、偏瘫，乃至昏迷。

(2)实验室检查：①血糖≥33.3 mmoL/L。②血钠>145 mmol/L。③血浆渗透压≥330 mmol/L。一般无酮症和酸中毒。

(3)治疗：①小剂量胰岛素。持续短效胰岛素静脉滴注，2～3 U/h，直至血糖降至 14 mmol/L，改为皮下注射。②补液用等渗液体还是低渗液体有争论。一般认为在高渗状态下等渗液体相当于相对低渗液。不主张给 0.45%氯化钠溶液。以高血糖为主用氯化钠溶液，以高血钠为主用葡萄糖溶液。③补钾及治疗并发症。

2.糖尿病酮症酸中毒

糖尿病酮症酸中毒是以高血糖、高酮血症和代谢性酸中毒为主要表现的临床综合征。在胰岛素应用以前是糖尿病的主要病死原因。胰岛素问世后病死率降为 1%～5%。

临床常见症状为食欲缺乏、乏力、头晕头痛、恶心、呕吐、腹痛，重者出现昏迷。实验室检查血糖升高，常高于 16.7 mmol/L，可高达 33.3 mmol/L。血酮体增高，尿酮体阳性。血 pH 和二氧化碳结合力降低。常有血电解质紊乱。

治疗原则是小剂量胰岛素(静脉滴注低于 4 U/h)、补液、补钾、消除诱因及治疗并发症。

老年糖尿病酮症酸中毒主要问题是脱水、高血糖、酸中毒、低血钾。老年人较难忍受脱水致低血压和酸中毒。补液时要注意速度不宜过快，以免负荷过重诱发心力衰竭。血 pH<7.1 时，应用小剂量碳酸氢钠。

3.低血糖

低血糖症是指血糖降至 2.7 mmol/L 以下，并产生脑功能和认知功能紊乱，以及交感神经兴奋症状。表现为衰弱、饥饿、心悸、出汗、寒战、视物模糊、言语不清、头痛、异常行为、偏瘫甚至昏迷。老年人低血糖脑病发生率可达 7.48%。

老年糖尿病低血糖最常见的原因是药物源性。包括以下几方面：①胰岛素，常发生在调整胰岛素剂量，注射胰岛素后未及时用餐、改变胰岛素剂型，以及运动量过大。②口服降糖药，老年人应避免使用作用时间长的磺酰脲类降糖药。因老年人肾功能及代谢能力减退，易积蓄导致低血糖发作。禁用氯磺丙脲类降糖药(半衰期 36 小时)，慎用格列苯脲，选用半衰期短的磺酰脲类等。③合并应用磺酰脲类促进降血糖作用的药物，如水杨酸盐、磺胺药、华法林等。

低血糖时应立刻静脉注射 25%～50%葡萄糖。老年人从昏迷中恢复，比年轻人慢。此外对磺酰脲类药物所致低血糖的治疗反应差，需要药物完全代谢排泄后，可能持续 24～36 小时，更长者达数天，此时应静脉内持续补充葡萄糖。

4.乳酸性酸中毒

老年糖尿病发生乳酸性酸中毒最常见的原因是服用苯乙双胍。该药增加无氧酵解，乳酸产生增加，肝脏和肌肉对乳酸摄取减少，肾脏排酸功能降低，致血乳酸升高。

临床表现为乏力、倦怠、呕吐、腹痛、腹泻、头昏、面部潮红、意识障碍，重者昏迷。实验室检查血乳酸增高(>5 mmol/L)，血 pH<7.35，阴离子间隙>18 mmol/L。

老年糖尿病乳酸性酸中毒病死率高达 30%。一旦确诊，应立即停用苯乙双胍，迅速输注大量生理盐水，补充大量碱性药物，一般用 1.3%碳酸氢钠，可同时用胰岛素加葡萄糖，有利于解除丙酮酸代谢障碍。

老年糖尿病患者应慎用双胍类降糖药。即使选用不良反应较小的二甲双胍，剂量也不宜过大。

(二)慢性并发症

老年糖尿病慢性并发症随糖尿病病程增加而增加，各种并发症可单独或合并存在，如神经病变或肾病患者可合并多种其他并发症。失明者可合并肾病或神经病变。遗传因素在并发症发生中的重要性已越来越清楚。但目前未发现产生某种并发症的特殊标志。

持续高血糖是发生并发症的原因。高血糖抑制肌肉对糖的摄取及利用，使血浆及组织蛋白糖化，血黏度增高。中间代谢产物堆积，山梨醇增加，产生超氧自由基，致细胞损伤。

1.糖尿病大血管并发症

(1)冠心病：①心绞痛症状不典型。②无痛性心肌梗死多。③心律失常发生率高且严重。心肌梗死范围广，猝死及心力衰竭发生率高。溶栓效果差，再梗死率高。

治疗除控制血糖外，应用β受体阻滞剂及改善血小板聚集药物，溶栓治疗严格掌握适应证。必要时可考虑冠状动脉搭桥术及经皮冠状动脉腔内成形术。

(2)脑血管病：①脑梗死多见，发生率为非糖尿病患者的 3～4 倍，以腔隙性脑梗死最多。临床上常无任何症状。②缺血性脑卒中明显多于出血性脑卒中。③一过性脑缺血为对照组的 3 倍，易与心源性晕厥混淆。

治疗宜采用综合措施，应用抗血小板聚集药、脑血管扩张剂、活血化瘀中药及改善脑细胞代谢药物。

(3)间歇性跛行和下肢坏疽：老年糖尿病并发间歇性跛行和下肢坏疽，约占总数的 10%。不积极防治，严重者需截肢。

2.糖尿病视网膜病变

糖尿病导致失明为一般人群的 25～27 倍。失明的主要原因是视网膜病变、白内障及新生血管性青光眼等，以视网膜病变为主。

老年糖尿病视网膜病变常见，新诊断的 2 型糖尿病患者估计 20%有视网膜病变，随糖尿病病程增加，视网膜病变患病率也上升。老年糖尿病 20～25 年后，80%～90%发生视网膜病变。

糖尿病视网膜病变早期表现为微血管瘤，伴出血，逐渐出现渗出，新生血管增生，最后导致视网膜脱落及失明。

防治宜严格控制代谢，使血糖尽可能正常。一旦发生视网膜新生血管及毛细血管渗漏，及早采用激光治疗。中药治疗有助于眼底出血时止血及血液吸收。

3.糖尿病肾病

糖尿病肾病的临床特征是持续性蛋白尿，即 24 小时尿蛋白排出量超过 500 mg。同时伴有肾小球滤过率下降及高血压。

大多数有尿蛋白的糖尿病患者存在糖尿病肾病。特别是在蛋白尿逐步发生，且同时有糖尿病视网膜病变者。但老年 2 型糖尿病伴其他肾脏病者较年轻人 1 型糖尿病多。在终末期肾衰竭患者中，约有 1/3 的 2 型糖尿病伴随其他肾病者，而 1 型糖尿病仅占 10%。这些疾病包括高血压肾脏病变、肾盂肾炎、肾小球肾炎和其他少见病。因此，在诊断糖尿病肾病时，应排除其他原因引起的蛋白尿。

糖尿病肾病发展至肾衰竭时，应限制蛋白质摄入，每天 0.4～0.6 g/kg，以优质动物蛋白质为主，进行腹膜透析和血液透析。65 岁以上老人较少适宜肾移植。口服降糖药应用短效且不经肾排泄的磺胺类药物，如格列喹酮。格列苯脲不宜采用。高血压可用血管紧张素转换酶抑制剂、血管紧张素Ⅱ受体拮抗剂、钙通道阻滞剂及β受体阻滞剂。

4.糖尿病神经系统并发症

糖尿病周围神经病变很常见，且随着年龄增长而增多。临床有 3 种类型：①进展型弥漫性髓鞘病变，即自主神经病变的对称性感觉神经病变。②可逆的单神经病变和神经根病变，包括近端运动神经病变、脑神经病变和急性疼痛性神经病变。③压力性麻痹，显著的腕管综合征等。

临床表现迥异，如热痛感丧失、直立性低血压、心动过速、出汗、勃起功能障碍、神经性膀胱炎、腹泻、胃痛、复视、皮肤烧灼感及疼痛等。老年人症状性自主神经病变较年轻人少。

治疗可选用神经营养药物，如肌醇、甲钴胺、抗血小板聚集药。醛糖还原酶抑制剂疗效不确定。尚可用中医活血化瘀药。

五、老年糖尿病防治

老年糖尿病治疗的目的是解除高血糖引起的临床症状，预防和延缓各种并发症的发生和进展，防止体重明显下降，避免低血糖及其他药物的不良反应，从而保障健康和良好的生活质量。

（一）老年糖尿病防治原则

1.强调早期诊断

新诊断的老年糖尿病患者中 30%～50%表现空腹血糖正常，仅餐后血糖升高。因此在测定空腹血糖的同时，须测定餐后 2 小时血糖，以免漏诊。

2.重视糖尿病前期的防治

糖尿病前期是一个可逆的过渡时期，已经存在大血管和微血管损害。此期有三个发展趋势，经过认真干预，部分人群可转化正常或维持糖尿病前期；若不防治，将发展成为糖尿病。也只有在这个阶段，糖尿病是可以防治的。

3.老年糖尿病血糖控制目标

老年糖尿病血糖的控制应遵循个体化原则。对预计寿命长，独立生活能力强，可从长期强化治疗获益，并愿意进行自我监测的患者，其治疗目标应与非老年糖尿病患者相同；对有严重威胁生命的并发症或智能缺损者，相同控制目标可偏宽。空腹血糖可在 8 mmol/L 左右，餐后 2 小时血糖12 mmol/L左右，糖化血红蛋白（HbA1c）8～9 mmol/L。

4.全面控制心血管危险因素

世界各种糖尿病防治指南版本均指出，为更大程度减少老年糖尿病患者并发症的发生率和病死率，除严格控制血糖外，还需全面控制心血管危险因素，包括肥胖、血压、血脂及戒烟等。

（二）老年糖尿病综合治疗

1.饮食疗法

总的原则是总量控制，结构合理。限制每天总热量的摄入。按每千克标准体重约 104.6 kJ（25 kcal）计算。比例为碳水化合物 50%～60%，每天 200～250 g，蛋白质 10%～15%，脂肪 20%～25%（饱和脂肪酸<10%），纤维素摄入量每天不得少于 30 g，葡萄糖和蔗糖忌用，可用阿斯巴甜蛋白糖类甜味剂。水果富含纤维素、维生素和糖类，食用时按食品交换法，相应减少主食量。

2.运动疗法

运动可增强周围组织对胰岛素的敏感性，加速脂肪分解，减少脂肪堆积，促进全身代谢旺盛，增强体力，消除应激，有利于控制并发症的发生和进展。①适应证：大多数轻、中度 2 型糖尿病，尤其是肥胖型，以及稳定期的 1 型糖尿病。②禁忌证：血糖未控制的 1 型糖尿病，伴有严重肾病、心功能不全、眼底病变及神经病变；频繁发作脑供血不足；糖尿病足；急性感染及糖尿病急性并发症。

运动处方的制订因人而异，有的老年人因骨关节病变或脑卒中偏瘫而无法运动。运动项目可自由选择，如散步、练体操、骑自行车、上下楼梯、打乒乓球、跳舞、打太极拳、游泳、打网球等。以竞技性不强为佳，运动强度适中，不宜过大，随时调整。

3.糖尿病教育、心理治疗和监测

糖尿病教育人群包括一般人群、糖尿病专业医师、护士和营养师、糖尿病患者及其家属。糖尿病心理治疗能增强患者的自我保健意识和技能，提高自控水平。

糖尿病患者应建立自己的健康档案，包括病史、体格检查及实验室检查结果，定期复查。

对检查后难以自理的老年糖尿病患者，对其亲属的教育特别重要。因其担负患者的生活及医疗的管理。

4.药物治疗

(1)促胰岛素分泌剂：①磺酰脲类降糖药，老年糖尿病宜选用半衰期短、排泄快的短效药物。氯磺丙脲作用时间长，肾功能损害时易积蓄，产生低血糖，60 岁以上老人不宜应用。老年人慎用格列苯脲。老年糖尿病常伴发其他多种疾病，服药较多，其中有些药物增强磺酰脲类药降糖作用，如青霉素、水杨酸盐、吲哚美辛、磺胺类药、氨茶碱、利舍平、可乐定、芬氟拉明等，应注意防止引起低血糖。②瑞格列奈，餐时血糖调节剂，发生低血糖少，较适合老年人使用。

(2)双胍类降糖药：老年糖尿病患者不宜用苯乙双胍，易发生乳酸性酸中毒。世界各国均已改用二甲双胍，其代谢并发症较苯乙双胍明显减少。但在肾功能减退或循环衰竭时，二甲双胍仍有促进乳酸性酸中毒的危险，故老年糖尿病患者剂量不宜过大。每天剂量小于 2 g，75 岁以上老人慎用。单用二甲双胍不会产生低血糖症，但与磺酰脲药或胰岛素合用，则可引起低血糖。

(3)α 糖苷酶抑制剂：阿卡波糖和伏格列波糖是一组 α 糖苷酶水解酶的竞争抑制剂，可减慢小肠上端 80％的淀粉及糊精分解为葡萄糖，因而使餐后血糖减少，导致胰岛素抵抗降低，一般对于肾功能无影响，适用于老年糖尿病。但对进食碳水化合物较少的老年糖尿病患者效果不佳。

(4)阿卡波糖加磺酰脲类药物，可使血糖进一步降低约 3 mmol/L，HbA1c 降低 0.8％～1.0％。不良反应有腹胀气、腹痛、腹泻。有的老人难以忍受。

(5)胰岛素增敏剂：罗格列酮和吡格列酮具保护 β 细胞功能和增强胰岛素敏感性的作用。一般是安全的。Dream 研究表明，糖尿病前期患者应用罗格列酮可延缓发生糖尿病。Proactive 研究证实，吡格列酮能减少心血管事件发生率和病死率。增敏剂应用前途较佳。治疗中注意监测肝功能。不良反应为水钠潴留及水肿，停药后可恢复。

(6)中药：有些中药具有轻微降糖作用，临床上主要用于减轻症状，治疗并发症。

(7)胰岛素：胰岛素治疗可维持老年糖尿病患者健康，预防长期的血管并发症，保障生命质量。主张尽早应用。

老年人新诊断的 1 型糖尿病少见，一旦确诊，通常每天注射 2 次胰岛素，用自混、预混或低精蛋白胰岛素。使用标准注射器或胰岛素笔。

2 型糖尿病胰岛素治疗指征：伴发急性病，如严重感染、心梗、外科手术；预防和治疗长期的血管并发症；血糖控制差，临床症状明显。2 型糖尿病患者最终将有一半需胰岛素治疗。每天 2 次胰岛素已足够，因这类患者还有一部分内源性胰岛素分泌。

2 型糖尿病胰岛素治疗易发生高胰岛素血症，老年糖尿病患者易出现腹部肥胖，故对肥胖的老年糖尿病患者，胰岛素与二甲双胍和阿卡波糖或胰岛素增敏剂合用，尽量减少胰岛素剂量。胰岛素应用过程中，应严密观察，避免发生低血糖。

（刘泽斌）

第五节 老年慢性肺源性心脏病

慢性肺源性心脏病简称肺心病，是指由肺组织、胸廓或肺动脉系统病变引起的肺动脉高压，伴或不伴有右心衰竭的一类疾病。

老年肺心病在我国是常见病、多发病，平均患病率为0.48%，病死率在15%左右。本病占住院心脏病的构成比为38.5%～46%。我国北部及中部地区15岁以上人口患病率为3%，估计全国有2 500万人罹患此病，约有30%为非吸烟人群，与国外有明显差别，而且以农村女性多见，个体易感因素、遗传、气道高反应性、环境因素、职业粉尘和化学物质、空气污染等与本病的发病密切相关。

一、病因

本病病因为影响支气管、肺为主的疾病，主要包括以下几个方面。

(1)慢性阻塞性肺疾病(COPD)、支气管哮喘、支气管扩张症等气道疾病，其中在我国80%～90%的慢性肺心病病因为COPD。

(2)影响肺间质或肺泡为主的疾病，如特发性肺间质纤维化、结节病、慢性纤维空洞性肺结核、放射性肺炎、肺尘埃沉着病及结缔组织病引起的肺部病变等。

(3)神经肌肉及胸壁疾病，如重症肌无力、多发性神经病、胸膜广泛粘连、类风湿关节炎等造成的胸廓或脊柱畸形等疾病，影响呼吸活动，造成通气不足，导致低氧血症。

(4)通气驱动失常的疾病，如肥胖-低通气综合征、睡眠呼吸暂停低通气综合征、原发性肺泡通气不足等，因肺泡通气不足，导致低氧血症。

(5)以肺血管病变为主的疾病，如反复肺动脉栓塞、广泛结节性肺动脉炎、结缔组织病系统性红斑狼疮引起的肺血管病变等。

(6)特发性疾病，如原发性肺动脉高压，即不明原因的持续性、进行性肺动脉压力升高。各种肺血管病变可导致低氧血症及肺动脉高压，并最终导致慢性肺心病。

二、病理解剖

由于支气管黏膜炎性改变、增厚、黏液腺增生、分泌亢进，支气管腔内炎症渗出物及黏液分泌物潴留，支气管纤毛上皮受损，影响了纤毛上皮净化功能。病变向下波及细支气管，可出现平滑肌肥厚，使管腔狭窄而不规则；又加上管壁痉挛、软骨破坏、局部管腔易闭陷等改变，使细支气管不完全或完全阻塞，致排气受阻，肺泡内残气量增多压力增高，肺泡过度膨胀，肺泡在弹力纤维受损基础上被动扩张，泡壁断裂，使几个小泡融合成一个大泡而形成肺气肿。慢性阻塞性肺疾病常反复发作支气管周围炎及肺炎，炎症可累及邻近肺小动脉，使腔壁增厚、管腔狭窄或纤维化，肺细动脉Ⅰ及Ⅲ型胶原增多；此外可有非特异性肺血管炎，肺血管内血栓形成等。最后致右心室肥大、室壁增厚、心腔扩张、肺动脉圆锥膨隆、心肌纤维肥大、萎缩、间质水肿，灶性坏死，坏死灶后为纤维组织所替代。部分患者可合并冠状动脉粥样硬化性病变。

三、发病机制

肺的功能和结构改变致肺动脉高压(pulmonary hypertension，PH)是导致肺心病的先决条件。

(一)呼吸功能改变

由于上述支气管及肺泡病理改变出现阻塞性通气功能障碍。限制性肺部疾病或胸部活动受限制可出现限制性通气功能障碍，使肺活量、残气量和肺总量减低。进一步发展则通气/血流比值失调而出现换气功能失常，最终导致低氧血症和高碳酸血症。

(二)血流动力学改变

主要改变在右心及肺动脉，表现为右心室收缩压升高和肺动脉高压。低氧作用于肺血管平滑肌细胞膜上的离子通道，引起钙离子内流增加和钾离子通道活性阻抑；刺激血管内皮细胞，使内皮衍生的收缩因子，如内皮素-Ⅰ合成增加而内皮衍生的舒张因子(如一氧化氮和降钙素)产生和释放减少；某些血管活性物质如血栓素 A_2、血管紧张素Ⅱ、血小板激活因子及肿瘤坏死因子等形成和释放均促使肺血管收缩。加上二氧化碳潴留使血中 H^+ 浓度增高，均可加重肺动脉高压。缺氧又使肺血管内皮生长释放因子(平滑肌细胞促分裂素)分泌增加，使血管平滑肌增殖；成纤维细胞分泌的转化生长因子 β 表达增加，使肺动脉外膜成纤维细胞增殖，这种肺血管结构重建使肺血管顺应性下降，管腔变窄，血管阻力增加。缺氧引起的代偿性红细胞增多，血容量增加，血液黏稠度和循环阻力增高。慢性炎症使肺血管重构、肺血管数量减少，肺微动脉中原位血栓形成，均更加重了肺动脉高压。

(三)心脏负荷增加，心肌功能抑制

肺心病由于心肌氧张力减低，红细胞增多和肺血管分流，使左、右心室尤其是右心室负荷增加，右心室扩大，右心室排血不完全，最后产生右心衰竭。一般认为，肺心病是右心室受累的心脏病，但肺心病也有左心室损害。尸检证明，肺心病有左心室肥大者占 61.1%～90.0%。缺氧、高碳酸血症、肺部感染对心肌的损害，心排血量的增加，以及支气管肺血管分流的形成对左心室负担的增加及老年人合并冠心病存在，均可使心脏功能受损加重。

(四)多脏器损害

肺心病引起多脏器衰竭与低灌注、感染所致休克，炎症介质释放，抗原抗体复合物形成，激活补体、释放 C_3 等活性物质，使中性粒细胞黏附于复合体，释放出氧自由基而引起血管内皮严重损害，肺毛细血管内皮细胞受损使血中微聚物及血管壁活性物质难以清除，从而自左心室排出而引起全身器官损害，最后导致多脏器衰竭。

四、临床表现

本病病程进展缓慢，可分为代偿与失代偿两个阶段，但其界限有时并不清楚。

(一)功能代偿期

患者都有慢性咳嗽、咳痰或哮喘史，逐步出现乏力、呼吸困难。体检显示明显肺气肿表现，包括桶状胸、肺部叩诊呈过度清音、肝浊音上界下降、心浊音界缩小甚至消失。听诊呼吸音低，可有干湿啰音，心音轻，有时只能在剑突下听到。肺动脉区第二音亢进，剑突下有明显心脏搏动，是病

变累及心脏的主要表现。颈静脉可有轻度曲张，但静脉压并不明显增高。

（二）功能失代偿期

肺组织损害严重引起缺氧、二氧化碳潴留，可导致呼吸和/或心力衰竭。

（1）呼吸衰竭：多见于急性呼吸道感染后。缺氧早期主要表现为发绀、心悸和胸闷等。病变进一步发展时发生低氧血症，可出现各种精神神经障碍症状，称为肺性脑病。

（2）心力衰竭：也多发生在急性呼吸道感染后，因此，常合并有呼吸衰竭，以右心衰竭为主，可出现各种心律失常。此外，由于肺心病是以心、肺病变为基础的多脏器受损害的疾病，因此，在重症患者中，可有肾功能不全、弥散性血管内凝血、肾上腺皮质功能减退所致面颊色素沉着等表现。

五、实验室检查和辅助检查

（一）血液检查

红细胞计数和血红蛋白增高，血细胞比容正常或偏高，全血黏度、血浆黏度和血小板黏附率及聚集率常增高，红细胞电泳时间延长，红细胞沉降率一般偏快；动脉血氧饱和度常低于正常，二氧化碳分压高于正常，以呼吸衰竭时显著。在心力衰竭期，可有丙氨酸氨基转移酶和血浆尿素氮、肌酐、血及尿β-微球蛋白、血浆肾素活性、血浆血管紧张素Ⅱ含量增高等肝肾功能受损表现。合并呼吸道感染时，可有白细胞计数增高。在呼吸衰竭不同阶段可出现高钾、低钠、低钾或低氯、低钙、低镁等变化。

（二）痰细菌培养

痰细菌培养旨在指导抗生素的应用。

（三）X线检查

诊断标准：①右肺下动脉横径≥15 mm；②肺动脉中度凸出或其高度≥3 mm；③右心室增大。

通常分为以下三型。

（1）正常型，心肺无异常表现。

（2）间质型，非血管性纹理增多，迷乱和/或网织结节阴影，多见于肺下野或中下野或兼有一定程度的肺气肿。

（3）肺气肿型，表现为肺过度膨胀（如横膈低平、左肋膈角开大＞35°等），肺血管纹理自中带或内带变细、移位变形和/或稀疏，有肺大疱或不规则局限透明区或兼有一定程度的间质改变。

（四）心电图检查

通过心电图发现，右心室肥大具有较高的特异性但其敏感性较差，有一定易变性。急性发作期由于缺氧、酸中毒、碱中毒、电解质紊乱等可引起ST段与T波改变和各种心律失常，当解除诱因，病情缓解后常可有所恢复及心律失常消失。心电图常表现为右心房和右心室增大。V_1的R波振幅、V_1的R/S比值和肺动脉压水平无直接关系。肺动脉高压伴COPD的患者心电图上的异常表现通常要少于肺动脉高压伴随其他疾病的患者。因为前者肺动脉高压的程度相对较轻，而且胸腔过度充气造成的桶状胸往往导致心电图呈低电压。

心电图诊断右心房及右心室增大的标准如下。

（1）在Ⅱ、Ⅲ、aVF、V_1、V_2导联P波电压达到0.25 mV。

（2）Ⅰ导联R波电压达到0.2 mV。

（3）A+R-PL=0.7 mV（Butler心电图诊断标准：A为V_1或V_2导联R或R′波的最大振幅，

R 为 Ⅰ 或 V_6 导联 S 波最大振幅，PL 为 V_1 最小的 S 波或者 Ⅰ 或 V_6 最小的 r 波振幅）。用此标准评估肺动脉高压时，其敏感性可高达 89%。

（五）超声心动图检查

超声心动图检查常表现为右心房和右心室增大，左心室内径正常或缩小，室间隔增厚。右心室压力过高引起的室间隔活动异常具有特征性。而右心室壁和周围组织结构的分辨能力限制了超声心动图对于右心室扩大的辨别能力。右心室的功能障碍很难用超声心动图来量化，但可通过室间隔的位置和偏曲度从侧面得以反映。如果超声心动图发现心包积液，右心房扩大，间隔移位，通常提示预后较差。由于慢性右心室压力负荷过重及左心室充盈不足，二尖瓣收缩期脱垂及室间隔运动异常相当常见。通过测量三尖瓣反流速度，用 Bernoulli 公式可得到右心室收缩高压的多普勒超声心动图证据。多普勒超声心动图显示，二尖瓣反流及右心室收缩压增高。多平面经食管超声心动图检查可显示右心室功能射血分数下降。

（六）肺功能检查

在心肺功能衰竭期不宜进行本检查，症状缓解期可考虑测定。患者均有通气和换气功能障碍。表现为时间肺活量及最大通气量减少，残气量增加。此外，肺阻抗血流图及其微分图的检查在一定程度上能反映机体内肺血流容积改变，了解肺循环血流动力学变化、肺动脉压力大小和右心功能；核素心血管造影有助于了解右心功能；肺灌注扫描如肺上部血流增加、下部减少，则提示有肺动脉高压存在。

六、诊断

本病由慢性广泛性肺、胸部疾病发展而来，呼吸系统和循环系统的症状常混杂出现，故早期诊断比较困难。一般认为，凡有慢性广泛性肺、胸部疾病患者，一旦发现有肺动脉高压、右心室增大而同时排除了引起右心增大的其他心脏疾病可能时，即可诊断为本病。肺动脉高压和右心室增大是肺心病早期诊断的关键。肺心病常可并发酸碱平衡失调和电解质紊乱。其他还有上消化道出血和休克，其次为肝、肾功能损害及肺性脑病，少见的有自发性气胸、弥散性血管内凝血等，后者病死率高。

七、治疗

肺心病是原发于重症胸、肺、肺血管基础疾病的晚期并发症，防治很困难，其中 81.8% 的患者由慢性支气管炎、支气管哮喘并发肺气肿发展而来，因此，积极防治这些疾病是避免肺心病发生的根本措施。应讲究卫生、戒烟和增强体质，提高全身抵抗力，减少感冒和各种呼吸道疾病的发生。对已发生肺心病的患者，应针对缓解期和急性期分别加以处理。呼吸道感染是发生呼吸衰竭的常见诱因，故需要积极予以控制。

（一）缓解期治疗

缓解期治疗是防止肺心病发展的关键。可采用以下方式。

（1）冷水擦身和膈式呼吸及缩唇呼气，以改善肺脏通气。

（2）镇咳、祛痰、平喘和抗感染等对症治疗。

（3）提高机体免疫力药物如核酸酪素注射液（麻疹减毒疫苗的培养液）皮下或肌内注射，或核酸酪素口服液每支 10 mL，3 次/天，36 个月为 1 个疗程。气管炎菌苗皮下注射、卡介苗素注射液肌内注射等。

(4)临床试验表明,长期氧疗可以明显改善有缺氧状态的慢性肺心病患者的生存率。

(5)中医中药治疗,宜扶正固本、活血化瘀,以提高机体抵抗力,改善肺循环情况。对缓解期患者,进行康复治疗及开展家庭病床工作能明显降低急性期的发作。

(二)急性期治疗

(1)控制呼吸道感染:呼吸道感染是发生呼吸衰竭和心力衰竭的常见诱因,故需积极应用药物予以控制。目前主张联合用药。宜根据痰培养和致病菌对药物敏感的测定选用,但不要受痰菌药物试验的约束。可考虑经验性抗菌药物治疗。加拿大胸科学会推荐的COPD急性期抗菌治疗方案,曾经被广泛引用。急性发作的COPD分为单纯型、复杂型和慢性化脓型三型,其中单纯型推荐的经验性治疗抗菌药物是阿莫西林、多西环素、复方磺胺甲噁唑;复杂型推荐的是喹诺酮类药物、β_2内酰胺酶抑制剂复方制剂、第2代或第3代头孢菌素、新大环内酯类;慢性化脓型推荐的是环丙沙星、其他静脉用抗假单胞菌抗生素(哌拉西林钠、头孢他啶、头孢吡肟、碳青霉烯类、氨基糖苷类)。除全身用药外,还可局部雾化吸入或气管内滴注药物。长期应用抗生素要防止真菌感染。一旦真菌成为肺部感染的主要病原菌,应调整或停用抗生素,给予抗真菌治疗。

(2)改善呼吸功能,抢救呼吸衰竭:采取综合措施,包括缓解支气管痉挛、清除痰液、保持呼吸道通畅,可用沐舒坦15 mg,2次/天,雾化吸入;或60 mg,口服2次/天,静脉滴注。持续低浓度给氧,应用呼吸兴奋剂,BiPAP正压通气等,必要时施行气管切开、气管插管和机械呼吸器治疗等。

(3)控制心力衰竭:轻度心力衰竭给予吸氧,改善呼吸功能,控制呼吸道感染后,症状即可减轻或消失。较重者加用利尿剂也能较快予以控制。①利尿剂:一般以间歇、小量呋塞米及螺内酯交替使用为妥,目的为降低心脏前、后负荷,增加心排血量,降低心腔充填压,减轻呼吸困难。使用时应注意到其可引起血液浓缩,使痰液黏稠,加重气道阻塞;电解质紊乱尤其是低钾、低氯、低镁和碱中毒,诱致难治性水肿和心律失常。若需长时间使用利尿剂,可合用有保钾作用血管紧张素转换酶抑制剂,如卡托普利、培哚普利、福辛普利等,以避免肾素分泌增加、血管痉挛,增强利尿作用。中药如复方五加皮汤、车前子、金钱草等均有一定利尿作用。②洋地黄类药物:在呼吸功能未改善前,洋地黄类药物疗效差,且慢性肺心病患者肝、肾功能差,因此,用量宜小,否则极易发生毒性反应,出现心律失常。急性加重期以静脉注射毛花苷C或毒毛花苷K为宜,见效快,可避免在体内蓄积,若心力衰竭已纠正,可改用地高辛维持。③血管扩张剂:除减轻心脏的前、后负荷,还可扩张肺血管,降低肺动脉压。全身性血管扩张药大多对肺血管也有扩张作用,如直接扩张血管平滑肌药物(肼屈嗪)、钙通道阻滞剂(硝苯地平)、α受体阻滞剂(酚妥拉明)及β受体激动剂、茶碱类、依前列醇等,均可不同程度地降低肺动脉压力。但应注意这些药物对心排血量及动脉血压的影响,应从小剂量开始。慢性肺心病是以右心病变为主的全心病变,可发生右心衰竭、急性肺水肿或全心衰竭。并且心力衰竭往往与呼吸衰竭并存,因此,治疗心力衰竭前应先治疗呼吸衰竭,一般随着呼吸功能的改善,急性增高的肺动脉压可随之下降,右心室负荷减轻,轻症心力衰竭患者可得到纠正。

(4)控制心律失常:除常规处理外,还需注意治疗病因,包括控制感染、纠正缺氧、纠正酸碱和电解质平衡失调等。病因消除后心律失常往往会自行消失。此外,应用抗心律失常药物时,还要注意避免应用普萘洛尔等β受体阻滞剂,以免引起气管痉挛。

(5)应用肾上腺皮质激素:在有效控制感染的情况下,短期大剂量应用肾上腺皮质激素,对抢救早期呼吸衰竭和心力衰竭有一定作用。通常用氢化可的松100～300 mg或地塞米松10～

20 mg加于5%葡萄糖溶液500 mL中静脉滴注，每天1次，后者也可静脉推注，病情好转后2～3天停用。如发生胃肠道出血，肾上腺皮质激素的使用应十分慎重。

(6)并发症的处理：如酸碱平衡失调和电解质紊乱、消化道出血、休克、弥散性血管内凝血等应积极治疗。

(7)中医中药治疗：肺心病急性发作期表现为本虚标实，病情多变，治疗应按急则治标、标本兼治的原则。中西医结合治疗是一种很好的治疗途径。

(刘泽斌)

第三章 内科疾病的护理

第一节 支气管扩张症

支气管扩张症是指直径>2 mm 的支气管由于管壁的肌肉和弹性组织破坏引起的慢性异常扩张。临床特点为慢性咳嗽、咳大量脓性痰和/或反复咯血。患者常有婴幼儿麻疹、百日咳或支气管肺炎等病史。

一、病因及发病机制

(一)支气管-肺组织感染和支气管阻塞

支气管-肺组织感染和支气管阻塞是支气管扩张的主要病因。感染和阻塞症状相互影响,促使支气管扩张的发生和发展。其中婴幼儿期支气管-肺组织感染是最常见的病因,如婴幼儿麻疹、百日咳、支气管肺炎等。

由于儿童支气管较细,易阻塞,且管壁薄弱,反复感染破坏支气管壁各层结构,尤其是平滑肌和弹性纤维的破坏削弱了对管壁的支撑作用。支气管炎使支气管黏膜充血、水肿、分泌物阻塞管腔,导致引流不畅而加重感染。支气管内膜结核、肿瘤、异物引起管腔狭窄、阻塞,也是导致支气管扩张的原因之一。

(二)支气管先天性发育缺陷和遗传因素

此类支气管扩张较少见,如巨大气管-支气管症、Kartagener 综合征(支气管扩张、鼻窦炎和内脏转位)、肺囊性纤维化、先天性丙种球蛋白缺乏症等。

(三)全身性疾病

目前已发现类风湿关节炎、克罗恩病、溃疡性结肠炎、系统性红斑狼疮、支气管哮喘等疾病可同时伴有支气管扩张;有些不明原因的支气管扩张患者,其体液免疫和/或细胞免疫功能有不同程度的异常,提示支气管扩张可能与机体免疫功能失调有关。

二、临床表现

(一)症状

1.慢性咳嗽、大量脓痰

痰量与体位变化有关。晨起或夜间卧床改变体位时,咳嗽加剧、痰量增多。痰量多少可估计病情严重程度。感染急性发作时，痰量明显增多，每天可达数百毫升，外观呈黄绿色脓性痰，痰液静置后出现分层的特征：上层为泡沫；中层为脓性黏液；下层为坏死组织沉淀物。合并厌氧菌感染时痰有臭味。

2.反复咯血

50%～70%的患者有程度不等的反复咯血，咯血量与病情严重程度和病变范围不完全一致。大量咯血最主要的危险是窒息，应紧急处理。部分发生于上叶的支气管扩张，引流较好，痰量不多或无痰，以反复咯血为唯一症状，称为“干性支气管扩张”。

3.反复肺部感染

其特点是同一肺段反复发生肺炎并迁延不愈。

4.慢性感染中毒症状

反复感染者可出现发热、乏力、食欲减退、消瘦、贫血等，儿童可影响发育。

(二)体征

早期或干性支气管扩张多无明显体征，病变严重或继发感染时在下胸部、背部常可闻及局限性、固定性湿啰音，有时可闻及哮鸣音；部分慢性患者伴有杵状指(趾)。

三、辅助检查

(一)胸部 X 线检查

早期无异常或仅见患侧肺纹理增多、增粗现象。典型表现是轨道征和卷发样阴影，感染时阴影内出现液平面。

(二)胸部 CT 检查

显示有管壁增厚的柱状扩张或成串成簇的囊状改变。

(三)纤维支气管镜检查

有助于发现患者出血的部位，鉴别腔内异物、肿瘤或其他支气管阻塞原因。

四、诊断要点

根据患者有慢性咳嗽、大量脓痰、反复咯血的典型临床特征，以及肺部闻及固定而局限性的湿啰音，结合儿童时期有诱发支气管扩张的呼吸道病史，一般可作出初步临床诊断。胸部影像学检查和纤维支气管镜检查可进一步明确诊断。

五、治疗要点

治疗原则是保持呼吸道引流通畅，控制感染，处理咯血，必要时手术治疗。

(一)保持呼吸道通畅

1.药物治疗

祛痰药及支气管舒张药具有稀释痰液、促进排痰的作用。

2.体位引流

对痰多且黏稠者作用尤其重要。

3.经纤维支气管镜吸痰

若体位引流排痰效果不理想，可经纤维支气管镜吸痰及生理盐水冲洗痰液，也可局部注入抗生素。

(二)控制感染

控制感染是支气管扩张急性感染期的主要治疗措施。应根据症状、体征、痰液性状,必要时参考细菌培养及药物敏感试验结果选用抗菌药物。

(三)手术治疗

对反复呼吸道急性感染或大咯血,病变局限在一叶或一侧肺组织,经药物治疗无效,全身状况良好的患者,可考虑手术切除病变肺段或肺叶。

六、常用护理诊断

(一)清理呼吸道无效

咳嗽、大量脓痰、肺部湿啰音与痰液黏稠和无效咳嗽有关。

(二)有窒息的危险

窒息与痰多、痰液黏稠或大咯血造成气道阻塞有关。

(三)营养失调

乏力、消瘦、贫血、发育迟缓与反复感染导致机体消耗增加及患者食欲缺乏、营养物质摄入不足有关。

(四)恐惧

精神紧张、面色苍白、出冷汗与突然或反复大咯血有关。

七、护理措施

(一)一般护理

1.休息与环境

急性感染或咯血时应卧床休息,大咯血患者需绝对卧床,取患侧卧位。病室内保持空气流通,维持适宜的温度、湿度,注意保暖。

2.饮食护理

提供高热量、高蛋白、高维生素饮食,发热患者给予高热量流质或半流质饮食,避免冰冷、油腻、辛辣食物诱发咳嗽。鼓励患者多饮水,每天 1 500 mL 以上,以稀释痰液。指导患者在咳痰后及进食前后用清水或漱口液漱口,保持口腔清洁,促进食欲。

(二)病情观察

观察痰液量、颜色、性质、气味和与体位的关系,记录 24 小时痰液排出量;定期测量生命体征,记录咯血量,观察咯血的颜色、性质及量;病情严重者需观察有无窒息前症状,发现窒息先兆,立即向医师汇报并配合处理。

(三)对症护理

1.促进排痰

(1)指导有效咳嗽和正确的排痰方法。

(2)采取体位引流者需依据病变部位选择引流体位,使病肺居上,引流支气管开口向下,利于痰液流出。一般于饭前 1 小时进行。引流时可配合胸部叩击,提高引流效果。

(3)必要时遵医嘱选用祛痰药或 β_2 受体激动剂喷雾吸入,扩张支气管、促进排痰。

2.预防窒息

(1)痰液排出困难者,鼓励多饮水或雾化吸入,协助患者翻身、拍背或体位引流,以促进痰液排出，减少窒息发生的危险。

（2）密切观察患者的表情、神志、生命体征，观察并记录痰液的颜色、量与性质，及时发现和判断患者有无发生窒息的可能。如患者突然出现烦躁不安、神志不清、面色苍白或发绀、出冷汗、呼吸急促、咽喉部痰鸣音明显，应警惕窒息的发生，并及时通知医师。

（3）对意识障碍、年老体弱、咳嗽咳痰无力、咽喉部痰鸣音明显、神志不清者、突然涌出大量呕吐物等高危患者，立即做好抢救准备，如迅速备好吸引器、气管插管或气管切开等用物，积极配合抢救工作。

（四）心理护理

病程较长，咳嗽、咳痰、咯血反复发作或逐渐加重时，患者易产生焦虑、沮丧情绪。护士应多与其交谈，讲明支气管扩张反复发作的原因及治疗进展，帮助患者树立战胜疾病的信心，缓解焦虑不安情绪。咯血时医护人员应陪伴、安慰患者，帮助稳定情绪，避免因情绪波动加重出血。

（五）健康教育

1.疾病知识指导

帮助患者及家属了解疾病发生、发展与治疗、护理过程。与其共同制订长期防治计划。宣传防治百日咳、麻疹、支气管肺炎、肺结核等呼吸道感染疾病的重要性；及时治疗上呼吸道慢性病灶；避免受凉，预防感冒；戒烟、减少刺激性气体吸入，防止病情恶化。

2.生活指导

讲明加强营养对机体康复的作用，使患者能主动摄取必需的营养素，以增强机体抗病能力。鼓励患者参加体育锻炼，建立良好的生活习惯，劳逸结合，以维护心、肺功能状态。

3.用药指导

向患者介绍常用药物的用法和注意事项，观察疗效及不良反应。指导患者及家属学习和掌握有效咳嗽、胸部叩击、雾化吸入和体位引流的方法，以利于长期坚持，控制病情的发展；了解抗生素的作用、用法和不良反应。

4.自我监测指导

定期复查。嘱患者按医嘱服药，教患者学会观察药物的不良反应。教会患者识别病情变化的征象，观察痰液量、颜色、性质、气味以及排痰与体位的关系，并记录 24 小时痰液排出量。如有咯血、窒息先兆，立即前往医院就诊。

（沈玉珍）

第二节 消化性溃疡

一、疾病概述

（一）概念和特点

消化性溃疡主要指发生在胃和十二指肠的慢性溃疡，即胃溃疡（gastric ulcer，GU）和十二指肠溃疡（duodenal ulcer，DU），因溃疡的形成与胃酸/胃蛋白酶的消化作用有关而得名。溃疡的黏膜缺损超过黏膜肌层，不同于糜烂。

消化性溃疡是全球常见疾病，其患病率在近年来呈下降趋势。本病可发生于任何年龄，但中年最为常见，DU 多见于青壮年，而 GU 多见于中老年，后者发病高峰比前者约迟 10 年。男性患病比女性多见。临床上 DU 比 GU 多见，两者之比为(2～3)：1，但有地区差异。

(二)相关病理、生理

目前，对消化性溃疡的病理、生理的认识主要是基于 Shay 和 Sun 等人提出的“平衡学说”。即正常情况下，胃黏膜的攻击因子与防御因子应保持生理上的平衡，若攻击因子过强或防御因子减弱，就会造成胃黏膜损伤而引起溃疡。攻击因子主要有胃酸、胃蛋白酶、幽门螺杆菌等。防御因子主要有碳酸氢盐、胃黏液屏障和前列腺素等细胞保护因子。因此，“平衡学说”实际上就是胃酸分泌系统与胃黏膜保护系统之间的平衡。

(三)消化性溃疡的病因

1.幽门螺杆菌感染和非甾体抗炎药

近年的研究已经明确，幽门螺杆菌(Hp)感染和服用非甾体抗炎药(NSAID)是最常见病因。溃疡发生是黏膜侵袭因素和防御因素失平衡的结果，胃酸在溃疡的形成中起关键作用。对胃十二指肠黏膜有损伤的侵袭因素包括胃酸和胃蛋白酶的消化作用，Hp 的感染，NSAID，以及胆盐、胰酶、酒精等，其中 Hp 和 NSAID 是损害胃黏膜屏障，导致消化性溃疡的最常见病因。

2.下列因素与消化性溃疡发病有不同程度的关系

(1)吸烟：吸烟者消化性溃疡的发生率比不吸烟者高，吸烟影响溃疡愈合和促进溃疡复发。

(2)遗传：消化性溃疡的家族史可能是 Hp 感染“家庭聚集”现象，O 型血胃上皮细胞表面表达更多黏附受体而有利于 Hp 定植，故 O 型血者易患消化性溃疡。

(3)急性应激：情绪应激可能主要起诱因作用，可能通过神经内分泌途径影响胃十二指肠分泌、运动和黏膜血流的调节。

(4)胃十二指肠运动异常：胃肠运动障碍可加重 Hp 或 NSAID 对黏膜的损害。

因此，消化性溃疡是一种多因素疾病，其中 Hp 感染和服用 NSAID 是已知的主要病因，溃疡发生是黏膜侵袭因素和防御因素失平衡的结果，胃酸在溃疡形成中起关键作用。

(四)临床表现

上腹痛是消化性溃疡的主要症状，但部分患者可无症状或症状较轻以至于不为患者所注意，而以出血、穿孔等并发症为首发症状。

典型的消化性溃疡有如下临床特点：①慢性过程，病史可达数年至数十年；②周期性发作，发作与自发缓解相交替，发作期可为数周或数月，缓解期也长短不一，短者数周、长者数年；发作常有季节性，多在秋冬季或冬春之交发病，可因精神情绪不良或过劳而诱发；③发作时上腹痛呈节律性，表现为空腹痛即餐后2～4 小时和/或午夜痛，腹痛多在进食或服用抗酸药后有所缓解，典型节律表现在 GU 多见。

1.症状

上腹痛为主要症状，性质多为灼痛，也可为钝痛、胀痛、剧痛或饥饿样不适感。多位于中上腹，可偏右或偏左。一般为轻至中度持续性疼痛。疼痛常有典型的节律性如上述。腹痛多在进食或服用抗酸药后缓解。

2.体征

溃疡活动时上腹部可有局限性轻压痛，缓解期无明显体征。

(五)辅助检查

1.实验室检查

血常规、尿常规和便常规(粪便隐血试验)、生化、肝肾功能检查(以了解其病因、诱因及潜在的护理问题)。

2.胃镜和胃黏膜活组织检查

胃镜和胃黏膜活组织检查是确诊消化性溃疡首选的检查方法。内镜下消化性溃疡多呈圆形或椭圆形,也有呈线形,边缘光整,底部覆有灰黄色或灰白色渗出物,周围黏膜可有充血、水肿,可见皱襞向溃疡集中。内镜下溃疡可分为活动期(A)、愈合期(H)和瘢痕期(S)3 个病期。

3.X 线钡餐检查

其适用于对胃镜检查有禁忌或不愿接受胃镜检查者。溃疡的 X 线征象有直接和间接两种:龛影是直接征象,对溃疡有确诊价值;局部压痛、十二指肠球部激惹和球部畸形、胃大弯侧痉挛性切迹均为间接征象,仅提示可能有溃疡。

4.Hp 检测

该检测应列为消化性溃疡诊断的常规检查项目,因为有无 Hp 感染决定治疗方案的选择。监测方法分为侵入性和非侵入性两大类。前者需通过胃镜检查取胃黏膜活组织进行监测,主要包括呋塞米素酶试验、组织学检查和 Hp 培养;后者主要有^{13}C或^{14}C尿素呼气试验、粪便 Hp 抗原检测及血清学检查。

(六)治疗原则

消化性溃疡的治疗目的:消除病因、缓解症状、愈合溃疡、防止复发和防治并发症。针对病因的治疗,如根除 Hp,有可能彻底治愈溃疡病,是近年来消化性溃疡治疗的一大进展。

1.药物治疗

治疗消化性溃疡的药物可分为抑制胃酸分泌的药物和保护胃黏膜的药物两大类,主要起缓解症状和促进溃疡愈合的作用,常与根除 Hp 治疗配合使用。

(1)抑制胃酸药物:溃疡的愈合与抑酸治疗的强度和时间成正比。抗酸药具有中和胃酸作用,可迅速缓解疼痛症状,但一般剂量难以促进溃疡愈合,故目前多作为加强止痛的辅助治疗。常用的抑制胃酸药物有碱性抗酸剂(如氢氧化铝、铝碳酸镁等及其复方制剂);H_2 受体拮抗剂(如西咪替丁 800 mg,每晚 1 次或400 mg,2 次/天;雷尼替丁 300 mg,每晚 1 次或 150 mg,2 次/天;法莫替丁40 mg,每晚 1 次或 20 mg,2 次/天;尼扎替丁 300 mg,每晚 1 次或 150 mg,2 次/天);质子泵抑制剂(如奥美拉唑 20 mg,1 次/天;兰索拉唑 30 mg,1 次/天)。

(2)保护胃黏膜药物:硫糖铝和胶体铋目前已少用作治疗消化性溃疡的一线药物。枸橼酸铋钾因兼有较强抑制幽门螺杆菌作用,可作为根除 Hp 联合治疗方案的组分,但要注意此药不能长期服用,因会过量蓄积而引起神经毒性。米索前列醇具有抑制胃酸分泌、增加胃十二指肠黏膜的黏液及碳酸氢盐分泌和增加黏膜血流等作用,主要用于 NSAID 溃疡的预防,腹泻是常见不良反应,因引起子宫收缩故孕妇忌服。

常用的有硫糖铝 1 g,4 次/天;米索前列醇 200 μg,4 次/天;枸橼酸铋钾120 mg,4 次/天。

根除幽门螺杆菌治疗:凡有 Hp 感染的消化性溃疡,无论初发或复发、活动或静止、有无合并症,均应予以根除 Hp 治疗。根除 Hp 治疗结束后,继续给予一个常规疗程的抗溃疡治疗是最理想的。这对有并发症或溃疡面积大的患者尤为必要。

2.其他治疗

外科手术，仅限于少数有并发症者，包括以下几方面：①大量出血经内科治疗无效；②急性穿孔；③瘢痕性幽门梗阻；④胃溃疡癌变；⑤严格内科治疗无效的顽固性溃疡。

二、护理评估

（一）一般评估

1.患病及治疗经过

询问发病的有关诱因和病因，如发病是否与天气变化，饮食不当或情绪激动有关；有无暴饮暴食、喜食酸辣等刺激性食物的习惯；是否嗜烟酒；有无经常服用 NSAID 药物史；家族中有无溃疡病者等。询问患者的病程经过，如首次疼痛发作的时间、疼痛与进食的关系、是餐后还是空腹出现、有无规律、部位及性质如何、应用何种方法能缓解疼痛。曾做过何种检查和治疗，结果如何。

2.患者主诉与一般情况

有无恶心、呕吐、嗳气、反酸等其他消化道症状，有无呕血、黑便、频繁呕吐等症状。询问此次发病与既往有无变化，日常休息与活动如何等。

3.相关记录

腹痛、体重、体位、饮食、药物、出入量等记录结果。

（二）身体评估

1.头颈部

有无痛苦表情、消瘦、贫血貌等。

2.腹部

（1）上腹部有无固定压痛点，有无胃蠕动波，全腹有无压痛、反跳痛，有无腹肌紧张。

（2）有无空腹振水音，腹部有无肠鸣音变化（亢进、减弱或消失）。

3.其他

有无因腹部疼痛而发生的体位改变等。

（三）心理-社会评估

患者及其家属对疾病的认识程度，患者有无焦虑或恐惧等心理，患者在疾病治疗过程中的心理反应与需求，家庭及社会支持情况。

（四）辅助检查结果评估

（1）血常规检查：有无红细胞计数、血红蛋白减少。

（2）粪便隐血试验：是否为阳性。

（3）Hp 检测：是否为阳性。

（4）胃液分析：基础排酸量和最大排酸量是增高、减少还是正常。

（5）X 线钡餐造影：有无典型的溃疡龛影及其部位。

（6）胃镜及黏膜活检：溃疡的部位、大小及性质如何，有无活动性出血。

（五）常用药物治疗效果的评估

1.抗酸药评估要点

（1）每天用药剂量、时间、用药的方法（静脉注射、口服）的评估与记录。

（2）有无磷缺乏症表现：食欲缺乏、软弱无力等症状，甚至有骨质疏松的表现。

(3)有无严重便秘、代谢性碱中毒与钠潴留,甚至肾损害。服用镁剂应注意有无腹泻。

2.H_2 受体拮抗剂评估要点

(1)每天用药剂量、时间、用药的方法(静脉注射、口服)的评估与记录,静脉给药应注意控制速度,速度过快可引起低血压和心律失常。

(2)注意监测肝肾功能,注意有无头痛、头晕、疲倦、腹泻及皮疹等反应,因药物可随母乳排出,哺乳期应停止用药。

3.质子泵抑制剂的评估要点

(1)患者自觉症状:有无头晕、腹泻等症状。

(2)有无皮肤等反应:如荨麻疹、皮疹、瘙痒、头痛、口苦和肝功能异常等。

三、主要护理诊断

(1)腹痛:与胃酸刺激溃疡面引起化学性炎症反应有关。

(2)营养失调,低于机体需要量:与疼痛致食物摄入减少及消化吸收障碍有关。

(3)知识缺乏:缺乏有关消化性溃疡病因及预防知识。

(4)潜在并发症:上消化道大量出血、穿孔、幽门梗阻和癌变。

四、护理措施

(一)休息与活动

溃疡活动期且症状较重者,嘱其卧床休息几天至 1～2 周,可使疼痛等症状缓解。病情较轻者则应鼓励其适当活动,以分散注意力。

(二)指导缓解疼痛

注意观察及详细了解患者疼痛的规律和特点,并按其疼痛特点指导缓解疼痛的方法。如 DU 表现为空腹痛或午夜痛,指导患者在疼痛前或疼痛时进食碱性食物(如苏打饼干等),或服用制酸剂。也可采用局部热敷或针灸止痛。

(三)合理饮食

选择营养丰富,易消化的食物。症状重者以面食为主。避免食用机械性和化学性刺激强的食物。以少食多餐为主,每天进食 4～5 次,避免过饱,进食宜细嚼慢咽,以增加唾液分泌,稀释、中和胃酸。

(四)用药护理

应严格按医嘱用药,并注意观察常用药的毒副作用,发现问题及时处理。

(五)心理护理

多关心体贴患者,使患者保持良好的情绪,因为过分焦虑和恐惧往往更易诱发及加重消化性溃疡。

(六)健康教育

1.帮助患者认识和去除病因

讲解引起和加重消化性溃疡的相关因素,指导其保持乐观情绪,规律生活。

2.饮食指导

建立合理的饮食习惯和结构,戒除烟酒,避免摄入刺激性食物。饮食宜清淡、易消化、富有营养,少食多餐。

3.用药原则

指导患者按医嘱正确服药，学会观察药效及不良反应，不随便停药或减量，防止溃疡复发。指导患者慎用或勿用致溃疡的药物，如阿司匹林、咖啡因、泼尼松等。

4.适当活动计划

制订个体化的活动计划，选择合适的锻炼方式，提高机体抵抗力。

5.自我观察

教会患者出院后的某些重要指标的自我监测，如腹痛、呕吐、黑便等监测并正确记录。

6.及时就诊的指标

(1)上腹疼痛节律发生变化或疼痛加剧。

(2)出现呕血、黑便等。

(沈玉珍)

下篇
公共卫生

第四章　公共卫生管理绪论

第一节　公共卫生的概念

一、公共卫生的定义

公共卫生的概念，各个国家和组织之间没有一个统一的、严格的定义。简单来讲，公共卫生实际上就是大众健康。它是相对临床而言的，临床是针对个体的健康，公共卫生是关注人群的健康。

1920 年，美国耶鲁大学的 Winslow 教授首次提出了早期经典的公共卫生概念。公共卫生是通过有组织的社区行动，改善环境卫生，控制传染病流行，教育个体养成良好的卫生习惯，组织医护人员对疾病进行早期诊断和预防性治疗，发展社会体系以保证社区中的每个人享有维持健康的足够的生活水准，最终实现预防疾病、延长寿命、促进机体健康、提高生产力的目标。随着社会和公共卫生实践的发展和人们认识的更新，公共卫生的概念也在不断地发展。

1988 年，艾奇逊将公共卫生定义为“通过有组织的社会努力预防疾病、延长生命、促进健康的科学和艺术。”这一概念高度概括了现代公共卫生的要素。

1995 年，英国的 Johnlast 给出了详细的定义，即“公共卫生是为了保护、促进、恢复人们的健康，是通过集体的或社会的行动，维持和促进公众健康的科学、技能和信仰的集合体。公共卫生项目、服务和机构强调整个人群的疾病预防和健康需求”。尽管公共卫生活动会随着技术和社会价值等的改变而变化，但是其目标始终保持不变，即减少人群的疾病发生、早死、疾病导致的不适和伤残。因此，公共卫生是一项制度、一门学科、一种实践。随着社会经济的发展，医学模式的转变，公共卫生的概念和内涵有了进一步发展。公共卫生通常涉及面都很广泛，包括生物学、环境医学、社会文化、行为习惯、政治法律和涉及健康的许多其他方面。现代公共卫生最简单的定义为“3P”，即健康促进(promotion)、疾病预防(prevention)、健康保护(protection)。

在我国，公共卫生的内涵究竟是什么，公共卫生包括哪些领域，对此至今尚无统一认识和明确定义。2003 年 7 月，中国原副总理兼原卫生部部长吴仪在全国卫生工作会议上对公共卫生做了一个明确的定义：公共卫生就是组织社会共同努力，改善环境卫生条件，预防控制传染病和其他疾病的流行，培养良好卫生习惯和文明的生活方式，提供医疗服务，达到预防疾病、促进人民身体健康的目的。因此，公共卫生建设需要政府、社会、团体和民众的广泛参与，共同努力。其中，政府主要通过制定相关法律、法规和政策，促进公共卫生事业发展；对社会、民众和医疗卫生机构执行公共卫生法律法规实施监督检查，维护公共卫生秩序；组织社会各界和广大民众共同应对突发公共卫生事件和传染病流行；教育民众养成良好卫生习惯和健康文明的生活方式；培养高素质的公共卫生管理和技术人才，为促进人民健康服务。

从这一定义可以看出，公共卫生就是“社会共同的卫生”。公共即共同，如公理公约。卫生是个人、集体的生活卫生和生产卫生的总称，一般指为增进人体健康，预防疾病，改善和创造合乎生理要求的生产环境、生活条件所采取的个人和生活的措施，包括以除害灭病、讲卫生为中心的爱国卫生运动。

一般情况来讲，公共卫生是通过疾病的预防和控制，达到提高人民健康水平的目的。如对传染病、寄生虫病、地方病，还有一些慢性非传染性疾病的预防控制；针对重点人群或者高危人群（如职业人群，妇女、儿童、青少年、老年人等人群）进行的健康防护；通过健康教育、健康政策干预等措施，促进人群健康的社会实践。具体讲，公共卫生就是通过疾病预防控制，重点人群健康防护、健康促进来解决人群中的疾病和健康问题，达到提高人民健康水平的目的。公共卫生就是以生物-心理-社会-医学模式为指导，面向社会与群体，综合运用法律、行政、预防医学技术、宣传教育等手段，调动社会共同参与，消除和控制威胁人类生存环境质量和生命质量的危害因素，改善卫生状况，提高全民健康水平的社会卫生活动。由此可见，公共卫生具有社会性、系统性、政策法制性、多学科性和随机性等特征。公共卫生的实质是公共政策。

二、公共卫生特征

2004 年，Beaglehole 教授将现代公共卫生的特征进行了总结，公共卫生是以持久的全人群健康改善为目标的集体行动。这个定义虽然简短，但是充分反映了现代公共卫生的特点：①需要集体的、合作的、有组织的行动；②可持续性，即需要可持久的政策；③目标是全人群的健康改善，减少健康的不平等。

现代公共卫生的特征包括 5 个核心内容：①政府对整个卫生系统起领导作用，这一点对实现全人群的健康工程至关重要，卫生部门只会继续按生物医学模式关注与卫生保健有关的近期问题；②公共卫生工作需要所有部门协作行动，忽视这一点只会恶化健康的不平等现象，而政府领导是协作行动、促进全人群健康的核心保障；③用多学科的方法理解和研究所有的健康决定因素，用合适的方法回答相应的问题，为决策提供科学依据；④理解卫生政策发展和实施过程中的政治本质，整合公共卫生科学与政府领导和全民参与；⑤与服务的人群建立伙伴关系，使有效的卫生政策能够得到长期的社区和政治支持。

（王会来）

第二节　公共卫生监督体系

公共卫生监督体系是公共卫生体系的重要组成部分，是执行国家卫生法律法规、维护公共卫生秩序和医疗服务秩序、保护人民群众健康、促进经济社会协调发展的重要保证。

一、公共卫生监督体系基本概况

(一)卫生监督在公共卫生中的定位

根据世界卫生组织对公共卫生的定义,公共卫生是一门通过有组织的社会活动来预防疾病、延长寿命和促进心理和躯体健康,并能发挥更大潜能的科学和艺术。其范围包括环境卫生、控制传染病、进行个体健康教育,组织医护人员对疾病进行早期诊断和治疗,发展社会体制,保证每个人都享有足以维持健康的生活水平和实现其健康地出生和长寿。

世界卫生组织利用特尔斐方法进行的研究,将公共卫生的功能概括为以下9个方面:①预防、监测和控制传染性和非传染性疾病;②监测人群健康状况;③健康促进;④职业卫生;⑤保护环境;⑥公共卫生立法;⑦公共卫生管理;⑧特殊公共卫生服务;⑨高危人群和脆弱人群卫生服务。

在《世界卫生组织与公共卫生协议案》中,将公共卫生分为八大类:①传染病的控制;②食品的安全;③烟草的控制;④药品和疫苗的可得性;⑤环境卫生;⑥健康教育与促进;⑦食品保障与营养;⑧卫生服务。

世界卫生组织总干事陈冯富珍女士曾在演讲中谈到公共卫生的三个重要原则:一是公共卫生最首要的职责在于保护人群的健康,使其免受任何健康危害,如保证药品质量和保证食物、饮用水和血液制品的安全等;二是公共卫生最重要的道德准则是公平;三是公共卫生最强大的功能在于预防,公共卫生是为了寻找疾病的原因从而保护人民大众的健康。

根据上述世界卫生组织对公共卫生的定义、功能及原则的阐述可知,公共卫生的内涵极其丰富,外延非常广泛。公共卫生是一个由环境卫生、职业卫生、食品安全、药品安全、传染病控制、健康教育和卫生服务等一系列内容组成的综合体系。

卫生监督是指卫生行政部门执行国家卫生法律、法规,维护公共卫生和医疗服务秩序,保护人民群众健康及其相关权益,对特定的公民、法人和其他组织所采取的能直接产生法律效果的卫生行政执法行为,是维护正常公共卫生秩序和医疗服务秩序的重要保障。根据《关于调整卫生部有关机构编制的批复》和《关于卫生监督体系建设的若干规定》,卫生监督的主要职责:包括依法监督管理食品、化妆品、消毒产品、生活饮用水及涉及饮用水卫生安全产品;依法监督管理公共场所、职业、放射、学校卫生等工作;依法监督传染病防治工作;依法监督医疗机构和采供血机构及其执业人员的执业活动,整顿和规范医疗服务市场,打击非法行医和非法采供血行为;承担法律法规规定的其他职责。卫生监督一方面包括食品、职业、放射、环境、学校等公共卫生监督管理职责;另一方面包括传染病防治监督、医疗机构和采供血机构执业活动监督等医疗卫生监督职责。卫生监督工作是党和政府的卫生事业中不可缺少的重要组成部分,卫生监督体系是整个卫生体系、更是公共卫生体系的重要组成部分。

(二)公共卫生监督体制改革的回顾

卫生监督是政府卫生工作的重要组成部分。长期以来,卫生监督在保障人民健康,维护社会稳定和促进国民经济发展方面发挥着重要作用。但是,随着我国从计划经济向社会主义市场经济转轨,在计划经济体制下形成的卫生防疫站模式,监督执法和卫生防病任务一肩挑,既不能适应依法行政和政府职能转变的要求,也不能满足重大传染病预防控制的需要,成为进一步提高卫生监督执法水平和疾病防治工作质量的桎梏。在这样的形势下,改革传统公共卫生体制,推进卫生综合执法,加强疾病预防控制工作,就成为卫生事业改革与发展的必然要求。

1982 年卫生部设立卫生防疫司，负责传染病管理、国境卫生检疫和职业卫生、食品卫生等五大卫生管理。1990 年，卫生部将五大卫生管理职能从卫生防疫司中剥离出来，增设卫生监督司，专门负责职业卫生和食品卫生等监督管理。1996 年，卫生部下发《关于进一步完善公共卫生监督执法体制的通知》，力求科学划分行政管理行为和业务技术行为，从而揭开了卫生监督体制改革的序幕。

1997 年，中共中央、国务院发布《关于卫生改革与发展的决定》，明确要求要通过不断深化卫生改革，建立具有中国特色的包括卫生服务、医疗保障、卫生监督执法的卫生体系；要求各级政府强化卫生行政执法职能，改革和完善卫生监督执法体制，调整并充实监督执法力量，不断提高监督执法队伍素质，努力改善监督执法条件和技术手段，保证公正执法。该文件明确了我国卫生监督体制改革的总体方向，从而全面推动包括卫生监督体制改革在内的卫生体制改革。1998 年，在原卫生监督司基础上，卫生部成立卫生法制与监督司，负责卫生立法及公共卫生监督管理工作。

2000 年，经国务院批准，卫生部下发《关于卫生监督体制改革的意见》；2001 年，国家发展计划委员会、经济贸易委员会、财政部、劳动保障部、卫生部、药品监管局、中医药局《关于城镇医药卫生体制改革的指导意见》，提出"逐步实行卫生工作全行业管理""合理划分卫生监督和卫生技术服务的职责。理顺和完善卫生监督体制，依法行使卫生行政监督职责"；2001 年印发《关于卫生监督体制改革实施的若干意见》。这些文件进一步明确卫生监督体制改革是我国医药卫生体制改革的重要组成部分，卫生监督队伍是组成我国医疗卫生队伍的一支重要力量，同时，提出了卫生监督体制改革的总体思路、原则、主要改革措施和改革方向，标志着卫生监督体制改革全面启动。2002 年卫生部成立中国疾病预防控制中心和卫健委卫生监督中心。2003 年总结"非典"防治经验，中央对加强公共卫生体系建设提出总体要求，提出争取用 3 年左右的时间，基本建成覆盖城乡、功能完善的疾病预防控制体系、医疗救治体系和卫生监督体系。卫生监督事业的改革与发展面临难得的历史性发展机遇。2004 年，为进一步加强卫生监管职能，卫生部成立卫生执法监督司，专门负责公共卫生和医疗服务监督工作。

2005 年，国务院副总理兼原卫生部部长吴仪以部长令的形式发布了《关于卫生监督体系建设的若干规定》，明确了卫生监督的地位和作用，划分了各级卫生监督机构的职责和任务，规范卫生监督机构设置和队伍管理，规定了卫生监督工作保障措施等。这对新时期继续深化卫生监督体制改革，加强卫生监督体系建设，全面推进依法行政，加强卫生行政部门的执政能力，均具有重要的指导意义。

2005 年底，经国务院领导同意，中编办批复，2006 年初，卫生部在原卫生执法监督司的基础上组建成立卫生部卫生监督局，增加了人员编制，从组织机构上进一步加强卫生部的卫生监管职能，特别是加强了医疗服务监督工作。

2006 年卫生部发布《关于卫生监督体系建设的实施意见》，在明确指导思想和工作思路的前提下，要求逐步规范卫生监督机构设置和人员编制，加强人员管理，落实卫生监督经费，同时加强技术支持能力建设及农村卫生监督网络建设，提供多种保障措施，确保卫生监督体系建设良性发展。

二、加强公共卫生监督体系建设的重要意义

(一)有利于更好地实现和维护广大人民的利益

身体健康和生命安全是人民群众的基本需求，也是人民群众的基本权利。保护人民群众的

身体健康和生命安全，维护人民群众的健康权益是我们党和政府第一位的责任。卫生改革以来，我国公共卫生工作取得了巨大成就，卫生监督的能力和水平有了明显提高，但是当前仍然面临十分繁重的执法监督任务，许多方面离人民群众的健康安全需求的差距还很大。食源性疾病、严重职业病危害对健康的危害呈上升趋势，医疗服务市场秩序混乱，非法行医猖獗，人民群众很不满意；部分地区血液安全问题突出成为艾滋病蔓延的重要隐患。这一系列问题危及社会公共卫生安全、危害到人民群众健康权益。同时，随着人民生活水平的不断提高，城镇居民的健康意识不断增强，越来越迫切地要求改善公共卫生状况和提高卫生服务质量。坚持立党为公、执政为民是卫生工作的根本出发点。卫生监督作为各级政府管理公共卫生事务的重要手段，是维护正常社会卫生秩序、维护人民群众健康权益的重要保证。因此，深化卫生监督体制改革，加强卫生监督体系建设，将有利于政府更好地实现和维护最广大人民的根本利益。

（二）经济社会协调发展的必然要求

坚持在经济发展的基础上实现社会的全面进步，促进经济社会协调发展，是建设中国特色社会主义的必然要求，也是全面建设小康社会的必然要求。这些年来，国民经济持续高速发展，但我国卫生事业改革与发展却相对滞后，已经成为制约经济社会全面发展的严重障碍。突如其来的疫情不仅给人民群众的健康安全造成巨大威胁，还暴露出我国公共卫生领域存在的诸多问题。其中，由于长期以来卫生监督体制不完善、机制不健全、保障措施不落实，导致卫生监督工作不到位，对医疗机构监管不严，传染病防治监督不力是存在的问题之一。卫生监督是卫生工作的重要内容，也是社会法制建设的重要组成部分，坚持全面的发展观，不断深化公共卫生体制改革，加强卫生监督体系建设，加大卫生监督执法力度，将有利于促进经济社会的协调发展。

（三）推动政府职能转变和全面推进依法行政的重大举措

政府职能问题是政府管理的核心问题。政府管理创新，关键在于政府职能转变能否取得实质性进展。多年来，在建立和完善社会主义市场经济体制过程中，我们在深化行政管理体制改革和转变政府职能方面取得了很大进展，但是卫生行政部门职能“错位”“越位”和“缺位”的现象仍然不同程度地存在。卫生行政部门应当管什么、不应当管什么，怎么样管好应当管的事，在管的过程中要承担什么样的责任这一系列问题亟待我们回答。如何在社会主义市场经济体制条件下，找准自己的位置，作出让政府、让社会、让广大人民群众满意的成绩，是卫生事业成败的关键。依法行政是对各级政府贯彻依法治国方略、提高行政管理水平的基本要求。依法行政就是要把行政权的运用纳入法制化的轨道，使行政机关明确在社会主义市场经济条件下的职能定位。改革开放以来，卫生法制建设取得了显著成绩。这些法律法规赋予各级卫生行政部门在维护正常医疗服务秩序和公共卫生秩序、保护人民群众身体健康方面大量的监管职责。“天下之事，不难于立法，而难于法之必行。”换句话说，坚持依法行政，立法是基础，执法是关键。如何真正贯彻执行好这些法律法规，切实承担起各项监管职责，是卫生行政部门落实政府职能转变和依法行政的关键所在。因此，各级卫生行政部门必须冲破在传统计划经济体制下形成的旧观念的束缚，牢牢树立依法办事的观念，不断提高依法办事的能力。通过深化卫生监督体制改革，加强卫生监督体系建设，不断提高卫生监督执法的能力和水平，全面加强对社会卫生秩序的依法监督，履行好卫生法律法规赋予的监管职责。特别是要通过对医疗卫生行业实行全行业监管，强化对医疗卫生服务秩序的监督，从而使卫生行政部门从“办卫生”到“管卫生”的职能转变上跨出实质性的一步，不断提高卫生行政部门的依法行政水平。

三、公共卫生监督体系建设的政策框架逐步建立和完善

2003 年以来，党中央、国务院提出了加强包括疾病预防控制、卫生监督和应急医疗救治在内的公共卫生体系建设的要求。卫生部也相继出台了一系列政策文件：一是卫生监督体系建设方面，先后出台《关于卫生监督体系建设的若干规定》《卫生监督机构建设指导意见》《关于卫生监督体系建设的实施意见》和《卫生监督信息系统建设指导意见》等政策文件，进一步加强对全国卫生监督体系建设的指导；二是完善卫生监督运行机制、规范执法行为、加强队伍建设方面，先后印发《全国卫生监督机构工作规范》《卫生部行政处罚程序》《卫生行政执法文书规范》《卫生监督制、着装管理规定》《卫生部办公厅关于规范卫生监督执法车辆外观标识的通知》《卫生部办公厅关于进一步规范卫生监督员胸牌编号的通知》《卫生监督信息报告管理规定》《关于卫生行政执法责任制的若干规定》《卫生监督稽查工作规范》《卫生监督执法过错责任追究办法(试行)》《卫生行政执法考核评议办法》和《全国卫生监督员教育培训规划》等一系列文件。随着上述文件陆续出台，卫生监督体系建设的政策框架逐步完善。这些文件一方面继承了以往卫生监督体制改革的指导思想和政策原则，另一方面为适应新形势下全面推进依法行政和政府职能转变的要求，进一步深化改革，从促进和推动卫生监督综合执法、加强卫生监督机构和队伍建设、明确卫生监督的任务和职责、健全卫生监督工作的运行机制、完善卫生监督工作的保障措施等方面对全面加强卫生监督体系建设作出具体的规定和要求。同时，突出强调卫生监督体系建设应当适应社会主义市场经济体制和全面推进依法行政的要求，通过进一步转变职能，严格依法行政，不断提高卫生行政部门依法办事的能力和水平。卫生监督体系建设应当按照精简、统一、效能的原则和政事分开、综合执法、依法行政的要求，深化卫生监督体制改革，合理设置机构，优化人员结构，解决职能交叉、权责脱节和执法力量薄弱等问题。卫生监督体系建设政策框架的完善，对于统一思想、统一目标、统一要求、全面推进卫生监督体系建设、规范各级卫生监督机构建设、严格卫生监督队伍管理具有重要意义。政策框架涉及的具体内容如下。

(一)明确卫生监督体系建设工作思路

(1)加强卫生法律法规和卫生标准建设，建立与经济社会发展相适应的卫生法制和标准体系。

(2)加强卫生监督监测信息网络建设，重视群众关注热点和投诉举报，明确卫生监督工作重点。

(3)总结经验，开拓创新，建立卫生执法监管长效机制。

(4)加强卫生监督队伍管理，改善卫生执法工作条件，提高监督能力和水平。

(二)明确卫生监督工作职责

为认真贯彻国务院《关于进一步加强食品安全工作的决定》、中央编办《关于职业卫生监督管理职能调整的意见》和《关于放射源安全监管部门职责分工的通知》精神，落实食品卫生和职业卫生职能调整及推进卫生综合执法和加强医疗监督的需要，《关于卫生监督体系建设的若干规定》进一步明确了卫生监督的职责，包括依法监督管理食品、化妆品、消毒产品、生活饮用水和涉及饮用水卫生安全产品；依法监督管理公共场所、职业、放射、学校卫生等工作；依法监督传染病防治工作；依法监督医疗机构和采供血机构及其执业人员的执业活动，整顿和规范医疗服务市场，打击非法行医和非法采供血行为；承担法律法规规定的其他职责。

(三)合理界定各级卫生监督机构职责

为充分发挥各级卫生监督机构的作用,促进执法重心下移,提高监管效率,同时避免职责不清、职能交叉等问题,解决执法工作中“职能上下一般粗”“有利争着干,无利没人管”造成的错位、越位和缺位现象,《关于卫生监督体系建设的若干规定》界定了各级卫生监督机构的主要职责。

1.卫健委卫生监督机构主要职责

其主要职责如下:①拟定全国卫生监督政策和工作规划,并制定相应的工作制度和规范;②组织实施全国卫生监督工作,对地方卫生监督工作进行指导和监督检查;③开展执法稽查,对地方卫生监督机构和人员的执法行为进行督察;④组织协调、督察督办有关大案要案的查处;⑤组织全国卫生监督抽检;⑥依法承办职责范围内的卫生行政许可和资质认定;⑦负责全国卫生监督信息的汇总分析;⑧组织全国卫生监督人员培训;⑨组织开展卫生法律法规宣传教育;⑩承担卫生部指定或交办的卫生监督事项。

2.省级卫生监督机构主要职责

其主要职责如下:①拟定辖区内卫生监督工作规划和年度计划,并制定相应的工作制度和规范;②组织实施辖区内的卫生监督工作,对下级的卫生监督工作进行指导和监督检查;③依法承办职责范围内的卫生行政许可、资质认定和日常卫生监督;④查处辖区内大案要案,参与重大活动的卫生保障;⑤承担国家卫生监督抽检任务,组织实施辖区内的卫生监督抽检;⑥开展执法稽查,对下级卫生监督机构和人员的执法行为进行督察;⑦组织协调辖区内各级卫生监督机构的分级管理,落实执法责任制;⑧负责辖区内卫生监督人员的资格审定工作,组织开展资格考试;⑨组织辖区内卫生监督人员培训;⑩负责辖区内卫生监督信息的汇总、核实、分析、上报,并按照规定进行发布。

3.设区的市、县级卫生监督机构主要职责

(1)卫生行政许可:①承办食品生产经营单位、餐饮业及集体食堂卫生条件的卫生行政许可;②承办公共场所卫生条件的卫生行政许可;③承办供水单位卫生条件的卫生行政许可;④卫生行政部门交办的其他行政许可事项。

(2)公共卫生监督:①对食品生产经营单位、餐饮业及集体食堂的卫生条件、卫生防护设施、生产经营活动及直接从事食品生产经营活动人员的健康管理进行卫生监督检查,查处违法行为;②对化妆品、消毒产品、生活饮用水、涉及饮用水卫生安全产品及其他健康相关产品的卫生及其生产经营活动进行卫生监督检查,查处违法行为;③对公共场所的卫生条件及其从业人员的健康管理进行卫生监督检查,查处违法行为;④对用人单位开展职业健康监护情况进行卫生监督检查,查处违法行为;⑤对建设项目执行职业病危害评价制度情况进行卫生监督检查,查处违法行为。

(3)医疗卫生监督:①对医疗机构的执业资格、执业范围及其医护人员的执业资格、执业注册进行监督检查,规范医疗服务行为,打击非法行医;②对医疗机构的传染病疫情报告、疫情控制措施、消毒隔离制度执行情况和医疗废物处置情况进行监督检查,查处违法行为;③对采供血机构的执业资格、执业范围及其从业人员的资格进行监督检查,打击非法采供血行为;④对采供血机构的采供血活动、传染病疫情报告和医疗废物处置情况进行监督检查,查处违法行为;⑤对疾病预防控制机构的传染病疫情报告、预防控制措施和菌毒种管理情况进行监督检查,查处违法行为。

(4)其他:①负责派出机构的管理;②设区的市级卫生监督机构负责对县级的卫生监督工作

进行监督检查；③负责辖区内卫生监督信息的收集、核实和上报；④负责受理对违法行为的投诉、举报；⑤开展卫生法律法规宣传教育；⑥承担上级机关指定或交办的卫生监督事项。通过这样划分，把各级卫生监督机构的职责明确区分开，既有利于加强上级对下级卫生监督工作的监督指导，也有利于促进卫生监督工作重心下移，切实加强基层执法力量。

（四）规范卫生监督机构建设

1.完善卫生监督组织机构建设

《关于卫生监督体系建设的实施意见》的主要内容：一是明确卫生监督机构的性质，即卫生监督机构是行政执法机构，机构级别应不低于同级疾病预防控制机构。二是统一卫生监督机构的名称，各级卫生监督机构的名称统一为XX省（自治区、直辖市）、XX市（地、州、盟）卫生厅（局）卫生监督局、XX县（区、旗）卫生局卫生监督所。三是建立健全基层卫生监督网络，即县级卫生监督机构原则上应按照划片设置、垂直管理的原则，在乡（镇、街道）设置卫生监督派出机构，条件不具备的地方可在乡镇聘任卫生监督人员。四是提出各级卫生监督机构应按照“精简、统一、效能”的原则，综合考虑辖区人口、工作量、服务范围和经济水平等因素测算所需行政执法编制。

2.健全卫生监督机构建设标准

中央和地方各级财政加大卫生监督体系建设的资金投入。为规范各级卫生监督机构建设，卫生部门制定了《卫生监督机构建设指导意见》（以下简称《指导意见》），要求各级卫生行政部门按照“总体规划、统筹兼顾，分级负责、加强管理，因地制宜、分类指导”的原则，以整合资源、加大投入、改善条件为手段，以基础设施建设和执法装备建设为重点，全面加强卫生监督机构的能力建设，提高各级卫生监督机构的综合执法能力。《指导意见》明确了各级卫生监督机构的建设标准，具体如下。

（1）房屋建设标准：各级卫生监督机构的房屋建设，应满足日常卫生监督执法调查取证、办理发证、投诉接待和突发公共卫生事件应急处置等工作的需要。各级卫生监督机构开展日常工作所需各类用房，人均建筑面积应在40 m^2以上。对于人员编制较少的机构，省级卫生监督机构的建筑规模应不小于4 800 m^2，设区的市级卫生监督机构的建筑规模应不小于2 400 m^2，县级卫生监督机构的建筑规模应不小于1 200 m^2。

（2）车辆配备标准：监督工作所用车辆应包括卫生监督执法车和现场快速检测车；卫生监督执法车根据实际工作需求和社会经济条件，按监督执法人员每4～8人配备1辆的标准进行配置，用于日常卫生监督现场检查、违法案件查办、重大活动卫生保障和突发公共卫生事件应急处置；省级和设区的市级卫生监督机构，应配置现场快速检测车1～2辆，用于现场快速检测、突发公共卫生事件现场处置和重大活动卫生保障。

（3）现场快速检测设备和防护设备标准：根据各级卫生监督机构承担的任务，为满足日常卫生监督执法、突发公共卫生事件现场处置和重大活动卫生保障的需要，配备必要的现场快速检测设备和防护设备。

（4）取证工具及办公设备标准：各级卫生监督机构根据执法工作任务需要，配备照相机、摄像机、采访机、录音笔等执法取证工具；配备电脑、复印机、速印机、打印机、传真机、碎纸机、扫描仪、投影仪等办公设备。

3.完善经费保障规定

《关于卫生监督体系建设的若干规定》和《关于卫生监督体系建设的实施意见》进一步明确和完善了卫生监督机构经费保障规定，明确各级卫生监督机构履行卫生监督管理职责所需经费，包括人员经费、公务费、业务费和发展建设支出。按照财政部、国家计委、卫健委《关于卫生事业补助政策的意见》规定，由同级政府预算根据需要合理安排，保证其履行职责的必要经费。

(1)卫生监督机构人员经费和日常公用经费按国家有关制度和规定执行，其中日常公用经费应参照同类行政监督执法部门的定额标准核定。

(2)卫生监督执法业务开展所需卫生监督抽检、专项整治、查办案件、突发公共卫生事件应急处置、重大活动卫生监督、投诉举报奖励、卫生法制宣传和监督员培训、制装等专项经费，应由同级财政部门根据实际需要和财力统筹安排。

(3)卫生监督机构房屋基本建设、信息化建设和执法装备购置、更新等，应当纳入当地经济社会发展规划和公共卫生建设规划，参照卫健委制定的标准，统筹规划实施。此外，中央和省级财政对困难地区实施卫生监督机构基础设施建设等项目给予适当补助。

4.规范卫生监督信息系统建设

卫生监督信息化工作是卫生信息化工作的重要组成部分，卫生监督信息系统建设是卫生监督体系建设的重要内容之一。为落实《全国卫生信息化发展规划纲要》要求，规范和指导全国各级卫生监督信息系统建设，卫生部门制定卫生监督信息系统建设指导意见》。《指导意见》提出卫生监督信息系统建设要遵循“坚持以科技创新为动力推进卫生监督信息化建设，发挥信息化技术在提高卫生监督执法能力、增强突发公共卫生事件应急处置能力和促进政务公开方面的重要作用，强化政府卫生监管职能，推进和谐社会建设”的指导思想，以及“整体规划、统一标准、分级负责、分步实施”的建设原则，努力建成覆盖全国的卫生监督信息网络平台；建立健全卫生监督信息标准体系；完善卫生监督信息系统业务应用软件；建立卫生监督数据信息共享交换平台；实现卫生监督工作实时、动态和科学管理，规范卫生监督执法行为，提高卫生监督工作效率。同时，明确卫生监督信息系统建设内容包括：卫生监督信息网络平台建设、卫生监督信息标准体系建设、卫生监督数据信息交换平台建设、卫生监督信息系统业务应用软件建设，并提出了各级卫生监督信息网络平台配置参考标准。

(五)加强卫生监督技术支持能力建设

卫生监督工作一方面与其他行政执法工作一样具有明显的行政管理特点。另一方面，卫生监督工作尤其是食品卫生、职业卫生、放射卫生和环境卫生等公共卫生监督管理工作具有很强的专业技术特点，需要健康危害因素监测、风险分析与评价、检验出证、技术咨询、技术仲裁、卫生法规标准制定等技术支持。

卫生监督技术支持能力建设作为卫生监督体系建设的重要组成部分，是履行卫生监督职能的重要技术保障。《关于卫生监督体系建设的若干规定》《关于卫生监督体系建设的实施意见》及《卫生部关于加强卫生监督技术支持能力建设的意见》对加强卫生监督技术支持能力建设有了明确规定：①明确了指导思想；②提出了总体目标；③明确了职责分工；④提出了主要任务；⑤完善了保障措施。

(六)加强卫生监督队伍建设

卫生监督员队伍建设是卫生监督体系建设的基础与核心。建设一支能适应改革开放和社会主义现代化建设需要的廉洁自律、秉公执法和办事高效的卫生监督员队伍，是实现卫生监督保障人民健康目标的基础性、战略性工作。

1.卫生监督人员的准入

《关于卫生监督体系建设的若干规定》规定卫生监督人员应当具备以下条件：①遵守法律和

职业道德;②具备卫生监督相关的专业和法律知识;③经过卫生监督员岗位培训并考试合格;④新录用人员应具有大专以上学历。卫生监督人员资格考试的具体规定由卫生部制定,省级卫生行政部门组织实施。各级卫生监督机构应当根据监督任务聘任相应的专业人员,不断优化卫生监督队伍的专业结构。

2.卫生监督人员的教育培训

卫生监督员的教育培训是卫生监督员队伍建设的重要内容,是提高卫生监督员素质的有效手段。近年来,卫生监督队伍建设政策不断建立和完善。《关于卫生监督体系建设的若干规定》明确国家对卫生监督人员实行定期培训和考核制度,各级卫生监督机构应当不断提高卫生监督人员的专业素质和政治思想素质。《全国卫生监督员教育培训规划》具体内容如下。

(1)规定了卫生监督员教育培训的五项基本原则:依法培训,规范管理;凡进必考,定期培训;统筹规划,分级负责;突出重点,注重质量;形式多样,不断创新。

(2)明确了卫生监督员教育培训的主要目标:建立完善卫生监督员培训基地、培训教材、培训师资队伍,初步形成覆盖全国各省、地(市)、县的三级培训网络,力争达到每名监督员每年都能至少接受一次培训。进一步优化卫生监督员的知识结构,使卫生监督员从传统业务型向法制型、综合型转变,增强卫生监督员的依法行政能力,提高卫生监督员整体素质。建立专业比例合理的卫生监督员队伍,推进卫生监督员综合执法。

(3)明确了卫生监督员教育培训的主要任务:①全面提高卫生监督员的思想政治素质和职业道德水平;②全面提高卫生监督员的法律知识水平;③全面提高卫生监督员的专业知识水平,优化知识结构;④全面提高卫生监督员学历层次,注重人才培养。

3.卫生监督人员的管理

卫生部陆续印发了《全国卫生监督机构工作规范》《卫生行政处罚程序》《卫生行政执法文书规范》《卫生监督制、着装管理规定》《关于卫生行政执法责任制的若干规定》《卫生监督稽查工作规范》等一系列文件,加强卫生监督人员管理。《关于卫生监督体系建设的若干规定》和《卫生行政执法责任制若干规定》等文件规定各级卫生监督机构应当建立执法责任制,认真履行工作职责,做到任务明确、责任到人、各司其职,保证卫生监督的公正和效率。各级卫生监督机构应当建立健全规章制度和工作程序,规范卫生监督行为;完善内部制约机制,建立关键岗位轮换制度和执法回避制度;公开办事程序和办事结果,接受社会监督;强化服务意识,保护和尊重管理人的合法权益。全面加强卫生监督稽查工作,落实卫生行政执法责任制,大力推进卫生监督执法考核和过错责任追究,不断规范卫生监督执法行为。

国家和省级卫生监督机构应当设置专门人员监督下级卫生监督工作,其主要任务包括:①大案要案的督察督办;②各种专项整治、执法检查的督察督导;③监督检查卫生法律法规的贯彻执行情况;④检查下级卫生监督机构和人员的执法行为。此外,还先后出台规范卫生监督执法车辆外观标识、卫生监督员胸牌标识和卫生监督员制、着装管理等一系列文件,要求卫生监督人员执行公务时应当按照国家规定统一着装和佩戴标志,着装做到仪表端庄,整洁、整齐、配套、风纪严肃。

四、公共卫生监督体系建设取得的成效

(一)政府对卫生监督的财政投入不断加强

随着我国社会经济的发展,政府对公共卫生的筹资职能水平逐年改进。各级财政对卫生监督工作的投入不断增加,使卫生监督机构的工作条件得到了一定程度的改善。政府对卫生监督

体系建设的财政拨款显著增加。中央财政自 2003 年以来通过转移支付方式实施中西部地区卫生监督机构能力建设项目，逐步加大对中西部地区卫生监督机构基础设施建设和人员培训的支持力度，项目涉及执法车辆、取证工具、快速检测设备、信息化建设、专项工作和人员培训等多方面。

(二)卫生监督队伍初具规模

随着卫生监督体系建设的不断推进，我国已初步建立起一支卫生监督执法队伍。一些卫生监督机构实现向行政执法机构的转变。卫生监督人员专业知识结构趋于合理，既有预防医学、卫生事业管理等专业人员，也有法律、中文等非医学专业人员，专业结构呈现多样化。卫生部发布《全国卫生监督员教育培训规划》，将卫生监督员的教育培训视为卫生监督队伍建设的重要内容和提高卫生监督员素质的有效手段。在卫生监督建设过程中，卫生监督人员参加培训班的时间和次数有了显著增加。通过严格准入和加强培训教育，卫生监督人员的思想政治素质、法律素质和专业技术素质有了明显提高。同时，通过严格管理、规范着装、统一标识，初步形成了卫生监督执法队伍的良好形象，进一步提高了卫生监督人员的执法能力和水平。

(三)卫生监督组织体系初步形成

2006 年，经国务院领导同意，按照《关于调整卫生部有关机构编制的批复》，卫生部设立卫生监督局，进一步强化了卫生部的监管职能，特别是加强了医疗服务监督职能。全国 31 个省、自治区、直辖市等都已建立省级卫生监督机构。由卫生行政部门、卫生监督机构、技术支持机构几部分力量构成，从中央到省、市、县四级，并且逐渐覆盖农村地区的卫生监督体系基本形成，国家公共卫生和医疗服务监督职能的履行有了组织上的保障。

(四)卫生监督机构基础设施建设、设备配置得到逐步改进

为规范各级卫生监督机构建设，卫生部制定了《卫生监督机构建设指导意见》，要求各级卫生行政部门按照“总体规划、统筹兼顾，分级负责、加强管理，因地制宜、分类指导”的原则，以整合资源、加大投入、改善条件为手段，以基础设施建设和执法装备建设为重点，全面加强卫生监督机构的能力建设，提高各级卫生监督机构的综合执法能力。《卫生监督机构建设指导意见》明确了各级卫生监督机构房屋建设、车辆配备、现场快速检测设备和防护设备、取证工具、办公设备的建设标准。卫生监督的房屋建设、车辆配备、现场快速检测设备和防护设备、取证工具及办公设备等逐步得到改进。房屋设施建设规模不仅有较大幅度增长，而且国家开始对中西部各省份实施《中西部地区卫生监督机构能力建设项目管理方案》，中央财政安排专项资金，重点加强各机构现场快速检测设备、监督执法车辆、执法取证工具等方面的建设。

(五)公共卫生监督管理法规标准体系逐步完善

经过卫生监督体系建设几年的努力，已初步形成较完善的涵盖食品、化妆品、生活饮用水、公共场所、职业、放射、学校卫生等公共卫生领域的法规标准体系，为提升我国公共卫生水平提供了制度保障。

(1)完善了食品化妆品等健康相关产品管理法规和标准，先后发布了《食品卫生许可证管理办法》《餐饮业和集体用餐配送单位卫生规范》《健康相关产品国家卫生监督抽检规定》《重大活动食品卫生监督规范》《新资源食品管理办法》和《食品营养标签管理规范》等法规规章。

(2)建立健全与《职业病防治法》相配套的职业卫生法规、标准和技术规范，初步建立放射卫生法规体系。修订了《放射工作人员职业健康管理办法》和《职业健康监护管理办法》，起草了《职业病防治规划纲要》。积极落实中编办关于职业卫生职能分工的决定，与应急管理部联合下发

《关于职业卫生监督管理职责分工意见的通知》，建立了两部门在职业卫生监管上的配合与协调工作机制。

(3)健全了环境卫生、学校卫生和传染病防治监督相关的法规体系。先后修订《生活饮用水卫生标准》和《生活饮用水标准检验方法》；会同商务部、国家体育总局联合颁布了《住宿业卫生规范》《沐浴场所卫生规范》《美容美发场所卫生规范》《游泳场所卫生规范》四个重点公共场所卫生规范；制定《公共场所集中空调通风系统卫生管理办法》及配套规范；会同教育部颁布《学校食堂与学生集体用餐卫生管理规定》和《学校食物中毒事故行政责任追究暂行规定》及《关于加强大中小学校食品卫生监督管理工作的通知》等文件。

(六)卫生监督能力明显提高

几年来，各级卫生行政部门和卫生监督机构通过深化卫生监督体制改革，加强卫生监督体系建设，不断完善监管模式，卫生监督能力明显提高，卫生监督执法工作取得显著成绩，对维护公共卫生秩序和医疗服务秩序，以及保障人民群众健康权益发挥了重要作用。

1.卫生行政许可能力得到明显提高

卫生监督机构作为卫生行政部门委托的卫生行政许可实施机构，通过卫生监督体系建设，深入开展行政审批制度改革，全面清理卫生行政审批项目，简化和规范审批程序，不断改进管理和服务；通过建立和完善健康相关产品卫生许可规章制度、制约机制，规范许可行为；认真贯彻《行政许可法》和国务院廉政工作会议精神，实施《食品卫生许可证管理办法》，严格规范全国卫生许可证发放，查处违法违规行为，卫生行政许可工作实施状况有了明显改善，表现如下。

(1)卫生行政许可工作量呈现增加趋势。

(2)卫生行政许可的质量得到提高，卫生监督机构为严格落实行政许可法，加强了许可后监管力度和对许可行为的内部稽查力度，较好地保证了行政许可质量。

(3)各级卫生监督机构的卫生行政许可平均按时办结率提高，表明卫生行政许可工作能严格按照法定时限予以办结，卫生行政许可职能的落实确实有了较大提高。

2.卫生监督检查能力不断加强

卫生监督检查是指卫生行政部门依据法定的卫生监督职权，为了保障卫生法律、法规及所作出的卫生行政处理或处罚决定得到遵守和执行，依法对公民、法人或其他组织守法和履行法定义务的情形实施检查、了解和监督的行政行为，是卫生监督管理活动中最基本的一种行为，反映卫生监督机构日常工作开展的情况。卫生监督机构平均卫生监督检查覆盖率提高；同时，卫生监督检查的强度也有所加大。卫生监督检查覆盖的广度增加，卫生监督检查的强度加大，卫生监督机构通过日常的卫生监督检查，督促管理相对人员依法行事，及时纠正违法行为。同时，卫生监督机构积极参与重大活动的卫生保障，增强和提高了卫生监督机构应对重大活动卫生保障的综合服务能力。

3.案件查处能力不断提高

(1)案件查处工作量增加，工作质量较高。卫生监督部门能够较好地承担起案件查处职责，加大了案件的查处力度，及时发现和制止违法行为。

(2)投诉举报处理工作量增加，工作效能较高，提示卫生监督机构较好地履行了投诉举报查处的职责，从关注民生出发，加强了执法力度，保护了消费者的合法权益。

4.突发事件应急处置能力不断增强

卫生监督机构的突发事件应急处置能力得到明显提高，主要表现在以下几个方面：①各级卫生监督机构突发事件应急处置能力均有提高，其中尤以市、县级机构应急处置能力提高最为显著。②卫生监督机构经过近几年的建设，应急处置队伍不断壮大。③突发应急处置职能落实程度明显提升。

五、公共卫生监督体系建设存在的问题和对策

(一)卫生监督体系建设存在的问题

1.政府投入不足，部分卫生监督机构面临困境

卫生监督机构是执行国家卫生法律法规，维护公共卫生秩序和医疗服务秩序的行政执法机构，承担着政府管理社会卫生事务的公共职能。因此，应该完全由政府承担筹资职能。然而，调查发现，目前卫生监督机构经费投入存在一系列问题。

(1)政府对卫生监督机构的财政投入仍存在较大缺口。

(2)建设前后不同地区省、市、县级卫生监督机构收入占支出比例均未达到100%，虽然随年度有所上升，但是幅度较小。

(3)卫生监督机构经费来源不合理。中西部地区中央拨款的比例较高，特别是西部，本该由地方投入和保障，中西部地区地方政府对各级卫生监督机构的投入显得更加不够，“造血功能”严重不足。

(4)此外，由于财政长期投入不足，相当一部分地方的卫生监督机构仍然靠检验检测收费创收，仍有较大比例的服务收入支撑公共卫生工作的开展，严重影响卫生行政执法的公正性和权威性，影响公共职能的落实。

2.人员编制短缺，队伍素质有待提高

(1)研究显示，目前全国有卫生监督人员约94 000人，而按照履行职责的实际需要，全国卫生监督机构应配备约143 000人，现有卫生监督人员与实际需要之间存在34%的缺口。

(2)由于历史上的原因，卫生监督队伍准入门槛过低、人员录用要求不严，学历层次偏低，人员素质有待提高，这个问题在基层执法一线更为突出。

(3)卫生监督人员的在岗培训和继续教育工作没有到位，依法行政的意识和依法办案的能力不强，知识更新慢、观念陈旧，工作低水平重复，不能适应法制建设不断完善与发展和推进依法行政的需要。

3.房屋基础设施建设滞后

(1)办公用房是有效落实各项卫生监督职能的基本保障之一。然而，在卫生监督体系建设中，各地卫生监督机构房屋基础设施建设滞后、执法技术手段落后的问题十分突出，尤其是办公用房简陋或者缺乏，不能满足卫生监督工作的需要，未达到《卫生监督机构建设指导意见》关于房屋建设的基本要求，有产权的房屋中相当一部分还是旧房或危房，严重影响执法工作正常开展。

(2)在近几年卫生监督机构建设产权房过程中，由于建设资金依靠卫生监督机构通过自筹资金解决，从而留下程度不同的债务。目前很多自筹资金都停留在债务上，或者是向银行借贷，或是欠施工方，偿还债务巨大的压力将迫使部分卫生监督机构重视有偿服务来通过“自身的努力”偿还债务，导致整个卫生监督机构的工作方向重新走进老“防疫站”的模式，严重影响依法行政的公正性、公平性和政府的公信力，也势必会影响到卫生监督机构公共卫生职能的发挥。

近几年，全国人大代表和政协委员多次提出建议和提案，呼吁尽快解决不发达地区卫生监督机构房屋基础设施建设严重滞后的问题。

4.卫生监督技术支持能力建设亟待加强

切实履行卫生监督职能，维护公共卫生秩序和医疗服务秩序，保证人民群众身体健康和生命安全，是卫生法律法规赋予各级卫生行政部门的重要职责。

卫生监督工作包括医疗服务监督，还包括食品、职业、放射、环境和学校等公共卫生监督管理工作，具有较强的专业技术特性，需要强有力的技术支持。卫生监督技术支持能力建设是卫生监督体系建设的重要组成部分，是履行卫生监督职能的重要技术保障。

当前，食品安全、饮用水安全、职业病危害与辐射防护和环境卫生等公共卫生问题仍然比较突出，医疗服务市场形势依然严峻，医疗和血液安全监管有待加强，卫生监督执法任务相当繁重，对卫生监督技术支持能力和水平提出了更高要求。

长期以来，各级疾病预防控制机构在承担重大疾病防治工作职责的同时，还肩负着卫生监督的技术支持工作。各级疾病预防控制机构逐渐将工作重心转移到重大疾病的防治上，其他公共卫生工作难以放在重要位置。这导致卫生监督相关的检验、检测等技术支持能力和水平有逐步削弱的趋势，不能适应卫生监督工作的需要，卫生监督技术支持能力建设有待加强。

5.卫生监督职能有待进一步界定

随着我国改革开放的不断推进和市场经济体制的建立与完善，卫生监督职能调整频繁。2000年以来，食品、职业卫生、放射防护等监管职能均进行调整，但相应法律法规还未健全，导致实际工作中卫生部门与食品药品监督管理、质监、工商、生产安全、环保等部门部分监管职能交叉，行政成本增加，另外导致重复执法或彼此推诿、扯皮或行政不作为的现象时有发生。此外，卫生监督职能与疾病预防控制职能，医疗服务监督职能与医疗服务管理职能划分也不够清楚，实际工作中存在交叉。

(二)对策措施

1.落实保障措施，加大经费投入

(1)通过国债资金项目或中央财政转移支付方式给予支持，逐步解决各级卫生监督机构的办公用房问题。

(2)落实、完善财政经费保障政策。卫生、财政、发展改革等相关部门联合督促检查各地落实现行卫生监督工作经费保障政策规定的情况，采取有力措施，切实解决目前卫生执法工作经费得不到保证的突出问题。

(3)进一步研究完善卫生监督工作财政补助有关政策和办法，努力建立稳定的卫生监督保障机制，切实改善卫生监督员工作条件，稳定执法队伍。

2.加强基层卫生监督网络建设

(1)切实加强农村和社区基层卫生监督网络建设，促进执法工作重心下移，强化属地管理。积极推动各地建立完善县级卫生监督机构在乡镇设立派出机构或派驻卫生监督人员的制度，充实农村卫生监督工作力量。

(2)积极推广卫生监督工作市、区一体化管理的做法，解决职责交叉、重复执法、资源浪费等问题，理顺监管体制，提高监督工作效率。

3.加强机构和队伍建设

(1)出台卫生监督机构编制规定，明确卫生监督队伍的有关政策。在调查研究的基础上，卫生部组织开展了卫生监督机构人员编制配置研究论证。积极争取中编办和人事部的支持，力争将卫生监督队伍纳入公务员管理；研究制定各级卫生监督机构的人员编制标准，从根本上解决卫生行政执法主体和执法队伍相分离及执法力度严重不足的问题。

(2)严格准入、强化培训、加强管理。尽快建立健全卫生监督员准入制度,施行卫生行政执法人员资格国家考试制度。

(3)应有规划地逐步建立完善卫生监督员教育培训制度和组织体系。与教育培训机构联合建立区域性卫生监督员教育培训基地,在高校开设卫生监督执法相关的专业课程,培养卫生监督后备人才。

(4)加强队伍的管理,建立必要的规章制度(回避、稽查、责任、廉正、监督、奖惩制度),强化卫生监督执法人员的行为规范,淘汰不合格的卫生监督人员,确保队伍的健康、纯洁。

4.加强卫生监督技术支持能力建设

(1)进一步明确卫生监督技术支持机构的职责和任务:健康危害因素监测、健康危害因素风险评估、检验出证、技术仲裁、技术咨询及参与法规标准制定和宣传。

(2)加强卫生监督执法技术支持机构的能力建设,建立健全食品、饮用水和职业卫生等公共卫生监测网络,提高和行政执法相关检验、检测的能力建设,严格规范检验出证行为,以满足卫生监督执法工作的需要。

(3)在此基础上,要结合深化医药卫生体制改革,从全局出发、从长远考虑,积极研究、探索一种适合我国卫生事业发展及卫生依法行政需要的卫生监督技术支持体系模式,全面提高和加强卫生监督执法的技术水平。

5.进一步理顺监管体制,完善卫生综合执法模式

(1)根据进一步深化行政管理体制改革的要求,按照统一、高效的原则,切实理顺食品安全和职业卫生的行政管理体制,修订完善相关法律法规,明确各部门监管职责。

(2)理顺医疗监督与医政管理,卫生监督与疾病控制之间的职责划分,建立长效的医疗服务监督和传染病防治监督工作运行机制,避免职责不清带来的推诿、扯皮,从而加大综合执法的力度,提高监督管理的效率。

(王会来)

第三节 学校卫生监督管理

学校卫生监督管理包括教室人均面积,课桌椅、黑板、教室采光照明,厕所、生活饮用水[相关标准包括:①GB/T18205－2000 学校卫生监督综合评价;②GBJ99－1986 中小学校建筑设计规范;③GB7792－1987 学校课桌椅卫生标准;④GB7793－1987 中小学校教室采光和照明卫生标准;⑤GB/T3976－2002 学校课桌椅功能尺寸;⑥GB5699－1985 采光测量方法;⑦GB5700－1985 室内照明测量方法。

一、知识要点

(一)监测范围

学校经常性卫生监督具体内容。

(二)指标计算

课桌和课椅分配符合率、采光系数、墙壁(后墙)反射系数、玻地面积比。

二、资源准备

(一)监测设备器材

卷尺、直尺、照度仪、学校经常性卫生监督监测登记表。

(二)学校相关公共关系处理

与测量教室的任课老师提前沟通,以取得配合。

三、工作流程

(一)知识技能提示

1.抽样原则及数量

抽取有代表性的教室作为样本,按学校教室的不同结构、层次、朝向、单侧采光、双侧采光的不同类型确定监测教室样本数,一般不少于 6 间教室。

2.综合评价判定标准

(1)综合评价合格学校判定标准:凡是学校实际得分达到标准总分的 60%以上者,判为合格学校。分项合格判定标准:各分项实际得分达到相应标准的 60%以上,即为分项合格(表 4-1)。

表 4-1 判定监督合格学校标准(分值)

学校类别	监督学校标准总分	判定合格学校得分	分项标准										
			教室人均面积	课桌椅	黑板	教室采光	教室照明	微小气候	环境噪声	厕所	生活饮用水	学校食品卫生	传染病管理
大、中专技工学校	125	≥75	—	—	10	10	15	10	10	10	20	20	20
中小学校	150	≥90	10	15	10	10	15	10	10	10	20	20	20
判定分项合格分数			6	9	6	6	9	6	6	6	12	12	12

(2)综合评价为不合格的学校判定标准:实际得分未达到标准总分 60%的学校,判为不合格学校。

有下列情况之一的学校,也判为不合格学校:①因学校责任而发生集体性食物中毒。②因学校责任发生肠道传染病的爆发流行。③因学校责任发生生活饮用水污染事故。④因学校责任,组织学生参加劳动、体育等活动而使学生致残、死亡事故。⑤凡是发现学校有超学额班级(学生数超过规定人数的班级),并超过《中小学校建筑设计规范》(GBJ99—86)班级学额数规定的学校。

(二)各项目评分方法

1.教室人均面积

普通教室人均面积应符合《中小学校建筑设计规范》(GBJ99－86)的规定。按每个教室使用人数计算,小学不少于每人 1.10 m^2;中学不少于每人 1.12 m^2;大学未规定标准,暂不进行评价。

(1)评价指标:按中学、小学人均面积达到标准程度,将评分标准分为三等。

(2)评价方法:在抽样教室中测量教室面积及学生人数,分别计算各教室的人均面积。用测量尺测量该教室地面的长、宽,即得教室面积。

(3)计算公式:人均面积＝被测教室面积/该教室学生人数。

2.课桌椅

课桌椅按国家《学校课桌椅卫生标准》(GB7792－1987)规定,以学生身高判定课桌椅分配符合情况。

(1)评价指标:计算课桌椅分配符合率,按实际达到的百分率分三等,即 80%以上、40%～79%、40%以下,给出相应分值。

(2)评价方法:在抽样教室中,测量教室内在座位的学生身高及相应课桌椅高度,被测课桌椅号数在使用者身高范围内,则分配符合标准(表 4-2)。

表 4-2　学生身高与课桌椅分配符合评价表

课桌椅号数	桌高(mm)	椅高(mm)	桌、椅高使用者审稿范围(cm)
1 号	760	430	165 以上
2 号	730	420	158～172
3 号	700	400	150～164
4 号	670	380	143～157
5 号	640	360	135～149
6 号	610	340	128～142
7 号	580	320	120～134
8 号	550	300	113～127
9 号	520	290	119 以下

注:此表摘自《学校课桌椅卫生标准》(GB7792－1987)。

(3)计算公式:课桌或课椅分配符合率＝课桌或课椅号与就座学生身高相符合的人数/被测学生人数×100%,根据得出的实际百分率给出相应的分值。

(4)监测方法:①椅高,测量椅面(指椅前缘的最高点)离地面的高度。②桌高,测量坐人侧桌面上缘至地面的高度。

3.黑板

黑板应符合《中小学校建筑设计规范》(GBJ99－86)的有关规定。

(1)评价指标:黑板尺寸≥1.0 m×3.6 m(小学)、≥1.0 m×4.0 m(中学)。表面无破损,没有波纹、龟裂、针孔、斑痕及凹凸不平等状况。黑板面反射系数＜20%。

(2)评价方法:在抽样教室中进行黑板评价。用卷尺测量黑板高度与宽度。

(3)反射系数:垂直分四等份,取三条分线中点为测定点,计算平均反射系数。

黑板面反射系数测量方法:用照度计测量入射照度和反射照度,将黑板用四条线,分成三等份(图 4-1),取各等份的中点为测定点,将照度计接收器紧贴在黑板测定点上,所测数值即为入射照度,然后将接收器感光面对准被测表面的原位置逐渐平移离开,待示值稳定后,读取数值即为反射照度,每个黑板测量三组数据。

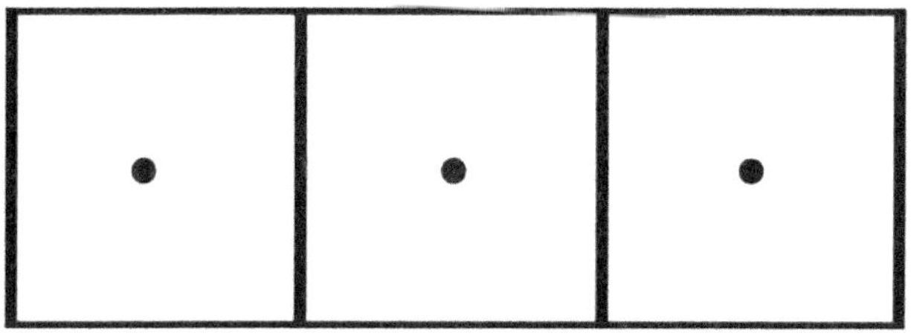

图 4-1 黑板反射系数测量布点

4.教室采光

教室采光应符合《中小学校教室采光和照明卫生标准》(GB7793－1987),采光测量方法按《采光测量方法》(GB5699－1985)的规定。

(1)评价指标:教室南北朝向;左侧采光;教室采光系数≥1.5%;玻地比≥1∶6;墙壁(后墙)反射系数≥70%。

(2)使用器材:照度计。照度计是一种利用光敏半导体元件的物理光电现象制成的测光仪器,由受光元件(硒或硅光电池)和电流表组成。外来光线射到硒或硅光电池后,光电池即将光能转化为电能,通过电流表显示出光的照度值,以 lx 为单位。

(3)测量时间:上午 10 时至下午 2 时。

(4)使用方法:①将接收器插头插入仪表输入插口,接收器置于被检测位置。②将电源开关拨向“开”位置。③打开接收器遮光罩,仪表显示屏就显示出被测点的照度读数;④若测量场合照度多变时,为便于读数,可将读数保持开关拨向“保持”一端,便可将测量结果保持一段时间,待读数结束后再将开关拨向“复位”,便可进行下一次测量。⑤完毕将电源开关拨向“关”位置,盖好接收器遮光罩,取下接收器插头,放入仪器盒中。

(5)测量方法。

室内照度测量:选择教室内光线最差的课桌面测量照度,测得数为室内照度值。

室外照度测量:选择周围无遮挡的空地,避免直射阳光,在测量室内照度前后各测一次室外照度,取两次测得数的平均值作为室外照度。

采光系数计算公式:采光系数＝室内照度/室外照度×100%

墙壁反射系数测量:选择不受直接光影响的被测表面位置,可选择教室后墙测量,将墙壁分为左、中、右,取 3 个测点,左右离墙面相接处各 10～20 cm 处为测点(图 4-2),然后求出平均反射系数,作为代表值。

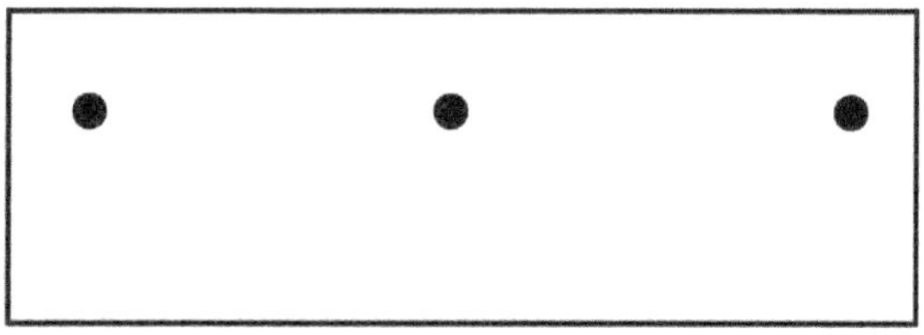

图 4-2 墙壁反光系数测量布点

入射照度测量：将照度计接收器感光面朝上，置于被测表面某一位置，读取入射照度值。

反射照度测量：将照度计接收器感光面对准同一被测表面的原来位置，逐渐平移离开(10～20 cm)，待照度稳定后，读取反射照度值。

反射系数＝反射照度/入射照度×100%

玻地比＝教室采光窗玻璃总面积/教室地面面积

玻地比计算：以教室玻璃总面积为1，求出与地面面积的比例，以1比多少表示。

(6)注意事项：测量时，应选择不受直接光影响的位置。如测量墙壁表面反射系数时，以后墙离开地面1.2～1.5 m高的位置作为测量点。一般每个被测表面选3～5个测量点，取其均值作为该侧面的反射系数。

5.教室照明

教室照明应符合《中小学校教室采光和照明卫生标准》(GB7793－1987)的规定，教室桌面照度为150 lx。

(1)评价指标：课桌面平均照度；灯桌间距为1.7～1.9 m；灯管长轴与黑板垂直；控照式灯具；黑板灯为40 W日光灯2个。

(2)监测方法如下：①灯桌间距，灯管下缘到就近课桌桌面上缘的垂直距离，用钢卷尺测量该距离。②灯管布局，记录灯管与黑板的关系，是平行还是垂直。③灯具形式，记录灯管是裸灯(相对控照式而言，无光线柔化控照板设备)还是控照式灯具。④黑板灯，是否有黑板灯，如有应记录黑板灯的功率及数量，是否会产生眩光。

6.学生厕所

学生厕所应符合《中小学校建筑设计规范》的规定。

(1)评价指标：室内室外厕所的蹲位。厕所小便槽达标情况，清洁状况。

(2)监测方法：①查看厕所是否清洁，有无蝇、蛆。②查看是否有洗手设施、是否有冲洗用水。③统计室内外厕所蹲位、测量小便槽长度。④统计在校男、女生总数。

(3)评价方法：凡设有多个厕所的学校可混合计算蹲位和小便池长度。无论室内外厕所均以每个厕所为单位进行卫生指标评价。记录厕所卫生、洗手设施状况，计算每蹲位男女生数和每米小便池男生数。

每蹲位学生人数(男或女)＝学生人数(男或女)/厕所蹲位数(男或女)

每米小便槽男学生人数＝男学生人数/小便槽长度(m)

7.学校食品卫生

学校食品卫生按照《食品卫生法》及《学校卫生工作条例》的有关规定。

(1)评价指标：办理食品卫生许可证情况，从业人员健康体检合格证情况，卫生知识培训证情况，食品加工、供应、销售单位卫生状况，食品储存情况。

(2)评价方法：①学校食品卫生监督评价，以每个食堂、食品小卖部、学生课间加餐、午餐等各种食品加工、供应和销售设施作为评价单位。②学校没有食堂仅有食品小卖部或课间加餐，以现有设施作为评价单位，作为学校食品卫生项目得分。③学校设有多个食堂及食品小卖部或加餐设施的单位，首先应评出每个单位得分，将各单位得分相加，取平均分数为该项目得分。

8.传染病管理

传染病管理按照《传染病防治法》及《学校卫生工作条例》有关规定进行评价。

(1)评价指标：学校设有传染病防治管理机构，传染病疫情报告和登记，掌握学生因患传染病休退学情况，发生传染病后教室、宿舍、生活场所消毒情况，实行有计划的预防接种制度。

(2)评价方法：①对学校设置的校医院、卫生所、卫生保健室执行传染病防治法的工作进行评价。②检查学校传染病预防管理、疫情报告、传染病控制及预防接种等工作情况。

(孔德花)

第四节　饮用水卫生监督管理

饮用水卫生监督是指饮用水卫生行政执法主体对卫生行政管理相对人员遵守饮用水卫生法律、法规、规章及其他规范性文件和行政处理决定的情况所进行的监督和检查活动。它是饮用水卫生行政执法整体过程的重要环节，是实现饮用水卫生行政管理职能的重要手段之一。

一、饮用水卫生监督机构及其监督的适用范围

(一)饮用水卫生监督机构

卫健委(原卫生部)主管全国饮用水卫生监督工作，县级以上人民政府卫生行政部门主管本行政区域内饮用水卫生监督工作。铁道、交通、民航行政主管部门设立的卫生监督机构，行使卫健委会同国务院有关部门规定的饮用水卫生监督职责。

(二)饮用水卫生监督的适用范围

饮用水卫生监督的适用范围包括集中式供水单位、二次供水单位、分质供水单位和涉及饮用水卫生安全产品。

(三)法律依据

(1)《中华人民共和国传染病防治法》第五十三条规定："县级以上人民政府卫生行政部门对传染病防治工作履行下列监督检查职责"，其中第四款为："对饮用水供水单位从事生产或者供应活动及涉及饮用水卫生安全的产品进行监督检查"。

(2)《生活饮用水卫生监督管理办法》第三条规定："卫健委主管全国饮用水卫生监督工作。县级以上地方人民政府卫生行政部门主管本行政区域内饮用水卫生监督工作"。

(3)《生活饮用水卫生监督管理办法》第十六条规定："县级以上人民政府卫生行政部门负责本行政区域内饮用水卫生监督监测工作。供水单位的供水范围在本行政区域内的，由该行政区人民政府卫生行政部门负责其监督监测。供水单位的供水范围超出其所在行政区域的，由供水单位所在行政区域的上一级卫生行政部门负责监督监测；超出其所在省、自治区、直辖市的，由该供水单位所在省、自治区、直辖市卫生行政部门负责监督监测；铁路、交通、民航行政主管部门设立的卫生监督机构，行使卫健委(原卫生部)会同国务院有关部门规定的饮用水卫生监督职责。"

(4)《生活饮用水卫生监督管理办法》第二条规定："该行政规章适用于集中式供水、二次供水单位(简称供水单位)和涉及饮用水卫生安全的产品的卫生监督管理。"

卫健委卫生监督中心发 191 号文件"卫生部关于分质供水卫生许可证发放问题的批复"中明确"分质供水是集中供水的一种形式，应当属于供水单位卫生许可范围。"这个行政解释明确了"供水单位"的含义除行政规章中已有明文规定的集中式供水单位、二次供水单位外，还包括分质供水单位。

二、饮用水卫生监督机构的主要职责

(一)饮用水预防性卫生监督

依据《生活饮用水卫生监督管理办法》第十七条和《传染病防治法》第五十三条,卫生监督部门对新建、改建、扩建集中式供水项目进行预防性卫生监督,负责本行政区域内饮用水的水源水质监测和评价。

(二)饮用水经常性卫生监督检查

依据《生活饮用水卫生监督管理办法》第二十二条和《传染病防治法》第五十三条,对已取得卫生许可证的单位和个人及取得卫生许可批准文件的涉及饮用水卫生安全的产品进行日常监督检查和水质监测评价,发现已不符合卫生许可证颁发条件或不符合卫生许可批准文件颁发要求的,原批准机关有权收回有关证件或批准文件。

(三)负责供水单位卫生许可证的颁发、复核和延续

依据《传染病防治法》第二十九条和《生活饮用水卫生监督管理办法》第四条、第七条,饮用水供水单位从事生产或者供应活动,应当依法取得卫生许可证。

供水单位(含集中式供水单位、二次供水单位、分质供水单位)卫生许可证由县级以上人民政府卫生行政部门按规定的管理范围发放,有效期四年,每年复核一次。有效期满前六个月重新提出申请换发新证。

依据:《生活饮用水卫生监督管理办法》第二十条;卫健委(原卫生部)卫监督发(2005)191 号文件;根据《行政许可法》应在到期前 1 个月申请延续。

(四)负责涉及饮用水卫生安全产品卫生许可批准文件的审批

涉及饮用水卫生安全产品,必须进行卫生安全性评价。与饮用水接触的防护涂料、水质处理器及新材料和化学物质,由省级卫生监督机构进行涉水产品生产企业卫生条件审核,并在现场随机采样封样,经卫生行政部门认可的检验机构进行产品检验,直接向卫健委(原卫生部)申报卫生行政许可。其他涉及饮用水卫生安全的产品,由省、自治区、直辖市人民政府卫生行政部门批准,报卫健委(原卫生部)备案。凡涉及饮用水卫生安全的进口产品,须经卫健委(原卫生部)审批后,方可进口和销售。依据:《生活饮用水卫生监督管理办法》第二十一条;国务院令 2004 年第 412 号《国务院对确需保留的行政审批项目设定行政许可的决定》,序号 205,项目名称:保留涉及饮用水卫生安全的产品卫生许可;实施机关:卫健委(原卫生部)、省级以上地方人民政府卫生行政主管部门;卫健委(原卫生部)卫监督发[2006]124 号文"卫生部关于印发《健康相关产品卫生行政许可程序的通知》";卫健委(原卫生部)卫监督发[2006]191 号文"卫生部关于印发《健康相关产品卫生行政许可程序》配套文件的通知"。

(五)负责饮用水污染事故对人体健康影响的调查和处理

依据《生活饮用水卫生监督管理办法》第十九条;《传染病防治法》第五十五条,县级以上地方人民政府卫生行政部门负责本行政区域内饮用水污染事故对人体健康影响的调查。当发现饮用水污染危及人体健康,须停止使用时,对二次供水单位应责令其立即停止供水,对集中式供水单位应当会同城市建设行政主管部门报同级人民政府批准后停止供水。

(六)行政处罚

依据《饮用水卫生监督管理办法》第二十五条、二十六条、二十七条;《传染病防治法》第七十三条,对违反生活饮用水有关卫生法律、法规和行政规章的单位和个人依法进行行政处罚。

三、饮用水卫生监督员及其职责

饮用水卫生监督员必须符合卫健委(原卫生部)《卫生监督员管理方法》规定的资格和条件，由县级以上卫生行政部门颁发卫生监督员证书。铁路、交通、民航的饮用水卫生监督员，由其上级行政主管部门发给证书。饮用水卫生监督员负责饮用水卫生监督工作，其职责如下：①参加对新建、改建、扩建饮用水供水工程项目选址设计的卫生审查和竣工验收。②参加对管辖范围内供水单位和涉及饮用水卫生安全产品企业进行卫生监督检查。③参加对供水单位和涉及饮用水卫生安全产品的卫生许可受理、审核等工作。④参加饮用水污染事故对人体健康影响的调查和处理。⑤根据有关规定对违反法律、法规行政规章有关条款的单位和个人提出处罚建议。⑥执行卫生行政部门交付的其他任务。

卫生监督员在执行任务时，应统一着装、佩戴证章、出示证件。卫生监督员执行公务时必须秉公执法，忠于职守，不得利用职权谋取私利。

四、饮用水卫生检查员及其职责

根据《生活饮用水卫生监督管理办法》规定，县级卫生行政部门可聘任饮用水卫生检查员，协助饮用水卫生监督员负责乡镇饮用水卫生检查工作。饮用水卫生检查员由县级卫生行政部门发给证书。

各级卫生行政部门应把落实饮用水卫生监督职责和贯彻落实《国务院办公厅关于加强饮用水安全保障工作的通知》精神结合起来。卫健委(原卫生部)颁发(2005)495号文件《卫生部关于加强饮用水卫生安全保障工作的通知》要求各级卫生行政部门进一步提高对加强饮用水卫生安全保障工作的认识，加强领导，把这项工作纳入重要议事日程；加强与有关部门的联系与合作，认真组织，将城乡饮用水卫生安全工作纳入经济社会发展规划之中，并认真执行。进一步明确饮用水卫生安全保障的目标、任务和政策措施，建立领导责任制，加强监督管理，结合实际研究解决当地饮用水卫生安全问题。依法开展饮用水卫生安全监督监测工作，全面开展监督检查，加强饮用水卫生监测，建立城乡饮用水卫生监测网。加强饮用水法规标准制修订和饮水污染对人体健康影响的科研工作，开展法律法规标准宣传，并建立饮用水卫生安全储备体系和应急机制。

五、供水单位预防性卫生监督的程序和内容

饮用水供水单位预防性卫生监督是对新、改、扩建的供水单位进行监督审查，包括供水企业填报《建设项目卫生审查申请书》、卫生行政部门审核填发《建设项目设计卫生审查认可书》和《建设项目竣工卫生验收认可书》等。

(一)申请

1.申请方式

供水管理责任单位(申请人)到各级卫生行政部门咨询、领取或从网上下载格式文本的《建设项目卫生审查申请书》和办理须知。

2.申请材料

(1)建设项目卫生审查申请书。

(2)供水单位名称预先核准通知书复印件或营业执照复印件。

(3)有关主管部门批准建设集中式供水单位的文件资料。

(4)水源水质与水源选择。

(5)水源卫生防护说明。

(6)水厂总体设计和取水构筑物图及说明(包括水厂平面布局图、卫生防护设施图)。

(7)水处理设计图(包括制水工艺及流程图、车间布局平面图、主要制水设备清单)。

(8)输配水设计(包括管网平面布局图、管网系统图等)。

(9)水质检验设备及拟开展检验项目。

(10)拟选用涉及饮用水卫生安全产品的卫生许可批件复印件及消毒器械卫生许可批件复印件。

(二)受理

参照供水单位卫生许可的受理。

(三)审核

1.审核标准

依据《生活饮用水卫生监督管理办法》《生活饮用水集中式供水单位卫生规范》《建筑给水排水设计规范》(以下简称《卫生规范》)《室外给水设计规范》《城市给水工程规划规范》《生活饮用水卫生标准》。

2.审核过程

在受理后10个工作日内卫生监督员按有关标准规范和内容进行资料和现场审查,现场监督检查不符合标准的,由监督员当场出具"现场监督笔录"和"卫生监督意见书",提出整改意见,申请人按整改意见进行整改,整改完毕再申请审查。符合要求的监督员制作《建设项目设计审查认可书》,报主管领导审批。

3.供水单位预防性卫生监督审核内容

(1)厂址与周围环境:施工现场位置与申请管理责任单位所报资料必须相符,周围有毒有害场所或者污染源,应符合《卫生规范》第五条的要求。

(2)水源选择:应符合《卫生规范》第五条、第六条、第七条规定的要求。

(3)水源卫生防护:应符合《生活饮用水卫生监督管理办法》(以下简称《管理办法》)第十三条;《卫生规范》(2001)第八条、第十条、第十一条规定的要求。

(4)水厂总体设计和取水构筑物的审查:宜选择在交通便捷及供电安全可靠和水厂生产废水处理方便的地方(GB50282-98),选择地势较高、不易受洪水或污水和其他废弃物侵害的地段。厂区周围不得有粉尘、有害气体、放射性物质和其他扩散性污染源。卫生防护设施图按《卫生规范》(2001)第二十四、二十五、二十六条审查。生产经营场地平面布局图中应检查未经处理的污泥水排放位置。按工艺流程合理布局,划分生产区、生活区和独立行政办公区,生产区要在生活区的上风向,生产区外围30 m不得设置居住区,不得修建渗水厕所和渗水坑,不得堆放垃圾、粪便、废渣和铺设污水渠道。取水构筑物和水厂总体设计应符合GBJ13的要求。

(5)水处理的设计审查:水处理工艺流程的选择和主要构筑物的组成应根据原水水质、设计生产能力、处理后的水质要求,参照相似条件下水厂的运行经验、结合当地条件,通过技术经济比较研究确定。集中式供水应有完善的混凝反应设施、沉淀和过滤设备,必须有水质消毒设备。应符合《卫生规范》(2001)第十六条和《室外给水设计规范》(GBJ13)水处理的相关规定。

(6)输配水管网审查:输配水管网径应按最高日供水量加自用水量确定,输水干管一般不宜少于两条;管网宜设计成环状,若设计为树枝状的,末端应有排水阀。给水管应设在污水管上方。

自备水源供水设施与城镇公共供水管网不得有任何连接。应符合《卫生规范》(2001)第十七、二十、二十一、二十二、二十三条和《室外给水设计规范》(GBJ13)有关配水管网的有关规定。

(7)水质检验室:按《管理办法》第十条、《卫生规范》(2001)第三十条规定的要求进行配备。

(四)发放《建设项目设计卫生审查认可书》

经审核新建、扩建、改建工程的选址和设计符合有关标准和规范要求,当地卫生监督机构出具加盖公章的新建、改建、扩建工程的《建设项目设计卫生审查认可书》。

(五)竣工验收

供水单位按卫生行政部门审查发放的《建设项目设计卫生审查认可书》进行施工。工程验收分为土建验收和竣工验收两个阶段。建设单位在相应的工程结束后向卫生监督机构提出工程验收申请和相关资料。

土建验收标志着建设工程的土木建筑任务已完成,经验收合格后即可进入设备安装阶段,该阶段卫生设施基本已成定局,进行土建验收便于发现问题,能便于建设单位在试生产还有一段时间内进行整改,也便于其在未安装设备前对不完善的土建工程进行整改。因此卫生监督机构应及时主动参与土建验收,重点审查土建工程是否按报建批准的设计图进行施工,施工过程中有哪些方面做了改变,发现施工中缺陷和存在问题,及时向建设单位发出《卫生监督意见书》,限期改进。

水处理设备安装完毕,经试运行基本符合设计要求时,建设单位应向卫生监督机构申请竣工验收,卫生监督员到现场进行验收,验收合格者,抽检出厂水和管网末梢水进行检验。

(六)向验收合格者颁发《建设项目竣工卫生验收认可书》

根据《中华人民共和国行政许可法》第四十五条规定,申请人取得《建设项目竣工卫生验收认可书》前(施工阶段)的时限和检验、检测时限不计算在行政许可期限内。

六、供水单位卫生许可

饮用水集中式供水单位卫生许可是供水单位向卫生行政部门提出许可申请,包括供水企业填报《卫生许可证申请书》和相应申报资料,经卫生行政部门审查,在规定的时限内发放卫生许可证。

(一)卫生许可申请

1.申请方式

集中式供水管理责任单位(申请人)到各级卫生行政部门受理处咨询、领取或从网上下载格式文本的《卫生许可证申请书》和办理须知。

2.集中式供水卫生许可申请材料

(1)《卫生许可证申请书》。

(2)申请报告(单位名称、地址、邮编、法定代表人或负责人、联系人及联系电话、申请类别、投资规模等)。

(3)建设项目竣工卫生验收认可书。

(4)水源水、出厂水和管网水检验合格报告。

(5)饮用水卫生质量保证体系的有关资料及卫生管理机构(或组织)、专兼职卫生管理人员配置情况;岗位管理制度(岗位卫生责任制、净水、反冲洗、清洗、消毒制度、从业人员健康体检和专业知识培训制度等)。

(6)水处理及卫生设施的配置(数量、位置)和运转情况。

(7)所用涉及饮用水卫生安全产品安全性证明材料。

(8)从业人员名单及预防性健康体检和卫生知识培训合格证明。

(9)检验室设备清单及检验人员资格证明,已开展检验项目。

(10)卫生行政部门认为有必要提供的其他资料。

3.提供真实材料

申请人应当如实提交有关材料,并对材料的真实性负责,否则将承担相应的法律后果。

(二)受理

(1)受理条件申请材料齐全、符合法定形式。

(2)受理人员对申请者提交的申请材料的完整性、合法性、规范性进行审核,根据下列情况分别作出处理:①申请事项依法不需要取得卫生行政许可的,应当即时告知申请人不受理,出具行政许可不予受理决定书。②申请事项依法不属于本机关法定职权范围的,即时告知申请人不受理,出具行政许可不予受理决定书。③申请材料存在可以当场更正错误的,应当允许申请人当场更正。④申请材料不齐全或者不符合法定形式的,应当场或者在五天内出具一次性告知书,告知申请人需要补正的全部内容,逾期不告知的,自发出行政许可申请材料接收凭证之日起即为受理。⑤申请事项属于本行政机关职权范围,申请材料齐全、符合法定形式,或者申请人按照本机关的要求提交全部补正申请材料的,五天内出具行政许可受理通知书。

(三)审查

1.审查程序

受理申请后,卫生行政部门指定两名卫生监督员对申请材料进行核实,并进行现场审查,对符合《生活饮用水卫生标准》(GB5749)和《卫生规范》规定的,由监督员当场出具"现场监督笔录",进入下一步办证程序。

现场监督检查不符合标准的,由监督员当场出具"现场监督笔录""卫生监督意见书"(申办人在监督意见书上签字),申办人在规定时间内(此时间不计入许可时间)进行整改(在此期间申请人不得从事供应生活饮用水,违反者按无证经营予以处罚),经监督员复验,合格者按符合标准进入办证程序,不符合者于复验后次日起,依据申办人两次"现场卫生监督笔录""监督意见书"的情况,进入不予许可决定的程序。

2.卫生许可审查内容

(1)资料形式审查:上述要求申报资料是否齐全,内容是否反映水厂实际情况,有无不符合项。

(2)现场审查包括以下方面。①水源卫生检查:检查水源地卫生防护情况,是否按相关要求做好水源卫生防护工作。②检查水厂饮用水卫生管理规章制度和质量保证体系情况:检查水厂的质量保证体系是否有效运转,岗位责任是否明确,在相应岗位处有无作业指导书和岗位职责。现场询问相应管理人员和制水人员,对其水质净化消毒过程中相关问题处理和反应能力,判断其规章制度是否健全[《卫生规范》(2001)第十三条]。③检查水处理及卫生设施运转情况:检查混凝是否达到效果,待滤水浊度情况,滤后水质情况,加氯消毒情况,查看水厂记录与实际检查内容是否一致,核对相应设计资料,判断设备运转正常与否,是否能够安全供水[《卫生规范》(2001)第十六条]。④检查供方的资料:检查水厂所用与饮用水接触材料合格供方(卫生许可批件、厂方生产条件、质量保证体系等)资料是否齐全,现场抽查涉及饮用水卫生安全产品,是否从合格供应商进货,进货后是否进行验收,有无验收记录。判断使用的材料是否卫生安全[《卫生规范》(2001)

第十九条]。⑤检查从业人员：核对相应岗位人员是否到位，检查不同工作岗位的从业人员，持有效专业资格证书和卫生知识培训情况，其专业水平是否可胜任相应工作。判断员工素质能否保证供水卫生安全[《卫生规范》(2001)第十四条、第三十七条、第三十八条]。⑥检验室的检查：检查检验室的设备、人员、制度、检验记录等，判断其是否配备与供水规模相适应的人员和设备、水质检验是否进行全过程质量控制、采样点与检验频率是否符合要求、水质检验记录是否完整清晰，档案资料是否保存完好，有无按要求上报水质资料[《卫生规范》(2001)第四章]。⑦检查是否有应急事故处理方案，污染事件报告制度。⑧结合提供的检验报告和实验室记录对出厂水水质进行现场监督检测。

(四)许可决定

卫生行政部门应当自受理之日起二十天内书面作出卫生行政许可决定。二十天内不能作出决定的，经卫生行政部门负责人批准，可以延长十天，并应当将延长期限的理由告知申请人。

卫生行政部门作出准予卫生行政许可决定的，应当在作出决定后十天内向申请人发放加盖卫生行政部门印章的《卫生许可证》。

卫生行政部门作出不予卫生行政许可决定的，应当书面告知申请人，说明理由，并告知申请人享有申请行政复议或者提起行政诉讼的权利。

卫生行政部门作出准予卫生行政许可决定，应当予以公开，公众有权查阅。

卫生行政许可直接涉及申请人和他人之间重大利益关系的，卫生行政部门在作出行政许可决定前，应当告知申请人、利害关系人享有要求听证的权利。申请人、利害关系人在被告知听证权利之日起五天内提出听证申请的，卫生行政部门应当在二十天内组织听证。

申请人、利害关系人不承担卫生行政部门组织听证的费用。

《卫生许可证》有效期为四年，具体内容应当包括：单位名称、法定代表人、单位地址、卫生许可证号、发证日期、发证机关。其中单位名称、法定代表人等项目应与工商行政部门核准的内容一致，单位地址按集中式供水单位的实际地址填写。

卫生许可证号格式为：(市、区、县简称)卫水字[年份]XXXX 号，采用统一编号。

卫生行政部门在发放卫生许可证时，应当要求申请人签收。

申请人在申请集中式供水单位卫生许可证时，隐瞒有关情况或者提供虚假材料的，卫生行政部门不予受理或者不予卫生行政许可，并给予警告。该申请人在一年内不得再次提出申请。

《卫生许可证》不得涂改、转让，严禁伪造、倒卖。

(五)卫生许可延续

集中式供水单位需要延续依法取得的卫生行政许可的有效期的，应当在卫生许可证有效期届满三十天前向原发证部门提出申请，并提供以下资料。

(1)卫生许可证延续申请表。

(2)工商营业执照复印件(加盖公章)。

(3)单位名称、法定代表人(或负责人)、生产经营场地、布局、设施与原核准内容一致承诺书，如有改变，需提供改变后的材料。

(4)原《卫生许可证》原件。

(5)当地卫生行政部门认可检验机构出具的每年出厂水、末梢水水质检验报告。

(6)当地卫生监督机构出具的每年现场监督检查记录。

(7)卫生行政部门规定的其他资料。

卫生行政部门应当根据申请人的申请，在有效期届满前作出是否准予延续的决定；逾期未作出决定的，视为准予延续。

卫生行政部门在收到延续申请后，应当对所提供的资料及生产现场进行审查。经审查符合条件的，作出准予延续的决定，换发的《卫生许可证》沿用原卫生许可证号。

（六）变更

凡取得《卫生许可证》的集中式供水单位应当严格按照《卫生许可证》规定的内容进行生产；要求变更许可事项的，应当向原发证部门提出书面申请并提交相关材料。符合法定条件的，卫生行政部门应当依法办理变更手续。

变更许可的事项及所需提供的材料规定如下：①要求变更单位名称的，需提供工商行政部门准予变更营业执照证明、变更前后的营业执照及原《卫生许可证》。②要求变更单位法人的，需提供变更说明及其他相关材料。

除上述事项外，集中式供水单位需变更生产地址、布局、工艺流程等事项的，应按本程序重新申请卫生许可证。

（七）撤销卫生行政许可

有下列情况之一的，卫生行政部门可以根据利害关系人的请求或者依据职权，撤销卫生行政许可。①卫生行政部门工作人员滥用职权、玩忽职守作出准予卫生行政许可决定的。②超越法定职权作出准予卫生行政许可决定的。③违反法定程序作出准予卫生行政许可决定的。④对不具备申请资格或者不符合法定条件的申请人作出准予卫生行政许可决定的。⑤依法可以撤销卫生行政许可的其他情形。

集中式供水单位以欺骗、贿赂等不正当手段取得《卫生许可证》的，卫生行政部门应当予以撤销，同时依法给予警告，该单位在三年内不得再次提出申请。

按照本条第一款的规定撤销的卫生行政许可，被许可人的合法权益受到损害的，卫生行政部门应当依法给予赔偿。依照本条第二款的规定撤销卫生行政许可的，被许可人基于卫生行政许可取得的利益不受保护。

（八）注销卫生许可

已取得卫生许可证的集中式供水单位有下列情况之一的，原发证部门可注销其《卫生许可证》。

(1)企业自行申请注销的。

(2)《卫生许可证》有效期届满未延续的。

(3)卫生行政许可依法被撤销、撤回，或者《卫生许可证》被依法吊销的。

(4)被工商行政管理部门注销或者吊销营业执照的。

(5)因其他原因不能保证供水卫生质量的。

卫生行政部门注销卫生许可证，应当及时告知被注销人，收回原证，并予以公告。

（九）补发

集中式供水单位遗失卫生许可证的，应当及时登报声明，然后向原发证部门申请补发。

七、供水单位的经常性卫生监督

饮用水经常性卫生监督包括对供水单位的现场监督、对水质进行监督监测及对违法行为进行行政处罚等。

(一)对供水单位的经常性卫生监督

1.经常性卫生监督程序

各级卫生监督机构根据各自的职责，对辖区内生活饮用水集中式供水单位开展经常性卫生监督工作。监督频次每年不少于2次。

根据《卫生规范》的有关要求，对供水单位进行经常性监督，对符合要求，由卫生监督员当场出具“现场监督笔录”，提供卫生许可延续的依据。现场监督检查不符合要求的，由监督员当场出具“现场监督笔录”，并下发“卫生监督意见书”责令供水单位在规定时间内进行整改。对违反《管理办法》者，按有关程序进行行政处罚。

2.经常性卫生监督内容

(1)水处理工艺和卫生设施与申报卫生许可是否一致，是否已更改。有无供水设施未经卫生许可，有无违反《管理办法》第七条的事实。

(2)水源卫生检查：检查水源地卫生防护情况，是否按相关要求做好水源卫生防护工作。有无违反《管理办法》第十三条的事实。

(3)检查水厂饮用水卫生管理规章制度和质量保证体系情况：检查水厂的质量保证体系是否有效运转。现场询问相应管理人员和制水人员，对其水质净化消毒过程中相关问题处理和反应能力，判断其是否按有关规章制度执行[《卫生规范》(2001)第十三、十四条]。

(4)检查水处理及卫生设施运转情况：检查水处理及卫生设施是否完善、运转情况是否正常。混凝是否达到效果，待滤水浊度情况，滤后水质情况，加氯消毒情况，查看水厂记录与实际检查内容是否一致，能否保证水处理运转正常，能够保持日常安全供水[《卫生规范》(2001)第十六、二十四条]。

(5)检查供方的资料：检查水厂所用与饮用水接触材料合格供方(卫生许可批件、厂方生产条件、质量保证体系等)资料是否齐全，现场抽查涉及饮用水卫生安全产品，是否从合格供应商进货，进货后是否进行验收，有无验收记录。判断使用的材料是否卫生安全[《卫生规范》(2001)第十八、十九条]。

(6)检查从业人员：供、管水人员是否经过卫生知识培训和健康体验不合格人员是否及时调离，有无违反《管理办法》第十一条的事实。检查不同工作岗位的从业人员，持有效专业资格证书和卫生知识培训情况，其专业水平是否可胜任相应工作。判断员工素质能否保证供水卫生安全[《卫生规范》(2001)第十四、三十七、三十八条]。

(7)水质和检验室的检查：检查检验室水质检验是否进行全过程质量控制、采样点与检验频率是否符合要求、水质检验记录是否完整清晰，档案资料是否保存完好，有无按要求上报水质资料。对出厂水水质进行现场监督检测，有无违反《管理办法》第六条的事实。

(8)检查水厂的防污染事故和应急措施：是否有防止污染措施和应急事故处理方案，污染事件报告制度是否健全[《卫生规范》(2001)第二十八、二十九条]。

(9)检查输配水系统：集中式供水单位应加强管网的维修，管网渗漏率应严格控制在国家允许范围之内，其他各项应按[《卫生规范》(2001)第十七、二十、二十二条]执行。

(二)行政处罚

根据传染病防治法规定，卫生行政部门对饮用水集中式供水单位进行卫生监督并实行卫生许可制度，要审查城乡每一个集中式供水水厂是否依法获得卫生许可证，消除不合格供水隐患。全面审查新建、改建、扩建饮用水供水工程项目是否经过卫生部门审查和竣工验收，对不符合规定的供水单位严格按照有关规定进行查处。根据《生活饮用水卫生监督管理办法》，监督检查供水单位日常水质检测报送制度的落实情况，严肃查处涉及饮用水卫生安全的违法违规行为。

(1)供水单位违反《管理办法》第二十五条，安排未取得体检合格证的人员从事直接供水、管水工作或安排患有有碍饮用水卫生疾病的或病原携带者从事直接供水、管水工作的，县级以上地方人民政府卫生行政部门应当责令限期改进，并可对供水单位处以 20 元以上 1 000 元以下的罚款。

(2)在饮用水水源保护区修建危害水源水质卫生的设施或进行有碍水源水质卫生的作业的；新建、改建、扩建的饮用水供水项目未经卫生行政部门参加选址、设计审查和竣工验收而擅自供水的；供水单位未取得卫生许可证而擅自供水的，县级以上地方人民政府卫生行政部门应当责令限期改进，并可处以 20 元以上 5 000 元以下的罚款。

(3)供水单位供应的饮用水不符合国家规定的生活饮用水卫生标准的县级以上地方人民政府卫生行政部门应当责令限期改进，并可处以 20 元以上 5 000 元以下的罚款。

(4)饮用水供水单位供应的饮用水不符合国家卫生标准和卫生规范的或涉及饮用水卫生安全的产品不符合国家卫生标准和卫生规范的，导致或者可能导致传染病传播、流行的，由县级以上人民政府卫生行政部门按《中华人民共和国传染病防治法》第七十三条的要求责令限期改正，没收违法所得，可以并处五万元以下的罚款；已取得许可证的，原发证部门可以依法暂扣或者吊销许可证；构成犯罪的，依法追究刑事责任。

(蔡绍雷)

第五节　医疗服务与公共卫生服务

医疗机构是公共卫生服务体系重要的组成部分，也是公共卫生服务的重要环节。随着社会经济的快速发展和广大人民群众健康需求的日益提高，医疗机构在公共卫生工作中的地位也日渐突出，大量的疾病控制和妇女儿童保健等工作需要医疗机构共同合作完成，医疗机构与专业公共卫生机构、医疗服务与公共卫生服务的关系也日益紧密。

一、公共卫生基本知识

(一)公共卫生基本概念

公共卫生内涵随着社会经济的发展和人类对健康认识的加深而不断发展。19 世纪，公共卫生在很大程度上被理解为环境卫生和预防疾病的策略，如疫苗的使用。20 世纪，公共卫生扩大到包括环境卫生、控制疾病、进行个体健康教育、组织医护人员对疾病进行早期诊断和治疗，发展社会体制，保障公民都享有应有的健康权益。目前，学术界通常采用世界卫生组织的定义：公共卫生是一门通过有组织的社区活动来改善环境、预防疾病、延长生命与促进心理和躯体健康，并能发挥个人更大潜能的科学和艺术。

公共卫生就是组织社会共同努力，改善环境卫生条件，预防控制传染病和其他疾病流行，培养良好卫生习惯和文明生活方式，提供医疗卫生服务，达到预防疾病，促进健康的目的。

(二)公共卫生基本职能

公共卫生的基本职能指的是影响健康的决定因素、预防和控制疾病、预防伤害、保护和促进人群健康、实现健康公平性的一组活动。具体来说,基本职能包括以下服务内容。

(1)疾病预防控制管理。

(2)公共卫生技术服务。

(3)卫生监督执法。

(4)妇女儿童保健。

(5)健康教育与健康促进。

(6)突发性公共卫生事件处理等。

(三)公共卫生基本特点

公共卫生以促进人群健康为最终目标、以人群为主要研究重点、强调防治结合和广泛的社会参与、以多学科公共卫生团队为支撑,具有以下基本特点。

1.社会性

公共卫生服务是一项典型的社会公益事业,是人民的基本社会福利之一,因此公共卫生服务不能以营利为目的。

2.公共性

公共卫生服务表现为纯公共产品或准公共产品的供给,具有排他性和消费共享性的特点。

3.健康相关性

公共卫生服务的直接目的是保障公民的健康权益,所采取的措施和方法必须遵循医学科学理论和技术。

4.政府主导性

公共卫生服务的提供是政府公共服务职能的一个重要内容,政府必须承担公共卫生服务的供给责任:统一组织、领导和直接干预,提供必要的公共财政支出。

二、医疗服务与公共卫生服务的关系

(一)医疗机构与公共卫生专业机构

医疗机构和专业公共卫生机构均是依据相关法规设立的具有独立法人代表资格的机构,前者主要依据《医疗机构管理条例》而设立,为当地居民提供临床诊疗服务及部分公共卫生服务,主要包括临床综合医院和肿瘤、口腔、眼科、传染病、妇产、儿童等专科医院。后者主要依据《中华人民共和国传染病防治法》《精神卫生法》《中华人民共和国食品卫生法》《职业卫生法》等设立的专业公共卫生机构,主要包括疾病预防控制中心、卫生监督中心(所)、妇幼保健中心(院)、职业病防治院(中心)、健康教育和健康促进中心(所)、精神卫生中心(所)等。在同一地区医疗机构和专业公共卫生机构均隶属同级卫生行政部门管理。

医疗机构在医院内部为了统筹协调、指导和监督落实院内公共卫生服务工作,预防与控制医院内感染的发生和流行,并联系相关专业公共卫生机构,依据《医疗机构管理条例》的要求,设立了预防保健科(或公共卫生科)和医院感染控制科。在我国绝大多数地区医院都设立预防保健科和医院感染控制科。近年来,我国许多地方卫生行政部门为了进一步明确医疗机构公共卫生职能,规定医院统一设置公共卫生科,便于辖区内公共卫生工作的衔接。无论称谓是预防保健科,还是公共卫生科,其基本职责都是统筹协调院内公共卫生服务工作,指导和监督院内各有关科室开展公共卫生服务工作，联系并接受专业公共卫生机构业务技术指导。

公共卫生专业机构是以开展和完成区域内公共卫生服务业务为主的部门，负责区域内公共卫生规划、计划的制订，公共卫生监测，开展专项调查研究，提出并落实预防与控制措施，分析和评估实施效果。

公共卫生专业机构与医疗机构之间是密不可分的合作伙伴关系，在公共卫生服务中，医疗机构离不开公共卫生机构，公共卫生机构也离不开医疗机构，两者间应实行无缝衔接。

（二）公共卫生服务与医疗服务的关系

医疗服务主要是针对个体，为个体提供诊断、治疗、预防保健方面的服务。与医疗服务相比，公共卫生服务是针对群体，以人群为主要重点，强调防治结合和广泛的社会参与，以多学科公共卫生团队为支撑。公共卫生服务是一项典型的社会公益事业，不能以营利为目的，表现为纯公共产品或准公共产品的供给。除了基本医疗服务外，医疗服务都不能列为公共产品。因此，公共卫生服务的提供是政府公共服务职能的一个重要内容，政府在公共卫生领域的主要职能包括制定政策法规，制订和实施公共卫生发展规划计划，协调部门的公共卫生职责，执行公共卫生监督执法，组织、领导和协调公共卫生的应急服务。

三、医疗机构在公共卫生工作中的地位和作用

公共卫生工作离不开医疗机构，医疗机构是公共卫生体系不可或缺的重要组成部分，无论是传染病、慢性病、寄生虫病、地方病、职业病、因病死亡，还是突发公共卫生事件、食物中毒的发现都离不开医疗机构，其报告也依赖医疗机构，新生儿预防接种、妇女儿童保健、疾病监测、健康教育与干预，以及实施传染病的预防控制和传染病的救治、慢性病的治疗与控制均在医疗机构内完成。

医疗机构本身是传染病传播的高危场所，也是院内感染发生的高危场所，因而对医院在预防控制传染病的播散和医院内感染的发生提出了更高的要求，医院的规划、设计、布局，空调通风冷暖系统，排水及污水处理系统，人流和物流系统，传染病门诊、洁净手术室、洗消供应室和重症监护室等设置必须充分考虑满足控制传染病播散和院内感染发生的需要。医疗机构的医务工作者应掌握公共卫生基本知识，有承担公共卫生的责任意识，还应按照相应法律、法规的要求切实履行其职责，及时、准确地发现报告传染病、精神病、职业病、糖尿病、高血压等，实施重要传染病的监测、控制工作，做好就诊者的健康教育和干预工作。

（孔德花）

第六节 医疗机构公共卫生基本职能

医疗机构种类繁多，有综合医院，也有专科医院。医疗机构的级别也不尽相同，有三级甲（乙）医院，也有二级甲（乙）等医院，还有一级医院、门诊等。不同类型的医疗机构所承担的公共卫生职能不尽统一，根据国家有关法律法规及我国医疗机构开展公共卫生工作的实际，医疗机构的公共卫生基本职能主要包括以下几方面：突发公共卫生事件的报告及应急处理；食物中毒的发现报告与救治；传染病的发现报告及预防控制；预防接种服务；主要慢性病的发现报告与管理；职

业病的发现与报告；精神病的发现与报告；医院死亡病例的报告；妇女儿童保健服务；健康教育与健康促进；放射防护和健康监测；医院感染与医疗安全管理。

一、突发公共卫生事件的发现报告及应急处理

（一）突发公共卫生事件的发现

无论是重大传染病，还是食物中毒和职业中毒，当患者感到身体不适时，首先就诊地点为医疗机构，医疗机构医师根据诊疗规范、诊断标准和专业知识，进行疑似或明确诊断。

（二）突发公共卫生事件的报告

医疗机构发现突发公共卫生事件或疑似突发公共卫生事件，医院应及时启动突发公共卫生事件处置应急程序，逐级汇报。

（三）患者的救治或转诊

医疗机构在报告的同时要做好患者救治工作，特殊情况需要转诊者，应做好相应转诊工作。

二、食物中毒发现报告与救治

患者食用了被生物性（如细菌、病毒、生物毒素等）、化学性（如亚硝酸钠等）有毒有害物质污染的食品，出现急性或亚急性中毒症状。

（一）食物中毒的发现

患者到医疗机构就诊，医疗机构医师根据食物史、患者症状，结合相关诊断标准确认食物中毒或疑似食物中毒。

（二）食物中毒的报告

医疗机构发现群体性食物中毒，应及时启动疑似食物中毒事件处置应急程序，逐级汇报，并协助疾病预防控制机构进行事件的调查及确证工作。

（三）食物中毒患者的救治

医疗机构在报告的同时做好中毒患者的救治工作。

三、传染病的发现报告及预防控制

传染病的预防控制是医疗机构主要工作内容之一，包括传染病的发现、报告、监测、预防控制、救治及转诊工作。

（一）传染病的发现

医疗机构医师接诊疑似传染病患者，应按《传染病诊断标准》对疑似传染病例进行诊断，必要时请会诊予以明确诊断。

（二）传染病的报告

医疗机构发现疑似或确诊传染病后，要按《中华人民共和国传染病防治法》规定的内容及时限，录入中华人民共和国国家疾病预防控制信息系统进行网络直报。

（三）传染病监测

医疗机构应按公共卫生专业机构要求，开展传染病的监测工作，报送相关监测信息。做好传染病阳性标本留样，传送给疾病预防与控制中心实验室复核。

（四）传染病的预防控制

在医疗机构中实施传染病的预防与控制，如预防控制艾滋病乙肝梅毒母婴传播项目，孕产妇

进行筛查、随访、治疗，都需在医疗机构内实施。

（五）传染病的救治

传染病治疗和重症传染病的救治都需依赖医疗机构。

（六）慢性传染病患者的转诊

有些传染病发现后需转至专门机构进行随访治疗，如疑似麻风患者（临床诊断为主）、疑似肺结核患者（临床诊断和胸片结果为主）医疗机构除报告外，还要将患者转诊至辖区慢性病防治院或传染病医院进行治疗。

四、预防接种服务

预防接种是最有效、最经济的预防控制疾病的措施，预防接种服务主要在社区健康服务中心完成，医疗机构主要承担新生儿疫苗接种，犬伤后狂犬疫苗接种及冷链的管理。

（一）新生儿疫苗接种

孕妇在医院生产后，医院应及时为新生儿免费接种乙肝疫苗、卡介苗，接种时应严格按疫苗接种规范操作。

（二）狂犬疫苗接种

对动物咬伤的就诊者，医疗机构应根据狂犬病暴露预防处置工作规范处理伤口及接种狂犬疫苗，必要时注射狂犬免疫球蛋白。

（三）冷链管理

医疗机构应严格按预防用生物制品保存要求执行存放（在冷藏或冷冻区）、领取、运输等。

五、主要慢性非传染病的发现报告与管理

主要慢性非传染病是指高血压、糖尿病，以及恶性肿瘤、脑卒中和冠心病等，医疗机构承担患者发现、报告、治疗及转诊工作。

（一）患者的发现

医疗机构要积极主动发现高血压、糖尿病患者，落实首诊监测血压措施。

（二）病例的报告

医疗机构一旦发现高血压、糖尿病患者，以及恶性肿瘤、脑卒中和冠心病患者，按要求报告给公共卫生专业机构。

（三）患者的治疗

一旦明确诊断，医疗机构应采取合适的措施对患者进行治疗。

（四）患者的转诊

医疗机构待患者病情稳定后转诊至所在的社区健康服务中心，由社区健康服务中心进行随访管理。

六、职业病的发现与报告

医疗机构对有职业接触的疑似职业病的病例，应结合职业接触史和临床表现进行诊断和鉴别诊断，必要时邀请职业病防治机构的专家会诊，一旦发现疑似的职业病，应及时按要求进行报告，必要时转诊至相应的专业机构进行治疗。

七、重症精神病的发现与报告

医疗机构对疑似精神病患者应进行诊断和鉴别诊断，必要时邀请精神病专科医院专家会诊，一旦发现疑似精神病患者，按要求进行报告，必要时转诊至精神病专科医院进行明确诊断和治疗。

八、死亡病例的报告

医疗机构出现死亡病例，应按要求及时、准确填报死亡医学证明，专人定期收集全院死亡医学证明信息，组织病案管理室给予规范编码，录入国家死因登记信息报告系统并上传网络。

九、妇女儿童保健服务

具有相应资质的医疗机构提供孕产妇保健服务和儿童保健服务，并管理出生医学证明和妇幼保健信息。

(一)孕产妇保健

医疗机构为育龄期妇女开展孕前妇女保健检查和咨询，对孕期妇女提供定期产检服务和相关疾病的筛查，以及适宜的生产技术，指导母乳喂养，发现与报告孕产妇死亡情况。

(二)儿童保健

医疗机构提供新生儿疾病筛查、儿童保健服务，发现与报告新生儿和 5 岁以下儿童死亡情况。

(三)出生医学证明管理

专人管理、核发出生医学证明，并及时上报。

(四)妇幼信息管理

医疗机构负责管理妇幼保健信息系统和母子保健手册，准确录入妇幼保健相关内容，按权限完成相应工作，按期完成妇幼保健报表的统计、核实、报送等工作。

十、健康教育与健康促进

医疗机构根据其特殊性提供健康教育宣传、健康处方、健康指导，并带头做好控烟工作。

(一)健康教育

各医疗机构各专业科室应根据自身专业特点，定期制作健康教育宣传栏，宣传相关知识。

(二)健康处方

各专业科室编写本专业诊治疾病的健康处方，对就诊者进行宣传，普及相关专业知识。

(三)健康指导

医护人员适时对患者或家属进行健康指导，住院部医护人员应对患者进行健康教育指导并在病历上记录。

(四)控制吸烟

张贴禁烟标识、劝止吸烟行动、监测医院内吸烟现况，带头控烟。

十一、放射防护与健康监测

医疗机构为了疾病的诊断和治疗配备了许多带有放射性的装置，如 X 线机、CT 等，因而要加强辐射防护，并做好医护人员和就诊者的保护。

(一)放射防护

对带有放射性的装置，其选址、布局及防护设计要合理，设计方案应报批，竣工后要通过专业部门验收，场所要进行防辐射处理。

(二)放射人员防护

放射工作人员要做好个人防护，上班时佩戴个人放射剂量仪，定期进行健康体检。

(三)患者的防护

医疗机构在给患者进行带有放射线装置检查或治疗时，要做好防护，尤其是敏感部位务必采取有效的防护措施。

十二、医院感染与医疗安全管理

医院内感染控制是医疗机构的重要职责，包括医院感染的报告与处理，医院消毒效果监测，医疗废弃物管理，实验室感染控制，以及感染性职业暴露处置等工作内容。

(一)医院感染的报告与处理

医护人员按《医院感染诊断标准(试行)》发现院内感染个案时，应及时报告。如果发生医院感染爆发，要按医院感染爆发处理程序进行调查、报告，必要时请专业机构协助处理，提出感染控制措施并部署实施。

(二)医院消毒效果监测

医院感染管理部门应定期对消毒剂、消毒产品、医护人员的手、空气、物体表面等进行消毒效果监测，并向当地专业公共卫生机构报告，接受公共卫生机构督导检查。

(三)废弃物管理

医院机构应按《医疗废物管理条例》要求做好医院污水处理，定期监测污水处理后的卫生指标，定期检查医疗废物处理是否规范。如果发生医用废物的流失、泄漏、扩散等意外事故应及时报告并做好相应处理。

(四)实验室感染控制

医疗单位实验室，尤其是感染性实验室要严格按照实验室生物安全要求进行规范操作，做好个人防护、菌种保藏和运输等安全防范工作。

(五)感染性职业暴露处理

医护人员要严格执行各项诊疗操作规范，发生感染性职业暴露要及时报告、评估并给予医学处理，根据职业暴露类别定期随访。

(孔德花)

第七节 医疗机构公共卫生职能法律依据

医疗机构承担的公共卫生职责，我国颁布的相关法律法规均有明确规定，包括《传染病防治法》《母婴保健法》《突发公共卫生事件应急条例》《职业病防治法》《消毒管理办法》《医院感染管理办法》《医疗机构管理条例》《医疗废物管理条例》《执业医师法》《疫苗流通和预防接种管理条例》等。

一、传染病防治法

《中华人民共和国传染病防治法》于 2004 年 8 月 28 日由中华人民共和国第十届全国人民代表大会常务委员会第十一次会议修订通过，以中华人民共和国主席令(2004)第 17 号公布，自 2004 年 12 月 1 日起施行。具体相关条款摘录如下。

第七条：医疗机构承担与医疗救治有关的传染病防治工作和责任区域内的传染病预防工作。城市社区和农村基层医疗机构在疾病预防控制机构的指导下，承担城市社区、农村基层相应的传染病防治工作。

第十条：医疗机构应当定期对其工作人员进行传染病防治知识、技能的培训。

第十二条：在中华人民共和国领域内的一切单位和个人，必须接受疾病预防控制机构、医疗机构有关传染病的调查、检验、采集样本、隔离治疗等预防、控制措施，如实提供有关情况。

第二十一条：医疗机构应当确定专门的部门或者人员，承担传染病疫情报告、本单位的传染病预防、控制及责任区域内的传染病预防工作；承担医疗活动中与医院感染有关的危险因素监测、安全防护、消毒、隔离和医疗废物处置工作。

第二十二条：疾病预防控制机构、医疗机构的实验室和从事病原微生物实验的单位，应当符合国家规定的条件和技术标准，建立严格的监督管理制度，对传染病病原体样本按照规定的措施实行严格监督管理，严防传染病病原体的实验室感染和病原微生物的扩散。

第二十七条：对被传染病病原体污染的污水、污物、场所和物品，有关单位和个人必须在疾病预防控制机构的指导下或者按照其提出的卫生要求，进行严格消毒处理；拒绝消毒处理的，由当地卫生行政部门或者疾病预防控制机构进行强制消毒处理。

第三十九条：医疗机构发现甲类传染病时，应当及时采取下列措施。①对患者、病原携带者，予以隔离治疗，隔离期限根据医学检查结果确定。②对疑似患者，确诊前在指定场所单独隔离治疗。③对医疗机构内的患者、病原携带者、疑似患者的密切接触者，在指定场所进行医学观察和采取其他必要的预防措施。

医疗机构发现乙类或者丙类传染病患者，应当根据病情采取必要的治疗和控制传播措施。

医疗机构对本单位内被传染病病原体污染的场所、物品及医疗废物，必须依照法律、法规的规定实施消毒和无害化处置。

第五十一条：医疗机构的基本标准、建筑设计和服务流程，应当符合预防传染病医院感染的要求。

医疗机构应当按照规定对使用的医疗器械进行消毒；对按照规定一次使用的医疗器具，应当在使用后予以销毁。

医疗机构应当按照国务院卫生行政部门规定的传染病诊断标准和治疗要求，采取相应措施，提高传染病医疗救治能力。

第五十二条：医疗机构应当对传染病患者或者疑似传染病患者提供医疗救护、现场救援和接诊治疗，书写病历记录及其他有关资料，并妥善保管。

医疗机构应当实行传染病预检、分诊制度；对传染病患者、疑似传染病患者，应当引导至相对隔离的分诊点进行初诊。医疗机构不具备相应救治能力的，应当将患者及其病历记录复印件一并转至具备相应救治能力的医疗机构。具体办法由国务院卫生行政部门规定。

第五十四条：县级以上人民政府卫生行政部门在履行监督检查职责时，有权进入被检查单位和传染病疫情发生现场调查取证，查阅或者复制有关的资料和采集样本。被检查单位应当予以配合，不得拒绝、阻挠。

第六十九条：医疗机构违反本法规定，有下列情形之一的，由县级以上人民政府卫生行政部门责令改正，通报批评，给予警告；造成传染病传播、流行或者其他严重后果的，对负有责任的主管人员和其他直接责任人员，依法给予降级、撤职、开除的处分，并可以依法吊销有关责任人员的执业证书；构成犯罪的，依法追究刑事责任。①未按照规定承担本单位的传染病预防、控制工作、医院感染控制任务和责任区域内的传染病预防工作的。②未按照规定报告传染病疫情，或者隐瞒、谎报、缓报传染病疫情的。③发现传染病疫情时，未按照规定对传染病患者、疑似传染病患者提供医疗救护、现场救援、接诊、转诊的，或者拒绝接受转诊的。④未按照规定对本单位内被传染病病原体污染的场所、物品及医疗废物实施消毒或者无害化处置的。⑤未按照规定对医疗器械进行消毒，或者对按照规定一次使用的医疗器具未予销毁，再次使用的。⑥在医疗救治过程中未按照规定保管医学记录资料的。⑦故意泄露传染病患者、病原携带者、疑似传染病患者、密切接触者涉及个人隐私的有关信息、资料的。

二、母婴保健法

《中华人民共和国母婴保健法》于 1994 年 10 月 27 日第八届全国人民代表大会常务委员会第十次会议通过，以 1994 年 10 月 27 日中华人民共和国主席令第三十三号公布，自 1995 年 6 月 1 日起施行。具体相关条款摘录如下。

第七条：医疗保健机构应当为公民提供婚前保健服务。

婚前保健服务包括下列内容。①婚前卫生指导：关于性卫生知识、生育知识和遗传病知识的教育。②婚前卫生咨询：对有关婚配、生育保健等问题提供医学意见。③婚前医学检查：对准备结婚的男女双方可能患影响结婚和生育的疾病进行医学检查。

第十四条：医疗保健机构应当为育龄妇女和孕产妇提供孕产期保健服务。

孕产期保健服务包括下列内容。①母婴保健指导：对孕育健康后代及严重遗传性疾病和碘缺乏病等地方病的发病原因、治疗和预防方法提供医学意见。②孕妇、产妇保健：为孕妇、产妇提供卫生、营养、心理等方面的咨询和指导及产前定期检查等医疗保健服务。③胎儿保健：为胎儿生长发育进行监护，提供咨询和医学指导。④新生儿保健：为新生儿生长发育、哺乳和护理提供的医疗保健服务。

第二十三条：医疗保健机构和从事家庭接生的人员按照国务院卫生行政部门的规定，出具统一制发的新生儿出生医学证明；有产妇和婴儿死亡及新生儿出生缺陷情况的，应当向卫生行政部门报告。

第三十二条：医疗保健机构依照本法规定开展婚前医学检查、遗传病诊断、产前诊断及施行结扎手术和终止妊娠手术的，必须符合国务院卫生行政部门规定的条件和技术标准，并经县级以上地方人民政府卫生行政部门许可。

严禁采用技术手段对胎儿进行性别鉴定，但医学上确有需要的除外。

第三十三条：从事本法规定的遗传病诊断、产前诊断的人员，必须经过省、自治区、直辖市人民政府卫生行政部门的考核，并取得相应的合格证书。

从事本法规定的婚前医学检查、施行结扎手术和终止妊娠手术的人员及从事家庭接生的人员，必须经过县级以上地方人民政府卫生行政部门的考核，并取得相应的合格证书。

第三十五条：未取得国家颁发的有关合格证书的，有下列行为之一，县级以上地方人民政府卫生行政部门应当予以制止，并可以根据情节给予警告或者处以罚款。①从事婚前医学检查、遗传病诊断、产前诊断或者医学技术鉴定的。②施行终止妊娠手术的。③出具本法规定的有关医学证明的。

上款第③项出具的有关医学证明无效。

第三十六条：未取得国家颁发的有关合格证书，施行终止妊娠手术或者采取其他方法终止妊娠，致人死亡、残疾、丧失或者基本丧失劳动能力的，依照刑法第一百三十四条、第一百三十五条的规定追究刑事责任。

第三十七条：从事母婴保健工作的人员违反本法规定，出具有关虚假医学证明或者进行胎儿性别鉴定的，由医疗保健机构或者卫生行政部门根据情节给予行政处分；情节严重的，依法取消执业资格。

三、突发公共卫生事件应急条例

《突发公共卫生事件应急条例》于 2003 年 5 月 7 日国务院第 7 次常务会议通过，以中华人民共和国国务院第 376 号令公布，自公布之日起施行。具体相关条款如下。

第二条：本条例所称突发公共卫生事件(以下简称突发事件)，是指突然发生，造成或者可能造成社会公众健康严重损害的重大传染病疫情、群体性不明原因疾病、重大食物和职业中毒及其他严重影响公众健康的事件。

第五条：突发事件应急工作，应当遵循预防为主、常备不懈的方针，贯彻统一领导、分级负责、反应及时、措施果断、依靠科学、加强合作的原则。

第十一条：全国突发事件应急预案应当包括以下主要内容。①突发事件应急处理指挥部的组成和相关部门的职责。②突发事件的监测与预警。③突发事件信息的收集、分析、报告、通报制度。④突发事件应急处理技术和监测机构及其任务。⑤突发事件的分级和应急处理工作方案。⑥突发事件预防、现场控制，应急设施、设备、救治药品和医疗器械及其他物资和技术的储备与调度。⑦突发事件应急处理专业队伍的建设和培训。

第十七条：县级以上各级人民政府应当加强急救医疗服务网络的建设，配备相应的医疗救治药物、技术、设备和人员，提高医疗卫生机构应对各类突发事件的救治能力。

第十九条：国家建立突发事件应急报告制度。有下列情形之一的省、自治区、直辖市人民政府应当在接到报告 1 小时内，向国务院卫生行政主管部门报告。①发生或者可能发生传染病爆发、流行的。②发生或者发现不明原因的群体性疾病的。③发生传染病菌种、毒种丢失的。④发生或者可能发生重大食物和职业中毒事件的。

第二十条：突发事件监测机构、医疗卫生机构和有关单位发现有本条例第十九条规定情形之一的，应当在 2 小时内向所在地县级人民政府卫生行政主管部门报告；接到报告的卫生行政主管部门应当在 2 小时内向本级人民政府报告，并同时向上级人民政府卫生行政主管部门和国务院卫生行政主管部门报告。

第二十一条：任何单位和个人对突发事件，不得隐瞒、缓报、谎报或者授意他人隐瞒、缓报、谎报。

第三十一条：应急预案启动后，突发事件发生地的人民政府有关部门，应当根据预案规定的职责要求,服从突发事件应急处理指挥部的统一指挥,立即到达规定岗位,采取有关的控制措施。

医疗卫生机构、监测机构和科学研究机构,应当服从突发事件应急处理指挥部的统一指挥,相互配合、协作,集中力量开展相关的科学研究工作。

第三十六条:国务院卫生行政主管部门或者其他有关部门指定的专业技术机构,有权进入突发事件现场进行调查、采样、技术分析和检验,对地方突发事件的应急处理工作进行技术指导,有关单位和个人应当予以配合;任何单位和个人不得以任何理由予以拒绝。

第三十九条:医疗卫生机构应当对因突发事件致病的人员提供医疗救护和现场救援,对就诊患者必须接诊治疗,并书写详细、完整的病历记录;对需要转送的患者,应当按照规定将患者及其病历记录的复印件转送至接诊的或者指定的医疗机构。

医疗卫生机构内应当采取卫生防护措施,防止交叉感染和污染。

医疗卫生机构应当对传染病患者密切接触者采取医学观察措施,传染病患者密切接触者应当予以配合。

医疗机构收治传染病患者、疑似传染病患者,应当依法报告所在地的疾病预防控制机构。接到报告的疾病预防控制机构应当立即对可能受到危害的人员进行调查,根据需要采取必要的控制措施。

第四十二条:有关部门、医疗卫生机构应当对传染病做到早发现、早报告、早隔离、早治疗,切断传播途径,防止扩散。

第四十四条:在突发事件中需要接受隔离治疗、医学观察措施的患者、疑似患者和传染病患者密切接触者在卫生行政主管部门或者有关机构采取医学措施时应当予以配合;拒绝配合的,由公安机关依法协助强制执行。

第四十八条:县级以上各级人民政府卫生行政主管部门和其他有关部门在突发事件调查、控制、医疗救治工作中玩忽职守、失职、渎职的,由本级人民政府或者上级人民政府有关部门责令改正、通报批评、给予警告;对主要负责人、负有责任的主管人员和其他责任人员依法给予降级、撤职的行政处分;造成传染病传播、流行或者对社会公众健康造成其他严重危害后果的,依法给予开除的行政处分;构成犯罪的,依法追究刑事责任。

第五十条:医疗卫生机构有下列行为之一的,由卫生行政主管部门责令改正、通报批评、给予警告;情节严重的,吊销《医疗机构执业许可证》;对主要负责人、负有责任的主管人员和其他直接责任人员依法给予降级或者撤职的纪律处分;造成传染病传播、流行或者对社会公众健康造成其他严重危害后果,构成犯罪的,依法追究刑事责任。①未依照本条例的规定履行报告职责,隐瞒、缓报或者谎报的。②未依照本条例的规定及时采取控制措施的。③未依照本条例的规定履行突发事件监测职责的。④拒绝接诊患者的。⑤拒不服从突发事件应急处理指挥部调度的。

第五十一条:在突发事件应急处理工作中,有关单位和个人未依照本条例的规定履行报告职责,隐瞒、缓报或者谎报,阻碍突发事件应急处理工作人员执行职务,拒绝国务院卫生行政主管部门或者其他有关部门指定的专业技术机构进入突发事件现场,或者不配合调查、采样、技术分析和检验的,对有关责任人员依法给予行政处分或者纪律处分;触犯《中华人民共和国治安管理处罚条例》,构成违反治安管理行为的,由公安机关依法予以处罚;构成犯罪的,依法追究刑事责任。

四、职业病防治法

《中华人民共和国职业病防治法》由中华人民共和国第九届全国人民代表大会常务委员会第

二十四次会议于2001年10月27日通过，以中华人民共和国主席令第60号公布，自2002年5月1日起施行。2011年12月31日中华人民共和国第十一届全国人民代表大会常务委员会第二十四次会议进行了修改。具体相关内容如下。

第一条：为了预防、控制和消除职业病危害，防治职业病，保护劳动者健康及其相关权益，促进经济发展，根据宪法，制定本法。

第四十三条：用人单位和医疗卫生机构发现职业病患者或者疑似职业病患者时，应当及时向所在地卫生行政部门报告。确诊为职业病的，用人单位还应当向所在地劳动保障行政部门报告。

第四十九条：医疗卫生机构发现疑似职业病患者时，应当告知劳动者本人并及时通知用人单位。

第六十七条：用人单位和医疗卫生机构未按照规定报告职业病、疑似职业病的，由卫生行政部门责令限期改正，给予警告，可以并处一万元以下的罚款；弄虚作假的，并处二万元以上五万元以下的罚款；对直接负责的主管人员和其他直接责任人员，可以依法给予降级或者撤职的处分。

五、医院感染管理办法

《医院感染管理办法》于2006年6月15日经卫生部会议讨论通过，以中华人民共和国卫卫生部令第48号发布，自2006年9月1日起施行。具体相关内容如下。

第一条：为加强医院感染管理，有效预防和控制医院感染，提高医疗质量，保证医疗安全，根据《传染病防治法》《医疗机构管理条例》和《突发公共卫生事件应急条例》等法律、行政法规的规定，制定本办法。

第二条：医院感染管理是各级卫生行政部门、医疗机构及医护人员针对诊疗活动中存在的医院感染、医源性感染及相关的危险因素进行的预防、诊断和控制活动。

第五条：各级各类医疗机构应当建立医院感染管理责任制，制定并落实医院感染管理的规章制度和工作规范，严格执行有关技术操作规范和工作标准，有效预防和控制医院感染，防止传染病病原体、耐药菌、条件致病菌及其他病原微生物的传播。

第七条：医院感染管理委员会由医院感染管理部门、医务部门、护理部门、临床科室、消毒供应室、手术室、临床检验部门、药事管理部门、设备管理部门、后勤管理部门及其他有关部门的主要负责人组成，主任委员由医院院长或者主管医疗工作的副院长担任。

医院感染管理委员会的职责如下。①认真贯彻医院感染管理方面的法律法规及技术规范、标准，制定本医院预防和控制医院感染的规章制度、医院感染诊断标准并监督实施。②根据预防医院感染和卫生学要求，对本医院的建筑设计、重点科室建设的基本标准、基本设施和工作流程进行审查并提出意见。③研究并确定本医院的医院感染管理工作计划，并对计划的实施进行考核和评价。④研究并确定本医院的医院感染重点部门、重点环节、重点流程、危险因素及采取的干预措施，明确各有关部门、人员在预防和控制医院感染工作中的责任。⑤研究并制订本医院发生医院感染爆发及出现不明原因传染性疾病或者特殊病原体感染病例等事件时的控制预案。⑥建立会议制度，定期研究、协调和解决有关医院感染管理方面的问题。⑦根据本医院病原体特点和耐药现状，配合药事管理委员会提出合理使用抗菌药物的指导意见。⑧其他有关医院感染管理的重要事宜。

第八条：医院感染管理部门、分管部门及医院感染管理专(兼)职人员具体负责医院感染预防与控制方面的管理和业务工作。主要职责如下。①对有关预防和控制医院感染管理规章制度的落实情况进行检查和指导。②对医院感染及其相关危险因素进行监测、分析和反馈，针对问题提出控制措施并指导实施。③对医院感染发生状况进行调查、统计分析，并向医院感染管理委员会或者医疗机构负责人报告。④对医院的清洁、消毒灭菌与隔离、无菌操作技术、医疗废物管理等工作提供指导。⑤对传染病的医院感染控制工作提供指导。⑥对医护人员有关预防医院感染的职业卫生安全防护工作提供指导。⑦对医院感染爆发事件进行报告和调查分析，提出控制措施并协调、组织有关部门进行处理。⑧对医护人员进行预防和控制医院感染的培训工作。⑨参与抗菌药物临床应用的管理工作。⑩对消毒药械和一次性使用医疗器械、器具的相关证明进行审核。⑪组织开展医院感染预防与控制方面的科研工作。⑫完成医院感染管理委员会或者医疗机构负责人交办的其他工作。

第十三条：医疗机构应当制订具体措施，保证医护人员的手卫生、诊疗环境条件、无菌操作技术和职业卫生防护工作符合规定要求，对医院感染的危险因素进行控制。

第十四条：医疗机构应当严格执行隔离技术规范，根据病原体传播途径，采取相应的隔离措施。

第十五条：医疗机构应当制订医护人员职业卫生防护工作的具体措施，提供必要的防护物品，保障医护人员的职业健康。

第十六条：医疗机构应当严格按照《抗菌药物临床应用指导原则》，加强抗菌药物临床使用和耐药菌监测管理。

第十七条：医疗机构应当按照医院感染诊断标准及时诊断医院感染病例，建立有效的医院感染监测制度，分析医院感染的危险因素，并针对导致医院感染的危险因素，实施预防与控制措施。

医疗机构应当及时发现医院感染病例和医院感染的爆发，分析感染源、感染途径，采取有效的处理和控制措施，积极救治患者。

第十八条：医疗机构经调查证实发生以下情形时，应当于 12 小时内向所在地的县级地方人民政府卫生行政部门报告，并同时向所在地疾病预防控制机构报告。所在地的县级地方人民政府卫生行政部门确认后，应当于 24 小时内逐级上报至省级人民政府卫生行政部门。省级人民政府卫生行政部门审核后，应当在 24 小时内上报至卫健委。①5 例以上医院感染爆发。②由于医院感染爆发直接导致患者死亡。③由于医院感染爆发导致 3 人以上人身损害后果。

第十九条：医疗机构发生以下情形时，应当按照《国家突发公共卫生事件相关信息报告管理工作规范(试行)》的要求进行报告。①10 例以上的医院感染爆发事件。②发生特殊病原体或者新发病原体的医院感染。③可能造成重大公共影响或者严重后果的医院感染。

第二十条：医疗机构发生的医院感染属于法定传染病的，应当按照《中华人民共和国传染病防治法》和《国家突发公共卫生事件应急预案》的规定进行报告和处理。

第二十一条：医疗机构发生医院感染爆发时，所在地的疾病预防控制机构应当及时进行流行病学调查，查找感染源、感染途径、感染因素，采取控制措施，防止感染源的传播和感染范围的扩大。

第二十五条：医疗机构应当制订对本机构工作人员的培训计划，对全体工作人员进行医院感染相关法律法规、医院感染管理相关工作规范和标准、专业技术知识的培训。

第二十六条：医院感染专业人员应当具备医院感染预防与控制工作的专业知识，并能够承担医院感染管理和业务技术工作。

第二十七条：医护人员应当掌握与本职工作相关的医院感染预防与控制方面的知识，落实医院感染管理规章制度、工作规范和要求。工勤人员应当掌握有关预防和控制医院感染的基础卫生学和消毒隔离知识，并在工作中正确运用。

第三十三条：医疗机构违反本办法，有下列行为之一的，由县级以上地方人民政府卫生行政部门责令改正，逾期不改的，给予警告并通报批评；情节严重的，对主要负责人和直接责任人给予降级或者撤职的行政处分。①未建立或者未落实医院感染管理的规章制度、工作规范。②未设立医院感染管理部门、分管部门及指定专（兼）职人员负责医院感染预防与控制工作。③违反对医疗器械、器具的消毒工作技术规范。④违反无菌操作技术规范和隔离技术规范。⑤未对消毒药械和一次性医疗器械、器具的相关证明进行审核。⑥未对医护人员职业暴露提供职业卫生防护。

第三十四条：医疗机构违反本办法规定，未采取预防和控制措施或者发生医院感染未及时采取控制措施，造成医院感染爆发、传染病传播或者其他严重后果的，对负有责任的主管人员和直接责任人员给予降级、撤职、开除的行政处分；情节严重的，依照《传染病防治法》第六十九条规定，可以依法吊销有关责任人员的执业证书；构成犯罪的，依法追究刑事责任。

第三十五条：医疗机构发生医院感染爆发事件未按本办法规定报告的，由县级以上地方人民政府卫生行政部门通报批评；造成严重后果的，对负有责任的主管人员和其他直接责任人员给予降级、撤职、开除的处分。

六、消毒管理办法

《消毒管理办法》于 2001 年 12 月 29 日部务会通过，以中华人民共和国部长令第 27 号发布，自 2002 年 7 月 1 日起施行。具体有关内容如下。

第一条：为了加强消毒管理，预防和控制感染性疾病的传播，保障人体健康，根据《中华人民共和国传染病防治法》及其实施办法的有关规定，制定本办法。

第二条：本办法适用于医疗卫生机构、消毒服务机构及从事消毒产品生产、经营活动的单位和个人。

第四条：医疗卫生机构应当建立消毒管理组织，制定消毒管理制度，执行国家有关规范、标准和规定，定期开展消毒与灭菌效果检测工作。

第五条：医疗卫生机构工作人员应当接受消毒技术培训、掌握消毒知识，并按规定严格执行消毒隔离制度。

第六条：医疗卫生机构使用的进入人体组织或无菌器官的医疗用品必须达到灭菌要求。各种注射、穿刺、采血器具应当一人一用一灭菌。凡接触皮肤、黏膜的器械和用品必须达到消毒要求。

医疗卫生机构使用的一次性使用医疗用品用后应当及时进行无害化处理。

第七条：医疗卫生机构购进消毒产品必须建立并执行进货检查验收制度。

第八条：医疗卫生机构排放废弃的污水、污物应当按照国家有关规定进行无害化处理。运送传染病患者及其污染物品的车辆、工具必须随时进行消毒处理。

第九条：医疗卫生机构发生感染性疾病爆发、流行时，应当及时报告当地卫生行政部门，并采取有效消毒措施。

第十三条：从事致病微生物实验的单位应当执行有关的管理制度、操作规程，对实验的器材、污染物品等按规定进行消毒，防止实验室感染和致病微生物的扩散。

七、医疗机构管理条例

国务院为加强医疗机构的管理颁布了《医疗机构管理条例》，以国务院令第 149 号公布，自 1994 年 9 月 1 日开始实施。具体有关内容如下。

第二条：本条例适用于从事疾病诊断、治疗活动的医院、卫生院、疗养院、门诊部、诊所、卫生所(室)及急救站等医疗机构。

第二十五条：医疗机构执业，必须遵守有关法律、法规和医疗技术规范。

第三十五条：医疗机构对传染病、精神病、职业病等患者的特殊诊治和处理，应当按照国家有关法律、法规的规定办理。

第三十八条：医疗机构必须承担相应的预防保健工作，承担县级以上人民政府卫生行政部门委托的支援农村、指导基层医疗卫生工作等任务。

第三十九条：发生重大灾害、事故、疾病流行或者其他意外情况时，医疗机构及其卫生技术人员必须服从县级以上人民政府卫生行政部门的调遣。

八、医疗废物管理条例

《医疗废物管理条例》于 2003 年 6 月 4 日经国务院第十次常务会议通过，并自公布之日起施行。具体相关内容如下。

第一条：为了加强医疗废物的安全管理，防止疾病传播，保护环境，保障人体健康，根据《中华人民共和国传染病防治法》和《中华人民共和国固体废物污染环境防治法》，制定本条例。

第二条：本条例所称医疗废物，是指医疗卫生机构在医疗、预防、保健及其他相关活动中产生的具有直接或者间接感染性、毒性及其他危害性的废物。

第三条：本条例适用于医疗废物的收集、运送、贮存、处置及监督管理等活动。

医疗卫生机构收治的传染病患者或者疑似传染病患者产生的生活垃圾，按照医疗废物进行管理和处置。

医疗卫生机构废弃的麻醉、精神、放射性、毒性等药品及其相关的废物的管理，依照有关法律、行政法规和国家有关规定、标准执行。

第七条：医疗卫生机构应当建立、健全医疗废物管理责任制，其法定代表人为第一责任人，切实履行职责，防止因医疗废物导致传染病传播和环境污染事故。

第八条：医疗卫生机构应当制定与医疗废物安全处置有关的规章制度和在发生意外事故时的应急方案；设置监控部门或者专(兼)职人员，负责检查、督促、落实本单位医疗废物的管理工作，防止违反本条例的行为发生。

第九条：医疗卫生机构应当对本单位从事医疗废物收集、运送、贮存、处置等工作的人员和管理人员，进行相关法律和专业技术、安全防护及紧急处理等知识的培训。

第十条：医疗卫生机构应当采取有效的职业卫生防护措施，为从事医疗废物收集、运送、贮存、处置等工作的人员和管理人员，配备必要的防护用品，定期进行健康检查；必要时，对有关人员进行免疫接种，防止其受到健康损害。

第十二条：医疗卫生机构应当对医疗废物进行登记，登记内容应当包括医疗废物的来源、种类、重量或者数量、交接时间、处置方法、最终去向及经办人签名等项目。登记资料至少保存 3 年。

第十三条:医疗卫生机构应当采取有效措施,防止医疗废物流失、泄漏、扩散。

发生医疗废物流失、泄漏、扩散时,医疗卫生机构和医疗废物集中处置单位应当采取减少危害的紧急处理措施,对致患者提供医疗救护和现场救援;同时向所在地的县级人民政府卫生行政主管部门、环境保护行政主管部门报告,并向可能受到危害的单位和居民通报。

第十四条:禁止任何单位和个人转让、买卖医疗废物。

第十六条:医疗卫生机构应当及时收集本单位产生的医疗废物,并按照类别分置于防渗漏、防锐器穿透的专用包装物或者密闭的容器内。医疗废物专用包装物、容器,应当有明显的警示标识和警示说明。

第十七条:医疗卫生机构应当建立医疗废物的暂时贮存设施、设备,不得露天存放医疗废物;医疗废物暂时贮存的时间不得超过 2 天。

医疗废物的暂时贮存设施、设备,应当远离医疗区、食品加工区和人员活动区及生活垃圾存放场所,并设置明显的警示标识和防渗漏、防鼠、防蚊蝇、防蟑螂、防盗及预防儿童接触等安全措施。

第十八条:医疗卫生机构应当使用防渗漏、防遗撒的专用运送工具,按照本单位确定的内部医疗废物运送时间、路线,将医疗废物收集、运送至暂时贮存地点。运送工具使用后应当在医疗卫生机构内指定的地点及时消毒和清洁。

第十九条:医疗卫生机构应当根据就近集中处置的原则,及时将医疗废物交由医疗废物集中处置单位处置。

医疗废物中病原体的培养基、标本和菌种、毒种保存液等高危险废物,在交医疗废物集中处置单位处置前应当就地消毒。

第二十条:医疗卫生机构产生的污水、传染病患者或者疑似传染病患者的排泄物,应当按照国家规定严格消毒;达到国家规定的排放标准后,方可排入污水处理系统。

第四十条:发生因医疗废物管理不当导致传染病传播或者环境污染事故,或者有证据证明传染病传播或者环境污染的事故有可能发生时,卫生行政主管部门、环境保护行政主管部门应当采取临时控制措施,疏散人员,控制现场,并根据需要责令暂停导致或者可能导致传染病传播或者环境污染事故的作业。

第四十一条:医疗卫生机构和医疗废物集中处置单位,对有关部门的检查、监测、调查取证,应当予以配合,不得拒绝和阻碍,不得提供虚假材料。

第四十五条:医疗卫生机构、医疗废物集中处置单位违反本条例规定,有下列情形之一的,由县级以上地方人民政府卫生行政主管部门或者环境保护行政主管部门按照各自的职责责令限期改正,给予警告;逾期不改正的,处 2 000 元以上 5 000 元以下的罚款。①未建立、健全医疗废物管理制度,或者未设置监控部门或者专(兼)职人员的。②未对有关人员进行相关法律和专业技术、安全防护及紧急处理等知识的培训的。③未对从事医疗废物收集、运送、贮存、处置等工作的人员和管理人员采取职业卫生防护措施的。④未对医疗废物进行登记或者未保存登记资料的。⑤对使用后的医疗废物运送工具或者运送车辆未在指定地点及时进行消毒和清洁的。⑥未及时收集、运送医疗废物的。⑦未定期对医疗废物处置设施的环境污染防治和卫生学效果进行检测、评价,或者未将检测、评价效果存档、报告的。

第四十六条:医疗卫生机构、医疗废物集中处置单位违反本条例规定,有下列情形之一的,由县级以上地方人民政府卫生行政主管部门或者环境保护行政主管部门按照各自的职责责令限期改正，给予警告，可以并处 5 000 元以下的罚款；逾期不改正的，处 5 000 元以上 3 万元以下的罚款。①贮存设施或者设备不符合环境保护、卫生要求的。②未将医疗废物按照类别分置于专用包装物或者容器的。③未使用符合标准的专用车辆运送医疗废物或者使用运送医疗废物的车辆运送其他物品的。④未安装污染物排放在线监控装置或者监控装置未经常处于正常运行状态的。

第四十七条：医疗卫生机构、医疗废物集中处置单位有下列情形之一的，由县级以上地方人民政府卫生行政主管部门或者环境保护行政主管部门按照各自的职责责令限期改正，给予警告，并处 5 000 元以上 1 万元以下的罚款；逾期不改正的，处 1 万元以上 3 万元以下的罚款；造成传染病传播或者环境污染事故的，由原发证部门暂扣或者吊销执业许可证件或经营许可证件；构成犯罪的，依法追究刑事责任。①在运送过程中丢弃医疗废物，在非贮存地点倾倒、堆放医疗废物或者将医疗废物混入其他废物和生活垃圾的。②未执行危险废物转移联单管理制度的。③将医疗废物交给未取得经营许可证的单位或者个人收集、运送、贮存、处置的。④对医疗废物的处置不符合国家规定的环境保护、卫生标准、规范的。⑤未按照本条例的规定对污水、传染病患者或者疑似传染病患者的排泄物，进行严格消毒，或者未达到国家规定的排放标准，排入污水处理系统的。⑥对收治的传染病患者或者疑似传染病患者产生的生活垃圾，未按照医疗废物进行管理和处置的。

第四十八条：医疗卫生机构违反本条例规定，将未达到国家规定标准的污水、传染病患者或者疑似传染病患者的排泄物排入城市排水管网的，由县级以上地方人民政府建设行政主管部门责令限期改正，给予警告，并处 5 000 元以上 1 万元以下的罚款；逾期不改正的，处 1 万元以上 3 万元以下的罚款；造成传染病传播或者环境污染事故的，由原发证部门暂扣或者吊销执业许可证件；构成犯罪的，依法追究刑事责任。

九、执业医师法

《中华人民共和国执业医师法》于 1998 年 6 月 26 日第九届全国人民代表大会常务委员会第三次会议通过，以中华人民共和国主席令第 5 号予以公布，自 1999 年 5 月 1 日起施行。具体相关内容如下。

第一条：为了加强医师队伍的建设，提高医师的职业道德和业务素质，保障医师的合法权益，保护人民健康，制定本法。

第二条：依法取得执业医师资格或者执业助理医师资格，经注册在医疗、预防、保健机构中执业的专业医护人员，适用本法。

第三条：医师应当具备良好的职业道德和医疗执业水平，发扬人道主义精神，履行防病治病、救死扶伤、保护人民健康的神圣职责。

第二十二条：医师在执业活动中履行下列义务。①遵守法律、法规，遵守技术操作规范。②树立敬业精神，遵守职业道德，履行医师职责，尽职尽责为患者服务。③关心、爱护、尊重患者，保护患者的隐私。④努力钻研业务，更新知识，提高专业技术水平。⑤宣传卫生保健知识，对患者进行健康教育。

第二十三条：医师实施医疗、预防、保健措施，签署有关医学证明文件，必须亲自诊查、调查，并按照规定及时填写医学文书，不得隐匿、伪造或者销毁医学文书及有关资料。

第二十四条：对急危患者，医师应当采取紧急措施进行诊治；不得拒绝急救处置。

第二十五条：医师应当使用经国家有关部门批准使用的药品、消毒药剂和医疗器械。

第二十八条：遇有自然灾害、传染病流行、突发重大伤亡事故及其他严重威胁人民生命健康的紧急情况时，医师应当服从县级以上人民政府卫生行政部门的调遣。

第二十九条：医师发生医疗事故或者发现传染病疫情时，应当按照有关规定及时向所在机构或者卫生行政部门报告。

十、疫苗流通和预防接种管理条例

《疫苗流通和预防接种管理条例》于 2005 年 3 月 16 日经国务院第 83 次常务会议通过，以中华人民共和国国务院令第 434 号公布，自 2005 年 6 月 1 日起施行。具体相关条款摘录如下。

第二条：本条例所称疫苗，是指为了预防、控制传染病的发生、流行，用于人体预防接种的疫苗类预防性生物制品。

疫苗分为两类。第一类疫苗，是指政府免费向公民提供，公民应当依照政府的规定受种的疫苗，包括国家免疫规划确定的疫苗，省、自治区、直辖市人民政府在执行国家免疫规划时增加的疫苗，以及县级以上人民政府或者其卫生主管部门组织的应急接种或者群体性预防接种所使用的疫苗；第二类疫苗，是指由公民自费并且自愿受种的其他疫苗。

第三条：接种第一类疫苗由政府承担费用。接种第二类疫苗由受种者或者其监护人承担费用。

第八条：经县级人民政府卫生主管部门依照本条例规定指定的医疗卫生机构(以下称接种单位)，承担预防接种工作。县级人民政府卫生主管部门指定接种单位时，应当明确其责任区域。

县级以上人民政府应当对承担预防接种工作并做出显著成绩和贡献的接种单位及其工作人员给予奖励。

第十四条：省级疾病预防控制机构应当做好分发第一类疫苗的组织工作，并按照使用计划将第一类疫苗组织分发到设区的市级疾病预防控制机构或者县级疾病预防控制机构。县级疾病预防控制机构应当按照使用计划将第一类疫苗分发到接种单位和乡级医疗卫生机构。乡级医疗卫生机构应当将第一类疫苗分发到承担预防接种工作的村医疗卫生机构。医疗卫生机构不得向其他单位或者个人分发第一类疫苗；分发第一类疫苗，不得收取任何费用。

传染病爆发、流行时，县级以上地方人民政府或者其卫生主管部门需要采取应急接种措施的，设区的市级以上疾病预防控制机构可以直接向接种单位分发第一类疫苗。

第二十一条：接种单位应当具备下列条件。①具有医疗机构执业许可证。②具有经过县级人民政府卫生主管部门组织的预防接种专业培训并考核合格的执业医师、执业助理医师、护士或者乡村医师。③具有符合疫苗储存、运输管理规范的冷藏设施、设备和冷藏保管制度。

承担预防接种工作的城镇医疗卫生机构，应当设立预防接种门诊。

第二十二条：接种单位应当承担责任区域内的预防接种工作，并接受所在地的县级疾病预防控制机构的技术指导。

第二十三条：接种单位接收第一类疫苗或者购进第二类疫苗，应当建立并保存真实、完整的接收、购进记录。

接种单位应当根据预防接种工作的需要，制订第一类疫苗的需求计划和第二类疫苗的购买计划，并向县级人民政府卫生主管部门和县级疾病预防控制机构报告。

第二十四条：接种单位接种疫苗，应当遵守预防接种工作规范、免疫程序、疫苗使用指导原则和接种方案，并在其接种场所的显著位置公示第一类疫苗的品种和接种方法。

第二十五条：医疗卫生人员在实施接种前，应当告知受种者或者其监护人所接种疫苗的品种、作用、禁忌、不良反应及注意事项，询问受种者的健康状况及是否有接种禁忌等情况，并如实记录告知和询问情况。受种者或者其监护人应当了解预防接种的相关知识，并如实提供受种者的健康状况和接种禁忌等情况。

医疗卫生人员应当对符合接种条件的受种者实施接种，并依照国务院卫生主管部门的规定，填写并保存接种记录。

对于因有接种禁忌而不能接种的受种者，医疗卫生人员应当对受种者或者其监护人提出医学建议。

第二十九条：接种单位应当依照国务院卫生主管部门的规定对接种情况进行登记，并向所在地的县级人民政府卫生主管部门和县级疾病预防控制机构报告。接种单位在完成国家免疫规划后剩余第一类疫苗的，应当向原疫苗分发单位报告，并说明理由。

第三十条：接种单位接种第一类疫苗不得收取任何费用。

接种单位接种第二类疫苗可以收取服务费、接种耗材费，具体收费标准由所在地的省、自治区、直辖市人民政府价格主管部门核定。

第四十四条：预防接种异常反应争议发生后，接种单位或者受种方可以请求接种单位所在地的县级人民政府卫生主管部门处理。

因预防接种导致受种者死亡、严重残疾或者群体性疑似预防接种异常反应，接种单位或者受种方请求县级人民政府卫生主管部门处理的，接到处理请求的卫生主管部门应当采取必要的应急处置措施，及时向本级人民政府报告，并移送上一级人民政府卫生主管部门处理。

第五十七条：接种单位有下列情形之一的，由所在地的县级人民政府卫生主管部门责令改正，给予警告；拒不改正的，对主要负责人、直接负责的主管人员依法给予警告、降级的处分，对负有责任的医疗卫生人员责令暂停 3 个月以上 6 个月以下的执业活动。①未依照规定建立并保存真实、完整的疫苗接收或者购进记录的。②未在其接种场所的显著位置公示第一类疫苗的品种和接种方法的。③医疗卫生人员在接种前，未依照本条例规定告知、询问受种者或者其监护人有关情况的。④实施预防接种的医疗卫生人员未依照规定填写并保存接种记录的。⑤未依照规定对接种疫苗的情况进行登记并报告的。

（孔德花）

第八节　突发公共卫生事件应急处理

近年来，发生了一系列重大突发公共卫生事件，如印度鼠疫风暴、美国炭疽恐怖、英国口蹄疫事件、中国 SARS 疫情及袭击了全球多个国家的禽流感和甲型 H1N1 型流感疫情等，人们日益认识到突发公共卫生事件对当今社会经济发展的重大影响——突发公共卫生事件正在逐步成为世界各国共同关注的热点问题。

突发公共卫生事件的应对处置能力是指：突发公共卫生事件发生时，能够采取有效措施、及时控制和消除突发公共卫生事件危害的能力。突发公共卫生事件的应对处置能力是疾病预防控制能力的重要组成部分，我国应加强应急处置体系建设和人员的技术培训，做好物资储备，组建精良的应急处置队伍，随时应对突发的公共卫生事件，特别是要充分发挥疾病预防控制体系的作用。

一、突发公共卫生事件概述

（一）突发公共卫生事件的定义与主要危害

1.突发公共卫生事件的定义

我国《突发公共卫生事件应急条例》中规定，突发公共卫生事件是指突然发生，造成或者可能造成社会公众健康严重损害的重大传染病疫情、群体性不明原因疾病、重大食物和职业中毒及其他严重影响公众健康的事件。

重大传染病疫情是指发生《中华人民共和国传染病防治法》规定的传染病或新的传染病爆发或流行严重的疫情，包括甲类传染病、乙类与丙类传染病爆发或多例死亡、罕见或已消灭的传染病、临床及病原学特点与原有疾病特征明显异常的疾病、新出现传染病的疑似病例等。

群体性不明原因的疾病是指在一定时间内，某个相对集中的区域内同时或者相继出现多个临床表现基本相似的患者，但又暂时不能明确诊断的疾病。

重大食物和职业中毒事件是指危害严重的急性食物中毒和职业中毒事件等。

2.突发公共卫生事件的主要危害

突发公共卫生事件不仅给人民的健康和生命造成重大损失，对经济和社会发展也具有重要影响，主要表现在以下几个方面。

（1）损害人类健康：每次严重的突发公共卫生事件都造成众多的人群患病、伤残或死亡。

（2）造成心理伤害：突发公共卫生事件对于全社会所有人的心理都是一种强烈的刺激，必然会导致许多人产生焦虑、神经症和忧虑等精神神经症状。如 1988 年上海甲肝流行曾造成上海市和其他一些地区人群的恐慌。

（3）造成严重经济损失：一是治疗及相关成本高，如治疗一位传染性非典型性肺炎患者需要数万甚至数十万元；二是政府、社会和个人防疫的直接成本；三是疫情导致的经济活动量下降而造成的经济损失；四是疫情不稳定造成交易成本上升产生的损失。据专家估计，2003 年我国传染性非典型性肺炎流行至少造成数千亿元人民币的损失。

（4）国家或地区形象受损及政治影响：突发公共卫生事件的频繁发生或处理不当，可能对国家和地区的形象产生很大的负面影响，也可使医疗卫生等有关单位和政府有关部门产生严重的公共信任危机。严重突发公共卫生事件处理不当可能影响地区或国家的稳定，因此有些发达国家将公共卫生安全和军事安全、信息安全一并列入国家安全体系。

（二）突发公共卫生事件的基本特征

1.突发性和意外性

突发公共卫生事件虽然存在着发生征兆和预警的可能，但往往很难对其作出准确的预警和及时识别。首先，由于突发公共卫生事件发生的时间、地点具有一定的不可预见性，如各种恐怖事件、自然灾害引起的重大疫情、重大食物中毒等，很难预测其发生的时间和地点；其次，突发公共卫生事件的形成常常需要一个过程，开始可能事件的危害程度和范围很小，对其蔓延范围、发展速度、趋势和结局很难预测。例如，自 2002 年 11 月开始，我国广东等地发生的传染性非典型性肺炎，疫情开始时很难预测到会波及全国 24 个省（直辖市、自治区）和世界 32 个国家和地区，演变为特别重大的突发公共卫生事件。

2.群体性或公共性

突发公共卫生事件是一种公共事件，在公共卫生领域发生，危害的不是特定的个体，而是不特定的社会群体，具有公共卫生属性，往往同时波及多人甚至整个工作或生活的群体。如果所发生的突发公共卫生事件是传染病爆发或引起突发公共卫生事件的原因或媒介具有一定普遍性(如食品、疫苗或药物)，还可能威胁其他地区。伴随着全球化进程的加快，突发公共卫生事件的发生具有一定的国际互动性。首先，一些重大传染病可以通过交通、旅游、运输等各种渠道在国家与国家之间远距离传播，如传染性非典型性肺炎在中国内地爆发后，不仅在国内传播，而且影响到周边地区和国家；其次，由于突发公共卫生事件影响对象主要是社会公众，政府应对突发公共卫生事件的能力、时效和策略反映了政府对公众的关心程度，也影响到政府的国际声誉。

3.严重性

由于突发公共卫生事件涉及范围大，影响严重，一方面对人们身心健康产生危害，甚至冲击医疗卫生体系本身、威胁医护人员自身健康、破坏医疗基础设施，可在很长时间内对公众心理产生负面影响；另一方面，由于某些突发公共卫生事件涉及社会不同利益群体，敏感性、连带性很强，处理不当可造成社会混乱，对社会稳定和经济发展产生重大影响。

4.复杂性

突发公共卫生事件种类繁多，原因复杂。我国因为地域辽阔，人口众多，自然因素和社会因素复杂，因而突发公共卫生事件发生的原因更是多种多样；其次引起传染病爆发的物质多种多样，全球已登记的引起中毒的化学物质种类超过 4 000 万种，对其毒性认识较深刻的仅数千种；另外，有的事件可直接造成人体或财物损害，有的只是潜在的威胁，但可能持续较长时间。有的事件本身还可能是范围更大的突发公共卫生事件的一部分。同类事件的表现形式千差万别，处理也难用同样的模式来界定，很难预测其蔓延范围、发展速度、趋势和结局。

5.阶段性

突发公共卫生事件不论大小都具有周期性，根据其发生、发展的过程可分为四个时期：潜在期即突发公共卫生事件发生前的先兆阶段，若先兆现象处理得好，突发公共卫生事件往往可以避免；爆发期即由于未能对其发生时间和地点进行预测，在先兆期未能识别，导致事件迅速演变，出现爆发的时期；持续发展期即突发公共卫生事件得到控制，但没有得到彻底解决的时期；消除期即突发公共卫生事件经过实施控制措施而得到完全解决的时期。

6.决策的紧迫性和时效性

突发公共卫生事件事发突然、情况紧急、危害严重，如不能采取迅速的处置措施，事件的危害将进一步加剧，造成更大范围的影响。因此，这就要求处理人员在尽可能短的时间内作出决策，采取针对性的措施，将事件的危害控制在最低程度。许多原因不明或特别严重的突发公共卫生事件发生时，由于事发突然、准备不足，使应对和处理工作更为艰难和紧迫。因此，突发公共卫生事件发生后，全力以赴救治患者，迅速调查事件原因，及时采取针对性的处置措施，控制事件的进一步扩大，就成为十分紧迫的任务。调查处理突发公共卫生事件的人员，必须争分夺秒，迅速、全面地开展工作，以求在最短时间内控制事态的发展。

7.处理的综合性和系统性

许多突发公共卫生事件不仅是一个公共卫生问题，还是一个社会问题，需要各有关部门共同协作，甚至全社会都要动员起来参与这项工作。因此，突发公共卫生事件的处理涉及多系统、多部门，政策性很强，必须在政府的领导下综合协调，才能最终控制事态发展，将危害降低到最低程度。

（三）突发公共卫生事件的分类和分级

1.突发公共卫生事件的分类

突发公共卫生事件的分类方法有多种，根据发生原因通常可分为以下几种。

（1）生物病原体所致疾病：主要指病毒、细菌、真菌、寄生虫等病原体导致的传染病区域性爆发、流行；预防接种出现的群体性异常反应；群体性医院感染等。

人类历史上，传染病曾肆虐数千年，造成过世界性巨大灾难，尽管随着科技进步，人类发明了抗生素及疫苗等药物和生物制剂，使传染病有所控制，但是目前传染病的发病率仍占全世界每年总发病率的第一位，原因是多方面的，包括一些已被控制的传染病如结核、疟疾等死灰复燃，卷土重来；一系列新传染病相继出现，如艾滋病、埃博拉病等，对人类构成严重威胁；特别是第一、二次世界大战期间和战后某些帝国主义国家研制烈性生物制剂并用于军事战争，即开展生物战（或细菌战），给人类带来危害和恐慌。

20 世纪 70 年代以来，相继发现了多种新的传染病，许多以爆发流行的形式出现。某些新传染病的危害已为世人所知，最典型的例子莫过于正在全球流行的艾滋病。1992 年发现的新型霍乱，已使南亚数十万人发病，并呈世界性流行态势；在非洲出现的埃博拉出血热，其极高的死亡率使世人惊恐；莱姆病已在五大洲内数十个国家和地区流行，严重感染者可致残，美国人称为“第二艾滋病”。

目前，我国面临着工业化、城市化和人口老龄化，公共卫生的许多新问题也随之出现。有资料显示，全球发现的 32 种新传染病中，有一半左右已在我国出现。我国乙肝病毒携带者占世界总数的 1/3，结核患者占全世界总数的 1/4，性病发病人数也正在大幅增长。

（2）食物中毒事件：指人摄入了含有生物性、化学性有毒有害物后或把有毒有害物质当作食物食入后出现的非传染性的急性或亚急性疾病，属于食源性疾病的范畴。

我国卫生部发布的 2008 年全国重大食物中毒的统计数字显示，通过网络直报系统共收到全国食物中毒报告 431 起，中毒 13 095 人，死亡 154 人，涉及 100 人以上的食物中毒 13 起。其中微生物性食物中毒的报告数和中毒人数最多，分别占总数的 39.91％和 58.00％；有毒动植物食物中毒的死亡人数最多，占总数的 51.95％。引起中毒的主要原因首先是投毒，其次为误食，还有的是因农药使用不合理污染食品而引起，主要涉及农药和鼠药。细菌性食物中毒问题仍然严重。食入有毒动植物中毒致死率高，误食的品种主要为河豚和毒蕈。

（3）有毒有害因素污染造成的群体中毒、死亡：指由于污染所致的中毒，如水体污染、大气污染、放射污染等，波及范围较广。据统计数据估计，全世界每分钟有 28 人死于环境污染，每年有 1 472 万人因此丧命；同时，有毒有害物质污染常常会对后代造成极大的危害。

我国是生产、消费消耗臭氧层物质和排放二氧化硫最多的国家，二氧化硫排放量居世界第二，国际环境履约面临巨大应激。近年来，我国酸雨污染比较严重，西南、华南等地区更是形成了继欧美之后的世界第三大酸沉降区。对 1993—2008 年的酸雨观测站资料分析显示，近年来我国酸雨区主体位于青藏高原以东，覆盖了华南、江南、西南地区东南部、华中、华东和华北的大部分地区；非酸雨区主要位于我国西北地区中西部、西藏、内蒙古大部和川西地区。2006 年，全国酸雨发生率在 5％以上的区域占国土面积的32.6％，酸雨发生率在 25％以上的区域占国土面积的 15.4％。2008 年酸雨发生面积约 150 万平方千米，与 2007 年相比略有增加。

中国有毒有害因素污染总体范围在扩大、程度在加剧、危害在加重，一方保护，多方破坏，点上治理、面上破坏，边治理、边破坏，治理赶不上破坏速度。日趋严重的环境污染正在影响人民身体健康和社会经济的发展，如北京由于空气污染严重，呼吸道疾病在导致死亡的疾病中排第四位。

(4)自然灾害：主要指地震、洪涝、干旱等自然灾害造成的人员伤亡及疾病流行等，会在顷刻间造成大量生命财产的损失、生产停顿、物质短缺，灾民无家可归，眼见几代人为之奋斗创造的和谐生存条件毁于一旦，几十年辛勤劳动的成果付诸东流，产生种种社会问题，并且还会带来严重的，包括社会心理因素在内的诸多公共卫生问题，从而引发多种疾病，特别是传染性疾病的爆发和流行。

由自然灾害引起的公共卫生问题是多方面的。如洪水淹没房屋倒塌所致外伤，破坏生态环境，影响生态平衡，造成疫源的扩散，环境条件恶化，尤其是饮用水严重污染引起肠道传染病爆发流行，食物匮乏导致营养缺乏症及食物中毒，夏、秋季节高温易发生中暑等。

(5)意外事故引起的死亡：煤矿瓦斯爆炸、飞机坠毁等重大生产安全事故让我们感到震惊，一些生活意外事故也在严重威胁着人们的安全。这类事件由于没有事先的准备和预兆，往往会造成巨大的经济损失和人员伤亡。有资料显示，在全球范围内，每年约有 350 万人死于意外伤害事故，约占人类死亡总数的 6%，是除自然死亡以外人类生命与健康的第一杀手。

(6)不明原因引起的群体发病或死亡：指在短时间内，某个相对集中的区域内同时或者相继出现具有共同临床表现的多位患者，且病例数不断增加，范围不断扩大，又暂时不能明确原因的疾病。这类事件由不明原因所致，通常危害较前几类要严重得多。一来该类事件的原因不明，公众缺乏相应的防护和治疗知识；同时，日常也没有针对该类事件的特定监测预警系统，使得该类事件常造成严重的后果；此外，由于原因不明，在控制上也有很大的难度。

(7)职业中毒：指职业危害性因素造成的人数众多或者伤亡较重的中毒事件。

(8)“三恐”事件：主要指生物、化学和核辐射恐怖事件。

2.突发公共卫生事件的分级

在《国家突发公共卫生事件应急预案》中，根据突发公共卫生事件性质、危害程度、涉及范围，突发公共卫生事件划分为特别重大(Ⅰ级)、重大(Ⅱ级)、较大(Ⅲ级)和一般(Ⅳ级)四级。在《突发公共卫生事件分级内涵的释义(试行)》中，对不同等级的突发公共卫生事件分级情况给予了详细说明。

(1)分级原则：突发公共卫生事件种类多，其性质和影响的范围及造成的社会危害也各不相同，因此，采取的控制措施和管理的主体也不尽相同。为了加强突发公共卫生事件的报告和处理，确定突发公共卫生事件的管理主体，体现分级管理、分工责任明确，对突发公共卫生事件进行分级是十分必要的。

危害第一原则：突发公共卫生事件的大小，主要以其对人民的生命、健康、社会和经济发展影响的大小或强弱为主要依据。对于传染病疫情主要以病死率高低、传播性强弱、对社会和经济发展影响大小及人们对其认识程度为依据。例如，鼠疫虽然具有有效的预防控制手段，但其病死率高，传播力强，危害严重，所以对其标准划分就比较严格；对于传染性非典型性肺炎，虽然病死率不高，但由于是新传染病，对社会和经济影响巨大，所以发现 1 例传染性非典型性肺炎病例就定位为较严重的突发公共卫生事件；对于食物中毒主要以中毒人数、影响的人群及社会影响、经济损失为依据。

区域第二原则：突发公共卫生事件大小的划分是以事件发生的区域为依据，因为事件发生地点不同，影响力也不同。例如，一起鼠疫疫情如果发生在大城市，可能传播快，波及的人数多，容易引起社会恐慌，对社会经济发展影响较大；而鼠疫若发生在偏远地区，由于人口密度小，交通不便，则可能造成的影响小。区域性原则还体现在以事件波及的范围为依据。如果事件涉及两个城市，甚至是两个省（自治区、直辖市），一方面说明事件有扩散趋势，需要引起重视；另一方面处理跨地区突发事件需要更高一层的政府部门进行协调，增大了应急指挥的难度。

行政区划第三原则：我国现行的行政管理体制分为国家、省、地、县四级，为了明确每一行政级别在突发公共卫生事件应急反应中的职责，强调应急处理统一领导和分级负责的原则，将突发公共卫生事件也相应分为四级。

(2)级别：突发公共事件划分为四级，由低到高划分为一般（Ⅳ级）、较大（Ⅲ级）、重大（Ⅱ级）和特别重大（Ⅰ级）四个级别。与之相对应，依据突发公共事件造成的危害程度、发展情况和紧迫性等因素，由低到高划分为一般（Ⅳ级）、较重（Ⅲ级）、严重（Ⅱ级）和特别严重（Ⅰ级）四个预警级别，并依次采用蓝色、黄色、橙色和红色来表示。

特别严重突发公共卫生事件（Ⅰ级）：肺鼠疫、肺炭疽在大、中城市或人口稀少和交通不便地区发生，1个县（区）域内在一个平均潜伏期内发病10例及以上，疫情波及2个及以上的县（区）；传染性非典型性肺炎疫情波及2个及以上省份，并有继续扩散的趋势；群体性不明原因疾病，同时涉及多个省份，并有扩散趋势，造成重大影响；发生新传染病，或我国尚未发现的传染病发生或传入，并有扩散趋势，或发现我国已消灭传染病；动物间发生传染病爆发或流行，人群间疫情有向其他省份扩散的趋势，或波及2个及以上省份；一次放射事故中度放射损伤人数50人以上，或重度放射损伤人数10人以上，或极重度放射损伤人数5人以上；国务院卫生行政主管部门认定的其他特别严重突发公共卫生事件。

严重突发公共卫生事件（Ⅱ级）：在边远、地广人稀、交通不便地区发生肺鼠疫、肺炭疽病例，疫情波及2个及以上乡（镇），一个平均潜伏期内发病5例及以上，并在其他地区出现肺鼠疫、肺炭疽病例；发生传染性非典型性肺炎续发病例，或疫情波及2个及以上地（市）；腺鼠疫发生流行，流行范围波及2个及以上县（区），在一个平均潜伏期内多点连续发病20例及以上；霍乱在一个地（市）范围内流行，1周内发病30例及以上，或疫情波及2个及以上地市，1周内发病50例及以上；乙类、丙类传染病疫情波及2个及以上县（区），一周内发病水平超过前5年同期平均发病水平2倍以上；我国尚未发现的传染病发生或传入，尚未造成扩散；动物间发生传染病爆发或流行，人群间疫情局部扩散，或出现二代病例；发生群体性不明原因疾病，扩散到县（区）以外的地区；预防接种或学生预防性服药出现人员死亡；一次食物中毒人数超过100人并出现死亡病例，或出现10例及以上死亡病例；一次发生急性职业中毒50人以上，或死亡5人及以上；一次放射事故超剂量照射人数100人以上，或轻度放射损伤人数20人以上，或中度放射损伤人数3～50人，或重度放射损伤人数3～10人，或极重度放射损伤人数3～5人；鼠疫、炭疽、传染性非典型性肺炎、艾滋病、霍乱、脊髓灰质炎等菌种丢失；省级以上人民政府卫生行政主管部门认定的其他严重突发公共卫生事件。

较重突发公共卫生事件（Ⅲ级）：在边远、地广人稀、交通不便的局部地区发生肺鼠疫、肺炭疽病例，流行范围在一个乡（镇）以内，一个平均潜伏期内病例数未超过5例；发生传染性非典型性肺炎病例；霍乱在县（区）域内发生，1周内发病10～30例，或疫情波及2个及以上县，或地级以上城市的市区首次发生；一周内在一个县（区）域内乙、丙类传染病发病水平超过前5年同期平均发病水平1倍以上;动物间发生传染病爆发或流行,人群间出现病例;在一个县(区)域内发现群体性不明原因疾病;一次食物中毒人数超过100人,或出现死亡病例;预防接种或学生预防性服药出现群体心因性反应或不良反应;一次发生急性职业中毒10～50人,或死亡5人以下;一次放射事故超剂量照射人数51～100人,或轻度放射损伤人数11～20人;地市级以上人民政府卫生行政主管部门认定的其他较重突发公共卫生事件。

一般突发公共卫生事件(Ⅳ级):腺鼠疫在县(区)域内发生,一个平均潜伏期内病例数未超过20例;霍乱在县(区)域内发生,1周内发病10例以下;动物间发生传染病爆发或流行,人群间未出现病例;一次食物中毒人数30～100人,无死亡病例报告;一次发生急性职业中毒10人以下,未出现死亡;一次放射事故超剂量照射人数10～50人,或轻度放射损伤人数3～10人;县级以上人民政府卫生行政主管部门认定的其他一般突发公共卫生事件。

(3)判定部门对突发公共卫生事件的处理如下。①特别严重突发公共卫生事件:由国务院卫生行政部门组织国家级突发公共卫生专家评估和咨询委员会,会同省级专家对突发公共卫生事件的性质及发展趋势进行评估确定。②严重突发公共卫生事件:由国务院卫生行政部门会同省级卫生行政部门,组织突发公共卫生专家评估和咨询委员会对突发公共卫生事件发生情况、突发公共卫生事件的性质及发展趋势进行评估确定。③较重突发公共卫生事件:由省级卫生行政部门会同地市级卫生行政部门,组织突发公共卫生专家评估和咨询委员会对突发公共卫生事件调查情况、突发公共卫生事件的性质及发展趋势进行评估确定。④一般突发公共卫生事件:由地市级卫生行政部门会同县级卫生行政部门组织突发公共卫生专家评估和咨询委员会对突发公共卫生事件调查情况、突发公共卫生事件的性质及发展趋势进行评估确定。

二、突发公共卫生事件的应急处理

(一)突发公共卫生事件的预警、监测和报告

1.突发公共卫生事件的形成因素

突发公共卫生事件的发生是不以人的意志为转移的客观现象。突发公共卫生事件的发生具有必然性和偶然性。其必然性是指随着经济全球化和知识经济的到来,国际旅行与全球商务活动的日益频繁,大大增加了传染病跨国传染与流行的机会;同时,食品安全性问题的应对,烟草、武器、有毒废弃物及威胁健康的商品贸易、战争的增加等,使各种各样的公共卫生事件随时可能在人们无法预料的时候发生和肆虐。突发公共卫生事件的出现似乎不可避免,而且其在什么时间出现、以什么样的方式出现、出现什么样的事件、出现在什么地方,都是人们无法预测和认知的,这就是它的偶然性。

从全球来看,整个公共卫生的形势是严峻的。国际上带有政治目的的核生化恐怖事件正在威胁着人类的安全。没有哪一个国家可以完全逃避传染病的危害,也没有哪一个国家可以号称在传染病面前可以高枕无忧。造成传染病流行的因素很多,如抗生素广泛应用致使耐药株、变异株引起传统传染病的再度爆发和流行;由于开垦荒地、砍伐森林、修建水坝等人类活动,造成居住环境改变,自然和生态环境恶化,引起传染病的发生和传播;全球性气候变暖,有利于一些病原微生物的生长和繁殖,造成一些传染病发生跨地区传播,尤其是扩大了虫媒传染病的疫区范围;人类生活方式和社会行为改变,助长了传染病的传播;人群易感性高,为传染病爆发或流行创造了条件;经济一体化、全球化、现代交通及大量人员和物质的流动对传染病的防治提出了新的挑战,原本局限于某一国家和地区的疾病可能向全球扩散,传染病的传播速度大大加快;由于人口老龄

化、免疫抑制剂的使用等因素，使免疫受损的人群增多。中国社会正处于大规模城市化转型期，人口密集和人员流动是传染病流行的温床。

2.突发公共卫生事件的预警与监测

(1)建立突发公共卫生事件的预警系统：①预警系统的背景，预警的概念起源于欧洲，是为了避免或降低随着工业的飞速发展导致对环境和人类健康产生危害而提出的方法，第一次是在1984年关于保护北海的国际会议上提出的。预警系统一般由五大部分组成，包括信息系统、预警评价指标体系、预警评价与推断系统、报警系统和预警防范措施。②建立预警参数，中国疾病预防控制中心对传染病监测、疾病和症状监测、卫生监测、实验室监测等各类资料进行科学分析，综合评估，建立预警基线，提出预警参数。③预警报告，中国疾病预防控制中心根据预警参数，对国内、外各种突发事件和可能发生突发事件的潜在隐患作出早期预测，提出预警报告，按照规定时限和程序报告国务院卫生行政部门。国务院卫生行政部门接到预警报告后，适时发出预警。

(2)监测体系的建设原则如下：①时效性和敏感性，以初次报告要快，进程报告要新，总结报告要全为原则，加强突发事件报告的时效性和敏感性。②标准性和规范性，突发事件报告内容尽量采用数字化，以利于统计分析。系统采用的信息分类编码、网络通信协议和数据接口等技术标准，应严格按照国家有关标准或行业规范。③安全性和保密性，建立安全保障体系，采用先进的软、硬件技术，实现网络的传输安全、数据安全、接口安全。④开放性和扩充性，立足于长远发展，选用开放系统。采用模块化和结构化设计并保留足够的接口，使之具有较大的扩充性。⑤综合性，突发公共卫生事件的监测比较复杂，既包括对具体的爆发事件的监测，也含有对引起或影响突发事件发生的自然、社会、生态等潜在危险因素的监测。因此，监测体系建设需综合性。

(3)我国的监测体系：我国1991年建立了传染病重大疫情报告系统，其报告的方式是医院内的首诊医师填写传染病报告卡，并邮寄到辖区内的县级疾病预防控制机构，由县级疾病预防控制机构形成报表通过计算机网络逐级报告，报告的内容只是病例的总数，没有传染病病例的个案资料。2003年，传染性非典型性肺炎疫情发生后，疫情报告突破了传统的报告方式，实现了传染病疫情的个案化管理和网络化直报，首次实现了传染病疫情的医院直报，保证了传染病疫情报告的准确性、实效性。与此同时，建立了全国疾病监测系统，在31个省(自治区、直辖市)建立了145个监测点，监测内容主要包括传染病疫情、死因构成等。此外，我国还根据部分传染病防治需要相继建立了多个专病监测系统，如计划免疫监测系统(麻疹)、艾滋病监测系统、性病监测系统、结核病监测系统、鼠疫监测系统等；同时，还建立了一些公共卫生监测哨点，如13省、市的食源性疾病的监测网络、饮水卫生的监测网络等。

3.突发公共卫生事件的报告和通报

(1)突发事件的报告：国务院卫生行政部门制定突发事件应急报告规范，建立重大、紧急疫情报告系统。

突发事件的责任报告单位和责任报告人：①县级以上各级人民政府卫生行政部门指定的突发事件监测机构；②各级各类医疗卫生机构；③卫生行政部门；④县级以上地方人民政府；⑤有关单位，主要包括突发事件发生单位、与群众健康和卫生保健工作有密切关系的机构或单位，如检验检疫机构、环境保护监测机构和药品监督检验机构等；⑥执行职务的各级各类医疗卫生机构的医疗保健人员、疾病预防控制机构工作人员、个体开业医师等为责任报告人。

突发事件的报告时限和程序：①突发事件监测报告机构、医疗卫生机构和有关单位应当在2小时内向所在地县级人民政府卫生行政管理部门报告；②接到报告的卫生行政部门应当在

2小时内向本级人民政府报告，并同时向上级人民政府卫生行政部门和卫健委报告；③县级人民政府应当在接到报告后2小时内向对应的市级人民政府或上一级人民政府报告；④市级人民政府应当在接到报告后2小时内向省（自治区、直辖市）人民政府报告；⑤省（自治区、直辖市）人民政府在接到报告的1小时内，向国务院卫生行政部门报告；⑥卫健委对可能造成重大社会影响的突发事件，应当立即向国务院报告。

国家建立突发事件的举报制度，任何单位和个人有权向各级人民政府及其有关部门报告突发事件隐患，有权向上级政府及其有关部门举报地方人民政府及其有关部门不履行突发事件应急处理职责，或者不按照规定履行职责情况。

（2）突发事件的通报：国务院卫生行政部门及时向国务院有关部门和各省（自治区、直辖市）人民政府卫生行政部门及军队有关部门通报突发事件的情况；突发事件发生地的省（自治区、直辖市）人民政府卫生行政部门，应当及时向毗邻省（自治区、直辖市）人民政府卫生行政部门通报；接到通报的省（自治区、直辖市）人民政府卫生行政部门，必要时应当及时通知本行政区域内的医疗卫生机构；县级以上地方人民政府有关部门，已经发生或者发现可能引起突发事件的情形时，应当及时向同级人民政府卫生行政部门通报。

（3）信息发布：①发布部门，国务院卫生行政部门或授权的省（自治区、直辖市）人民政府卫生行政部门要及时向社会发布突发事件的信息或公告。②发布内容，突发事件性质、原因；突发事件发生地及范围；突发事件人员的发病、伤亡及涉及的人员范围；突发事件处理和控制情况；突发事件发生地的解除。

（二）突发公共卫生事件现场应急处理

快速反应是应对处置突发公共卫生事件的关键所在。在事件发生后，应立即成立应急指挥部，统一指挥和协调社会各部门各负其责地投入到预防和控制事件的扩大蔓延及救治受害公众的工作中。同时，要采取果断措施快速处理突发公共卫生事件所造成的危害，彻底预防和控制进一步蔓延，最大限度地避免和减少人员伤亡、财产损失，降低社会影响，尽快恢复社会秩序，维护公众生命、财产安全，维护国家安全和利益。

1.医疗救护

（1）突发公共卫生事件医学应急救援中的分级救治体系：对于突发公共卫生事件的应急医学救援大体可分为三级救治，即第一级为现场抢救；第二级为早期救治；第三级为专科治疗。

一级医疗救治：又称为现场抢救，主要任务是迅速发现和救出伤员，对伤员进行一级分类诊断，抢救需紧急处理的危重伤员。抢救小组（医护人员为主）进入现场后，搜寻和发现伤员，指导自救互救，在伤员负伤地点或其附近实施最初的救治，包括临时止血、伤口包扎、骨折固定、搬运、预防和缓解窒息、简单的防治休克、解毒及其他对症急救处置措施。首先要确保伤员呼吸道通畅，同时填写登记表，然后将伤员搬运出危险区，就近分点集中，再后送至现场医疗站和专科医院。具体职责：①初步确定人员的受伤方式和类型，对需要紧急处理的危重伤员立即进行紧急处理；对可延迟处理者经自救互救和初步去污后尽快撤离事故现场，到临时分类站接受医学检查和处理。②设立临时分类站，初步估计现场人员的受污剂量，并进行初步分类诊断，必要时酌情给予相应药物，如对于受到放射伤害的现场人员时给予稳定性碘或抗辐射药物。③对人员进行体表污染检查和初步去污处理，防止污染扩散。④初步判断伤员有无体内污染，必要时及早采取阻吸收和促排措施。⑤收集、留取可估计受污剂量的物品和生物样品。⑥填写伤员登记表，根据初步分类诊断，确定就地观察治疗或后送，临床症状轻微、血常规无明显变化的伤员可在一级医疗单位处理;临床症状较重、血常规变化较明显的及一级医疗单位不能处理的伤员应迅速组织转送到二级医疗救治单位;伤情严重,暂时不宜后送的伤员可继续就地抢救,待伤情稳定后及时后送;伤情严重或诊断困难的伤员,在条件允许下可由专人直接后送到三级医疗救治单位。

二级医疗救治:又称为早期救治或就地救治,在现场医疗站对现场送来的伤员进行早期处理,检伤分类。主要任务是对中度和中度以下急性中毒患者、复合伤伤员、有明显体表和体内污染的人员进行确定诊断与治疗;对中度以上中毒或受照的伤员进行二级分类诊断,并将重度和重度以上中毒和复合伤伤员及难以确诊和处理的伤员,在条件允许下尽早后送到三级医疗救治单位。具体职责范围:①收治中度和中度以下急性中毒、复合伤、放射性核素内污染人员和严重的常规损伤人员,对其中有危及生命征象的伤员继续抢救;②对体表沾污者进行详细的监测并进行进一步去污处理,对污染伤口采取相应的处理措施;③对体内污染的人员初步确定污染物的种类、污染水平及全身或主要器官的中毒或受照剂量,及时采取相应的医学处理措施,污染严重或难以处理的伤员及时转送到三级医疗救治单位;④详细记录病史,全面系统检查,进一步确定人员受照剂量和损伤程度,并进行二次分类诊断,将重度以上急性中毒、复合伤患者送到三级医疗救治机构治疗,暂时不宜后送者可就地观察和治疗,伤情难以判定的可请有关专家会诊后及时后送;⑤必要时对一级医疗机构给以支援和指导。

三级医疗救治:又称为专科治疗,由国家指定的具有各类伤害治疗专科医治能力的综合医院负责实施。主要任务是收治重度和重度以上的急性中毒和严重污染伤员,进一步作出明确的诊断,并给予良好的专科治疗。继续全面抗休克和全身性抗感染;预防创伤后肾衰竭、急性呼吸窘迫综合征、多器官功能障碍综合征等并发症,对已发生的内脏并发症进行综合治疗,酌情开展辅助通气,心、肺、脑复苏等,直至伤员治愈。有些伤员治愈后留下残疾,尚需做进一步康复治疗。具体职责范围:①对不同类型、不同程度的中毒、放射损伤和复合伤作出确定性诊断,并进行专科医学救治。②对有严重体内、伤口、体表污染的人员进行全面检查,确定污染物成分和污染水平,估算出人员的受污剂量,并进行全面、有效的医学处理。③必要时,派出有经验的专家队伍对一、二级医疗单位给予支援和指导。

(2)分级救治工作的基本要求:根据分级救治的特点,必须正确处理伤病员完整性治疗与分级救治、后送与治疗的关系。为此,应遵循下列基本要求。①及时、合理,力争早日治愈:伤员救治是否及时合理,要从伤病病理过程进行判断。大出血、窒息可因迟延数分钟而死亡,因提早数分钟而得救,其及时性表现在几分钟之间。这就要求分秒必争,竭尽全力地组织抢救。对大多数伤员来说,及时性的标准是伤后12小时内得到清创处理。伤后至接受手术的时间长短,对病死率有明显影响。为此,必须做到快抢、快救、快送,迅速搬下和后送伤员。②前、后继承,确保救治质量:为了保证分级救治的质量,还必须从组织上使各级救治工作前、后继承地进行,做到整个救治工作不中断,各级救治不重复。前一级要为后一级救治做好准备,创造条件,争取时间;后一级要在前一级救治的基础上,补充或采取新的救治措施,使救治措施前后紧密衔接,逐步扩大与完善。为实现上述要求,首先要加强急救医学训练,对突发公共卫生事件发生时伤病发生发展规律、救治的理论和处理原则要有统一的认识,保证工作上步调一致;其次要求各级救治机构树立整体观念,认真遵守上级规定的救治原则,正确执行本级的救治范围;最后,要按规定填写统一格式的医疗文件,为前、后继承救治提供依据。③相辅相成,医疗与后送相结合:要实现分级救治,使伤病员获得完整救治。从伤病员转归来说,医疗是主导的,后送是辅助的,为了彻底治愈伤病员,必须实行积极的医疗,尤其对需要紧急拯救生命的伤病员。后送只是为了医疗,如果离开了医疗工作，后送就失去了意义。因此从整体上讲，医疗应当是医疗后送工作的主导方面。但在伤员获得确定性治疗之前，医疗的目的之一是为了保证伤病员安全后送。而具体在特定环境和条件下时，有可能后送问题突出，这时后送便成为主要方面。如当某一救治机构内伤病员过多而又无力为他们全部进行必要的救治时，必须想方设法地将伤病员送到有条件处理的救治机构，否则会对伤病员的救治带来不利影响，甚至造成不应有的死亡和残疾。为实现上述要求，要因时、因地制宜，不能墨守成规。只有及时正确的把医疗与后送有机结合起来，才有可能把在医疗后送线上纵深配置的救治机构连接起来，使伤病员在不断地后送中，逐步得到完善的医疗。

2.现场流行病学调查

尽快开展现场流行病学调查，有利于判断突发公共卫生事件的源头，其中传染性疾病的流行病学调查尤为重要。流行病学调查人员应沿消毒通道按规定对现场人员进行调查登记，调查内容为可疑物品来源、性状、接触人员、污染范围等，并确定小隔离圈，设置明显标志(拉警戒线)，实施封锁。

(1)本底资料的调查主要有以下几个方面：①自然地理资料，主要是地形、气候、水文、土壤和植被及动物等；②经济地理资料，主要是地方行政、居民情况、工农业生产、交通运输状况等，尤其是注意突发公共卫生事件发生地放射源、化工生产、生物制品和相关领域的研究单位等；③医学地理资料，主要是卫生行政组织、医疗卫生实力、医学教育、药材供应及卫生状况等；④主要疾病流行概况包括烈性传染病、自然疫源性疾病、虫媒传染病、呼吸道疾病、肠道传染病等；⑤昆虫包括与疾病有关的蚊、蝇、蚤、蜱、螨等；⑥动物包括啮齿动物、食虫动物的种类分布、季节消长等资料。

(2)现场可疑迹象调查：首先应迅速了解污染程度与范围及人员受污剂量的大小，将监测结果和判定结果及时报告给上级应急领导小组，为采取医学急救和应急防护措施提供重要依据；其次要采集现场食品、饮用水、土壤和空气标本，鉴定可疑与事件发生相关的物品及其迹象；最后要了解现场地理位置及环境条件，追访目击者，询问附近人员，了解发现可疑情况及前后经过。根据当地医学动物本底，采集可疑动物标本，调查现场动物分布。

当有疫情发生或伤亡人员数量较多时，应进一步开展现场污染样品和人员体内污染的实验室测量分析，尽可能多地提供有关毒物及放射性物质数据及初步监测结果，以确定是否需要采取进一步的干预措施。需要调查的内容很多，除了需了解疫情或疾病发展趋势，调查可能扩散的原因，迅速作出初步临床诊断结果，指导防疫、治疗和病原学的特异性检测外，更困难的是判断患者发病与突发公共卫生事件的关系。

(3)事件中、后期调查：事件中期的调查应从早期已经开展的人员、地面和水体等周围环境污染巡测基础上，进一步增大调查地域范围，提升详细程度，并要采集水、食物、空气样品等，测定污染水平，掌握毒物的污染程度及变化趋势。

事件后期对表面污染、空气污染及环境物质进行必要补充测量，特别要对道路、建筑物、动物、土壤和周围环境设施进行污染水平监测，确定整个事件中所发生的污染水平和范围，为后期决策提供依据。

3.现场的洗消处理

现场洗消是突发公共卫生事件应急中的重要环节，应及时开展。对直接受事件影响的人员加以保护，恢复环境和公众的生活条件。开展恢复活动主要包括以下内容。

(1)环境监测和巡测：对污染事故造成的环境污染，继续进行不间断的环境监测和巡测，对可能被污染的各类食品和环境物质样品进行分析。受污染的食物和水做适当处理后方可食用,或从别处调运未受污染的食物和水供应公众。估算事故受污人员的个人和群体剂量,对事故定性定级。

(2)对事件现场分区,管制污染区进出通道:在应急干预的情况下,为了便于迅速组织有效的应急响应行动,最大限度地降低突发公共卫生事件可能产生的影响,应尽快将事件现场进行分区管理。专家咨询组根据现场侦检和流行病学调查结果,对突发公共卫生事件的性质、区域、污染物性质及污染程度进行分析,向应急指挥部报告分析结果,由指挥部确定突发公共卫生事件的性质、区域,将事件现场划分为控制区、监督区和非限制区。

控制区是事故污染现场中心地域,用红线将其与以外的区域分隔开来。在此区域内,救援人员必须身着防护装备以避免被污染或受照射;监督区是控制区以外的区域,以黄色线将其与以外的区域分隔开来,此线也称为洗消线,所有出此区域的人必须在此线上进行洗消处理。在此区域内的人员要穿戴适当的防护装备,避免污染,并在分界处设立警示标识;非限制区是监督区以外的区域,伤员的现场抢救治疗、指挥机构等均设在此区。

另外,还要准确地划定污染区与疫区。污染区是指有害因子在地面通过空气运动(风)扩散而形成的对人有害的区域,或是携带有害因子的媒介生物的分布及其活动的区域。疫区是指当突发公共卫生事件为传染病流行,患者(包括病畜)和密切接触者在发病前后居住和活动的场所。限制人员出入污染区及在局部地区建筑物内居住。工作人员在不离开工作岗位的情况下,由个人单独或相互之间进行,主要是对暴露皮肤及个人用具或必须使用的装备进行紧急处理。

(3)区域环境现场去污与恢复:应急去污洗消小组赶赴事故现场对道路、建筑物、人员、车辆等受污染的场所与物品进行去污洗消,切断污染和扩散渠道。在监督区与非限制区交界处,设立去污洗消站。洗消站配备监测仪、洗消液等去除污染的设备和用品。污染人员在后送救治前需经初步去污处理,运出控制区和监督区的被污染物品需经去污处理和检测后方可运出,避免二次污染。去污过程中产生的固体废物和废水,应妥善收集处理,以防进一步扩大污染。

在制订污染区的洗消计划时应考虑多种因素,包括事件对人群健康和生态环境的潜在影响、污染是否会导致长期影响、污染有无扩散的可能、污染对公众心理的影响、环境监测和评价标准、有无跨行政区域甚至跨境的影响、技术与资源的储备情况、人力和财力等。其中最重要的是要根据所发生事故的特性,环境条件和公众居住、膳食情况,确定恰当的环境去污方法,消除物质、人员外表面和环境中的污染物;将非固定性污染固定,以避免其扩散;用水泥、土壤等覆盖,或用深耕法将污染的表层土翻到地下深处。

应尤其注意对有害生物、化学毒物、放射性材料等污染源的处理,至少使其重新得到有效控制。高放射性废物必须送放射废物库储存;低中水平放射性固体可浅地层处置;对含有腐烂物质或具有致病性、传染性的细菌或病毒的物质,自燃或易爆物质,燃点或闪点接近环境温度的有机易燃物质,其废物不得浅地层处置。

(4)事件中、后期的处置:对污染的水和食物实施控制是事故中、后期(特别是后期)针对食入途径采取的防护措施,用于控制和减少因食入污染的水和食物产生的损伤。通过采样检测可疑区域中各种食物和饮用水的各种生物、化学毒剂及放射性核素水平,决定是否对食品和饮用水进行控制。原则上,所有受到污染的食品应当禁止食用,并集中销毁。相对于食物而言,饮用水更容易被染毒,针对毒剂和放射性物质类型,采取针对性的检测和消毒措施,包括通过适当的水处理(混凝、沉淀、过滤及离子交换等方法)降低水中毒剂的含量、禁止使用污染的水源及尽可能提供不受污染的水等。严禁将污染的水或食物与无污染的水或食物混合以稀释水或食物的污染水平，即便混合后的水或食物的污染水平低于相应的限制标准，也不能接受。

(5)人员撤离时的洗消处理：在突发公共卫生事件现场应急处置结束后，污染的人员、车辆、装备、服装等进行统一彻底的洗消，一般在划定的洗消场地进行。洗消站通常由人员洗消场、装备洗消场和服装洗消场组成：人员洗消场设有脱衣处、洗消处、穿衣处、伤员包扎处和检查处；装备洗消场设有装备洗消处、精密器材洗消处和重复洗消处；服装洗消场设有服装、装备和防护器材等消毒处或洗消处。3 个洗消处均应严格划分清洁区和污染区，污染区在清洁区的下风向，场所外设置安全警戒线，一般应距洗消场 500～1 000 m，警戒线处需设置专门岗哨。

(6)洗消行动的技术评估和持续监测：要对整个洗消过程中所用技术进行评估，行动中使用的技术和技术手段的性能要能够达到行动目标。要有良好的支持系统，保证供给，对职业人员和公众的安全风险符合要求，对于环境的影响小，符合审查、管理要求及公众能够接受等。

为了确保污染现场经处置后仍旧可能遗留在现场的污染物不会给环境和人类带来不良后果，最常用的后续行动手段是监测，包括对工程屏障稳定性的长期监测、污染现场及其下风向、下游区域内环境指标的监测、防护体系的维护、防止侵扰、许可管理的延续、监控的审查与管理、行动和后续行动资料的管理等。

4.突发公共卫生事件处置中的安全防护

突发公共卫生事件处置中的安全防护是指用物理手段阻止有害因子及其传播媒介对人体的侵袭，防止有害因子通过呼吸道或皮肤、黏膜侵入人体，免受污染或感染的措施。可分为处置中的个人防护、医院病房或隔离区防护和实验室防护等不同层次。

个人防护装备(personal protective equipment，PPE)分成三个级别：一级防护，穿工作服、隔离衣、戴 12～16 层纱布口罩；二级防护，穿工作服、外罩一件隔离衣，戴防护帽和符合 N95 或 FFP2 标准的防护口罩，戴乳胶手套和鞋套，必要时戴护目镜，尽量遮盖暴露皮肤、口鼻等部位；三级防护，在二级防护的基础上，将隔离衣改为标准的防护服，将口罩、护目镜改为全面呼吸型面罩。生物防护措施主要针对两个方面，一是对气溶胶的防护，二是对媒介昆虫的防护。在生化防护中，如有相应疫苗或药物储备，可紧急接种疫苗或预防性服药，化学防护可着防毒服；在放射医学防护中，除使用铅制屏障外，还可服用稳定性碘，配备能报警的探测仪器、个人剂量仪。

对有可能对其他人造成威胁的患者或感染者应在有良好防护设施的病房或区域进行治疗或隔离，如高致病性传染病患者应在负压病房中进行治疗，放射损伤患者应在专科医院或综合性医院进行相应的专科进行治疗。

针对危险因子的实验操作具有高风险性，预防实验室污染或感染是突发公共卫生事件处置工作的重要一环。实验室安全相关的工作规范应该贯穿于实验的整个过程，从取样开始到所有潜在危险的材料被处理，应努力做好危害评估工作，在有适当安全防护的实验室开展监测、检验工作，尽量减少实验室感染和污染环境的危险。感染性物质的运输要遵循国家《可感染人类的高致病性病原微生物菌(毒)种或样本运输管理规定》的要求。

5.社会动员

社会动员指通过一定的手段，调动社会现有的和潜在的卫生资源，将满足社会民众需求的社会目标转化为社会成员广泛参与的社会行动的一个实践过程。其特点是要在特定环境中应用，在一定范围内开展，有系统地实施。为充分进行社会动员，要做好以下几方面。

(1)处理好公共关系：是使自己与公众相互了解和相互适应的一种活动或职能，由社会组织

（公共关系机构及其成员）、公众和传播三个要素构成。在突发公共卫生事件中要处理好三者的关系，充分利用三者之间的相互作用。

（2）利用好传播媒介：传播媒介指信息的传播所依附的物质载体。在突发公共卫生事件发生时要充分利用好人体媒介、印刷媒介、电子媒介、户外媒介、实物媒介等，及时发布公共信息，维护社会稳定。

（3）处理好医患关系：在突发公共卫生事件发生时，医患关系尤为突出，涉及技术因素、经济因素、伦理因素和法律因素等。要以主动-被动模式、指导-合作模式和相互参与模式相结合的方式，使医、患双方的共同利益得到满足。

（4）发挥民间社会的作用：民间社会指在政府和企业以外的、以民间组织为主要载体的民间关系总和。随着社会的发展，民间社会能弥补当地政府失灵和市场失灵时的缺陷，促进社会各界的共同参与。民间社会参与公共事务有其合法性、可及性和有效性。在突发公共卫生事件发生时要充分发挥民间社会的作用，共同参与突发公共卫生事件的应对处置工作。

6.心理干预

在发生突发公共卫生事件时，要关注人群在身体、心理、社会适应三个层面上的健康状况，及时恢复社会秩序，防止和减轻事件对社会心理的影响。应急组织和当地政府应重视舆论导向，统一发布和传播真实信息，及时通报处理措施和结果预测等，既不夸大也不隐瞒，使公众对信息感到真实、可信；邀请有关代表或个人参加环境和食品等监测、剂量估算及防护措施的实施等，使公众了解实情，增强信心；组织专门的危机心理干预队伍进行及时、有效的心理干预，有效的预防和处理心理应激损伤。

在实际工作中，精神病学临床医师要通过心理与环境（自然环境和社会环境，特别是社会环境）的统一性、心理活动自身的完整性和协调性、个性的相对稳定性对一个人是否具有精神障碍进行判断；并综合判断心理异常发生的频度、异常心理的持续时间和严重性，从而进行危机干预。通过媒体宣传、集体晤谈和治疗性干预等心理干预方式，针对不同人群进行危机干预，使心理危机的症状得到立刻缓解和持久的消失，使心理功能恢复到危机前水平，并获得新的应对技能。心理干预的目标是积极预防、及时控制和减轻突发公共卫生事件的心理社会危机，促进心理健康重建，维护社会稳定，保障公众的心理健康。

（孔德花）

第九节 职业卫生

一、职业性损害

职业性有害因素在一定条件下对劳动者的健康和劳动能力产生不同程度的损害，称为职业性损害。劳动者接触职业性有害因素不一定发生职业性损害，只有当劳动者个体、职业性有害因素及有关的作用条件联系在一起，并达到引起职业性损害的条件时，才会造成职业性损害。职业性有害因素的致病模式如图 4-3 所示。

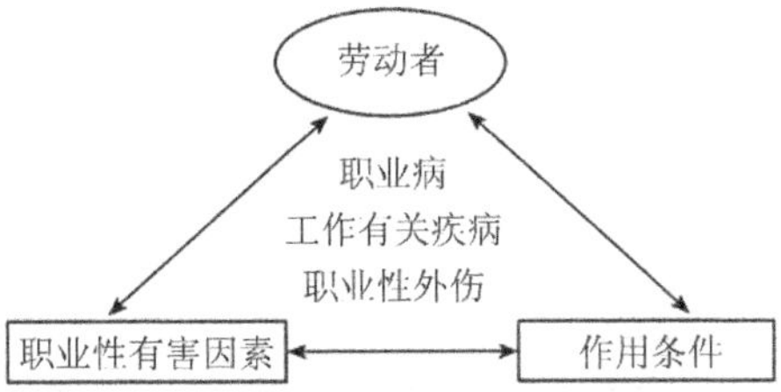

图 4-3 职业性有害因素的致病模式

作用条件包括以下几方面:①接触机会,如在生产过程中,劳动者是否经常接触某些职业性有害因素;②接触方式,即劳动者以何种方式接触职业性有害因素,其可影响职业性有害因素进入人体的途径及损伤部位;③接触时间,包括每天、每周、每年,甚至一生中累积接触职业性有害因素的总时间;④接触职业性有害因素的浓度(强度)。后两种因素是决定机体接受有害因素剂量(强度)的主要因素。

在同一工作场所从事同一种作业的劳动者中,由职业性有害因素所产生职业性损害的机会和程度可能有较大差别,这取决于劳动者本身的个体因素,包括遗传因素、年龄性别、健康状况、行为生活方式等。

职业性损害包括职业病、工作有关疾病和职业性外伤三大类。

(一)职业病

广义上讲,职业病是指与工作有关并直接与职业性有害因素有因果关系的疾病,即当职业性有害因素作用于人体的强度和时间超过机体所能代偿的限度时,其所造成的功能性和/或器质性病理改变,并出现相应的临床征象,影响劳动能力。由于社会制度、经济条件和科学技术水平及诊断、医疗技术水平等的不同,各国均规定了各自的职业病名单,并用法令的形式所确定,即"法定职业病"。我国职业病诊断名词术语中所下的定义为:企业、事业单位和个体经济组织的劳动者在职业活动中,因接触粉尘、放射性物质和其他有毒、有害物质等职业病危害因素而引起的疾病。根据我国政府的规定,凡诊断为法定职业病的必须向主管部门报告,而且凡属法定职业病者,在治疗和休假期间及在确定为伤残或治疗无效而死亡时,应按劳动保险条例有关规定给予劳保待遇。

(二)工作有关疾病

工作有关疾病不是由职业性有害因素引起的特定疾病,而是职业性有害因素使得一些常见病的发病率升高,潜在疾病显现或现有疾病恶化。职业因素是该病发生和发展中的许多因素之一,但不是唯一直接的病因。如接触二硫化碳可加剧动脉硬化的进展,接触噪声增加高血压的发病机会等。

(三)职业性外伤

职业性外伤属于工作中的意外事故,常在急诊范围内,较难预测。如高处坠落、机械外伤等。

二、职业性损害的预防和控制

(一)基本原则

职业性损害是人为所致,在整个防制工作过程应遵循"三级预防"原则和"安全第一,预防为主"安全生产原则。

1.“三级预防”原则

(1)第一级预防:又称病因预防。即采取有效的措施,从根本上消除或最大可能地减少对职业性有害因素的接触和对职业人群健康的损害作用,也是职业性有害因素防制工作中最有效的措施。如通过生产工艺改革和生产设备改进,合理利用防护设施和个人防护用品,使劳动者尽可能不接触或少接触职业性有害因素;通过制订职业接触限值等,控制作业场所有害因素在职业安全卫生标准允许限度内。针对高危个体进行职业禁忌证检查。所谓职业禁忌证,是指劳动者从事特定或者接触特定职业病危害因素时,比一般职业人群更易于遭受职业病危害和罹患职业病或者可能导致原有自身疾病病情加重,或者在从事作业过程中诱发可能导致对他人生命健康构成危险的疾病的个人特殊生理或者病理状态。对有职业禁忌证者,不应参加相关的作业。

(2)第二级预防:又称临床前期预防。当第一级预防措施未能完全达到要求,职业性有害因素开始损及劳动者健康时,对作业人群实施职业健康监护,早期发现职业损害,及时合理处理,并进行有效治疗,防止损害的进一步发展。

(3)第三级预防:又称临床预防。当第一、二级预防措施未能有效地防止和控制好职业性有害因素对劳动者健康的影响,有些劳动者已发展成职业病或工伤的患者,此时,应及时做出正确诊断和处理,包括脱离接触、实施合理有效治疗、预防并发症、促进患者尽快康复等。

从病因学上角度,职业性损害是完全可以预防的,故必须强调“预防为主”,着重抓好第一级和第二级预防。

职业性损害可累及各器官、系统,涉及临床医学的各个分科,如内科、外科、神经科、皮肤科、眼科、耳鼻咽喉科等。因此,需要牢固掌握和充分运用临床多学科的综合知识和技能,处理职业性损害的早期诊断、治疗、康复,以及职业禁忌证、劳动能力鉴定等问题。

2.“安全第一、预防为主”原则

“安全第一,预防为主”作为我国安全生产管理的方针,为政府和企业的生产安全管理,提供了宏观的策略导向。在这一方针指导下,各生产经营单位逐步形成了“企业负责,政府监察,行业管理,群众监督”的职业安全工作体制。这些制度的建立和配套措施的实施,是消除和控制职业性损害和安全生产事故发生最有效的方法。

(二)防制措施

根据以上原则,职业性损害的防制措施应包括法律措施、组织措施、技术措施和卫生保健措施等几个方面。

1.法律措施

2001 年 10 月 27 日第九届全国人大常委会第二十四次会议正式通过了《中华人民共和国职业病防治法》,并从 2002 年 5 月 1 日起实施。自《职业病防治法》实施以来,卫健委又制定、发布了多个配套规章,制修订职业卫生标准六百余项,针对重点职业病危害,还制定了大量职业卫生技术规范。国务院于 2009 年 8 月印发了《国家职业病防治规划(2009－2015 年)》,在分析我国职业病防治现状及问题的基础上,提出我国职业病防治的指导思想、基本原则、规划目标、主要任务及保障措施。我国职业病防治法律法规和标准体系已初步建立。

职业卫生监督是指国家授权工业卫生监督机构,对辖区内的企业、事业单位或部门贯彻执行国家有关工业劳动卫生的法令、法规、条例、办法和工业卫生标准情况所进行的监察、督促,并对违反法规及规章事件进行处理的一种执法行为,是工业卫生机构代表国家依法行使保护职工健康权力的一种管理方式。职业卫生监督是依法对职业卫生和职业病防治进行管理的重要手段之一,可分为经常性卫生监督、预防性卫生监督和事故性卫生监督。

(1)预防性卫生监督:属于预测和控制职业危害的前瞻性监督,指涉及所有生产设施的新建、改建、扩建、续建,以及技术改造和技术引进等工业企业建设项目的全过程进行卫生审查与评价,包括工业企业建设项目的可行性研究、初步设计、施工设计阶段的卫生审查,施工过程中一切卫生防护设施与主体工程同时设计、同时施工、同时投产使用,使之符合卫生学要求。对申请验收的建设项目,依据经卫生行政部门认证的业务单位所进行的调查、监测与卫生学评价结果进行竣工验收。根据劳动卫生工作规范及卫健委有关文件的规定,预防性卫生监督实行分级管理。

(2)经常性卫生监督:经常性卫生监督是指对企业在日常和生产过程中贯彻国家和地方劳动卫生法规、卫生标准的情况进行监督检查。主要包括监督企事业单位贯彻执行国家和地方劳动卫生法规、标准,不断改善劳动条件、对企事业单位进行分级监督管理、根据作业场所有害因素测定与职业性体检结果,对企事业单位提出卫生监督意见等。

(3)事故性职业卫生监督:包括现场调查与取证、事故分析、立案上报,并提出监督处理意见及做出案件的结案报告。凡是有死亡或同时发生三名以上急性职业中毒或发生职业性炭疽的,应限期治理或停产整顿。对违反国家劳动卫生法规受到行政处分或罚款处理、追究刑事责任的及其他须立案的,均可作为事故性监督的立案条件,按照事故性职业卫生监督程序进行及时的监督。

2.组织措施

(1)领导重视:用人单位(企业)负责人树立"企业经济效益与职工安全卫生同步发展"的观念,严格按有关职业卫生法规、条例和标准组织生产,履行控制职业病危害的承诺和义务,保障职工的合法权益。

(2)加强人员培训和健康教育:更新观念和知识,给广大劳动者以"知情权",让他们了解有关职业性有害因素对健康的影响和防护办法,以增强自我保护意识,并积极参与职业性有害因素和职业病危害的控制。

(3)建立健全合理的职业卫生制度:在组织劳动生产过程中,用人单位应根据有关的法律法规和单位的实际情况,建立起合理的职业卫生和劳动制度。

3.技术措施

(1)改革工艺过程,消除或减少职业性有害因素的危害。如在职业中毒的预防时,采用无毒或低毒的物质代替有毒物质,限制化学原料中有毒杂质的含量。如喷漆作业采用无苯稀料,并采用静电喷漆新工艺;在酸洗作业限制酸中砷的含量;在机械模型铸造时,采用无声的液压代替噪声高的锻压等。

(2)生产过程尽可能机械化、自动化和密闭化,减少工人接触毒物、粉尘及各种有害物理因素的机会。加强生产设备的管理和检查维修,防止毒物和粉尘跑、冒、滴、漏及防止发生意外事故。对于噪声,可使用一些材料和装置将噪声源封闭等。

(3)加强工作场所的通风排毒除尘。厂房车间内的气流影响毒物、粉尘的排出,可采用局部抽出式机械通风系统及除尘装置排出毒物和粉尘,以降低工作场所空气中的毒物粉尘浓度。

(4)厂房建筑和生产过程的合理设置:有生产性毒物逸出的车间、工段或设备,应尽量与其他车间、工段隔开,合理地配置,以减少影响范围。

(5)其他技术措施:如矿山的掘进采用水风钻,石英粉厂的水磨、水筛,铸造厂的水爆清砂。在风道、排气管口等部位安排各种消声器,用多孔材料装饰车间内表面吸收反射声,以降低噪声强度等。

4.卫生保健措施

(1)开展职业卫生技术服务:①建设项目职业病危害预评价和职业病危害控制效果评价是职业卫生监督的重要内容,是预防、控制和消除职业病危害,从源头控制或消除职业病危害,防制职业病,保护劳动者健康。建设项目职业病危害预评价的目的是识别、分析建设项目可能产生的职业病危害因素,评价危害程度,确定职业病危害类别,为建设项目职业病危害分类管理提供科学依据。建设项目职业病危害控制效果评价的目的是明确建设项目产生的职业病危害因素,分析其危害程度及对劳动者健康的影响,评价职业病危害防护措施及其效果,对未达到职业病危害防护要求的系统或单元提出职业病防制措施的建议,并针对不同建设项目的特征,提出职业病危害的关键控制点和防护的特殊要求,为卫生行政部门对建设项目职业病防护设施竣工验收提供科学依据,为建设单位职业病防制的日常管理提供依据。②工作场所职业病危害因素的检测与评价的目的在于及时发现和动态掌握工作场所中潜在的职业性有害因素的种类、存在形式、浓度(强度)、消长规律等,为改善劳动条件和实施有效的干预措施提供依据。③职业健康监护是指以预防职业病为目的,根据劳动者的职业史,通过定期或不定期的健康检查和健康相关资料的收集,连续性地监测劳动者的健康状况,分析劳动者健康变化与所接触的职业病危害因素的关系,并及时地将健康检查资料和分析结果报告给用人单位和劳动者本人,以便采取干预措施,保护劳动者健康。职业健康监护主要内容包括医学监护、接触控制和信息管理。医学监护指对职业人群进行医学检查和医学试验以确定其处在职业危害中是否出现职业性疾病。职业健康检查包括上岗前、在岗期间(定期)、离岗时和应急健康检查,应由省级卫生行政部门批准从事职业卫生检查的医疗卫生机构承担。主要内容包括就业前健康检查、定期健康检查、离岗或转岗时体格检查和职业病健康筛查。就业前健康检查是指对准备从事某种作业人员进行的健康检查,目的在于了解受检查者原来的健康状况和各项基础,可发现职业禁忌证,防止接触劳动环境中的有害因素而使原有疾病加重,或对某种有害因素敏感而容易发生职业病。职业禁忌证在我国《职业病范围和职业病患者处理办法》中作出明确的规定。定期健康检查是指按一定时间间隔对从事某种有害作业的职工进行健康状况检查。目的在于及时发现职业性有害因素对职业人群的健康损害和健康影响,对作业者进行动态健康观察,从而使作业者得到及时治疗或适当的保护措施,对作业场所中职业性有害因素能及时采取预防措施,防止新的病例继续出现,同时,也为生产环境的防护措施效果评价提供资料。关于定期检查的间隔时间,一般可根据毒物的特性、接触方式、接触程度及劳动条件等情况而定。职业性有害因素所致职业病的特殊体检项目根据国家颁布的《职业病诊断标准及处理原则》中的有关规定执行。离岗或转岗时体格检查是指职工调离当前工作岗位时或改换为当前工作岗位前所进行的检查。目的是为了掌握职工在离岗或转岗时的健康状况,分清健康损害责任,同时为离岗从事新岗位的职工和接受新岗位的职工的业主提供健康与否的基础资料。要求根据作业者拟从事工种和工作岗位,分析其可能存在的职业性有害因素及其对人体健康的影响,确定特定的健康检查项目。应考虑到有些职业性有害因素的健康危害效应是远期的,健康损害可能出现较晚,因此,还需要对接触这些有害因素的作业者进行离岗后的医学观察。职业病健康筛查是指对接触职业性有害因素的职业人群进行的筛选性医学检查。目的在于早期发现某种职业性疾病的可疑患者或发现过去没有认识的可疑的健康危害,并进一步进行确诊和早期采取干预措施或治疗措施,评价暴露控制措施及其他初级预防措施效果。接触控制主要包括职业环境监测和接触评定。职业环境监测是对作业者作业环境进行有计划、系统的检测,分析作业环境中有害因素的性质、浓度(强度)及其时间、空间的分布及消长规律。职业环境监测是职业卫生的重要常规工作，按照《职业病防治法》要求，企业应该根据工作规范，定时地监测作业环境中有毒有害因素。通过职业环境监测，既可以评价作业环境的卫生质量，判断是否符合职业卫生标准要求，也可以估计在此作业环境下劳动的作业者的接触水平，为研究接触-反应（效应）关系提供基础数据，进而确认安全的接触限值。接触评定与效应评定相对应，是通过对毒理学测试、环境监测、生物监测、健康监护和职业流行病学调查的研究资料进行综合分析，定性和定量的认定和评定职业性有害因素的潜在不良作用，并对其进行管理，为评价接触-反应（效应）关系及危险度分析提供依据。接触评定的内容主要包括接触人群特征分析（包括接触人群的数量、性别、年龄分布等），接触途径及方式评定，接触水平的估测。除采用作业环境监测和生物监测的资料来估算接触水平外，还应注意所研究人群通过食物、饮水及生活环境等其他方式的接触。信息管理是为了有效地开发和利用信息资源，以现代信息技术为手段，对信息资源进行计划、组织、领导和控制的社会活动。健康监护信息管理在于对职业健康监护的环境监测资料和有关个人健康资料（如劳动者的职业史、职业病危害接触史、职业健康检查结果和职业病诊疗等）建立健康监护档案，并及时进行整理、分析、评价和反馈，实现职业健康监护工作信息化，利于职业病的防制。④其他职业卫生技术服务：如职业病防护设施与职业病防护用品效果评价、化学品毒性鉴定、放射卫生防护检测与评价等。取得职业卫生技术服务机构资质的单位，通过这些职业卫生技术服务，可为企业提供一系列职业病危害因素控制的资料和建议，也为有效地消除或控制职业病的危害提供依据。

（2）合理使用个体防护用品：个体防护用具主要有防毒防尘面具、防护服装及防护油膏等。防毒防尘面具包括各种口罩和面具，防护服装包括安全帽（或头盔）、工作服、手套、围裙、长筒靴、防护眼镜等。

（3）合理供应保健食品和饮料：如对接触职业性毒物的劳动者，应根据所接触毒物的毒作用特点，在保证平衡膳食的基础上，补充某些特殊需要的营养成分（如维生素、无机盐、蛋白质等）。

三、职业中毒的预防和控制

近年来，我国职业中毒危害有不断加重的趋势，呈现以下特点：急性中毒明显多发，恶性事件有增无减；硫化氢、一氧化碳等窒息性气体及苯中毒问题比较突出；新的职业中毒不断出现；中小企业和个体作坊的职业中毒呈上升趋势；农民工成为职业中毒的主要受害者。我国职业中毒人数在职业病发生人数中占有相当大的比例，是职业病防制的重点。

（一）职业中毒的表现与诊断

职业中毒可累及全身多系统的变化，其临床表现较为复杂，与中毒类型、毒物的靶器官有明显关系。例如，有些毒物（如一氧化碳、硫化氢、氯气、光气等），因其毒性大、蓄积性作用不明显，在生产事故中常引起急性中毒；有些毒物（如重金属类毒物），在生产环境条件下，常表现为慢性中毒。同一种毒物，不同中毒类型对人体的损害有时可累及不同的靶器官，如急性苯中毒主要影响中枢神经系统，而慢性苯中毒主要引起造血系统的损害。

1.职业中毒的表现形式

（1）急性职业中毒：通常是指在一次或一个工作日内接触生产中有害因素而引起的职业中毒。可在接触毒物后立刻发病（如吸入高浓度硫化氢）或数小时后发病（如吸入光气、氮氧化物等）或1～2天后发病（如吸入高浓度溴甲烷、四乙基铅等）。

（2）慢性职业中毒：由于长期受到职业有害因素的影响所导致的职业中毒。常为低浓度、长期接触，往往在接触毒物几个月，甚至数年后才发病。

(3)亚急性中毒：介于急性中毒和慢性中毒之间，一般在接触毒物一个月内发病，如急性铅中毒。

2.职业中毒的主要临床表现

职业中毒按主要受损系统而具有不同的表现。

(1)神经系统：多种职业有害因素可选择性地作用于神经系统而导致损害，如金属、类金属及其化合物、窒息性气体、有机溶剂和农药等。临床表现为中毒性脑病、多发性神经炎和神经衰弱综合征。

(2)呼吸系统：引起呼吸系统损害的毒物主要是刺激性和窒息性气体，如氯气、光气、氮氧化物、二氧化硫、硫酸二甲酯等。一次大量吸入某些气体(如氨、氯、二氧化硫)，可引起喉痉挛、声门水肿，甚至发生肺水肿，严重时可发生呼吸道机械性阻塞而窒息死亡；有些高浓度刺激性气体(如氯气)，可使鼻黏膜内神经末梢受到刺激，引起反射性呼吸抑制；麻醉性毒物及有机磷农药可直接抑制呼吸中枢；有些毒物(如二异氰酸甲苯酯)可引发过敏性哮喘；一些毒物(如砷、铬等)还可引起肺部肿瘤及肺纤维化、肺气肿等。

(3)血液系统：许多毒物对血液系统具有毒性作用。例如，苯和三硝基甲苯、有机氯农药可损伤造血功能，引起白细胞、血小板计数减少，甚至再生障碍性贫血；苯的氨基、硝基化合物及亚硝酸盐可导致高铁血红蛋白；砷化氢、锑化氢、硒化氢、有机磷农药、苯胺、苯肼、硝基苯等可引起溶血性贫血。

(4)消化系统：消化系统的损伤包括口腔病变、胃肠病变和肝损伤。例如，汞中毒可引起口腔炎；汞盐、三氧化二砷急性中毒导致急性胃肠炎；四氯化碳、氯仿、砷化氢、三硝基甲苯中毒导致急性或慢性中毒性肝病。

(5)循环系统：有些毒物以心脏作为靶器官之一，引起循环系统的损害。例如，锑、铊、有机汞农药、四氯化碳和有机溶剂等可直接损害心肌；镍通过影响心肌氧化与能量代谢，引起心功能降低、房室传导阻滞；某些氟烷烃(如氟利昂)可使心肌应激性增强，诱发心律失常，促使室性心动过速或引起心室颤动；亚硝酸盐可导致血管扩张，血压下降；一氧化碳、二硫化碳与冠状动脉粥样硬化有关，使冠心病发病增加。

(6)泌尿系统：职业性泌尿系统损害主要表现为急性中毒性肾病、慢性中毒性肾病、中毒性泌尿道损害及泌尿系统肿瘤。例如，四氯化碳、砷化氢、铅、汞、镉等可引起泌尿系统损害；β-萘胺、联苯胺可引起泌尿系统肿瘤。

(7)生殖系统：毒物对生殖系统的损害包括毒物对接触者和对后代发育的影响。其中，毒物对接触者生殖系统的影响包括对生殖器官的损害和对内分泌系统的影响；对后代发育的影响是指胎儿结构异常，发育迟缓，功能缺陷甚至死亡等。例如，铅对男性可引起精子数量减少、畸形率增加和活动能力减弱；对女性则引起月经周期和经期异常、痛经和月经血量改变等。

(8)皮肤：毒物对皮肤的损害包括接触性皮炎(如有机溶剂)、光敏性皮炎(如沥青、煤焦油)、职业性痤疮(如矿物油类、卤代芳烃化合物)、皮肤黑变病(如煤焦油、石油)、职业性皮肤溃疡(如铬的化合物、铍盐)、职业性疣赘(如沥青、煤焦油)、职业性角化过度和皲裂(如脂肪溶剂、碱性物质)等。有的毒物还可以引起皮肤肿瘤，如砷、煤焦油等。

3.职业中毒的诊断

职业中毒属于国家法定职业病范畴，而法定职业病的诊断及诊断程序国家均有明确的规定。

2002年5月1日开始实施的《中华人民共和国职业病防治法》《职业病目录》中规定的56种职业中毒及以国家标准形式确定的职业病诊断标准，是正确诊断职业中毒的依据。正确的诊断，不仅仅是医学上的问题，而且直接关系到劳动者能否享受劳动保险待遇和正确执行劳动保护政策。

对于职业中毒的正确诊断，应考虑下列因素。

(1)患者的职业史：定性和定量地获取有关工种、接触职业有害因素的机会和接触程度、工作环境条件资料、工龄等接触史资料。必要时，对职业中毒者的有害因素接触史和现场危害进行现场调查和评价。

(2)体格检查：根据劳动者接触的职业有害因素所致疾病的特点和临床表现，有针对性地进行体格检查。

(3)实验室检查：对于临床表现不明显的职业中毒，应依靠实验室的检查结果进行正确诊断。实验室检查包括测定生物材料中的有害物质，以检测体内有害物质的符合水平，如尿液、毛发、指甲中的重金属含量；测定毒物代谢产物，如接触苯之后，可测定尿中酚、马尿酸或甲基马尿酸；测定机体受毒物作用后的生物学或细胞形态的改变，如接触苯之后，可检查血常规，必要时检查骨髓常规等。根据上述资料，经过综合分析，得出诊断结论。对于慢性职业中毒，往往需要长期动态随访，才能做出最后判断。在职业中毒的诊断中，应排除职业因素以外的因素所导致的疾病，可通过职业流行病学的方法予以鉴定。没有证据否定职业中毒危害因素与患者临床表现之间的必然联系的，在排除其他致病因素后，应当诊断为职业病。承担职业病诊断的医疗卫生机构在进行职业病诊断时，应当组织三名以上取得职业病诊断资格的执业医师集体诊断。

(二)职业中毒的调查与处理

为了规范职业病危害事故的调查处理，及时有效地控制职业病危害事故，减轻职业病危害事故造成的损害，根据《中华人民共和国职业病防治法》，卫健委制定了《职业病危害事故调查处理办法》。县级以上卫生行政部门负责本辖区内职业病危害事故的调查处理。重大和特大职业病危害事故由省级以上卫生行政部门会同有关部门和工会组织，按照规定的程序和职责进行调查处理。

职业病危害事故调查处理的主要内容包括以下几方面：①依法采取临时控制和应急救援措施，及时组织抢救急性职业病患者；②按照规定进行事故报告；③组织事故调查；④依法对事故责任人进行查处；⑤结案存档。

1.准备工作

为确保职业中毒发生时能够及时开展现场调查处理工作，有效地控制和减少职业中毒造成的危害和影响，在平时做好充分的各项应急准备工作是十分必要的。

(1)组织、指挥和通信等工作的准备：①组织和人员，卫生监督机构和疾病预防控制部门应组建相应的急性职业中毒应急处理小组，小组应包括有关领导、卫生监督员、卫生专业技术人员、有关医务技术人员、检验技术人员等。②分工，急性职业中毒调查处理小组人员必须有明确的职责分工，互相配合，并指定有关科室和人员进行业务值班。③车辆，要保证急性职业中毒调查处理小组的交通车辆的配备或优先使用权。④通信，有条件的单位应配备必要的通信工具。

(2)调查表及文书的准备包括以下几方面：①“急性职业中毒患者现场劳动卫生学调查表”；②“职业中毒报告卡”；③“急性职业中毒个案调查表”；④“现场采样记录表”；⑤有关样品“送检单”；⑥有关卫生监督执法文书等。

(3)现场调查采样仪器设备的准备：应装备急性职业中毒现场监测必需的采样仪器设备，并做好的专人保管和准备工作，以便急用。

主要的现场监测必需的采样仪器设备包括以下几种：①现场快速监测检验仪器，如快速检气管、快速气体采样仪、采气袋、100 mL 采气针筒等；②便携式、直读式的气体监测仪器，如一氧化碳测定仪、硫化氢气体测定仪、二氧化碳测定仪、氮氧化物测定仪等专用仪器，以利于在较短的时间内明确发生中毒的原因；③充电式的个体气体和粉尘测定仪；④直读式干湿温度计、风速仪和气压表；⑤各种采样脚架、吸收管、橡胶管、橡皮膏、砂轮、采样箱等必备物品。

(4)防护器材的准备：为保护现场调查人员的身体健康，防止发生意外中毒事故，便于开展现场第一线的调查处理工作，调查处理小组应配备一些必需的个人防护设备，如安全帽、防护手套、防护眼镜、防护鞋、防护衣、防护口罩、具有针对性的有效防毒面具、供气式防护面具等。

(5)急救治疗药品的准备：有条件开展现场急救处理工作的卫生监督执行机构和疾病预防控制部门，应配备一些现场急救和治疗需要的药品和器材。①氰化物解毒剂：亚硝酸异戊酯、3%亚硝酸钠、4-二甲氨基苯酚等。②高铁血红蛋白还原剂：亚甲蓝。③有机磷解毒剂：解磷定、氯解磷定、阿托品等。④金属络合剂：EDTA、二巯基丙磺酸钠、二巯丁二钠、青霉胺等。⑤其他：如便携式输氧设备、听诊器、注射器材等。

2.职业中毒的报告

发生职业中毒事故时，用人单位应当立即向所在地县级卫生行政部门和有关部门报告。县级卫生行政部门接到职业中毒事故报告后，应当实施紧急报告：①特大和重大事故，应当立即向同级人民政府、省级卫生行政部门和卫健委报告；②一般事故，应当于 6 小时内向同级人民政府和上级卫生行政部门报告。接收遭受职业中毒患者的首诊医疗卫生机构，应当及时向所在地县级卫生行政部门报告。

职业病中毒事故报告的内容应当包括中毒事故发生的地点、时间、发病情况、死亡人数、可能发生原因、已采取措施和发展趋势等。

地方各级卫生行政部门按照《卫生监督统计报告管理规定》，负责管辖范围内职业中毒事故的统计报告工作，并应当定期向有关部门和同级工会组织通报职业病中毒事故发生情况。职业病中毒事故发生的情况，由省级以上卫生行政部门统一对外公布。任何单位和个人不得以任何借口对职业病中毒事故瞒报、虚报、漏报和迟报。

3.现场调查

到达中毒现场后，应与事件处理现场负责人取得联系，并获得配合。如果中毒现场尚未得到控制，应根据获悉的资料和调查得到的资料，立即就中毒事件的现场控制措施、中毒患者人数统计、检伤及急救处理、救援人员的个体防护、现场隔离带设置、人员疏散等提出建议，并在确保调查人员安全的情况下开展调查工作；如果中毒现场已经得到了控制，应先了解中毒事件的概况(时间、地点、中毒人数、救治情况等)，再进行现场勘察。

急性职业中毒的现场调查工作主要开展以下几项内容的调查工作，并填写急性职业中毒患者现场调查的相关表格。

(1)一般情况调查：主要调查发生急性职业中毒的单位名称、性质及隶属情况、单位地址、联系电话、引起职业中毒的原因、接触人数、中毒人数、死亡人数、发生中毒的时间、地点(车间)、产品名称及生产多长时间、有无各类规章制度、中毒发生时的现场状态、中毒者的主要症状和体征等。

(2)职业史的调查：主要调查接触工人、中毒者和死亡者的职业史及可能接触的有毒有害物质情况等。

(3)工艺过程：了解简单的生产工艺过程，对生产过程中的有关化学物质要进行了解、记录，并调查其简单的化学反应式。

(4)中毒经过和原因的调查：急性职业中毒的经过，包括从发生中毒前的操作情况、操作人员情况、使用的仪器设备、原料、产品及机器运行情况，以及中毒发生时的情况和发生后的情况等。同时，应向临床救治单位进一步了解相关资料(如中毒者状况、抢救经过、实验室检查结果等)，并采集中毒者的生物样品留待检验。

(5)防护情况的调查：调查生产环境有无有效的防护设备和防护措施，了解工人个体的防护情况、工人卫生情况和安全生产教育情况等。防护情况、工人卫生情况和安全生产教育情况等。

4.现场监测

为及时了解发生急性职业中毒的原因，为急性职业中毒的诊断提供依据，要进行现场监测工作，对可疑毒物进行浓度监测并采集样品留至实验室分析。现场空气或其他样品的毒物浓度即使已被稀释也应监测，必要时可在事后模拟现场进行检测作为参考。

(1)样品采集：在了解毒物种类和估测逸散数量及事件发生的具体过程和发生地情况后，再采集有代表性的样品，采样量应足够满足多次重复测定的需要。①环境样品：当毒物以气态和蒸气态形式存在时，使用吸收管、固体吸附剂管、采气瓶或采气袋进行采集，采集方法以集气法为主；当毒物以气溶胶形式存在时，使用滤料(如微孔滤膜、过滤乙烯滤膜等)、采样夹和冲击式吸收管采集；当存在形式不明时，可使用采气瓶或采气袋采集；当毒物呈固态或液态时，一般直接用适宜的工具采入有螺丝扣盖子的玻璃或无色的聚乙烯、聚四氟乙烯容器中，4 ℃冷藏保存。②生物样品：主要为中毒患者或中毒死亡者的血液、尿液。一般情况下，血液样品采集量为 10 mL，尿液样品采集量为 50～100 mL。

(2)现场快速检测：急性职业中毒事件中常用的现场快速检测方法主要有以下四种。①检气管法：具有简便、快捷、直读等特点，可根据检气管变色柱的长度测定出被测气体的浓度。可快速检测一氧化碳、氨气、氯气、二氧化碳、二氧化硫、甲醛、砷化氢、苯、甲苯、二甲苯、甲醇、乙醇、乙烯等多种有毒气体。②比色试纸法：具有简便、快速、便于携带的特点，适用于各种状态的有害物质的测定。常用比色试纸检测的物质包括氨气、有机氯农药、一氧化碳、光气、氢氰酸、硫化氢、甲醛、乙醛、二氧化氮、次氯酸、过氧化氢等。③气体检测仪：具有操作简便、快速、直读、精确度高、可连续检测等特点。适于检测的气体包括一氧化碳、二氧化碳、氧气、氢气、臭氧、一氧化氮、二氧化氮、氯乙烯、肼、二氧化氯、甲烷、乙烷、氮气、氯气、二氧化硫、氟化氢、硫化氢、砷化氢、光气、磷化氢、氰化氢、甲苯等。④气相色谱/质谱分析仪和红外线谱仪：精确度高、检测范围广，适用于未知毒物和多种混合毒物存在的现场。可为车载式或其他能够现场使用的分析仪，用于各种挥发性有机物的检测。

5.职业中毒事故的处理

(1)用人单位应采取的处理措施：发生职业中毒事故时，用人单位应当根据情况立即采取以下紧急措施。①停止导致职业病中毒事故的作业，控制事故现场，防止事态扩大，把事故危害降到最低限度。②疏通应急撤离通道，撤离作业人员，组织救险。③保护事故现场，保留导致职业病中毒事故的材料、设备和工具等。④对遭受或者可能遭受急性职业中毒的劳动者，及时组织救治、进行健康检查和医学观察。⑤按照规定进行事故报告。⑥配合卫生行政部门进行调查，按照卫生行政部门的要求如实提供事故发生情况、有关材料和样品。⑦落实卫生行政部门要求采取的其他措施。

(2)卫生行政部门应采取的处理措施:卫生行政部门接到职业中毒事故报告后,根据情况可以采取以下措施。①责令暂停导致职业中毒事故的作业。②组织控制职业中毒事故现场。③封存造成职业中毒事故的材料、设备和工具等。④组织医疗卫生机构救治遭受或者可能遭受急性职业中毒的劳动者。

(3)职业中毒事故调查组及其职责:职业中毒事故发生后,卫生行政部门应当及时组织用人单位主管部门、公安、安全生产部门、工会等有关部门组成职业中毒事故调查组,进行事故调查。事故调查组成员应当符合下列条件:①具有事故调查所需要的专业知识和实践经验;②与所发生事故没有直接利害关系。

职业中毒事故调查组的职责:①进行现场勘验和调查取证,查明职业中毒事故发生的经过、原因、人员伤亡情况和危害程度;②分析事故责任;③提出对事故责任人的处罚意见;④提出防范事故再次发生所应采取的改进措施的意见;⑤形成职业病事故调查处理报告。

(4)卫生行政部门对职业中毒事故的处理:职业中毒事故调查组进行现场调查取证时,有权向用人单位、有关单位和有关人员了解有关情况,任何单位和个人不得拒绝、隐瞒或提供虚假证据或资料,不得阻碍、干涉事故调查组的现场调查和取证工作。卫生行政部门根据事故调查组提出的事故处理意见,决定和实施对发生事故的用人单位的行政处罚,并责令用人单位及其主管部门负责落实有关改进措施建议。职业中毒事故处理工作应当按照有关规定在 90 天内结案,特殊情况不得超过 180 天。事故处理结案后,应当公布处理结果。

(三)职业中毒的综合防制措施

预防职业中毒必须采取综合治理措施,从根本上消除、控制或尽可能减少毒物对劳动者的损害。应遵循“三级预防”原则,推行“清洁生产”,重点做好“前期预防”。通过改进生产工艺和生产设备,合理利用防护设施及个人防护用品,以减少劳动者接触毒物的机会和程度。

1.根除毒物或降低毒物浓度

从生产工艺中消除有毒物质,可用无毒或低毒的物质代替有毒或高毒的物质,如用无苯材料代替苯和二甲苯;降低毒物浓度,减少人体接触毒物水平;严格控制毒物逸散,避免直接接触。对于逸出的毒物,要防止其扩散,采取密闭生产和局部通风排毒,以减少接触毒物的机会;经通风排出的毒物,必须加以净化处理后方可排放,或直接回收利用。

2.合理安排工艺和生产工序布局

采用的生产工艺、建筑与生产工序的布局应符合职业卫生要求。对于有毒物逸散的作业,应在满足工艺设计要求的前提下,根据毒物的毒性、浓度和接触人数等对作业区实行区分隔离,以免产生叠加影响。有害物质的发生源应布置在主要作业场所的下风侧。

3.加强个体防护

加强个体防护是防制职业中毒的重要措施。劳动者在生产过程中应准确选用和使用个人防护用品。个人防护用品包括呼吸防护器、防护帽、防护眼镜、防护面罩、防护服、皮肤防护用品等。在有毒物质作业场所,应设置必要的卫生设施,如盥洗设备、淋浴室、更衣室和个人专用衣箱等。此外,还应教育劳动者养成良好的卫生习惯,制定工作场所的卫生防护制度,以减少职业中毒的发生。

4.健全职业卫生服务

健全的职业卫生服务在预防职业中毒中极为重要。应按照国家的规定,定期或不定期监测作业场所空气中毒物浓度，将其控制在国家标准浓度以下。对接触有毒物质的劳动者实施上岗前体格检查，排除职业禁忌证。对于已经上岗的劳动者进行定期健康监护检查，发现早期的健康损害，以便及时处理。因地制宜地开展各种体育锻炼，组织劳动者进行有益身心健康的业余活动，以增强劳动者的体质。

5.强化安全卫生管理

企业的各级领导必须强化法制观念，在工作中认真贯彻执行国家有关预防职业中毒的法规和政策。企业要重视职业中毒的防治工作，结合企业内部接触毒物的性质和使用状况，制定预防措施和安全操作规程。建立相应的安全、卫生和处理应急事故的组织领导机构。做好管理部门与作业者职业卫生知识的宣传教育，使有毒作业人员充分享有职业中毒危害的知情权，企业安全卫生管理者应尽“危害告知”义务，共同参与职业中毒危害的预防与控制。

（蔡绍雷）

第五章 公共卫生政策研究与评价技术

第一节 公共卫生政策的评价与标准

一、公共卫生政策评价

(一)概念

公共卫生政策评价是公共卫生政策研究的一部分，是公共卫生政策运行过程中的一个重要环节。它是指研究者根据特定标准对公共卫生政策的效果、效率、有效性等方面展开评估活动，包括判断政策本身是否具有价值及价值如何。

(二)评价意义

(1)通过对现行政策、计划、项目的评价，改进管理，提高管理水平和效率，进一步完善政策。目前，我国仍然是重政策制定，轻过程管理。对于公共卫生政策评价还只是停留在立项评审、验收和成果鉴定方面，对于政策效果的评价及完善方面做得还不够。因此在我国建立系统的评价机构，形成评价标准对于公共政策系统的发展具有极大的推进作用。

(2)向公众反馈政府责任和义务完成的情况：在我国，评估结果多数不对外公开，但在一些发达国家该评估结果被应用于评价政府工作效果。例如，在日本有专门的公共政策评价系统，他们的公共政策评价结果是对公众公开的，公众可以根据该评价结果评判政府在这一段时间为民众付出的努力和收到的成果。因此，公共卫生政策评价也可以被用于评估卫生事业改革的过程中，政府责任和义务的完成情况。

二、公共卫生政策评价标准

公共卫生政策评价标准直接决定评估的方向和结果是否正确、是否科学，是否符合实际。然而到目前为止，对于公共卫生政策评价，相关机构还未列出一个金标准。但是关于政策评价标准的研究却有着较多共识。例如，美国政治学家 P·狄辛将人类社会所追求的物种理性作为政策评价的标准即技术理性、经济理性、法律理性、社会理性、实质理性。有些国内的学者认为政策评价标准可被概括为工作量、绩效、效率、充分性、公平性、适当性、执行力、社会发展总体指标。还有部分国内学者认为政策评估标准分为基本标准(利益标准、生产力标准)和具体标准(政策投入、政策效益、政策效率、政策回应)两大类。总而言之，公共卫生政策评价标准可被归纳为存在合理性标准、投入产出标准、系统功能标准和社会功能标准四类。

（一）存在合理性标准

政策的制定需要建立在一定社会需求的基础之上，同时应该遵循合法、合理、可行的标准和要求。其中合法性首当其冲，在法治社会的大环境下，依法决策和依法行政是首要原则。

（二）投入产出标准

政策实施的过程中势必投入了各种资源。该标准主要用于了解政策的制定、实施过程中各类资源投入的权重及数量、使用情况。而产出主要看该政策是否达到了预期的效果，产出与投入情况相比是产出大于投入还是不及投入。

政策投入主要包括人力、物力、财力的来源和投入情况，信息资源的调配与使用情况。政策产出是以投入为基础的，它的实际产出是否到达预期结果，也就是看该政策是否达到了最初制定的目标，以及该目标的完成程度。公共卫生政策由于其工作领域、内容的特殊性，投入和产出并不是非常直观，需要专业人士进行系统评价之后才能定夺。

（三）系统功能标准

系统功能标准是公共政策系统内部自治的标准，主要用于评价单项政策与整个政策系统的关系和协调程度。

公共卫生政策作为政策系统内的一个政策，应该同时具有特异性和普遍性。特定的性质和功能是该项政策的特异性功能，同时政策的投入实施应该同时具有政策系统内各政策应具有的共性。因此在评价某项政策的系统功能时应该同时兼顾其特异性与普遍性，了解所评价政策的特异性和普遍性的好坏程度，政策本身实施过程中的情况，以及该政策在公共政策体系中的地位和作用。

（四）社会功能标准

这里所说的社会功能主要包括社会公平性和发展标准。该标准是为了衡量政策的实施造成社会资本和效果在不同人群中的分配情况、公平性及政策实施前后社会发展变化情况。

一般来说，社会公平性和发展标准是一致的，即资本、效益、效果分配公平，人群积极性提高，社会发展不言而喻。

（孔德花）

第二节 公共卫生政策的研究与评价步骤

公共卫生政策评价的目的主要是为决策者提供意见和建议，检测政策效果及发展情况，同时找出其不足，逐步对其进行完善。公共卫生政策评价大致可分为以下几个步骤。

一、制订评价方案

（一）明确评价目的，制订评价标准

这是评价方案的重要步骤，应根据评价期望解决的问题制订评价目的。评价目的与评价对象息息相关，也是整个评价过程的主线。在评价过程中要始终坚持评价目的这个初衷才能得到更加精确的评价结果。同时，还要根据评价目的，通过文献综述及经验总结制订出合理的评价标

准用以衡量政策的优劣。

(二)确定评价对象

明确评价对象是卫生政策评价的关键环节。卫生政策的评价对象具有多样性和抽象性的特点。多样性是指对政策的评价从哪一个具体角度入手,如政策的可行性评价,政策实施效果评价,政策实施的群众满意度评价等。抽象性是指卫生政策通常较为抽象,它需要被转化为具体的直接或间接指标才能反映政策的属性。

(三)确定评价手段

评价手段主要包括评价的角度,评价的指标及具体的评价方法。适当的角度可决定问题结果的好坏,合理的评价指标能恰当的反映政策的属性,并拥有良好的灵敏度和特异度。

1.评价角度

评价角度主要包括政策主体,政策实施效果,政策效率和政策实施公平性四个方面。政策主体主要是从政策的目的性、系统性、可行性、可持续发展能力等角度对该政策进行评价。效果是指被评价政策的自然结果,通过结果的自然单位来表达,如提高的保护率等。效率是指为了达到期望的结果而耗费资源的多少。公平性是指被研究政策在不同地区或人群的实施是否存在差异,并对差异进行分析。不同评价角度的具体手段和方法不同,而不同角度之间又存在交互作用。因此在评价过程中要尽可能的明确角度。

2.评价指标

(1)评价指标的确定方法:根据项目的目标和具体活动内容,提出评价的基本框架;在广泛的文献查阅、现场调查、专家意见咨询等工作基础上,根据指标的重要性、相关性、科学性和可行性等原则,构建项目评价的原始指标库,并对其进行初步筛选;运用多种统计和数学方法,对初选指标体系进行再筛选(德尔菲法、层次分析法、变异系数法、主成分分析法、相关系数法、因子分析法和聚类分析法);确定合理、适宜的指标权重。

(2)评价指标确定的具体步骤:确定利益相关者,提出关注的问题并开展调查,确立项目评价目标,再确定评价过程中需要回答的问题,并选择适当的评价指标。

3.评价设计

常用的评价设计包括横截面研究,队列研究等。横截面研究在公共卫生政策研究中的应用相对较广泛,针对政策产生的效果在人群进行横截面调查,对不同对象特征的群体进行对比研究,了解政策效果。无论是哪种研究都需要解决抽样方法(普查或抽样调查)、问卷的信度和效度研究及偏倚的控制等问题。

二、实施评价过程

(一)资料的收集

在评价过程中,资料收集方法一经确定就不可以再变更,这等同于流行病学调查的相关内容,从而保证资料的同质性。常用的资料收集方法有直接法和间接法。直接法,如调查问卷收集资料。间接法,如通过网络或是有效记录等获取资料。资料收集过程中应注意调查员的培训,制定统一标准,尽可能地避免偏倚。

(二)资料的整理与汇总

评价过程所获得的资料应该首先进行完整性和逻辑性的核实,填补缺漏,并对明显逻辑错误予以修改;对资料根据某种特征进行归类核实;根据研究方法不同对资料进行整理。

三、控制评价偏倚

卫生政策评价中不可避免的存在偏倚，主要有选择偏倚、信息偏倚和混杂偏倚三种。卫生政策评价中还有其特有的偏倚，称为效果评价偏倚。该偏倚主要来源于政策效果的不确定性及不同政策的交互作用，因此控制此类偏倚主要从方法设计和评价执行入手，保证评价质量。不同偏倚有不同的控制方法，在此不做详尽说明。

四、根据评价结果对卫生政策进行调整

依据卫生政策评价的目的对所收集资料进行整理分析，根据政策评价的结果，对实施中的现行政策进行补充、修改和完善。

（孔德花）

第六章　慢性病预防与控制

第一节　临床预防服务

一、临床预防服务的意义

临床预防服务是指在临床场所对健康者和无症状“患者”的病伤危险因素进行评价，然后实施个体的预防干预措施来预防疾病和促进健康。它是在临床环境下将第一级和第二级预防相结合，推行临床与预防一体化的卫生服务。从事临床预防服务的人员同时也应参加社区、职业和其他人群的健康危险因素的干预规划。

临床预防服务的提出有其现实的意义。

(一)慢性非传染性疾病的挑战

目前，威胁我国城市居民健康的疾病和死因表现为传染病和慢性非传染性疾病并同，而以慢性病为主的局面。与这些主要健康问题有关的危险因素(如生活行为方式、环境(物质和社会)、卫生服务和生物遗传因素)相互关联，相互影响，构成了一幅健康影响因素的网络图，尤其对慢性病而言情况更为复杂。其中生活行为方式是影响健康的最主要的原因。在前四位死因中，生活行为方式都占了40%以上。美国疾病控制与预防中心对影响全美国死因的危险因素进行了分析，认为50%以上的死因是与行为因素和环境因素有关的。其中最高的是吸烟，占19%；不合理饮食和缺少体育活动占14%；饮酒占5%；致病微生物占3%；环境污染占3%；火灾占2%；不洁性行为和驾车各占1%；吸毒占比低于1%。要预防这些健康问题，需要整个社会环境和政策的支持及群体和个体预防相结合。因此，仅以预防保健人员为主体的传统公共卫生方式是难于胜任的。尤其是进行个体化的健康咨询和教育来改变不良的健康行为和定期的健康筛查，必须由医师来完成，即临床预防服务。全科医师由于其独特的功能，是胜任这一任务的最佳角色。

(二)临床医师在预防中的作用

预防与治疗一体化服务的方式是最佳的医学服务模式。一是因为临床医护人员是整个卫生队伍的多数，且大约78%的人每年至少要去看医师一次，平均一年三次。如果他们能在健康促进和疾病预防中发挥作用，其效果将很大。二是医师以其特殊的方式与患者接触，他们比其他的卫生工作者直接接触更多的个体；并能通过随访了解患者的健康状况和行为改变的情况，及时有针对性地提出预防保健的建议。最后是患者对医师的建议有较大的依从性，如患者决定戒烟、进行乳腺检查和儿童的免疫常常是在医师的鼓励下作出的。许多预防服务如宫颈脱落细胞涂片、乙状结肠镜检查、雌激素替代疗法只有医师才能进行。因此医师从事个体化预防工作最合适。

在实际操作时，大医院的临床医师由于其专科化的特点，一是没有足够的时间提供预防服务；二是其对患者的服务没有连续性，难于进行随访跟踪，对实施长期的个体化健康维护计划就不现实。而全科医师与居民接触的方式和所具有连续性、综合性和个体化的特点，成为临床预防服务的最佳人选。

当前，临床预防服务受到越来越多的重视，它已成为当今医学发展的一个趋势。如在美国，政府的有关部门、医学学术团体和医学期刊都致力于临床预防服务的理论和方法的传播，并为此开展研究。临床预防服务对美国国家卫生政策产生了很大的影响。美国临床预防服务专家组的推荐建议被用于本国实现"2000 年人人享有卫生保健"的计划中，美国联邦政府实施"将预防纳入临床工作中"的运动，组织全国各个医学学术团体，为初级保健医师在诊所中实施临床预防服务提供方法。在医学学术团体中，临床预防服务专家组的指南得到美国家庭医师协会、美国医师学会和美国预防医学专家学会的支持。临床预防服务在卫生服务中得到了较为广泛的应用。尤其是全科医师，临床预防已成为其主要工作之一。

二、临床预防服务的内容

临床预防服务所针对的是健康人和无症状的"患者"。在选择具体的措施时考虑的是能够对健康者和无症状的"患者"采取的预防方法，即只针对第一级预防和第二级预防，并且是医师能够在常规临床工作中提供的预防服务。所以，临床预防服务的内容通常有求医者的健康咨询、疾病筛查和化学预防。

(一)求医者的健康咨询

求医者的健康咨询是通过收集求医者的健康危险因素，与求医者共同制订改变不健康行为的计划，随访求医者执行计划的情况等一系列的有组织、有计划的教育活动，促使他们自觉地采纳有益于健康的行为和生活方式，消除或减轻影响健康的危险因素，预防疾病、促进健康、提高生活质量。它是临床预防服务中最重要的内容。根据当前疾病的危害情况，建议开展的健康咨询内容有：劝阻吸烟；倡导有规律的体育活动；增进健康饮食(平衡膳食)；保持正常体重；预防意外伤害和事故；预防人类免疫缺陷病毒感染及其他性传播疾病等。

(二)疾病筛查

疾病筛查是指运用快速、简便的体格检查或实验室检查等手段，在健康人群中发现未被识别的患者或有健康缺陷的人。

目前可通过筛查有效发现的早期疾病如下。①定期测量血压：建议 18 岁以上成年人既往血压(收缩压/舒张压)在 17.3/11.3 kPa(130/85 mmHg)以下者，每 2 年检查一次血压；血压为 17.3～18.5 kPa/11.3～11.9 kPa(130～139/85～89 mmHg)，每年检查一次；血压≥18.7/12.0 kPa(140/90 mmHg)并确诊为高血压后则应纳入规范化的管理。因其他原因就诊时都应该常规检查血压。②称量体重：建议成年人每 2 年至少测量一次身高、体重和腰围。体重指数≥23 为超重，应该进行减肥。超重者加上男性腰围≥90 cm，女性腰围≥80 cm，则肥胖并发症的危险性增加。③胆固醇的测定：建议 35～65 岁的男性和 45～65 岁的女性定期测定血胆固醇。具体间隔时间可由医师决定。④视敏度筛查：建议对 3～4 岁幼儿进行 1 次弱视和斜视检查，同样也建议对老年人(65 岁以上)进行青光眼筛查，但具体间隔时间可由医师决定。⑤听力测试：定期询问老年人的听力以发现老年人听力损害的情况。⑥子宫颈癌筛查：建议一切有性生活的妇女每1～3年进行1次脱落细胞涂片检查（又称巴氏涂片），如果检查结果正常，可以到65岁停止检查。⑦乳腺癌筛查：建议40岁以上的妇女每年接受1次乳房临床物理检查。有条件时50～75岁妇女每1～2年进行1次乳腺X线检查以及时发现乳腺癌。若有一级亲属绝经前患乳腺癌史，建议在40岁前就应接受乳房临床物理检查。⑧结肠直肠癌的筛查：建议所有50岁以上的人群每年进行1次粪便隐血试验或不定期乙状结肠镜检查，或两者同时采用，以筛查结肠直肠癌。⑨牙科检查：建议定期（每年1次）到牙科医师那里进行检查，清除牙齿表面浮渣，以减少牙病的发生。

（三）化学预防

化学预防是指对无症状的人使用药物、营养素（包括矿物质）、生物制剂或其他天然物质作为第一级预防措施，提高人群抵抗疾病的能力，以防止某些疾病。已出现症状的患者服用上述任何一种物质来治疗疾病不在化学预防之列。有既往病史的人使用预防性化学物质也不能称为化学预防。常用的化学预防方法有对育龄或怀孕的妇女和幼儿补充含铁物质来降低罹患缺铁性贫血的危险；在缺氟地区补充氟化物降低龋齿患病率；孕期妇女补充叶酸降低神经管缺陷婴儿出生的危险；绝经后妇女使用雌激素预防骨质疏松和心脏病；用阿司匹林预防心脏病、脑卒中，以及可能的肿瘤。但是，化学预防必须在医师的指导下进行，使用雌激素或阿司匹林尤其应注意其禁忌证和不良反应。

三、实施临床预防服务时应注意的一些问题

（一）重视危险因素的收集

像临床医疗服务一样，优良的临床预防服务的基础是收集患者全面的资料。医师如果不首先考虑患者的危险因素就不能确定该为这一患者提供什么样的预防服务。很明显，如果不首先问他是否吸烟就不能认识到需要告诫他戒烟。因此，在设计一个个体健康维护计划时，危险因素评价就像在确定治疗有症状患者前的诊断方法一样重要。笼统地把印刷好的同样的健康处方给所有的患者就像用一个治疗方案给所有胸痛患者治疗一样不恰当。应在收集个人信息、体检和实验室检验资料的基础上，对个人的危险度因素进行评价。只有这样，我们才能确定什么预防措施和什么计划是应该优先考虑的。

（二）医患双方共同决策

提供临床预防服务的另一原则是医患双方共同作出决策，并以相互尊重的方式来进行教育和咨询。它不同于告诉患者该做什么的那种传统习惯，而是只提供给患者有关如何生活和如何做好保健的建议。全科医师有责任保证患者为了他们维护自己的健康而作出决定，但不是迫使患者该做什么。一旦把不利于健康的危险因素及后果信息告诉患者后，医师就应该尊重患者的选择。即使患者不听从医师的建议，也不必强迫。因为用权威的方法来促使患者改变行为是收效甚微的。因此应鼓励采取共同决策的模式，即医患共同作出最佳的选择。强调“选择”而不是“命令”，患者“愿意”而不是“遵从”，“伙伴关系”而不是“开处方”。近年来，在提倡以患者为中心时，与患者共同决策的趋势在整个医学中正在出现，而这一模式更适合于预防保健。在健康促进中，主动权更多地是在患者一方，而不是医师。在治疗医学中，医师常按某一程序来解决患者的问题，该服什么药，该做什么检查，患者只能听从医师。而在健康促进中，仅依靠患者本身就可以解决他们的问题。如戒烟、改变饮食习惯、增加体育锻炼及改变其他的生活方式完全是患者自我控制的，而且都是在医院以外实施的。医师能够而且应该提供与行为有关的危险因素的信息，鼓

励他们改变并提出这样做的建议和策略，但最终是否改变则取决于患者而不是医师。因此，医师应该对患者有关这些健康问题的感情和态度给予充分的注意和尊重。

（三）连续性服务

临床预防服务要与其他医疗保健措施紧密结合一起来实施。因此，要了解患者过去的病史、共存的其他医学问题及曾采取过的措施，以便恰当地制定纠正患者的不健康行为的合理方案。随着临床预防服务的发展，除了全科医师外，一些专科医师和其他的医护人员也为患者提供预防服务。但是，各级医师所提供的预防服务要通过全科医师使其连贯起来，以发挥其有效性。如果发现的问题和采取的措施不让全科医师知道，就会造成一些不必要的麻烦。比如呼吸系统专科医师不知道全科医师已给患者制定了戒烟的方案，又重复花很多时间询问吸烟史，并为他制定另一套戒烟方案。这还会使患者感到迷茫，不知该听哪位医师的更好。因此，应形成把预防服务记录在病案上的制度，以便于医师之间沟通信息，从而保证预防服务的连贯性，以形成一个综合的健康维护方案。

（四）患者教育和咨询在预防医学中的重要性

在对患者的健康咨询、筛查、免疫和化学预防这四类临床预防中，医师往往偏爱于疾病筛查或化学预防，因为这些措施和建议易为患者所接受，且有一定的经济回报。但科学研究表明，通过健康咨询和指导来改变人的行为是预防疾病最有效的方式。从疾病发生与发展的过程中，我们可以体会到健康教育比筛查产生的效果更佳。在疾病三级预防中，通过健康教育培养健康的行为及纠正不健康的行为，与第一级、第二级、第三级预防都有密切的关系。如为了预防高血压，采取的第一级预防的措施包括：教育患者不吸烟、不酗酒、避免吃过咸的食品、适当运动、保持理想体重、劳逸结合等；第二级和第三级预防的健康教育包括教育患者定期测定血压以早期发现高血压、发现有高血压后及时看医师、治疗中遵从医嘱、坚持非药物和药物治疗等。然而，对筛查来说，只有当疾病产生可测量的病理改变时，才能检出疾病。而到了这个阶段，疾病的病理生理过程已进展到了不可逆的阶段。因此，即使采取干预措施，其效果也是非常有限的。在疾病还未形成之前，改变不健康行为就可能比体检或筛查早许多年预防或逆转疾病的进程。因此，把注意力放在这些疾病和外伤的原因上，才能做到真正的预防，而筛查则是疾病在体内形成后才能实施干预的措施。

（冯　丽）

第二节　健康危险因素评价

一、危险因素及其评价的概念

危险因素是指机体内外存在的使疾病发生和死亡增加的诱发因素，包括个人特征、生理参数、症状或亚临床疾病状态等。可增加疾病发生危险性的个人特征包括不健康的行为（如吸烟）、疾病家族史、暴露于不良的环境因素及有关的职业。生理性危险因素包括实验室检查结果（如血清胆固醇浓度过高）、体型测量（如超重）和其他实验室资料（如心电图异常）。同样，过去或目前的疾病状态和症状也会增加个人患病的机会。

像开展社区卫生项目首先要进行社区诊断一样，提供临床预防服务也首先要了解个体危险因素进行健康危险因素评价。健康危险因素评价是指在临床工作从采集病史、体检和实验室检查等过程中收集有关个体的危险因素信息，为下一步对危险因素的个体化干预提供依据。危险因素评价不应是一种独立于对常规的患者诊疗过程的临床工作，而应该是通过适当的训练后，全科医师把危险因素评价成为采集病史、体检和实验室检查中不可缺失的一部分。增加健康危险度的个人特征如吸烟和家族史一般可记录在病史的社会和家族史部分；通过仔细体检可以发现临床前疾病状态；而常规的实验室检查就可发现生理性的危险因素。

危险因素评价对疾病筛查的合理安排也很重要。多年以来，医师都把一系列标准的实验室检查作为每年体检的一部分，如血细胞计数和生化分析、尿常规、胸片和心电图。一方面花费了巨大的财力，另一方面也产生了大量的假阳性结果，从而导致了不必要的诊断措施和治疗干预的“筛查链”。如果针对具有特定危险因素的患者(他们的试验前概率和阳性预测值较高)进行筛查的话，会较少出现这些负面作用，因而一些专家认为医师应该避免使用标准的实验室系列检查，而应该根据患者个体的危险因素进行有选择性的筛查。当然这就要求医师首先能够识别患者的危险因素，也要求医师花更多的时间仔细采集病史及减少对实验室检查的过分依赖。

二、妨碍危险因素评价的原因

许多疾病的发生和发展往往都是由一个或几个危险因素的作用所致，而如何鉴别这些危险因素则是预防和控制相关疾病的核心问题。然而，目前能自觉地进行危险因素评价的临床医师为数不多，要解决这一问题，必须分析妨碍进行危险因素评价的原因。

(一)以疾病为中心的思维模式

对来求医的患者进行评价时，医师通常的思维模式是把主诉当作患者的首要问题，把确定诊断和治疗计划作为诊疗的目的，而对将来可能会发生某一严重疾病但现在看似无症状或健康的患者进行常规诊疗的过程中没有考虑到进行健康危险因素评价。这里的“无症状”和“健康”并非指患者目前没有任何主诉，而是指没有特定疾病的症状和体征。例如，某一患者发生过三次关节损伤，从一般常识来看，虽然他肯定有骨关节方面的主诉，但对于特定的疾病如冠心病来说却是无症状的。患者来看医师一般只注意自己现在身体哪儿不舒服，并不准备与医师讨论将来不见得会发生而且目前既无关又不明显的健康问题的危险因素。而医师也很容易忽略患者需要什么样的预防性措施，他们通常也只注重于患者当前的问题，而不能认识到那些威胁患者将来身体健康的危险因素。

(二)忽视临床预防服务

在一些情况下，医师是因为缺乏知识及对临床预防服务不熟悉而忽视了危险因素评价。另一些情况下，忽视是因为没有时间，工作繁忙的医师可能没有时间询问患者的饮酒习惯及驾车时是否戴安全带。有时，是由于只注意了患者当前的问题，如某一胃炎患者，医师给他开了治疗胃炎的药，而没更多地考虑到他开车及应注意的问题。对预防在临床上的重要性缺乏认识，酗酒、不戴安全带、缺乏体育锻炼、不良的饮食习惯和失访等在当时看来并不重要，以为忽视这些危险因素不会带来什么严重后果。

(三)怀疑预防服务的价值

医师不进行危险因素评价的另一原因可能既不是没有时间也不是缺乏知识，而是医师不相信预防干预是有价值的。众所周知，如果不首先识别那些值得医师特别注意的危险因素和疾病状态，那么医师不可能给予患者维持健康的合理忠告，也不能对早期疾病采取干预措施，但仍然有许多医师不能正确认识预防措施的质量与完整的危险因素评价间的关系。针对所有患者采用一套相同标准的“预防措施”是极不合适的，效率较低，也难为众人接受。对一位 55 岁有吸烟史和早发心脏疾病家族史的患者优先采取的预防措施，当然不同于关心自己健康的运动员、吸毒者、抑郁而想自杀的青少年或老年患者。如果医师希望卓有成效地改变患者患病的危险因素，那么所采取的预防措施必须符合每个患者的不同危险因素的特点。

三、克服妨碍实施危险因素评价的方法

(一)树立预防为主的思想

预防服务必须纳入日常的医疗活动中，作为临床常规工作的一部分，而不能仅限于每年一次的体检。除了那些需要医师和患者全部注意力的严重或疼痛性疾病以外，医师和患者在诊所、医院和急诊室等任何场合见面，都有机会采取健康促进和疾病预防的措施。医师必须养成习惯，不仅看到患者目前的问题，还要通过危险因素评价的方法看到患者在将来可能发生的疾病。

(二)培养以危险因素为定向的思维模式

在预防服务中，因为患者还没有发生特定的疾病，所以危险因素评价有其特殊目的，这就需要医师树立以危险因素为定向的思维模式，即患者的危险因素—不是患者目前的病痛—应与将来主要的健康问题联系起来。危险因素虽在有症状的患者中的作用很小，但却构成了预防措施中的主要问题，因而危险因素评价成为阐明一系列健康问题的必不可少的起点。在这种思维模式之后就是以问题为定向的检查来改变已识别的危险因素。医师对一名既吸烟、又接触结核病、并对流感易感的患者需要多考虑影响问题，包括劝告其戒烟、进行结核菌素皮肤试验及接种流感疫苗。如果医师不能首先通过危险因素评价建立危险因素“问题清单”，就不可能采取上述干预措施。因此，当与患者接触后一旦确定了当前的病痛，下一步就得转向以危险因素为定向的思维模式，寻找所有潜在的危险因素，一般在几分钟之内就能完成。例如，一位患者去看鼻窦炎，但医师发现他体力活动也较少，使医师注意到患者缺乏体力活动而提示有必要讨论体育锻炼的问题或安排下一次的有关复诊，因而开出的处方是增加体育锻炼和抗生素治疗鼻窦炎。

通过这种方法询问到的危险因素就可得到个体化的信息，每个患者的危险因素“问题清单”组成了各自的危险谱，它为患者未来患病的综合危险度及制订符合患者特点的健康维护的计划提供了全面的信息。例如，一个患者破伤风预防接种已 10 年，现在又到诊所去进行加强免疫接种。医师并不是简单地只给予疫苗接种，而是进行简短但完整的危险因素评价来评价他的个人危险因素谱。结果表明患者有多种危险因素，包括具有早发冠心病家族史、吸烟、高血压、超重、高胆固醇血症及破伤风免疫接种已久远，那么医师和患者就可以一起对这些危险因素列出清单，并按“轻重缓急”进行排序。他们首先一致认为心脏病的危险因素比破伤风易感性对将来健康的危险性要更大一些，所以没有进行破伤风免疫接种而是用剩下的时间制订了一个改变心脏病危险因素的计划。一般不可能一下子对所有的危险因素都采取措施，因为健康维护计划需要患者的合作：哪一个是患者愿意而需要首先解决的问题，哪一个是其次或再次需要解决的问题都必须得到患者的同意。

四、确定评价危险因素的优先次序

至少有几百种个人特征、生理参数、环境接触因子、症状和临床前疾病状态可以增加个体未

来患病的危险性。由于实际操作和理论发展上的局限性，在危险因素评价过程中全科医师不可能询问所有的危险因素。那么，选择怎样的危险因素来进行危险因素评价呢？可考虑下列问题。

（一）特定疾病的严重性

由于临床工作的时间很紧张，不可能也不必要考虑那些健康问题与无关紧要的危险因素。可以用特定疾病的发生频度和严重度来评价患病对个体和社会的影响。频度通常用发生率或患病率来衡量。传统估计疾病严重度的指标包括发病率、死亡率及存活率，但最近的卫生服务研究鼓励使用更有意义的测量指标。就死亡率来说，疾病重要性的一种方便的排序方法就是死因谱，即可以对总人群进行死因排序，也可以针对特定的危险组进行分层排序，以表示某病的重要性。

（二）危险因素是否有普遍性

非常少见的危险因素一般不值得进行常规筛查。但假如一个相对弱的危险因素流行范围很广，则它比一个相对强但流行范围小的危险因素更值得去筛查。与特定的疾病一样，在人群中危险因素的频度一般也可以用检出率和发生率来测量，但在人群的不同亚群中频度的变异可能非常大。

（三）危险因素的危险程度如何

危险因素的危险程度可通过相对危险度或特异危险度来确定。相对危险度是暴露某危险因素的人群中疾病的危险度（如发病率）与不暴露于危险因素人群中疾病的危险度的比值，说明暴露组的发病率是非暴露组的多少倍。相对危险度等于 2.0 表明具有危险因素的人患疾病的机会是没有此危险因素的人的两倍。特异危险度是暴露组与对照组发病率差值的绝对值。在评价危险因素的危险程度时，应该把相对危险度与特异危险度的信息结合起来，以免使人误解。

（四）可否能准确地检测危险因素

即使特定的疾病及其危险因素很严重，如果筛查试验不准确的话，检测危险因素可能没有意义甚至有害。不准确的筛查试验可产生假阳性或假阴性结果，假阳性结果引起不必要的焦虑、随访性检查及临床处理，而假阴性结果可延迟危险因素的检测和处理。筛查试验的准确性可用敏感度、特异度和预测值等指标衡量。一般来说，如果危险因素在人群中较为少见的话，筛查试验容易出现假阳性结果。

（五）有无证据表明采取干预措施后可促进健康

即使危险因素和特定的疾病都很重要，可用的筛查试验也很准确，但如果没有适当的证据表明现有的干预措施可以改善健康的话，筛查也是无意义的。假如接受了改变危险因素的干预措施后的患者比没有接受干预的患者有更好的健康后果，这样的干预研究就可以提供最好的证据。但更多的情况是，只有一些流行病学证据提示危险因素可以引起疾病，这时，可以从证据的联系强度和一致性来推断改变危险因素是有效的。例如，从来就没有进行一次有对照的干预研究来表明戒烟可以降低癌症的发病率（这样的研究在伦理学上是不合适的），但证据联系强度很大和一致性也非常好，在戒烟的人群中疾病的发生率也较低，这些就足以证明戒烟干预对降低癌症的发病率是有效的。

（六）上述方面与其他优先的健康问题相比如何

个体的危险因素和疾病并不是独立存在的。在决定是否将有限的时间和精力投入到特定的危险因素或健康问题时，医师还需要考虑到与其他危险因素和健康问题相比，它的相对重要性如何。建议患者增加膳食纤维的摄入量是重要的，但利用同样的时间讨论膳食脂肪的摄取量、吸烟问题、是否需要筛查乳腺癌或监测血压是不是更有意义呢？这需要根据业务知识结合求医者的实际情况，以衡量危险因素的轻重缓急来确定干预措施。

对于每一种情况，全科医师都可以运用本节中讨论的原则来确定危险因素的相对重要性及其与其他已确立的健康问题间的关系，特定疾病的严重性如何？危险因素是否有普遍性？危险因素的危险程度如何？可否准确地测量危险因素？有无证据表明可能的干预措施可促进健康后果？上述方面与其他优先的健康问题相比如何？全科医师有责任全面考虑患者的卫生需求，在把这些推荐标准纳入危险因素评价记录之前必须仔细进行自主的判断分析。

五、危险因素的询问技巧

（一）如何安排询问的时间和使用合适的语言

询问危险因素的目的在于确定哪些危险因素需要在应诊当时或以后随访中进一步评价和干预。这些问题应纳入常规临床业务，在初诊、随访或定期健康检查时询问。但是，临床医师为每个门诊患者的应诊时间一般平均为 17 分钟左右，有时还更少些。大部分时间用于了解患者症状和围绕主诉进行检查诊治，不可能花费较多时间评价患者的危险因素。不过，如果问几个初步筛查问题，则只需几分钟时间，所以是可行的。初筛问题简短，用于确定本次应诊或随访中是否需更详细地询问的问题。初筛问题如“你吸烟吗?”。更详细的探究问题则包括：“你几岁开始吸烟?”“你每天吸几包烟?”“你吸什么牌子的香烟?”等。由于时间关系，在应诊时危险因素的评价只限于几个初筛问题的询问。

考虑到在一次应诊中，不能询问所有需问的问题，因此应制订一个系统的计划，以确定必须先问的最重要的问题。如果只有问一个问题的时间，则应询问患者是否吸烟。如果患者是儿童或青少年，还需询问他们的父母是否吸烟。对于当时无法询问的问题，应制订在随访时询问其余危险因素的计划，或者至少在病史中提示下次应诊时需问的危险因素。这对于生了病才去看医师的患者，可能是最好的办法。

在应诊过程中询问危险因素问题的合适时间可选在问诊的过程中或在应诊将结束时。例如，患者因感冒求诊，在问诊过程中询问：“好了，总结一下，您从星期五开始发热流涕，两天来感到咽痛、咳嗽、疲劳。等一会我给您做检查。现在我想询问您另一健康问题。您吸烟吗?”

一旦某个危险因素确定存在时，就需进一步询问有关的问题，以了解患者该危险因素的概况，并提出降低此因素的主要建议。

在临床实践中，医师应根据患者的具体情况决定所使用的语句，并采用最佳的交流方式。询问危险因素时，医师所用的语言，反映其工作作风和与患者的关系。这些问题还需考虑患者的年龄、文化程度、语言习惯和对健康的态度。由于所询问的问题有时会涉及到个人行为的某些敏感问题，因此应避免使用直接的或带有判断性的语句。例如，问可疑性病患者“您不会是嫖娼的吧?”，可能会使患者不愿意诚实回答。同样，一些提示医师本人不赞同的面部表情，如皱眉及其他非语言交流也应避免。

（二）如何开始

在患者进入诊室之后，医师应简单复习病史记录，了解哪些危险因素在以前的应诊中已经讨论过，回顾患者在减少危险因素方面成功与失败的尝试，确定本次应诊时需注意哪些危险因素。有些病史记录封面内页有危险因素“存在问题目录”或上次应诊记录的提示，这将有助于提高复习的速度。如果患者在以前已成功地改变了一个危险因素，如停止吸烟，则在本次应诊时，医师应提供积极的强化措施，并核实该患者有无反复。然后，识别尚未询问的其他危险因素，确定本次应诊中值得注意的危险因素。

在任何诊疗接触时，医师都应遵循尊重患者和医学访谈的基本原则。包括确定与患者的讨论议程、应用开放式问题和保持目光接触等。但在应诊过程中转到讨论生活方式的细节时，患者常无思想准备，所以提出危险因素问题时患者可能会被突然的主题转变弄得不知所措，甚至感到被冒犯，以致不乐于配合回答问题。这时使用一些婉转的词语就显得十分重要。

在询问时，医师应注意患者的情绪反应，患者的语调、语音、语速和非语言性交流可能表示他们的不自在、不耐烦或不愿意讨论某种生活方式问题。识别这些反应，并向患者提出与其共同分担是十分重要的。可以说："讨论这些您可能不太方便"。其原因：首先，如果患者没有把这些情绪表现出来，他们可能会感到压抑或对医师不满。其次，医师主动说明并表示理解这种情绪通常可以减轻患者的顾虑。再次，虽然有些患者会以不方便为借口试图转变话题，但是医师对他们情绪的公开认可常会使他们有勇气回到正题详细叙述。如果医师处理不当，则患者常讲些无关紧要的事。

有时，危险因素的线索可深埋于其他问题的交谈之中。仔细听取患者的这些谈话，常能得到比询问初筛问题时更多的信息。

（三）问什么

应询问主要的初筛问题，以求在常规应诊工作中建立患者的危险因素档案。这些问题包括一套主要的危险因素，即吸烟、体力活动、日常饮食、性生活、酒精和其他毒品的使用、预防伤害、接触紫外线、口腔卫生、精神卫生及其功能状态、过去史和家族史中的危险因素、接触职业与环境的危险因素、旅游史及接受所推荐的筛查试验、免疫和化学预防状况。对于儿科患者，应依据患者的年龄确定问题的内容和询问患者自己还是他们的父母。

询问完危险因素后，全科医师要考虑预防干预这个（些）危险因素在操作上是否可行，当危险因素确定后，必须进行随访。例如，在确定体育锻炼是否对所有的患者都是比较优先考虑的健康问题前，全科医师应该提出下列问题：提倡体育锻炼对实际操作是否重要？如果重要，是针对哪些患者？对患者和实际操作来说，提倡体育锻炼的目的是什么？在实际操作中哪些医护人员负责咨询工作，或是否需要自己团队外的专职人员（如理疗师、体育教练）参与？是否需要进行患者小组咨询或考虑利用社区资源？医师和其他职员需要多长的时间来受教育或培训以便进行咨询工作？是否有足够的时间投入到这项工作？如何支付费用？医院是否应该鼓励职工进行体育锻炼，即为了自己的身体健康，也为患者树立榜样？

（冯　丽）

第三节　制定与实施个体化的健康维护计划

在临床预防服务中，医师，尤其是全科医师将为患者提供连续性和综合性的服务。因此，医师应在进行危险因素评价的基础上，根据患者的性别、年龄，以及个体的危险因素，制定符合其本人的健康维护计划。健康维护计划是指在特定的时期内，依据患者的年龄、性别及危险因素而计划进行的一系列干预措施。具体包括做什么、间隔多长时间做1次、什么时候做。按照临床预防服务的内容，预防干预活动一般包括健康咨询指导、疾病的早期筛查、免疫接种、患者管理和随访等。全科医师可根据健康维护计划的一般原理，并结合患者个体状况作相应变更和完善。设计与使用健康维护计划，是全科医师的基本任务。如果没有一个明确的服务内容与时间的计划，全科医师或小组就不可能对大多数患者提供合适的预防保健服务。因此，全科医师应花时间去仔细规划个体化的健康维护计划，不仅要在人们生病时，更重要的是在健康时去照顾他们。实际上，区分全科医疗与专科医疗的本质是疾病的预防。在设计和实施患者的健康维护计划时，必须采纳那些已被公认是有效的建议。一份健康维护计划的制订和实施既要有业务的知识，也必须有管理的技巧。

一、团队的参与

大多数全科医师是在一个团队（或小组）中开展工作的。充分地发挥每一位队员的作用，调动大家的积极性，就显得尤为重要。在一个大的团队中，有些人对预防有特别的兴趣和具有领导的能力，他们可担任小组长，负责制订健康维护计划。以下是几项保证团队参与的原则。

（一）制订计划应让尽可能多的队员参与

如果这个团队不是很大，最理想的是让所有成员都参与。要知道如果团队成员认为这项健康维护计划没有价值时，他们就不愿意去实施。参与制订的过程是帮助医护人员理解每项干预措施合理性的最好方法。依靠团队的规模和力量，可促使更多的人包括非专业人员的积极参与。

（二）目标是制订一个最小的可接受的方案

计划不可能罗列出专家组提出的每项预防服务建议，在实施中要求每一位队员对同一计划达成完全一致，也许是不可能和不必要的。需要的是应当有一个能为团队所接受的最小计划标准。同时允许队员增加其他方法或增加频率。由于预防服务是项艰苦的工作，患者完成最小的计划对大多数队员来说也是一项挑战。

（三）注意对干预措施的评估

健康维护计划的执行是一个动态的过程。结束时的资料可能与开始时有较大的改变。因此，加强评估是保证下一步修改计划具有科学性的重要措施。如果在某项计划的实施中对某些措施有较大的争论，可以作出某些临时性决定，但日后要对这个决定重新评估，以帮助我们了解实施或不实施这项干预所得结果如何，这将有助于我们得出是否要修改这项计划的意见。

二、干预措施的选择

健康维护计划的一个重要内容是根据危险因素的评估及患者的性别年龄的信息，确定干预的措施，包括健康咨询、筛查、免疫接种和化学预防。由于危险因素与健康之间是多因多果的关系，采取的干预措施也应该是综合的。针对性的健康教育取决于患者本身有什么不良的生活行为方式。疾病筛查主要是根据不同的性别和年龄，制订相应的干预计划。全科医师要结合患者的具体情况、资源的可用性和实施的可行性，选择合适的干预措施。

在计划中，预防干预措施的含义需要特别加以明确。有些操作的意思是明确的（如测血压）；而有些操作的含义则需要有更多的说明，如仅提出“劝告合理的营养及健康的饮食习惯”，这样的说法就比较含糊。这仅是对患者进行简短的“合理饮食”的提醒，还是需要通过详细的评估来进一步为患者设计合理的食谱？需要有明确的说明。如果医师不能明确所推荐建议的意思或怎样去完成它时，则不要在计划中包含这些内容。

保持健康维护计划简单明了，这也是一个基本原则。一般要求一份成人或儿童的健康维护计划应能很清楚地在一张纸上表达出来（如在一张流程图或表上）。如果过多，就显得太复杂，而且也不能在日常工作中予以实施。过多、复杂的计划将使实施者感到灰心，从而把干预当作不重要的事而忽视。

在一个现实的计划中，要包含所有的危险因素是不可能的。当然，开始的计划只能看作是一个基本框架，它可根据患者的需求进行修改或增减，从而反映个体患者的实际情况。在此基础上，还应根据有些患者具有的高危因素，提出特殊干预的建议，在实施中是很有参考价值的，但它不必包含在基本的健康维护计划之中。

三、干预与随访的频率

制订健康维护计划时，在决定采取什么干预措施后，则需要确定多长时间进行1次，即实施的频率。有些建议，如某种免疫接种适宜的干预时间已被公认采纳了。而像健康指导这样的预防服务，如劝告戒烟，并没有一个科学的特定的频率。对于多数疾病进行筛查时，其检查的周期是可以确定的(如每1～3年做1次巴氏涂片)。要注意的是，确定筛查频率的两个因素是筛查试验的灵敏度和疾病的进展，而不是疾病发生的危险度。例如，考虑某种癌症从发生异常到无法医治需要经10年的缓慢过程，如果每三年进行一次灵敏度为80%的筛查，那么检出率第一次为80%；第二次为剩余的80%(96%)；第三次为第二次剩余的80%(99%)。如果疾病的进展速度与筛查的灵敏度不变，不管患者患病的危险度怎样，同样比例的患者都能被检出。所以健康维护计划不能因患者有更高的危险度而简单地建议增加筛查的频率。当然，高危人群应得到更多特别的帮助，以保证他们能实施健康维护计划，但不需要更频繁地做筛查。个人的危险度会影响筛查的成本效益，如结核病的筛查在广大农村人群中不会取得很明显的效果，但在监狱人群中则是非常重要的。因此，危险度更多的是决定是否要做这项筛查，而不是筛查的频率。

如果所要采取预防干预措施的频率还不能按照科学证据来确定的话，则只能由医师来决定。这时，医师必须意识到频率过高将会增加费用，并且浪费做更重要事情的时间，同时将会增加产生假阳性结果和不必要工作的可能性；而筛查间隔时间太长将增加重要疾病漏诊的危险性。在这种情况下，可以应用上述“大家都能接受的最小计划”的概念来作出干预频率的选择。

健康维护随访的频率与干预措施的频率的意义是不同的。健康维护随访是指在制定计划后，医师跟踪患者执行计划的情况，了解患者对执行计划的感受和要求，以便及时发现那些曾被忽视的问题。由于全科医师工作的特殊性，他们与患者会面的次数往往比计划过程中指出的数量更多。但是由于医师工作过于繁忙，或患者因其他的原因没有按时来看医师，使随访次数过少，这就会影响预防保健计划的连续性。原则上讲，所有患者在执行健康维护计划3个月后都需要有一个定期随访的提醒机制，以了解患者执行计划的情况。以后可根据具体情况来设定随访的时间。一般50岁以下的健康成年人，可2年随访一次；50岁以上的成年人，可每年随访一次。若出现某一健康问题，则按针对这一健康问题的管理要求来确定。

四、健康维护计划的实施

(一)建立流程表

为了便于健康维护计划的实施与监督，一般要求为患者制定一张健康维护流程表，并把它放在患者的医疗记录里。它除了有编号、年份和年龄外，主要内容包括三个部分。第一部分是健康指导：最左边的一栏列出了一些常接触的主要危险因素，医师根据患者的具体情况，确定要指导的项目，然后圈上。右边的空栏是让医师在具体实施过程中填写的，包括日期和健康指导项目的代码。第二部分是疾病筛查：左边两栏是筛查的项目和按照不同年龄组确定检查的频率。右边的空栏是让医师在具体实施过程中填写的。医师在确定哪一年需要检查后，则在日期栏右上方的空白小圆圈内涂黑。检查后，则填上日期和结果的代码。第三部分是免疫接种：左边两栏是免疫接种的项目和按照不同年龄组确定接种的频率。右边的空栏也是让医师在具体实施过程中填写的。医师在确定需要在哪一年接种后，则在日期栏右上方的空白小圆圈内涂黑。接种完成后，则填上日期和疫苗的生产商及产品编号。每一部分都留有空白的项目，以便医师根据患者的具体情况确定其他需要开展的项目做记录。表的最下面一栏是为上级检查时做记录时所用的。在具体操作时，医师应根据患者的特征与需求来增删项目，并讲明注意事项，从而使流程表体现个体化。已建成的流程表也应允许医师在患者的随访中根据患者的需要而改变患者的实施状况。

(二)单个健康危险因素的干预计划

在设计好一份健康维护计划框架的基础上，为了有效地纠正某些高危人群的行为危险因素，还需要与患者共同制定另外一份危险因素干预的行动计划，如吸烟者的戒烟计划、肥胖者的体重控制计划等。考虑到改变行为的困难性，纠正行为危险因素最好是一个一个来，一个成功后再纠正另一个。并从最容易纠正的开始。制订的目标也不能太高，并能在近期内就可达到。这样使患者看到自己的进步，逐步地树立纠正行为危险因素的自信心，从而能长期坚持，达到维护健康的效果。

(三)提供健康教育资料

除了为患者建立健康维护流程表以外，为了提高患者对计划执行的依从性，应该给他们提供一些健康教育方面的资料。资料前一部分强调一些普遍且重要的自我保健内容，后一部分则可根据患者的具体情况选择部分项目。应强调只有患者自己承担了自己健康的责任，并改变不良的生活行为方式，才能提高其健康水平和生活质量。另外，可为每位患者提供一份“个人预防记录表”，让患者保存，并允许患者自己来制订健康维护计划，这将能促使其不良生活方式与行为的改变。

(冯　丽)

第四节　慢性病预防与控制的一般概念

一、慢性病的一般概念

慢性病是一类病程较长、病因复杂且有些尚未完全被确认的疾病的总称。该类疾病常由于多种致病因素长期作用于人体，使重要组织和细胞发生病理改变，这种改变在致病因素的持续作用下以多因相连、多因协同或因因相连，使致病效应累积并超过机体的再生或修复能力，终于从代偿发展为失代偿，造成重要器官功能失调产生病理或临床症状。对该类疾病目前尚无确实有效的特异性预防措施(如针对传染病的疫苗)，也无特效的治疗方法治愈(尽管运用高科技技术可以进行有效的诊断和治疗，但费用太高且疗效不肯定)，因此只有通过有效的危险因素控制同时加强和/或调动一切保护因素对该类疾病进行预防。

二、慢性病预防与控制的策略

根据慢性病发展的自然史，整个慢性病的预防与控制对象应涵盖5个亚人群：社区全人群、高危人群、确诊的慢性病人群、与该慢性病相关并发症人群及晚期慢性病人群。因此，慢性病的预防与控制策略为社区全人群的健康促进、针对高危人群个体的危险因素干预和疾病的早期筛查、早期患者的管理及对晚期患者的医疗护理。按照三级预防的原则，第一级预防措施主要是针对心理行为、环境、社会及生物因素中可控制因素进行综合干预。第二级预防主要是针对“早发现，早诊断，早治疗”开展工作。第三级预防主要是通过临床治疗措施，预防合并症发生，推迟恶性转归发生的时间，减轻疾病的伤残结果并对各种疾病造成的失能和伤残进行康复指导，对无法施治患者采取临终关怀。

慢性病具体的预防措施应包括对社区所有人进行健康知识和健康技能传播，针对危险因素实施控制，针对健康人群进行规范化的筛查，针对慢性病患者进行治疗和管理，针对伤残的慢性病患者进行康复支持，针对终末期患者进行临终关怀。通过改变危害健康的行为和不健康生活习惯，改善社区的社会和自然环境，降低危险因素，增加保护因素，提高健康素质预防慢性病的发生，控制其上升的流行趋势。

由于慢性病的发病特点，在实施慢性病预防措施中，尤其应强调政府的责任、社区各部门的合作，以及社区成员的参与。政府的责任是指政府为实现社会发展目标必须积累和发展的健康资源而承担的责任，它通过立法、制定政策、经费投入和社会协调来实现。社区各部门的合作是指社区所有行业、所有业主和社会团体为维护健康资源所承担的责任，并通过参与、合作、评价自身发展过程中的健康代价来实现。社区成员的参与是指社区全体成员通过改变不健康的个人行为，为维护自己和他人健康所采取的共同行动。而社会动员则是保证这三方对慢性病社区预防与控制投入的重要手段。为了获得科学可靠的信息资源来指导社区慢性病预防与控制计划的制定和评估，除了通过社区诊断收集有关的资料外，连续性的病情和危险因素监测及及时的评估也是慢性病预防与控制策略的重要环节。

三、全科医师与社区慢性病预防与控制

全科医师职责是以社区为范围，以家庭为单位，以社区优先健康问题为目标，以人群为对象，以患者为核心开展慢性病预防与控制工作。全科医师在实践中大量接触的是未分化症状期患者或健康问题拥有者。尤其是慢性病预防应该认识到未与医疗资源接触的人群中潜藏着更多和更大的健康危险，其中不少人将死于而且仅仅是死于无知。其潜藏的健康危险将危及社区健康资源，并由于突发的重大疾病造成短期医疗费用冲击，从而导致因病致贫和因病返贫。因此慢性病的社区预防与控制则成为全科医师重要的任务之一。

（冯　丽）

第五节　慢性病预防知识宣传的内容

（1）心脑血管疾病、癌症、糖尿病和慢性呼吸系统疾病等慢性病发病广，致残、致死率高，严重

危害人们的健康和生命，给个人、家庭和社会带来沉重负担。

（2）高血压、高血脂、高血糖、超重肥胖、吸烟、不健康饮食、缺乏运动、过量饮酒是慢性病的重要危险因素。

（3）坚持合理饮食、适量运动、戒烟限酒、心理平衡的健康生活方式，可以有效预防慢性病。

（4）慢性病患者应及时就诊，规范治疗，合理用药，预防并发症，提高生活质量。

（5）防治心脑血管疾病的重要措施是预防和控制高血压、高血脂等危险因素，及早发现冠心病和脑卒中的早期症状，及时治疗。

（6）糖尿病的治疗不仅要血糖控制达标，还要求血脂、血压正常或接近正常，保持正常体重，坚持血糖监测。

（7）避免烟草使用、减少室内外空气污染，是预防慢性呼吸系统疾病发生发展的关键。

（8）预防控制慢性病是全社会的共同责任，要做到政府主导，多部门合作，全社会动员、人人参与。

（9）日行一万步，吃动两平衡，健康一辈子。

（10）“三减三健”健康生活方式是减盐、减油、减糖，健康口腔、健康体重、健康骨骼。

（11）食盐过多可使血压升高，发生心血管疾病风险增加等，推荐每天摄入量是 6 g。

（12）油脂过多可引起脂肪肝、动脉粥样硬化，诱发糖尿病、高血压、高血脂等，推荐每天摄入量是 25 g。

（13）糖摄入过多是龋齿的重要危险因素，增加总能量摄入，造成膳食不平衡，导致体重增加，加剧慢性病风险，推荐每天摄入量是 25 g 以下。

（14）预防慢性病，日常生活起居要做到合理膳食，少油、少盐、少糖；控制体重；戒烟限酒；多运动，不熬夜，睡足 7 小时；保持愉悦心情。

（15）吸烟和被动吸烟会导致肺癌、心血管疾病、呼吸系统疾病等多种疾病。

（16）成人的正常血压为收缩压＜18.7 kPa，舒张压＜12.0 kPa。

（17）膳食应以谷物为主，应吃蔬菜水果和薯类，注意荤素搭配。

（18）保持正常体重，避免超重与肥胖。

（19）平衡膳食是指选择多种食物，经过适当搭配做出的膳食，这种膳食能满足人们对能量及各种营养素的需要。

（20）健康不仅是身体没有疾病、不虚弱，还应该包括身体、心理和社会适应 3 个方面。

（冯　丽）

第六节　慢性病及其危险因素的监测

一、病情监测

慢性病病情监测与疾病监测和传染病报告不同之处：第一是慢性病病情监测没有法律作为基础，就目前形势而言难以建立完善的疾病病情监测信息系统。第二是慢性病发病数较传染病多且全年发病，没有明显的季节或年代周期性。第三是慢性病早期诊断困难，患者就诊时多半已经患病多月甚至多年了，因此一般来说无论是监测还是断面调查均得不到发病数，只能得到患病人数。第四是慢性病病程长，患者反复与医疗机构接触，鉴别初诊不易而极易重报。第五是慢性病报告必须是临床接诊医师执行，由于种种主客观条件的原因，极易发生漏报。因此，社区中建立慢性病病情监测信息系统必须以项目精简换取数量，以含义准确换取质量。目前推荐检测的慢性病有：急性心肌梗死、脑卒中、全部恶性肿瘤。这些疾病有明确的临床诊断，且发病后多数需到医院治疗，易于登记。

已经在社区卫生服务中建立“健康档案”的地方，应该充分发挥“健康档案”的作用。通过对慢性病患者登记，发现患者掌握病源，及时跟踪，发现社区优先健康问题的线索。及时干预，过程记录，阶段评估。通常，病情监测信息应包括以下几方面。

(一)一般人口学信息

如姓名，性别，出生日期，职业，民族，教育程度，经济收入，医疗费支付方式，家庭地址，方便有效的通信方法(电话号码等)。

(二)医学信息

如患病诊断名称，首诊日期，首诊单位(级别)，诊断依据，合并症名称，合并症首诊日期，诊断依据，重要检查结果，治疗方案，治疗效果等。

不少地区已经开始运用计算机数据库登记管理患者，大大提高工作效率，减少疏漏。

二、死因监测

死因监测是“居民医学死亡原因监测统计”的简称。本项目是我国《统计法》规定的卫生统计指标之一，但仅在少数城市和地区开展，并未在全国实施监测。死因监测资料较病情监测资料有以下不同。首先是法定统计资料，在建立组织体系，质量控制，信息收集的行政推动方面具有优势。其次是死因诊断较准确，日期较准确，漏报少。第三是由于我国有居民户籍管理制度和殡葬管理制度，死亡统计重报较少。

目前我国死因统计工作有由卫生部门统一编制的计算机管理软件。该软件速度快，界面良好，统计病种的功能满足卫生统计技术部门统计和将汇总信息上报卫生行政部门的需要，但对社区卫生服务帮助不大。

三、行为危险因素监测

由于慢性病预防与控制的主要方式是健康促进，健康促进项目活动中健康知识和保健技能的传播是主要内容。不健康行为的改变和政策发展是阶段目标。因此，行为危险因素监测对健康促进项目评估具有重要意义。

行为危险因素监测是我国卫生部门为探索控制慢性病和性病-艾滋病健康促进模式，由中国预防医学科学院从美国引进到我国的新型监测项目。该监测资料一方面为项目计划设计提供基础背景证据；另一方面还能为健康促进项目评估提供良好的动态证据。

目前我国由中国行为危险因素监测中心统一设计的监测项目共分 12 部分 188 问。问题挑选围绕健康促进项目所干预的危险因素子项目与知识-态度-行为有关的可评估指标。该行为危险因素监测系统经严谨的科学设计，严密组成调查专业队伍，有严格的质量控制检测指标。该监测系统吸收了近年来调查技术和分析技术的研究前沿成果(如引用了社会市场学、定性调查技术，卫生信念理论、行为理论等)，分析工作中引用了不同地区分群多层随机抽样样本的方差分析技术。该监测方案的设计思路和所运用技术值得学习，可参阅杨功焕编写的《行为危险因素监测——应用与实践》一书。但是，其缺点是调查内容过多，许多社区难于长期坚持。以下是根据世界卫生组织最近在慢性病预防与控制中进行主要危险因素监测的建议，推荐社区在慢性病干预中进行危险因素检测的内容。考虑到资源的限制，各地可根据实际情况，每3～5年用随机抽样的方法进行横截面调查，以收集本社区危险因素的变化情况。

推荐危险因素监测的主要内容如下。①一般性信息：含出生日期，性别，婚姻状况、教育程度。②职业信息：含职业、职业性质、职位、职称、主要经济来源和收入量。③烟草使用：含确认吸烟行为、吸烟量、初吸年龄、戒烟行为确认。④体力活动：含确认体力活动行为、每周运动次数和持续时间、确认健身运动行为、种类、次数/周、持续时间/次。⑤饮酒：确认饮酒行为、饮酒量/天(次)、每周最常饮酒是周几、常饮的酒种类。⑥体检的指标：身高、体重、腰围、血压、空腹血糖(有条件可做)。

由于行为危险因素监测是一项新型监测工作，其监测项目应该进行定义，但目前仍存在不少争论，现将部分一致的项目标准定义如下。

(一)饮酒

已经证实过量饮酒是高血压的重要危险因素。饮酒与心脑血管疾病的流行病学死亡率之间呈"U"型曲线关系。即从不饮酒者心脑血管疾病死亡率高，随着饮酒量增加死亡率下降，但超过一定量后，心脑血管疾病死亡率开始增加且慢性饮酒和酗酒死亡率大于从不饮酒者。因此对不良饮酒做以下定义。

1.现在饮酒者

被调查前一个月内曾饮用过任何形式的酒精型饮料者。

2.经常饮酒者

被调查前一个月饮酒次数≥15次者。

3.慢性饮酒者

基于一个月内的饮酒总量计算，平均每天至少饮2个单位及以上的酒精性饮料，每月至少饮60个单位以上者。每一饮酒单位为25 g酒精，合一听啤酒或一听冷饮葡萄酒；或一杯葡萄酒或鸡尾酒，或一盅一两杯的50度白酒。

4.酗酒者

在过去30天中曾有一次或更多次饮用3两及以上的白酒或含有相同酒精含量的其他酒精饮料者。

(二)吸烟

1.吸烟者

大于20岁成人至今已吸足100支卷烟或相当次量的其他烟草制品；≤20岁青少年曾有过每周至少吸1支烟，连续或累积3个月或3个月以上情况者。

2.现在吸烟者

满足上述吸烟定义，且调查之日前30天内曾吸烟者称为现在吸烟者。

3.不吸烟者

不能满足上述第一条吸烟定义，且调查之日前30天内未曾吸烟者称为不吸烟者。

(三)缺乏运动

1.无运动者

被调查前一个月未曾参加任何业余体育活动者。

2.静坐生活方式者

无任何体力活动或体育活动，或活动每周少于 3 次，每次少于 20 分钟者。

3.规律体育活动者

被调查前一个月每周参加 5 次以上每次不少于 30 分钟的体育活动者。

(四)体重指数

体重指数=体重(kg)/身高$(m)^2$，它与肥胖具有较高的相关性。尽管有时该指标会将极高和极矮者错误地划分为肥胖者，但因其简单易行，目前仍被推荐为成年人的测量指标。表 6-1 为世界卫生组织亚洲成年人的体重划分建议，以供参考。在应用体重指数进行评价的同时，建议测量腰围以进一步评价脂肪在腹部的堆积情况。正常成年人的腰围标准男性为＜90 cm，女性为＜80 cm。

表 6-1 世界卫生组织亚洲成年人的体重划分建议

体重指数	体重含义
＜18.5	低于正常体重
18.5～22.9	正常体重
≥23	超重
23.0～24.9	准肥胖
25.0～29.9	Ⅰ度肥胖
≥30	Ⅱ度肥胖

四、社会文化危险因素监测

社会文化危险因素监测是在健康促进项目论证初期、设计、实施过程和评估阶段进行的诸多证据搜集中的一部分。由于主要涉及观念、观点、态度等抽象核心，其定性资料无法量化。如果采用经典封闭式或半封闭式调查问卷设计，难免发生引导暗示、信息丢失、失真或样本量大得难以接受等失误。目前开始把新闻调查和市场调查技术运用到公共卫生医学领域，“定性调查和分析技术”就是其中之一。

定性调查采用个人访谈、专题小组座谈、拦截式即兴访谈等方式，与同方式相适应的调查技术进行调查。抽样方法不同于定量调查需计算样本量，而是调查中不断分析所获得的信息，判断是否再增加调查样本也不能再产生新信息(即达到“信息饱和”)，反方信息是否出现并且也达到信息饱和。一旦达到信息饱和即可终止调查而不论是否达到某一样本量。调查对象也不遵循“随机化原则”而采用“代表性基础上的随机化原则”。常常需要录音机、录像机调查提纲和调查员的特殊培训。

五、政策和社会发展监测

社会发展是政策发展的基础，政策发展是社会发展的引导，社会成员的健康水平是社会发展的基本物质基础。社会促进健康，健康促进社会发展。形成“专家论证，行政推动，群众参与，技术支持，效果评估，持续发展”的良性运转。因此，健康促进必须依靠政策支持，行政推动和社会各部门与各团体之间的协调。政策和社会发展因素监测主要是反映健康促进在该领域内所产生的效果，是否实现了政策对健康目标的支持协调一致，社会发展与健康发展是否一致，健康促进社会机构是否建立并正常运转，社区优先健康问题是否通过健康促进活动得以解决或得以部分解决，未解决的主要障碍和对策。针对上述关键问题进行调查设计，对象选测和抽样。

(一)文化发展

社会发展以经济发展为基础，以文化发展为代表。健康文化是社会文化中通过健康促进向社会传播的、以健康知识和健康技能为内容的特殊文化，是以健康生活方式为内容进行推广的健康文明。任何文化的传播和文明的推广必然涉及文化材料的制作，推广工具的制造，传播媒体的使用及传播推广的策划。文化危险因素的监测是社区健康与保健工作的设计、策划、实施和评估的基本资料。例如，公众媒体在传播健康讯息中应该发挥相应的公益作用。但实际参与的程度以及播发后发挥作用的效果如何，除了作为反映媒体客观效率的指标之外，还是评估播发资料制作质量及推广途径、措施和方法的依据。因此监测内容应与意欲反映的指标相适应。

(二)卫生经济因素

社区预防保健工作所依赖的政策，所传播的健康知识，所建议的生活方式，所传授的保健技能从来都是社会市场中的健康知识商品。其贯彻落实的过程、推广效率、产生的效果无一不遵循社会市场学原理。因此社区三级预防规划需要根据社区健康需要量和医疗保健供给量的证据来作出决策，设计健康促进活动项目也要针对社区健康市场的实际消费状况，以健康消费者支出的代价和收到的效益为基本条件合成健康水平的消费价格成本。在充分考虑到健康产品(production)、健康消费受众(place)、价格(price)和市场营销(promotion)“4P”定位后，对卫生政策和健康规划的实际效果及社会效益和方法效用进行监测并按照卫生经济学的基本原理和规律开展工作，进行评估。卫生经济指标监测与社会市场调查应同时进行。通过调查资料发现市场，分析市场，预测市场反映，调整市场策略及指导设计适合市场需要的文化商品。形成“社会市场调查→市场分析预测→文化商品设计与制作→文化推广营销→监测与评估”的模式。

(冯　丽)

第七节　脑　卒　中

一、脑卒中预防与控制的一般概念

除了单一危险因素是来自严重的遗传缺陷(如多基因障碍)外，一般认为脑卒中的发生主要是由多种危险因素协同作用或相互作用所致。社区脑卒中预防与控制由于与冠心病和高血压预防与控制具有共同干预的危险因素，因此策略和措施均可以共同进行，结果是高血压和冠心病危险因素的下降会导致心脑血管疾病的下降。脑卒中是我国第一位死亡原因，主要是脑出血，但发病却以脑梗死为主要病种，缺血性脑卒中与出血性脑卒中之比约为 2∶1，据报道西方国家为 4∶1。脑卒中发生后将导致约 75%的患者有不同程度的功能障碍和伤残，由此带来的伤残负担已经成为社区卫生服务主要需求和严重的社会及家庭经济负担。有效地治疗高血压能使脑卒中发病率和死亡率降低约 40%。通过药物对冠心病现症患者实施第二级预防可使脑卒中发病率降低 30%，通过抗凝治疗可使缺血性脑卒中的危险性降低近 70%，可使心房颤动患者合并缺血性脑卒中的危险性降低 10%～20%。因此，以降低社区脑卒中危险因素为目标的社区慢性病预防与保健有理由相信可以获得成功。

二、危险因素

与脑卒中有关的危险因素有遗传、高血压、体重超重和肥胖、年龄(55 岁以后，每增加 10 岁危险性增加两倍)、性别(男性高于女性)、不良饮食习惯、缺乏体育运动、持续紧张或突发性情绪剧变、吸烟、酗酒、糖尿病、高脂血症、促凝血机制亢进、各种类型的心脏病和慢性炎症感染反应尤其是血管炎性反应等。

三、筛查方法

脑卒中的发作缺乏临床预兆，尤其是脑栓塞常发作于静息状态，如睡眠时，给脑卒中的筛查带来极大的困难。一般认为，凡是与高血压和冠心病筛查有关的危险因素及危险度评价指标均适用于脑卒中的危险度评价。但在社区脑卒中预防与控制工作中如此实施特异性不强，可信度差。现根据有关的文献结合社区实践提出以下建议。

(一)轻度危险

不具有以下情况且年龄≤30 岁者可以考虑 10 年后复查；具有以下 1 项情况年龄≤30 岁者可以考虑 5 年后复查，但>30 岁者应隔 3 年进行周期性复查；具有以下 2 项或以上情况，年龄 30 岁或以上者应每隔 1 年进行周期性复查；凡具有以下情况之一者应在周期复查期间积极治疗或矫正相关情况。

(1)血清胆固醇在 200～239 mg/dL(5.15～6.15 mmol/L)或低于 140 mg/dL(3.6 mmol/L)血清 HDL-C≤35 mg/dL。

(2)血压：17.3～18.7/11.3～12.0 kPa(130～140/85～90 mmHg)。

(3)前期糖尿病或糖耐量下降 120 分钟：≤140 mg/dL(≤7.8 mmol/L)但≥80 mg/dL(≥10.0 mmol/L)。

(4)眼底动脉硬化，颈动脉硬化。

(5)体重指数：25.0～29.9。

(6)口服避孕药的女性。

(二)中度危险

具有以下 1 项情况年龄≤30 岁者可以考虑 3 年后复查，但>30 岁者应每年进行周期性复查；具有以下 2 项或以上情况，年龄 30 岁或以上者应每半年进行周期性复查；凡具有以下情况者应在周期复查期间进行治疗或矫正相关情况。

(1)血清胆固醇在 400 mg/dL(6.20 mmol/L)或低于 130 mg/dL(3.3 mmol/L)血清 HDL-C≤35 mg/dL；或血压≥18.7/12.7 kPa(140/95 mmHg)。

(2)糖尿病或糖耐量下降 120 分钟：≥150 mg/dL(≥8.3 mmol/L)但≤200 mg/dL(≤11.1 mmol/L)。

(3)眼底动脉硬化，颈动脉硬化。

(4)体重指数：30.0～39.9。

(三)重度危险

具有以下 1 项情况应每半年进行周期性复查；并在周期复查期间治疗或矫正相关情况。

(1)血清胆固醇≥400 mg/dL(≥6.20 mmol/L)或低于 110 mg/dL(2.9 mmol/L)血清 HDL-C≤25 mg/dL。

(2)血压≥21.3/13.9 kPa(160/104 mmHg)。

(3)糖尿病或糖耐量下降120分钟:≥200 mg/dL(≥11.1 mmol/L)。

(4)眼底动脉硬化,颈动脉硬化。

(5)体重指数≥40.0。

(6)曾发生过暂时性脑缺血发作。

四、患者管理

根据我国较成功的经验,社区卫生重点应该在全面控制心脑血管疾病危险因素的基础上进行早期预防,传播健康和保健知识,传授自我保健技能。对现症患者主要是提供心理支持、生活重建、预防再发脑卒中和其他相关疾病事件。对中(重)度致残的后遗症患者,提供功能康复和家庭生活关照,最后实行临终关怀。主要做法如下。

(1)通过病情监测发现患者并及时进行登记,可以借助健康档案("户口")、计算机数据库等方式建立进行登记档案。

(2)三级预防同时并用,实施综合预防与控制。建立社区地段医护人员与患者本人的保健合同,为患者实施个体化治疗和保健方案。借助健康档案和保健合同的约束,保持与患者的联系,及时将药物和保健知识、保健技能送达患者。通过家访和患者定点定时就诊,加强对家属传授护理知识,指导家属进行非住院治疗。

(3)指导患者知识更新,行为改变,提高依从性和动员患者通过逐步功能锻炼、学习并不断提高生活自理能力,提高重建生活的信心,帮助患者在康复过程中重建生活。

(4)对患者的高血压、糖尿病等危险因素进行监测和治疗,对管理效果进行评估,必要时调整原个体化治疗与保健方案,使其更加具有针对性,个体性和可行性。

五、高危人群健康干预

与高血压和冠心病相同,脑卒中患者的家属也应确定并纳入高危人群进行管理。尤其是已经患有糖尿病、高血压、高脂血症的家属,应与合并慢性病的患者管理同步进行并加强脑血管疾病的预防措施。具有上述脑卒中危险因素但未合并其他慢性病患者,要加强脑血管疾病危险因素的监测。主要以血压监测、血糖监测、血脂监测、短暂性脑出血发作监测和危险因素控制为主。

(1)一旦发现高危人群,及时进行登记,利用健康档案和监测资料分析高危人群的危险因素,确定可干预因素,设计针对性干预方案。

(2)通过健康教育传播健康知识,保健技能提高高危群体的自我保护能力,尤其强调眼底检查和暂时性脑缺血发作自报监测。

(3)不断跟踪收集干预活动所产生的反应资料,做好阶段性过程评估,指导调整原设计方案。

六、健康人群保健管理

鉴于脑卒中、冠心病、高血压、糖尿病和高脂血症之间的相关性特点,在社区尤其要加强早期预防和健康干预,在全人群整体危险因素水平未明显下降的时期,应以加强对健康人群干预和健康教育的形式进行公众干预,以降低整体危险因素水平。主要做法如下。

(1)通过社区诊断,建立健康群体资料库。

(2)有针对性地设计危险因素干预措施计划,制作适合公众群体的心脑血管疾病健康教育材料。

(3)通过大众媒体进行广泛的健康倡导,知识传播。

(4)定期评估健康传播效果,及时发展健康教育资料和工具,完善健康教育手段。更好地建立支持性环境,尤其是政府参与、政策支持、伙伴关系、社区群众参与和社区资源动员。

(冯　丽)

第八节　高　血　压

一、高血压预防与控制的一般概念

高血压是我国最常见的心血管疾病,目前患者已逾1亿。高血压通过血管病变危害心、脑、肾成为心脑血管疾病和肾病的重要危险因素,因此社区高血压的预防与控制成为当前心血管疾病预防与控制的中心环节。社区高血压预防与控制具有预防和治疗的双重意义,控制高血压危险因素的实际收获是对心脑血管疾病危险因素的全面控制,使心脑血管疾病和代谢性疾病相关疾病事件危险因素和发病率本身得到控制。美国相关研究指出:几项简单的第一级预防措施在5年的研究中就能使高血压发病率下降55%。再加上高血压的第二级预防,就能使脑卒中、冠心病、心肌梗死的发病率下降约75%。由此产生的社会经济效益将难以估量。因此高血压的预防与控制工作,最能体现社区预防保健组织的综合性、多用性和高效率。

二、危险因素

已经证实与高血压有关的危险因素有遗传、年龄、体重超重或肥胖、不健康饮食习惯、慢性饮酒和酗酒、持续精神紧张状况、缺乏运动等。作为高血压现症患者,不依从终身执行个体化治疗方案也是重要的危险因素。

三、筛查方法

高血压筛查的工具是血压计,但无论是机械式还是汞柱式均需进行标准校对,正确后方可使用,应每年进行标准校对。在进行筛查时医护人员必须认真按标准材料技术使用血压计和规范操作。我国卫健委已经重新确定我国血压计计数标准为“毫米汞柱”,记录方法为“收缩压/舒张压”,记录单位为“mmHg”如测得某人血压值并记为138/90 mmHg,读为“138,90毫米汞柱”。现有正在使用以千帕(计为kPa)计量的血压计,应及时更换,不得继续用于血压测量。表6-2为我国根据世界卫生组织的标准制定的成年人血压分类。

表6-2　≥18岁的成年人血压分类

类别	收缩压(mmHg)	条件	舒张压(mmHg)
理想血压	<120	和	<80
正常血压	<130	和	<85
正常高值	130～139	或	85～89

续表

类别	收缩压(mmHg)	条件	舒张压(mmHg)
1 级高血压轻度	140～159	或	90～99
2 级高血压中度	160～179	或	100～109
2 级高血压高度	≥180	或	≥110

注:1 mmHg=0.133 kPa。

筛查建议:<35 岁的所有人应至少测量一次血压,医疗单位应执行卫健委 35 岁以上首诊患者测量血压的制度。建议社区医师对 3～19 岁儿童和青少年应每 2 年测一次血压;20～34 岁至少每 2 年测一次血压并且要他们自己记住所测血压时间和数值(具体收缩压和舒张压值),当记忆不准确时应及时补测;35 岁以上人群不仅必须每 2 年测一次以上的血压,而且每次无论任何原因就诊都必须测血压。发现血压升高达收缩压 17.3 kPa(130 mmHg)或舒张压 11.3 kPa(85 mmHg)以上,应在不同日重新测量 3 次,以进一步确诊。如果收缩压与舒张压与上表 6-2 所列分类不一致,采用较短时间随访。如 21.3/11.5 kPa(160/86 mmHg),应当一月内随访或就诊。当舒张压为 11.5 kPa(86 mmHg)者应半年测一次血压;收缩压 18.1～18.7 kPa(136～140 mmHg),舒张压为 11.3～11.9 kPa(85～89 mmHg)应 3 个月后测一次血压;高血压患者应在血压监测指导下使用药物治疗。高血压患者直系亲属和涉及其他高血压危险因素,血压正常且年龄在 35 岁以下者应至少每年测一次血压。依据最初血压基线进行随访的建议见表 6-3。

表 6-3 依据最初血压基线的成人随访的建议

收缩压(mmHg)	舒张压(mmHg)	随访建议
<130	85	2 年内复查
130～139	85～89	1 年内复查
140～159	90～99	2 个月内确认
160～179	100～109	1 个月内评估或就诊
≥180	≥110	据临床情况立即或 1 周内评估或就诊

注:1 mmHg=0.133 kPa。

四、患者管理

我国根据世界卫生组织的方案,制定了《中国高血压防治指南》。我国高血压的患者应逐步按照《中国高血压防治指南》的要求进行患者管理。

(一)高血压危险因素调查

对确诊的高血压患者,在社区医师指导下由其填写高血压危险因素调查表,或由社区医师帮助填写,以结合高血压值进行高血压危险度评估。高血压相关情况调查表的内容包括以下几点。

1.高血压患者的基本情况

如年龄、性别、受教育程度、职业、体力劳动强度等。

2.高血压的危险因素

如既往史、家族史、生活习惯(吸烟、饮酒史等)、体育活动情况、社会经济状况。

3.高血压相关疾病及实验室检查结果

脑血管疾病、心脏病、肾脏病、血管疾病、严重高血压视网膜病及血糖、血脂等。

4.基本体检

测量血压、体重和身高并计算体重指数,测量腰围、臀围及计算腰臀比。

(二)对高血压患者的健康教育

结合高血压危险因素调查的结果,根据患者所存在的危险因素进行有针对性的健康教育。调整其原有生活方式,以降低或消除其所存在的特定危险因素。

(三)对高血压患者进行随访管理

(1)指导患者进行高血压自我管理。

(2)定期随访高危、中危及低危高血压患者,并将随访情况及时反馈成电脑管理资料。同时定点、定时免费测量血压,对未到定点场所测量血压者,上门随访测量血压。

(3)动员患者家属参与,为高血压患者调整生活方式提供支持。

(4)组织高血压病友俱乐部,动员高危与极高危的高血压患者参加,对其进行高血压病自我管理教育。

(5)动员患者做好服药与血压波动记录。

(6)施行电脑动态管理,及时反馈管理、监测信息及失访情况以便进一步管理。

(7)对血压得不到有效控制的患者及时转诊给专科医师,以调整治疗方案。

(8)对患者的高血压相关事件进行监测,对管理效果进行评估,必要时调整原个体化治疗与保健方案,使其更加具有针对性、个体性和可行性。

五、高危人群健康干预

由于遗传是高血压的危险因素之一,高血压高危人群除具有危险因素的群体外,经筛查发现的高血压现症患者家属也应确定为高危人群。高危人群管理不同于现症患者群管理,主要以血压监测、危险因素控制为主。

(1)通过社区诊断发现高危人群,及时进行登记。

(2)对血压不正常但又不能诊断为高血压的对象,应按规定进行血压监测。

(3)分析高危人群的危险因素,确定可干预因素,设计针对性干预方案。

(4)通过健康教育传播健康知识、保健技能提高高危群体的自我保护能力。

(5)不断跟踪收集干预活动所产生的反应资料,做好阶段性过程评估,指导调整原设计方案。

六、健康人群保健管理

鉴于高血压高发病率的特征,在社区全人群整体危险因素水平未明显下降的时期,将健康人群视为高血压预备队是必要的。其现实意义是一旦罹患高血压将终身服药,并且只能推迟高血压相关事件的发生时间,但心脑血管疾病和脏器损害最终仍然会发生。考虑到高血压危险因素与心脑血管疾病危险因素的一致性,在健康人群中开展以高血压预防与保健知识为主的健康知识传播有助于控制高血压发生率。从经济学意义上分析,所有证据都表明对健康人群实施高血压健康促进能获得最大经济利益。据美国卫生经济学家分析美国从 20 世纪 60 年代开展高血压预防至 20 世纪 80 年代的经济学指标,认为向高血压预防中投入 1 美元,将收益 2 000 美元。社区健康人群高血压预防与控制的措施如下。

(1)通过社区诊断定义高血压社区危害程度、影响范围和流行特征。

(2)通过健康档案建立健康群体资料库。

(3)有针对性地设计危险因素干预措施计划,制作适合健康群体的高血压健康教育材料。

(4)通过大众媒体进行广泛的健康倡导,知识传播。

(5)定期评估健康传播效果,及时发展健康教育资料和工具,完善健康教育手段。更好地建立支持性环境,尤其是政府参与、政策支持、伙伴关系、社区群众参与和社区资源动员。

(冯 丽)

第九节 冠 心 病

一、冠心病预防与控制的一般概念

与西方国家相比,我国属于冠心病低发区。但随着人民生活水平的提高,膳食结构的改变,冠心病的发病率和死亡率正呈逐年上升的趋势。与1988年相比,1995年我国城市人群冠心病死亡率上升41.78%,农村上升39.74%。但是,冠心病发病率的上升不是经济发展的必然后果,许多发达国家通过采取预防措施,近些年来冠心病发病和死亡均呈明显下降趋势。1972—1992年美国冠心病死亡率下降了34.9%。冠心病预防与控制的基本观点是降低危险因素。已经证实冠心病一般不会由于单一危险因素致病,所以在社区预防与控制中应关注整体危险因素的控制。

二、危险因素

与冠心病有关的危险因素有遗传、与年龄相联系的性别、不良饮食习惯、缺乏体育运动、吸烟、慢性饮酒和酗酒、体重超重和肥胖、高血压、糖尿病、高脂血症、女性口服避孕药、促凝血机制亢进和慢性炎症感染反应等。

三、筛查方法

冠心病筛查关键的一步是个体冠心病危险水平的估计。目前已有不少推荐方案,但由于对冠心病危险因素的种类认识不同、各指标量化困难等原因使方案之间差别较大。一般认为,20岁时应进行一次心电图检查作为一生的基线,因其他原因未做者在40岁时必须做基线心电图。如果结果正常可以每隔5年作一次心电图。对下列40岁及以上年龄者,应做运动心电图。①职业影响公众安全的人员,如飞行员、消防员、警察、公共汽车和卡车司机、火车司机。②有两个以上心脑血管疾病危险因素的人,如血清胆固醇超过240 mg/dL(20 mmol/L)、血压超过18.7/12.0 kPa(140/90 mmHg)、年龄超过50岁、患有糖尿病、慢性饮酒或酗酒、家族中有55岁以前患心脑血管疾病者。③长期采取静坐工作方式和生活方式者。④长期从事剧烈体力活动者或长期处于高度紧张工作者。

近年,由美国弗明汉和明斯特研究通过独立识别冠心病危险因素建立"PROCAM"方程,以9个危险因素作为独立变量,预测个体冠心病危险度。九个独立变量分别是年龄、吸烟、心绞痛病史、心肌梗死家族史、收缩压、低密度脂蛋白胆固醇(LDL-C)、高密度脂蛋白胆固醇(HDL-C)、甘油三酯(TG)、糖尿病,然后将结果分为5个危险级。

(一)轻度危险

(1)存在一种危险因素的中度改变,如中年人血浆总胆固醇水平在200~300 mg/dL(5.2~

7.8 mmol/L)而无脂质的其他危险因素。

(2)TC/HDL-C 比值为 4～5。

(3)每天吸烟 10 支无其他危险因素,或心电图结果正常但运动心电图 ST 段低压。

(4)包括九个危险因素的 PROCAM 公式计算中年人冠心病事件危险约每年 0.3%。

(二)中度危险

(1)某一危险因素严重改变,如中年人每天吸烟突增至 20 支以上。

(2)存在两种危险因素中等程度的改变,如中年人血浆胆固醇水平 200～300 mg/dL(5.2～7.8 mmol/L)和血浆 HDL-C 低于 40 mg/dL(1.0 mmol/L)或肥胖。

(3)心电图出现一项指标异常或心电图结果正常但运动心电图有一项以上指标异常,如 ST 段低压、T 波倒置。

(4)PROCAM 公式计算定量评估位于第 4 分位数,中年人冠心病事件危险约每年 0.7%。

(5)1 型或 2 型糖尿病,无大血管并发症。

(三)高度危险

(1)具有发生心肌梗死的高度危险性,属于第二级预防。在血脂和其他危险因素水平相同的情况下,发生冠心病相关事件的概率远高于无心血管疾病的个体。

(2)冠状动脉粥样硬化以心绞痛及静息或运动心电图证实存在心肌缺血性改变;颈动脉粥样硬化及短暂性脑动脉缺血发作史,颈动脉杂音或超声检查证实颈动脉粥样斑块;外周动脉粥样硬化以间歇性跛行,足动脉消失和多普勒超声为依据。

(3)存在三种或三种以上危险因素,如中度高血压、血浆胆固醇 200～300 mg/dL(5.2～7.8 mmol/L)和每天吸烟 10 支以上。

(4)存在两种以上危险因素且程度较重,如血浆胆固醇＞300 mg/dL(＞7.8 mmol/L)和每天吸烟 20 支以上。

(5)有遗传高脂血症,如家族性高胆固醇血症或Ⅲ型高脂血症。

(6)心电图出现一项以上指标异常,如 ST 段低压、T 波倒置、Q 波、右(左)心室肥大、心律不齐。

(7)1 型或 2 型糖尿病,合并大血管并发症。

(8)PROCAM 公式计算定量评估位于第 5 分位数,发生中年人冠心病事件危险约每年 2.3%。

四、患者管理

虽然我国全国心防办制定了具有指导意义和实用价值的管理规范和技术标准,但各地仍由于缺乏完善的基层组织而未能贯彻落实,冠心病现症患者社区管理至今仍不规范。应该在冠心病患者登记的基础上,将患者纳入社区慢性病管理日程中实施管理。实施管理的核心是控制危险因素,选择的重点一是针对性强,二是可行性高,三是易于检查评估。主要做法如下。

(1)通过筛查发现患者并及时进行登记,可以借助健康档案("户口"),计算机数据库等方式建立进行登记档案。

(2)三级预防同时并用,综合实施。建立社区地段医护人员与患者本人的保健合同,为患者实施个体化治疗和保健方案。借助健康档案和保健合同的约束,保持与患者的联系,及时将药物、保健知识和保健技能送达患者。

(3)指导患者知识更新,行为改变,提高依从性和动员患者通过加入到慢性病健康促进社区的活动中去重建生活。

(4)对患者的高血压、糖尿病进行监测和治疗,对管理效果进行评估,必要时调整原个体化治疗与保健方案,使其更加具有针对性、个体性和可行性。

五、高危人群健康干预

由于遗传是冠心病的危险因素之一,冠心病高危人群除具有危险因素的群体外,经筛查发现的现症患者家属也应确定并纳入高危人群进行管理。尤其是患有糖尿病、高血压、高脂血症的患者应与合并慢性病的患者管理同步进行。对未合并其他慢性病患者,要加强冠心病事件的监测。主要以血压监测、血糖监测、血脂监测和危险因素控制为主。

(1)通过社区诊断筛查(最常见是通过高血压、糖尿病和高脂血症患者管理)发现高危人群,及时进行登记。

(2)利用健康档案和监测资料分析高危人群的危险因素,确定可干预因素,设计针对性干预方案。

(3)通过健康教育传播健康知识、保健技能提高高危群体的自我保护能力。

(4)不断跟踪收集干预活动所产生的反应资料,做好阶段性过程评估,指导调整原设计方案。

六、健康人群保健管理

鉴于冠心病是高血压、糖尿病和高脂血症的发展与相关事件,而冠心病本身又是急性心肌梗死和心性猝死基础性疾病特点。在社区全人群整体危险因素水平未明显下降的时期,应加强对健康人群的干预,以降低危险因素。

(1)通过社区诊断,建立健康群体资料库。

(2)有针对性地设计危险因素干预措施计划,制作适合健康群体的高血压健康教育材料。

(3)通过大众媒体进行广泛的健康倡导,知识传播。

(4)定期评估健康传播效果,及时发展健康教育资料和工具,完善健康教育手段。更好地建立支持性环境,尤其是政府参与、政策支持、伙伴关系、社区群众参与和社区资源动员。

(冯　丽)

第十节　慢性阻塞性肺疾病

一、慢性阻塞性肺疾病预防与控制的一般概念

慢性阻塞性肺疾病是包括慢性支气管炎、支气管哮喘、肺气肿、哮喘性支气管炎及其继发症等肺通气异常疾病的总称。慢性阻塞性肺疾病的定义是“以存在可导致呼吸系统气道阻塞的慢性支气管炎或肺气肿为特征的疾病过程”。由此可见该疾病是由慢性迁延不愈的慢性支气管炎或支气管哮喘未能治愈,继续演化为慢性阻塞性肺气肿病因相关的一组连续致病型疾病。病理过程是由于支气管慢性炎症或其他原因逐渐引起终末细支气管远端部分(包括呼吸性细支气管、肺泡管、肺泡囊和肺泡)的弹性降低,过度充气、膨胀和气腔壁的破坏。造成肺容积增大,肺通气

量下降、肺换气功能降低和肺动脉高压的一组慢性呼吸道阻塞性疾病。

慢性阻塞性肺疾病是目前世界第五位死亡原因，每年死于慢性阻塞性肺疾病的人占全死因的 4.2%；其中男性死亡率为第四位，占全死因的 4.3%；女性位于第七位，占全死因的4.0%。该病最终以肺心病为主要死亡原因，因此慢性阻塞性肺疾病常作为根本死因而不能作为直接死因，造成该病的死亡流行病学资料不全。

我国慢性支气管炎患病率为 3.9%；慢性阻塞性肺疾病患病率为 0.6%～4.3%。由于本病病程长，从 20 岁以后伴随年龄的增长发病率迅速增长，对劳动生产力具有较大破坏性，美国每年由于慢性阻塞性肺疾病造成的经济损失达数十亿美元。由于本病源于慢性支气管炎、哮喘等疾病，而此类疾病病因不明，造成慢性阻塞性肺疾病预防和控制的困难。

我国 20 世纪 60 年代曾开展过全国性慢性支气管炎群防群治的群众运动，为我国慢性支气管炎预防与控制打下良好的基础。在全国范围有效地控制慢性支气管炎的发病，为控制慢性阻塞性肺疾病创造了有利条件。但近年由于吸烟人群数量未能明显减少，职业劳动保护和空气污染未得到有效控制，在我国部分地区慢性支气管炎发病率又有上升趋势，发展迅速。因此，有必要在社区卫生和保健工作中重新重视慢性阻塞性肺疾病的预防与控制。

二、危险因素

与慢性阻塞性肺疾病有关的危险因素有年龄、遗传、吸烟、空气污染、职业粉尘接触、反复呼吸道炎性感染、呼吸道过敏等。

三、筛查方法

凡具有以下情况的居民均应作为筛查对象：①从事粉尘或烟雾职业接触或生活环境；②5 年以上慢性咳嗽和慢性支气管炎病史；③曾有过敏性哮喘病史；④吸烟者，初始吸烟年龄在 20 岁以前，连续吸烟超过 10 年。

检查方法是肺功能测定，表现为肺通气功能下降，尤其是第一秒用力呼气容量/用力肺活量下降、肺换气功能降低，通气/血流比值降低、动脉气血检验 CO_2 分压增高、肺动脉高压，右心室增大。

四、患者管理

慢性阻塞性肺疾病社区预防的现症患者管理措施的主要做法如下。

(1)通过筛查发现患者并及时进行登记，可以借助健康档案（“户口”），计算机数据库等方式建立进行登记档案。

(2)建立社区地段医护人员与患者本人的保健合同，为患者设计个体化治疗和保健方案。借助健康档案和保健合同的约束，保持与患者的联系，及时将药物和保健知识、保健技能送达患者，尽量提高患者的医疗依从性。

(3)指导患者进行呼吸训练、戒烟，开展家庭氧治疗，进行医师指导下的健身活动，使用肺炎疫苗和卡介苗提高或调整患者的免疫水平。动员患者加入到慢性病健康促进社区的活动中去重建生活，释放患者的心理压力。

(4)指导患者进行自治自救技能学习。患者管理的重点是控制或打断慢性支气管炎－哮喘－肺气肿－肺心病－右心衰竭－死亡的传统病理模式演进过程。对过敏原因进行追索，一旦发现及时根除或实行脱敏治疗。对不明原因患者社区医师要耐心进行生活指导,定期对管理效果进行评估,同患者一起讨论控制效果及障碍,及时调整原个体化治疗与保健方案,使其更加具有针对性、个体性和可行性。

社区慢性阻塞性肺疾病患者管理的根本目标是预防肺心病和心力衰竭的发生,因此要与控制高血压和糖尿病同时进行综合预防与控制。

五、高危人群健康干预

(1)慢性阻塞性肺疾病高危人群主要是有生活接触史、职业接触史、疾病史的人群,在社区居民中较易区分。可通过危险因素筛查发现潜在患者,及时进行登记。利用健康档案和监测资料分析高危人群的危险因素,确定可干预因素,如吸烟、职业接触、环境污染等,针对性设计干预方案。

(2)通过健康教育传播健康知识、保健技能提高高危群体的自我保健能力。主要围绕劝阻吸烟等开展一系列健康干预活动。

(3)不断跟踪收集干预活动所产生的反应资料,做好阶段性过程评估,指导调整原社区慢性阻塞性肺疾病预防与控制的健康促进方案。

六、健康人群保健管理

鉴于慢性阻塞性肺疾病中的慢性支气管炎是肺性脑病、肺心病等重要脏器损害的起因,在社区全人群开展整体综合慢性支气管炎危险因素水平控制尤为重要。主要做法如下。

(1)通过社区诊断,建立健康群体资料库;尤其是与慢性支气管炎相关的健康问题和危险因素基线状况资料;有针对性地设计危险因素干预措施计划,制作适合健康群体的糖尿病健康教育材料。

(2)通过大众媒体进行广泛的健康倡导,知识传播。尤其是反对吸烟、控制空气污染等当前可控制危险因素状况和降低危险因素的策略。

(3)定期评估健康传播效果,及时发展健康教育资料和工具,完善健康教育手段。更好地建立支持性环境,尤其是政府参与、政策支持、伙伴关系、社区群众参与和社区资源动员。

(冯　丽)

第十一节　糖　尿　病

一、糖尿病预防与控制的一般概念

糖尿病病因至今尚未明确,一般认为是由于遗传因素和后天的环境和行为因素联合作用导致机体的慢性高血糖病理状态。临床表现为胰岛素分泌不足,体内某些抗胰岛素因素的作用等原因使机体代谢糖、蛋白、脂肪、水和电解质功能紊乱。合并症涉及全身各个组织系统,尤其是心、脑、肾、神经、血管和眼的损害更为严重,是除糖尿病危象以外危及生命的主要原因。

糖尿病主要分为“1 型糖尿病”和 “2 型糖尿病”,因其原因不同和临床过程不同而各自有其特定的定义。但归结表现为糖代谢异常、血糖增高及相关器官损害的内分泌代谢疾病。1997 年世界卫生组织估计全世界约有 1.35 亿糖尿病患者，到 2000 年估计达到 1.75 亿人。我国据最新调查报告显示，20 岁以上自然人群糖尿病的标化患病率为 3.21%，据此推算我国有糖尿病现症患者至少 3 000 万，主要以 2 型糖尿病为主，占全部糖尿病的 95%以上。世界卫生组织报道我国因糖尿病死亡 212 712 人，死亡率为 16.39/10 万。

除遗传因素外，目前对还未证实 2 型糖尿病的病因。动物试验和流行病学证据较一致地提示超重、体育运动不足、营养失衡、心理挫伤是主要危险因素。其他的证据提示病毒感染，自身免疫性攻击和化学毒物或污染有可能是条件病因。

二、危险因素

1 型和 2 型糖尿病的发病机制和病因有所不同，与 2 型糖尿病有关的主要危险因素有遗传、病毒感染、化学毒物接触、体重超重与肥胖、长期过量进食、运动量不足、妊娠糖尿病史、糖耐量减低等。

三、筛查方法

糖尿病患者群筛查或流行病学调查受到血糖检验的障碍。尿糖试验由于尿中葡萄糖水平不稳定、糖阈值有高有低、且糖尿病导致的肾脏疾病也会影响准确性等原因，而不适合做筛查，必须采用血糖检验，但空腹血糖由于难以组织、对象难以接受、费用过高等一直成为糖尿病筛查的障碍。近年来，世界卫生组织和不少国家采用的口服葡萄糖耐量试验由于除较严重糖尿病患者和饮用试验葡萄糖水引起呕吐者外因能克服上述障碍而受到较普遍的欢迎。近年来全球 29 个地区进行的大型流行病学筛查所用的方法只有一个地区采用尿糖和血糖加上口服葡萄糖糖耐量试验，其余 27 个地区均采用口服葡萄糖耐量试验方法。我国 16 省市大型流行病调查也采用口服葡萄糖耐量试验结合尿糖和血糖的方法。因此，口服葡萄糖耐量试验是目前进行人群流行病学调查的较常用方法。

目前认为，在一般人群中进行糖尿病筛查的效果和效益不大，但在高危人群中则是可行的。如对年龄 40 岁以上且有阳性家族史、肥胖，高血压/高血脂，以前确诊为糖耐量减低，或有妊娠糖尿病史者，可考虑定期测定空腹血糖来筛查糖尿病。建议对所有怀孕 24～28 周的妇女进行口服葡萄糖耐量试验，以发现妊娠糖尿病。

四、患者管理

我国糖尿病社区预防与控制工作尽管开展较晚，但发展很快。各地在大型流行病学调查的基础上，引进世界卫生组织和国际糖尿病联盟等机构的技术标准，制定了具有指导意义和实用价值的管理规范。各地预防组织活动十分活跃，为我国制订《中国糖尿病防治规划》奠定了良好的基础。糖尿病病程长，需终身药物控制，因此，在控制医疗费用上涨趋势的前提下，糖尿病社区预防和现症患者非住院治疗成为主要的控制措施。社区糖尿病患者管理的根本目标是预防糖尿病合并症的发生。主要做法如下。

(1)通过筛查或其他途径发现患者并及时进行登记，可以借助健康档案(“户口”)，计算机数据库等方式建立进行登记档案。

(2)建立社区地段医护人员与患者本人的保健合同，为患者设计个体化治疗和保健方案。借助健康档案和保健合同的约束，保持与患者的联系，及时将药物和保健知识、保健技能送达患者，尽量提高患者的医疗依从性。

(3)指导患者知识更新,行为改变,尤其是合理营养和进行符合自身病情且有规律的体育活动,提高医疗依从性和坚定患者终身服药的信念,动员患者加入到慢性病健康促进社区的活动中去重建生活,释放患者的心理压力。

(4)对患者的血糖进行监测,在血糖监测指导下进行治疗。重点传授"四懂四会"(懂得糖尿病的危害性,懂得控制糖尿病的保健知识,懂得糖尿病的主要危险因素,懂得定期与社区医师联系的重要性;会血糖自测、会自己注射胰岛素、会观察合并症的症状、会对足、眼、心、脑进行自我保健)。社区医师要定期对管理效果进行评估,同患者一起及时调整原个体化治疗与保健方案,使其更加具有针对性、个体性和可行性。

五、高危人群健康干预

(1)糖尿病高危人群除曾患妊娠糖尿病或妊娠期糖耐量下降者外,糖尿病危险因素群体和经筛查发现的现症患者家属也应确认并纳入高危人群进行管理。尤其是患有高血压、高脂血症和其他内分泌病患者应与合并慢性病的患者管理同步进行。对未合并其他慢性病患者,要加强糖尿病合并症事件的监测和有针对性的预防。主要以血压监测、血糖监测、血脂监测、眼底动脉监测和危险因素控制为主。

(2)通过社区诊断筛查(最常见是通过高血压、糖尿病和高脂血症患者管理)发现高危人群,及时进行登记。利用健康档案和监测资料分析高危人群的危险因素,确定可干预因素,设计针对性干预方案。

(3)通过健康教育传播健康知识、保健技能提高高危群体的自我保护能力。主要围绕体育运动,合理膳食,调整情绪开展一系列健康干预活动。

(4)不断跟踪收集干预活动所产生的反应资料,做好阶段性过程评估,指导调整原社区糖尿病预防与控制的健康促进方案。

六、健康人群保健管理

鉴于糖尿病是高血压、冠心病、脑卒中、神经和血管损伤的病因和危险因素,上述疾病一旦发生将带来巨大的经济损失和健康损失。在社区全人群整体危险因素水平未明显下降的时期,应加强对健康人群的干预,以从整体上实施综合干预,更有效地降低危险因素。

(1)通过社区诊断,建立健康群体资料库;尤其是健康问题和危险因素基线状况资料。

(2)有针对性地设计危险因素干预措施计划,制作适合健康群体的糖尿病健康教育材料。

(3)通过大众媒体进行广泛的健康倡导,知识传播。尤其是合理膳食,科学健身,当前可控制危险因素状况和降低危险因素的策略。

(4)定期评估健康传播效果,及时发展健康教育资料和工具,完善健康教育手段。更好地建立支持性环境,尤其是政府参与、政策支持、伙伴关系、社区群众参与和社区资源动员。

(冯　丽)

第十二节　骨质疏松症

一、骨质疏松症防预防与控制的一般概念

骨质疏松是一种与年龄有关，原因不明，以低骨量、骨组织细微结构破坏、骨脆性增加、骨折危险性增加为特征的全身性非特异性骨代谢障碍疾病。女性发病高于男性。可能由多种原因造成，其骨生化特点为骨化学成分正常，单位体积中骨矿含量减少；形态学特点为骨密度下降；组织学特点为单位体积内骨组织量减少，骨皮质变薄，海绵骨的骨小梁数量和体积均减低，髓腔增宽，骨骼的力负荷能力下降，除临床上发生疼痛外，四肢和脊柱因承重而继发畸形甚至骨折。临床主要导致容易骨折甚至自发性骨折，使患者被迫卧床，生活不能自理，继发栓塞性疾病和由于生理心理的痛苦引发心脑血管疾病和自伤自残性结果。原发性骨质疏松症常发生于 45 岁以上年龄组。美国约 2 000 万患者，45 岁以上每年因本症自发性骨折约 130 万人，治疗耗费约 61 亿美元。我国 50 岁以上人群标化患病率估计为 18.9%，其中男性 8.7%，女性 24.5%，较西方低。

二、危险因素

与骨质疏松有关的危险因素有年龄、女性更年期后、缺乏体育运动、20 岁以前骨密度储备不良、膳食缺钙、维生素 D 不足、内分泌减退、不良生活习惯等。

三、筛查方法

骨质疏松以女性为高发人群，45 岁以上发病人数与年龄增长密切相关。因此，应以 45 岁以上的女性人群和 60 岁以上的男性人群为重点筛查对象。目前仍不推荐对无症状人群进行骨质疏松的常规影像学筛查。对处于更年期并有可能增加骨质疏松危险性的妇女和 60 岁以上男性可进行骨密度测定。

检测骨质疏松的方法有生化检查和影像学检查。生化检查常只能反应骨形成和骨吸收生理拮抗过程的动态消长状况，不能反映骨质疏松的程度。常用指标如下。

（一）骨形成

血清骨源性碱性磷酸酶、骨钙素、原胶原伸展肽。

（二）骨吸收

空腹尿钙/肌酐比值、空腹尿羟脯胺酸/肌酐比值、尿吡啶啉、血抗酒石酸酸性磷酸酶。

骨影像学检查能直观反应骨质疏松的程度和提供是否发生自发性骨折的证据，对临床治疗和群体预防性筛查有相当价值。但是目前普通 X 线检查手段敏感度不足，其他如单质子吸收法、双质子吸收法、中子激活分析法及 X 线二重能量吸收测量术等价格高，CT 照射量较大价格高。目前我国学者仍推荐用普通 X 线测量第二或第三掌骨的皮质厚度，当＜4 mm 和第二掌骨中点皮质厚度和宽度比值＜0.44 均可诊断为骨质疏松。该方法简单易行且价格易于被筛查者接受。近年由于骨密度仪的装备普及，为今后筛查提供了更好的条件。

四、患者管理

妇女经绝期开始的头几年，骨小梁平均每年丢失 3%～10%，骨密度丧失约 1%，以后逐步减缓。女性期望寿命较男性长，骨密度较男性低。因此老年女性由于骨质疏松导致骨折致残的比例较男性高 6～8 倍。社区保健工作中应注意老年尤其是女性骨折致残问题。

社区预防和骨质疏松现症患者非住院治疗的主要做法如下。

(1)发现患者并及时进行登记，可以借助健康档案(“户口”)，计算机数据库等方式建立进行登记档案。

(2)建立社区地段医护人员与患者本人的保健合同，为患者设计个体化治疗和保健方案。借助健康档案和保健合同的约束，保持与患者的联系，及时将药物和保健知识，保健技能送达患者，尽量提高患者的医疗依从性。

(3)指导患者增加对骨质疏松的认识，通过补钙和更年期妇女的雌激素替代疗法进行治疗干预。提高运动干预防止和减缓骨质丢失。由于雌激素替代疗法有一定的风险，其使用应在医师的指导下进行。

(4)对骨质疏松患者应进行骨密度和骨代谢监测，进行针对性治疗。社区医师要定期对管理效果进行评估，重点预防与控制骨折发病率。

五、高危人群健康干预

(1)社区内所有 50 岁以上妇女和 60 岁以上男性，或经筛查发现的现症患者应确认并纳入高危人群进行管理。

(2)通过社区筛查(最常见是通过 X 线诊断、骨密度仪检查和骨代谢检验)发现高危人群，及时进行登记。利用健康档案和监测资料分析高危人群的危险因素，确定可干预因素，设计针对性干预方案。尤其是补钙计划和雌激素替代疗法干预应在医师的指导下进行，以防止不必要的不良反应的发生。

(3)通过健康教育传播健康知识、保健技能，提高高危群体的自我保护能力，尤其是防止骨折发生。要围绕低强度有规律的体育运动、合理膳食开展一系列健康干预活动。

(4)不断跟踪收集干预活动所产生的反应资料，做好阶段性过程评估，指导调整原社区骨质疏松预防与控制的健康促进方案。

六、健康人群保健管理

流行病学资料表明，无论任何性别，20 岁以后补充钙质都可以提高骨矿含量，但不能提高骨密度。此外有关研究资料表明生长早期加强运动是提高骨密度的最有效途径。还有资料报道，妇女妊娠期补钙和绝经期前补钙是防止更年期后骨质疏松的有效措施。缺乏运动、钙质吸收及代谢不良是骨质疏松的主要原因，而骨质疏松后骨折是致残的主要原因，因此，在社区开展全人群危险因素控制，加强健康人群的体育运动和补钙干预，能有效地降低危险因素。

(1)有针对性地设计骨质疏松干预措施计划，制作适合健康群体的补钙和青少年体育运动计划。

(2)进行骨质疏松相关健康知识科普宣传，提高社区群众对骨质疏松认识和保健技能。

(3)通过大众媒体进行广泛的健康倡导，知识传播。尤其是合理膳食，科学健身。

(4)定期评估健康传播效果,及时发展健康教育资料和工具,完善健康教育手段。更好地建立支持性环境,尤其是政府参与、政策支持、伙伴关系、社区群众参与和社区资源动员。

(冯　丽)

第十三节　恶性肿瘤

一、恶性肿瘤预防与控制的一般概念

恶性肿瘤是目前全球的第四位死亡原因,占全球死因的9%,占发达国家死因的19%,占发展中国家死因的6%。由于急性传染病和寄生虫病及心脑血管疾病在某些国家和地区得到控制,所以恶性肿瘤死亡率上升如日本恶性肿瘤已经成为第一位死亡原因。据1988－1992年资料,男性发病率美国为351.8/10.0万,英国252.7/10.0万,印度133.1/10.0万,中国上海230.5/10.0万,女性发病率美国为271.2/10.0万,英国233.9/10.0万,印度98.3/10.0万,中国上海154.3/10.0万。

恶性肿瘤是一大类由于未完全明了的原因导致机体细胞功能幼稚化,自身复制失控,消耗机体营养大量繁殖低分化度的无功能细胞,形成原位恶性肿瘤,挤压正常组织器官,并迅速浸润、脱落转移扩散到全身形成新的恶性肿瘤灶并迅速扩大,由此耗竭机体营养,挤压并夺取组织器官养分,使正常器官功能障碍,最终夺取生命的一种慢性疾病。人类对该疾病尚无有效治疗方法,只能通过控制危险因素来预防,或早期发现,早期诊断并立即进行早期治疗(“三早”)来挽救生命,推迟死亡。

由于恶性肿瘤的病因未完全明了,以及已经知道所有机体组织都可以恶变,所以,第一级预防在控制危险因素预防恶性肿瘤的意义上,因不同细胞源的不同组织、不同器官的恶性肿瘤,其危险因素不同而有所差异和有所侧重。如吸烟可以引起肺癌,但却没有证据证实吸烟会引起肝癌。同样第二级预防所进行的“三早”,就不同组织器官而言,就需选择针对性强、灵敏度高、价格适当、容易实施的检查方法。如CT对检查肺癌有相当好的分辨率和准确性,但却难以用于检查白血病。

鉴于此,社区恶性肿瘤预防与控制工作必须基于认真的社区诊断证据之上。严格定义社区优先肿瘤问题,针对不同肿瘤,一一对应地明确可控制的重点的危险因素,科学严谨地设计筛查、干预、预防保健计划及评估方案。认真负责地组织实施,真实准确地收集过程资料,及时进行评估和对方案进行修正。

二、危险因素

尽管不同恶性肿瘤有不同的危险因素,但一般来说,主要与下列因素有关。

(一)环境因素

生态破坏(臭氧层变薄引起日光中紫外线辐射增强,增加皮肤癌的危险性)、环境污染(尤其是化学污染、重金属和放射性污染)、未知生物病原接触(过度开发原始森林和荒原,进入自然疫源地感染并携新型病原进入社会)。

(二)社会因素

经济发展快于文化发展(盲目开发环境、食品生产和加工业为了追求高额利润和市场,采用不健康的无知的食品生产过程或加工工艺、精神空虚引发精神紧张和压力增加)、社会缺乏对人类行为的约束(农药滥用、污染物质排放)、社会缺少对恶性肿瘤危险因素预防与控制的支持等。

(三)不良生活行为习惯与心理因素

吸烟、不平衡膳食、不健康的饮食习惯(如烟熏制食品)、进行体育活动少、紧张、抑郁、缺乏社会责任感、孤独等。

(四)生物因素

人类遗传、RNA 逆转录病毒、类病毒、免疫性疾病等。

三、筛查方法

(一)无症状人群的早期筛检

1.乳腺癌的筛检

30 岁以上妇女应推行乳房自我检查,40 岁以上妇女应每年做一次临床检查,50～59 岁妇女每 1～2 年应进行 X 线检查或 X 线检查与每年一次临床检查相结合的筛查。应注意 30 岁以后初孕、12 岁以前月经初潮、50 岁以后绝经、肥胖症、高脂膳食者、有卵巢患病史及患子宫内膜炎等高危人群。

2.宫颈癌的筛检

一切有性生活的妇女均有发生宫颈癌的危险,妇女从有性生活开始起应 1～3 年进行一次宫颈脱落细胞涂片检查。

3.结肠、直肠癌的筛检

40 岁以上人群应每年进行一次肛门指检(仅限 7～8 cm 深度);50 岁以上人群,特别是有家族肿瘤史、家族息肉史、息肉溃疡史及结肠直肠癌病史者,应每年进行一次粪便隐血试验(注意药物、食物所致假阳性及腺瘤、肠癌以外的消化道出血的干扰),每隔 3～5 年做一次乙状结肠镜检查。

(二)有症状人群的监测

由于人体所患的恶性肿瘤约有 75%发生在身体易于查出和易于发现的部位,为便于及早发现肿瘤,应注意常见肿瘤的十大症状。

(1)身体任何部位(如乳腺、颈部或腹部)的肿块,尤其是逐渐增大的。

(2)身体任何部位(如舌、颊、皮肤等处)没有外伤而发生的溃疡,特别是经久不愈的。

(3)不正常的出血或分泌物,如中年以上妇女出现不规则阴道流血或分泌物增多。

(4)进食时胸骨后闷胀、灼痛、异物感或进行性加重的吞咽不顺。

(5)久治不愈的干咳、声音嘶哑或痰中带血。

(6)长期消化不良,进行性食欲减退、消瘦,又未找出明确原因的。

(7)排便习惯改变或有便血。

(8)鼻塞、鼻出血、单侧头痛或伴有复视时。

(9)赘生物或黑痣的突然增大或有破溃、出血,或原来有的毛发脱落的。

(10)无痛性血尿。

告诉患者若发现这些问题,应及早到医院进行检查和处理。

四、患者管理

我国恶性肿瘤预防工作已经具备十分良好的全国防治网。各地肿瘤防办在肿瘤患者登记，流行病学调查，重点恶性肿瘤“三早”等工作中发挥了积极的作用，十分活跃地在社区开展以群防群治为主要形式的肿瘤预防与控制工作。全国肿瘤防办还引进世界卫生组织和国际肿瘤研究中心等机构的技术标准，制定了具有指导意义和实用价值的诊断分类和管理规范。为我国肿瘤防治奠定了良好的基础。恶性肿瘤病程长短不一，但预后均较差。因此，在控制医疗费用上涨趋势的前提下，恶性肿瘤现症患者社区中实施非住院治疗应以术后康复、综合治疗，体能支持、无痛治疗、临终关怀为主要措施。通过普查或门诊发现患者，在及时治疗的基础上对患者进行登记，目的是为进行下一步实施规范化管理提供条件。主要做法应根据当地经济条件和实际需要因地制宜制订切实可行，经济实惠，行之有效的方案，常见的形式如下。

(1)通过“三早”筛查发现患者并及时进行登记，可以借助健康档案(“户口”)，计算机数据库等方式建立登记档案。

(2)建立社区地段医护人员与患者本人的保健合同，为患者提供综合治疗、术后康复、临终关怀和护理保健方案。借助健康档案和保健合同的约束，保持与患者的联系，及时将治疗药物、必须的护理和保健知识、保健技能送达患者其家属，尽量提高患者的医疗依从性。对管理对象周期性体检作出具体安排。

(3)指导患者正确对待疾病，正确对待死亡，坚定患者求生的信念。动员患者加入社区的某些活动组织中去重建生活，释放患者的心理压力，争取保持愉快的精神状态，有利于疾病良性转化和自限甚至自愈或治愈。

(4)要加强对患者的护理工作，在对肿瘤患者进行无痛治疗为主的放射、药物、免疫和滋补等综合治疗的同时高质量的护理工作是取得成功的重要因素。护理重点是配合治疗的护理，尤其是手术后失能的护理；安慰患者及其家属，鼓励其家属支持患者生存，传授其家属有关护理的基础知识并邀请其参与护理工作；关照患者生活尤其是患者的个人卫生护理以防合并感染。社区医师要定期对管理效果进行评估，与护士一起同患者及其家属讨论研究个体化治疗与保健方案，在可行与合理的前提下适当调整，使其更加具有针对性、个体性和可行性。

社区恶性肿瘤患者管理的综合目标如下：①预防合并感染；②预防和早期发现肿瘤转移并及时处理；③对患者进行早期心理护理，提高生存意识，配合治疗，防止自杀；④无疼痛和临终关怀。

五、高危人群健康干预

(1)恶性肿瘤的高危人群不易区分，只有家族遗传、年龄、女性的月经初潮年龄、吸烟行为和放射、化学、霉变腌制食物等非特异指标供参考。需通过普查、筛查或周期性体检发现潜在患者。由于患者信息来之不易，因而要及时进行登记。利用健康档案和监测资料分析高危人群的危险因素，确定可干预因素(如职业劳保，环境污染等)，针对性设计干预方案。

(2)通过健康教育传播健康知识，提高高危群体的自我保健能力。传授保健技能和自查自检技能。主要围绕劝阻吸烟、合理营养、食品卫生、开展体育运动、环境保护等开展一系列健康干预活动。

(3)不断跟踪收集干预活动所产生的反应资料，做好阶段性过程评估，指导调整原社区恶性肿瘤预防与控制的健康促进方案。建立支持性环境，发展相关政策，使社区恶性肿瘤预防工作能获得持续发展空间机遇。

六、健康人群保健管理

鉴于恶性肿瘤潜隐期长，但发病后预后较差，检查和治疗费用高，患者及其家属心理压力较大等特点，在社区开展整体综合肿瘤危险因素水平控制，通过综合措施预防与控制肿瘤来保护大众健康尤为重要。主要做法是健康倡导，一般应至少做到以下几方面。

(1)通过社区诊断，建立社区恶性肿瘤健康问题资料库，尤其是与恶性肿瘤相关的危险因素基线状况资料，如高危人群资料，危险因素资料，健康体检基线资料等。

(2)有针对性地设计恶性肿瘤干预措施计划，制作适合健康群体的健康教育材料和工具。

(3)通过大众媒体进行广泛的健康倡导，知识传播。尤其是呼吁周期体检计划对象按时到卫生机构进行体检，针对当前可控制危险因素开展“改变现状为更美好的明天”等降低危险因素的策略活动。

(4)定期评估健康传播效果，及时发展健康教育资料和工具，完善健康教育手段。更好地建立支持性环境，尤其是政府参与、政策支持、伙伴关系、社区群众参与和社区资源动员。

（冯　丽）

第七章 传染病管理

第一节 传染病的历史、现状与未来

自有文字记载，就有了人类与各种病原所致传染病做斗争的记录。许多病原微生物都是宇宙间非常古老的物种，在自然界中长期存在并不断进化。时至今日，一些古老的传染病被消灭或控制，又不断有新的或老的传染病以新的面目出现。因此，人类与病原微生物的斗争是永无止境的。

一、传染病的历史

纵观数千年的文明史，传染病对人类历史的发展进程产生了深远影响，给人类社会带来的灾难和创伤比战争和饥荒的总和还要大。最早关于传染病爆发的记载是公元前 2 世纪至公元前 3 世纪印度和埃及出现的天花，之后在印度、中国、罗马等多个国家和地区流行，造成大批人口死亡。到 17 世纪、18 世纪，天花成为欧洲最严重的传染病，死亡人数高达 1.5 亿，最严重的是公元前430 年至公元前 427 年，雅典发生大瘟疫，近半数人口死亡，几乎摧毁整个雅典。公元前 6 世纪，第一次世界性鼠疫大流行，疫情自中东开始，沿地中海蔓延，死亡人数近亿人。此后，又爆发过多次大流行。时至今日，鼠疫在北美、欧洲等地已几近绝迹，但在非洲及亚洲地区仍时有发生。

到了 16 世纪，流感肆虐，1510 年，英国发生有案可查的第一次流感。此后，在 1580 年、1675 年、1733 年，欧洲出现过 3 次大规模流感流行。1918－1919 年席卷全球的西班牙大流感使人们闻之色变。这次流感是 1918 年 2 月首发于美国堪萨斯州的芬森军营，其爆发夺去了 4 000 万人的生命。之后很快又传播至底特律等 3 个城市，1918 年 3 月美国远征军乘船带至欧洲前线，1918 年4 月传播至法国军队，然后传至英国和其他国家军队，1918 年 5 月传至意大利、西班牙、德国、非洲及印度孟买和加尔各答，1918 年 6 月由英国远征军传播至英国本土，然后至俄罗斯、亚洲（中国、菲律宾）、大洋洲（新西兰），1919 年 1 月达澳大利亚，在不到一年的时间席卷全球。估计全世界患病人数在5 亿以上，发病率 20％～40％，死亡人数达 4 000 多万，比第一次世界大战死亡的总人数还多。

19 世纪至 20 世纪末，霍乱在世界范围内的大规模流行共有 8 次，地区性相对小的流行多次。1817－1823 年，第一次霍乱大流行，自印度横河三角洲开始逐渐蔓延到欧洲，仅英国就死亡 6 万余人。此后的7 次大流行，几乎遍及全球各国，尤其 1961 年的第 7 次，始于印度尼西亚，涉及五大洲 140 多个国家和地区，感染者 350 余万。

除了这些大规模爆发的烈性传染病之外，结核、疟疾、登革热、伤寒等传统的传染病的流行也对人类造成很大的伤害。

二、传染病现状

近年来，就全球范围而言，一些经典的传染病逐渐被控制，如天花已被彻底消灭，麻疹、白喉、猩红热、脊髓灰质炎等发病率明显下降。但近 30 年来，全球范围内新出现传染病 40 种，其中大部分为人畜共患传染病，原本已经控制的传染病有再次抬头的趋势，如结核病；一些经典的传染病以新的面目出现，呈现出传染性更强、致病性更烈的情况，如 1976 年首次在苏丹近赤道西部省和扎伊尔周边地区流行（现在的刚果民主共和国）的埃博拉出血热，传播速度快，传染性强，患者一旦发病，可在 24 小时内死亡。1976 年 6 月至9 月，苏丹发现了 284 例埃博托病毒感染者，117 例死亡。在扎伊尔共有 318 例，280 例死亡。1995 年扎伊尔再次出现大流行，315 例感染，244 例死亡。此后，在科特迪瓦、加蓬等国家和地区出现爆发，致多人死亡；1981 年出现的获得性免疫缺陷综合征（艾滋病）对全球造成的危害巨大，截至 2010 年底，全球共有3 400万名艾滋病病毒感染者，中国累计报告艾滋病病毒感染者、艾滋病患者共计 379 348 例，其中艾滋病患者138 288 例，死亡报告 72 616 例。20 世纪 90 年代确定的丙型、戊型肝炎，至今仍是主要的传染病。2003 年年底出现的 SARS、2005 年年底出现的人高致病性禽流感，都是既往已经存在的病毒出现新的变异，以新的面目出现的烈性传染病，对感染人类造成的危害极其严重。

与全球趋势一致，目前我国传染性疾病也呈现出一些新的特点：传染病总体发病率逐年下降，多数经典传染病发病率明显下降，但部分传染病发病率有所回升，如霍乱、伤寒、结核病等；新发传染病如艾滋病、甲型 H1N1 流感、军团菌病及莱姆病等不断涌现；由于儿童预防接种，部分传染病如麻疹发病年龄上移；由于抗生素耐药性问题，A 组链球菌疾病复燃，葡萄球菌中毒休克综合征出现了新的特点。另外，由于传染病格局变化与国家经济社会水平的提高，非传染性感染病相对增多。

据卫健委数据统计，2010 年（2010 年 1 月 1 日零时至 12 月 31 日 24 时），全国共报告法定传染病发病 6 409 962 例，死亡 15 257 例，报告发病率为 480.24/10 万，死亡率为 1.14/10 万。2010 年，全国甲类传染病发病 164 例，其中人间鼠疫发病 7 例，死亡 2 例，霍乱发病 157 例，无死亡，报告发病率为 0.0118/10 万。报告人感染高致病性禽流感发病 1 例，死亡 1 例。乙类传染病除传染性非典型肺炎、脊髓灰质炎和白喉无发病、死亡报告外，其他共报告发病 3 185 768 例，死亡 14 287 人。甲乙类传染病报告发病率为238.69/10 万，死亡率为 1.07/10 万，分别较 2009 年下降 10.08％、4.26％。报告发病数居前 5 位的病种依次为病毒性肝炎、肺结核、梅毒、细菌性和阿米巴性痢疾、淋病，占甲乙类传染病报告发病总数的 94.97％；报告死亡数居前5 位的病种依次为艾滋病、肺结核、狂犬病、病毒性肝炎和甲型 H1N1 流感，占甲乙类传染病报告死亡总数的96.49％。丙类传染病中，除丝虫病无发病、死亡病例报告外，其他共报告发病3 224 030 例，死亡968 人，报告发病率为 241.55/10 万，死亡率为 0.07/10 万，分别较 2009 年上升 33.72％、131.63％。报告发病数居前 5 位的病种依次为手足口病、其他感染性腹泻病、流行性腮腺炎、急性出血性结膜炎和流行性感冒，占报告发病总数的 98.49％。报告死亡数居前 3 位的病种依次为手足口病、其他感染性腹泻病和流行性感冒，占报告死亡总数的 98.66％。

2010 年甲乙类传染病中的呼吸道传染病、自然疫源及虫媒传染病、肠道传染病、血源及性传播传染病报告发病率分别下降了18.97%、13.02%、8.26%和3.76%。肠道传染病中霍乱和戊型肝炎发病数上升，甲型肝炎、伤寒/副伤寒、未分型肝炎和痢疾发病数下降；呼吸道传染病中除百日咳发病数略有上升外，甲型H1N1流感、流行性脑脊髓膜炎、麻疹、肺结核和猩红热报告发病数均有不同程度的下降；自然疫源及虫媒传染病中钩体病和流行性出血热发病数上升，人感染高致病性禽流感、疟疾、鼠疫、流行性乙型脑炎、登革热、炭疽、狂犬病和布鲁菌病发病数下降；血源及性传播传染病中艾滋病、梅毒和丙型肝炎发病数略有上升，淋病和乙型肝炎发病数下降。

除法定传染病之外，一些新发现的传染病时有流行，近年对我国造成严重影响的新发传染病有2003年的SARS，2006年的人感染高致病性禽流感，以及2009年的甲型H1N1流感，都是病毒出现变异以后出现了传染性和致病性增强等新的特点。自2008年以来，手足口病在全国多个地区不同程度流行。2009年，河南、山东、安徽等地相继出现发热伴血小板减少综合征，发病者多为青壮年农民，有蜱叮咬史，在患者体内分离出了一种新型的布尼亚病毒，但根据临床表现，人粒细胞无形体也可能是本病的病原体，所幸的是，此后发病逐渐减少。2011年底，我国某部发生新型重组型腺病毒疫情，先后有上千人感染，发病者以肺炎和咽部症状为突出表现。

总体来说，人类与传染病及寄生虫病的斗争虽然取得了巨大的成绩，但又不断地有某些新的传染病出现，对从事传染性疾病与感染性疾病的医务工作者来说，既是巨大的挑战，也是振兴传染病学的难得机遇。

三、传染病未来的挑战与对策

虽然新发传染病没有在我国造成长期大规模流行，但未来仍需给予足够的重视，因为这些传染病如果没有被及时发现和控制，可能会导致在全国甚至全球范围传播。SARS的流行是最好的例证。当年全球共有近8 000例SARS病例，其爆发清楚地展现了一种新发传染病是怎样导致全球范围内的社会动荡和经济衰退的。虽然H5N1型禽流感病毒没有在人群间传播的证据，但是可能发生的基因突变将影响其传染性，或者导致其他具有大范围流行潜能的流感病毒的出现。从近几年新发传染病情况看，由动物传染给人类的人畜共患病在中国及全世界的新发传染病疫情中较突出。家禽、家畜与野生动物成为威胁人类健康已知的及新的微生物来源。人口规模和密度的不断扩大，增加了人和动物的接触机会，这也增加了既往未知微生物侵入人类的可能性。在中国，财富的增长提高了动物蛋白的消费需求，也提高了食源性动物的饲养数量，尤其是猪和家禽类。与大多数发展中国家一样，中国的食源性动物饲养地与人类居住地紧密相连，从而增加了疾病由动物传给人类的风险。中国人对新奇食物的喜好进一步增加了疾病由动物传染给人的危险。既往不用作食物的动物现在在中国市场也较易获得，这就导致了不同种类动物与人类的接触及动物间的接触。通过饲养、收购、运输、销售、屠宰、加工和消费这些动物及其产品，人们可以接触到动物身上的各种微生物。活体动物跨边境运输和贸易是病原微生物传播到新的动物和人类的另一种途径。某些动物和鸟类会迁徙或飞翔，而并非生活在限定的区域，这使得动物之间出现多种微生物传递。动物群体中存在其他一些尚未明确但可能使人类致病的微生物。值得注意的是，在动物群体中频繁使用抗微生物药物(包括抗病毒药物)可导致引起人类感染的细菌和病毒的耐药性。在中国爆发的猪链球菌病的菌株就具有抗四环素耐药性。

因此，未来人类应始终提高警惕，防止已控制传染病的再现及新传染病的出现。首先这就要求全社会共同参与，做到人类自身与大自然的和谐，防止原本存在于动物体内和在自然界潜伏的病原体、微生物寻找新的宿主并引起疾病流行。其次，要强化与传染病长期斗争的意识，社会的发展、生物科学技术的进步永远也不可能彻底消灭所有的传染病。其次，加强病原体、微生物的研究，有利于当新的传染病出现时，能够快速地明确病原，早期介入，减少流行规模、控制疫情。最后，加强国际合作，共同预防至关重要，因为微生物是无国界的，它的传播不受限制。

四、防治传染病、任重道远

无论过去、现在还是未来，传染病都将是人类生存与健康的严重挑战。在解决现有传染病防治工作中面临的挑战和问题的同时，也要思考未来如何应对已知传染病及新发传染病。医务工作者，特别是从事传染病相关的工作者除掌握先进的科学技术、敏感的监测系统和采取有效的干预措施外，还需要通过适宜的渠道对有感染危险的社区群众进行预警，并指导他们采取正确的防护措施。

（梁金凤）

第二节 感染的发生与感染的结局

感染是指病原微生物侵入机体并在宿主体内复制、繁殖的过程。感染后引起机体功能、代谢、组织结构破坏的病理反应，造成感染性疾病。其中有些感染性疾病具有传染性而称为传染病。病原微生物包括细菌、病毒、原虫、真菌、螺旋体、立克次体等，或是具有致病能力、但并非生物的感染性物质，如朊蛋白。

一、感染的发生

（一）感染的来源

引起机体感染的病原体有外源性和内源性两大类。

1.外源性感染

外源性感染指来自宿主体外的病原体所引起的感染。传染源主要包括以下几种。①传染病患者：从潜伏期到病后恢复期各阶段，不同病原体在不同阶段可以各种方式在人与人之间传播。②带菌（毒）者：感染病原体后不出现临床症状，并在一定时间内持续排菌（毒），不易被察觉，因此是重要的传染源。③病畜及带菌（毒）动物：某些病原体可引起人畜共患病，如乙型脑炎病毒、炭疽杆菌、布鲁菌和鼠疫耶尔森菌等，病原体在人和动物中间传播。④媒介昆虫。

2.内源性感染

内源性感染主要指机体内正常菌群引起的感染，也称为自身感染，如大肠埃希菌；也包括原发感染后潜伏在体内的病原体又重新感染，如单纯疱疹病毒、结核分枝杆菌等。内源性感染具有条件依赖性，是医院感染的一种常见现象。

（二）病原体入侵部位

病原体主要经呼吸道、消化道、泌尿生殖道、皮肤等处侵入机体。不同的病原体有其特殊的入侵部位，如痢疾杆菌须进入肠道才能生存并引起疾病；有些病原体经节肢动物叮咬将病原体传入体内。

(三)传播途径

感染源排出病原体，经过一定的方式、途径进入其他易感者的体内的方式和途径称为传播途径，每种感染性疾病都有其恒定的传播途径，有单一或多种途径。

1.呼吸道传播

患者于呼吸、咳嗽、打喷嚏、谈话时将病原体排出体外，分布于患者周围的空气中。结核杆菌、炭疽杆菌等耐干燥病原体可存在于尘埃中。易感者可将含有病原体的空气、飞沫和尘埃吸入呼吸道而引起感染，如白喉、猩红热、麻疹等传染病。

2.消化道传播

进食被病原体污染的水、食物而感染，如伤寒、霍乱等。水源污染常可引起传染病的爆发。社会经济条件、环境卫生、居住条件、个人卫生等因素可影响经消化道传播疾病的发生、流行和控制。

3.接触传播

易感者皮肤黏膜与病原体接触而受到感染。分类如下：①直接接触传播，没有任何外界因素参与下，传染源与易感者直接接触而引起疾病的传播。如性接触、输注携带病原体的血液、血制品等生物制剂、器官移植及使用污染的医疗器械等。②间接接触传播，易感者接触被患者排泄物或分泌物所污染的日常用品、生产工具而受到感染，又称日常生活接触传播。如某些皮肤传染病、某些呼吸道传染病及人畜共患病等均可经此途径传播。

4.母婴传播

母婴传播也称垂直传播，即感染某些传染病的孕妇可通过胎盘血液将体内的病原体传播给胎儿，引起宫内感染，如风疹病毒、麻疹病毒、肝炎病毒及艾滋病病毒等。也有些病原体经孕妇阴道通过宫颈口到达绒毛膜或胎盘引起胎儿感染，如链球菌、葡萄球菌等。还有些病原体存在于母亲产道内，孕妇分娩时感染胎儿的皮肤、黏膜、呼吸道及肠道，如疱疹病毒、淋球菌等。

5.虫媒传播

经蚊、蝇、蚤、虱、蜱、螨及白蛉等吸血节肢动物通过叮咬将病原体传播给人类引起疾病，称为虫媒传染病，如鼠疫、斑疹伤寒、黑热病、疟疾等。

6.土壤传播

传染源的分泌物或排泄物通过直接或间接方式污染土壤。埋葬死于传染病的人、畜尸体可能污染土壤。某些细菌的芽孢可在土壤中长期生存，如炭疽杆菌和破伤风杆菌等。某些肠道寄生虫病的生活史中有一部分必须在土壤中发育至一定阶段才能感染人，如钩虫卵和蛔虫卵等。这些被污染的土壤可通过破损的皮肤使人类获得感染。经土壤传播病原体的可能性取决于病原体在土壤中的存活力，人与土壤接触的机会与频度、个人卫生习惯等。

各种传染病流行时其传播途径是十分复杂的，一种传染病可同时通过几种途径传播，如细菌性痢疾可经水、食物、媒介节肢动物及接触等多种途径传播。因此，当某种传染病在人群中蔓延时，必须进行深入的流行病学调查才能了解其真正的传播途径，从而采取有针对性的防制措施。

(四)病原体在体内的定位

病原体侵入机体后，依靠其与宿主组织的特异性结合能力而定植于特定器官或组织，引起该部位的病变，这些器官或组织称为该种病原体的定位或靶器官。其中能够排出大量病原体的定位对疾病的传播具有重要意义，称为特异性定位。特异性定位不但与疾病的传播有关(排出病原体污染环境，传染他人)，也与该病原体在长期进化中形成的特性有关。病原体在局部繁殖时分泌的毒素也可随血流扩散而引起远处组织的病变，如白喉引起的心肌炎。侵袭力强的病原体，可通过血流、淋巴或直接扩散到其他组织或器官，引起该脏器的病变，如病毒性肝炎和乙型脑炎等。病原体在宿主体内的定位可以有一个，也可以有数个，按感染先后分为原发性定位与继发性定位，如脑膜炎球菌的原发性定位在鼻咽黏膜，继发性定位在血及脑膜。特异性定位在多数情况下是原发性定位（如鼻咽部既是脑膜炎球菌的原发性定位，又是其特异性定位），有时也是继发性定位。

二、感染的结局

（一）感染决定因素

病原微生物侵入机体后是否导致感染，以及感染后的结局如何，主要取决于病原体的致病力、机体防御能力和环境因素 3 个方面。

1.病原体的致病力

病原体致病力包括病原体的数量、致病力、特异性定位及变异等决定因素。

（1）病原体数量：同一疾病中，病原体的数量与其致病力呈正相关。不同的病原体有着不同的致病量。

（2）病原体毒力：构成毒力的物质称为毒力因子，包括侵袭力和毒素。侵袭力指病原体突破宿主防御功能侵入机体并在机体内扩散的能力，包括吸附和侵入、繁殖与扩散及抵抗宿主防御等方面的能力。毒力是指病原体产生各种毒素的能力。毒素分为外毒素和内毒素两大类：外毒素与宿主靶器官的受体结合进入细胞内起作用，如破伤风毒素和向喉毒素。内毒素通过激活单核-巨噬细胞释放细胞因子起作用，如革兰阴性杆菌的脂多糖。不同的病原体有不同的致病力，这取决于其毒力和侵袭力的有无及大小，有的病原体两者兼而有之，有的则仅有其一。

（3）病原体变异和耐药性：微生物的变异是其进化的基础。抗微生物药物对微生物群体有很强的选择压力，病原体可因自身遗传基因和外界环境的影响，获得某些耐药性质粒而发生变异。变异可使病原体的性质、致病力发生改变，往往可逃避机体的特异性免疫作用，有利于感染的持续，甚至使疾病的传染过程、病情、传染病的流行态势发生变化。不同病原体的变异性不同，如流感病毒、艾滋病病毒的变异性很强，而麻疹病毒的变异性较弱。

2.机体的防御能力

人体有三道防线对抗外来感染。第一道是皮肤及呼吸道、消化道、生殖泌尿道等黏膜组织；第二道是纤维组织、肝、脾、淋巴结，以及白细胞、单核细胞等。第一道防线和第二道防线属于人体的非特异性免疫系统。第三道就是人体的特异性免疫系统，由免疫器官和免疫细胞借助血液循环和淋巴循环组成。当机体具有强大而完善的防御能力时，入侵的病原体则被杀灭或排出体外，不发生感染；当机体防御能力低下或病原体数量大、致病力强时，病原体则在体内生长、繁殖而发生感染。

（1）非特异性免疫：指经遗传而获得，机体在发育过程中形成，是人体对入侵的各种病原体及其他异物的清除能力。其作用并非针对某种特定的病原体，非特异性免疫也称固有免疫。固有免疫系统包括以下几种。①同有屏障：皮肤与黏膜为机体的外部屏障，可通过机械方式阻挡病原体入侵。内部屏障有血-脑屏障和胎盘屏障，对中枢神经系统和胎儿起到相当的保护作用。②吞噬细胞、自然杀伤细胞、树突状细胞等同有免疫细胞。③体液因子：正常体液和组织中存在的多种具有杀伤或抑制病原菌作用的可溶性分子，包括补体、酶类物质、各种细胞因子（干扰素、肿瘤坏死因子等)。

(2)特异性免疫:又称获得性免疫或适应性免疫,是经感染(病愈或无症状的感染)或人工预防接种(菌苗、疫苗、类毒素等)而使机体获得抵抗感染的能力。这种免疫并非生来就有,它需要经历一个过程才能获得,只针对一种病原体。一般是在病原微生物等抗原物质刺激后才形成的,并能与该抗原发生特异性免疫反应。特异性免疫包括以下几种。①细胞免疫:T细胞是细胞免疫的主要细胞。已致敏的T细胞再次遇到该抗原时,产生特异性的细胞毒作用,并释放多种细胞因子,杀伤病原体及其寄生的细胞。在清除寄生于细胞内的病原菌方面,细胞免疫起着非常重要的作用,如立克次体、各种病毒及某些细菌如结核杆菌、伤寒杆菌等病原的清除。在抗感染免疫中,细胞免疫既是抗感染免疫的主要力量,参与免疫防护,又是导致免疫病理的重要因素。②体液免疫:通过B细胞产生抗体来达到保护目的的免疫机制。B细胞受到抗原刺激后,从浆母细胞转化为浆细胞,同时产生能与该抗原结合的免疫球蛋白(抗体)。免疫球蛋白有IgM、IgE、IgA、IgD和IgG五类。体液免疫的抗原多为相对分子量在10 000道尔顿以上的蛋白质和多糖大分子,病毒颗粒和细菌表面都带有不同的抗原,所以都能引起体液免疫。

3.环境因素的影响

自然环境的湿度、温度及不同地域等因素都对人体及病原微生物有很大的影响。社会环境如经济水平、交通条件、环境卫生、个人卫生习惯、身体营养状况、体育锻炼等均可影响机体的防病抗病能力。药物和非药物的治疗措施,在很大程度上干预了感染的过程。

(二)感染的结局

病原微生物侵入人体后,人体对之产生免疫应答。由于人体防御能力的强弱不同,侵入人体的病原体的数量和毒力不同,因此斗争的表现也有所不同。一般有以下五种表现。

1.显性感染

显性感染即感染病原体后出现症状、发生疾病。因人体抵抗力、病原体致病力和治疗措施的不同而出现痊愈、死亡、慢性化、病原体携带和后遗症等不同结局。显性感染的过程可分为潜伏期、发病期及恢复期。显性感染临床上按病情缓急分为急性感染和慢性感染,按感染的部位分为局部感染和全身感染。

(1)局部感染:指入侵的病原菌只局限在宿主一定部位生长繁殖,并产生毒性物质,不断侵害机体的感染过程。由于机体的免疫功能足以将入侵的病原菌限制于局部,阻止它们在体内扩散蔓延,因此只引起局部病变,如化脓性球菌所致的疖、痈。

(2)全身感染:机体与病原体相互斗争的过程中,机体免疫功能不足以将病原体局限于某一部位,使得病原菌及其毒素经淋巴管或血流向周围扩散引起全身感染。全身感染可能出现的情况如下。①菌血症:病原菌自局部病灶不断地侵入血流中,但由于机体内细胞免疫和体液免疫的作用,病原菌不能在血流中大量生长繁殖。如伤寒早期的菌血症、布氏杆菌菌血症。②毒血症:病原菌在局部生长繁殖,没有大量细菌侵入血流,但细菌产生的毒素进入血流引起中毒症状,如白喉、破伤风等。③脓毒症、严重脓毒症和脓毒症休克:脓毒症指机体具有可疑或已证实的感染,同时出现全身炎症反应综合征的症状,包括高热或体温不升、心动过速、呼吸频率增快、外周血白细胞计数升高或降低,或幼稚中性粒细胞>10%。严重脓毒症指在脓毒症基础上出现心血管功能障碍或急性呼吸窘迫综合征或≥2个心、肺以外的器官功能障碍。脓毒症休克指在脓毒症基础上出现心血管功能障碍。④脓毒血症:化脓性细菌引起败血症时,细菌随血流扩散至全身多个器官(如肝、肺、肾等),引起多发性化脓病灶。如金黄色葡萄球菌严重感染时引起的脓毒血症。

2.一过性感染

病原体被消灭或排出体外。病原体进入人体后，首先是皮肤、黏膜等机体天然屏障的抵抗，进入体内可被胃酸、溶菌酶和呼吸道纤毛、黏液所杀灭或清除，进入组织则被单核-巨噬细胞吞噬。机体依靠非特异性免疫系统的作用清除病原体，不出现任何症状，也不出现特异性免疫反应。当同一病原体再次侵入时仍有可能罹患该种疾病。

3.病原体携带状态

有带菌者、带毒者和带虫者：隐性感染或传染病痊愈后，病原体在体内继续存在，形成带菌、带毒和带虫状态。也即病原微生物在人体内生长繁殖并排出体外，但并不出现任何症状。不同的疾病阶段具有不同携带的状态，如果发生在潜伏期则称为潜伏期携带者；发生在疾病恢复期则为恢复期携带者；如果始终携带病原而不发生疾病则称为健康携带者（或慢性携带者）。无症状携带者容易作为传染源散布病原微生物而引起疾病的流行。痢疾、伤寒、白喉恢复期带菌者都比较常见，因此及时查出带菌者、带毒者和带虫者，加以有效隔离治疗，对于防止传染病的流行是重要的手段。

4.隐性感染

隐性感染又称亚临床感染。当机体有较强的免疫力，或入侵的病原菌数量不多、毒力较弱时，感染后对人体损害较轻，不引起或者只引起轻微的组织损伤，不出现明显的临床症状、体征甚至生化改变，只能通过免疫学检查才能发现。在大多数传染病中，仅诱导机体产生特异性免疫应答，而隐性感染是最常见的表现。隐性感染过程结束后，多数患者获得不同程度的特异性免疫，病原体被清除。少数人可转变为病原携带状态，成为无症状携带者。

5.潜伏性感染

病原与宿主维持平衡状态的非显性感染，病原体潜伏在机体中某些部位，由于机体免疫功能足以将病原体局限化而不引起显性感染，但又不足以将病原体清除，病原体便可长期潜伏下来，而当人体抵抗力低下时，病原体就能快速繁殖致病。如长期潜伏在人体内的结核杆菌，一旦营养不良、过度劳累或使用免疫抑制剂后就会发生结核病。单纯疱疹病毒也能潜伏在人体内，在抵抗力降低时可发生单纯疱疹。

（孔德花）

第三节　传染病流行过程的三个基本环节

一、传染源

传染源是指病原体已在体内生长繁殖并能将其排出体外的人和动物。主要为患者、隐性感染者、病原携带者（排菌者）或称带菌（虫）者和受感染的动物。他（它）们作为传染源的重要性在不同的传染病中有所不同：有时患者是重要传染源，有时带菌者是重要传染源。

（一）患者

患者在大多数传染病中是重要的传染源，但在不同病期的患者，其传染性的大小可以不同。

一般情况下，在临床症状期传染性为最多，因这时排出病原体的数量最多，从而感染周围人群的机会也较大。病愈后病原微生物也随着消失，如菌痢、流行性感冒、伤寒、麻疹等。某些传染病在潜伏期即具有传染性，如甲型及戊型肝炎、水痘等。因此，为制定传染病散播的隔离时间，应参照其有关传染期。急性患者借其症状（咳嗽及吐、泻）而促进病原体的播散；慢性患者可长期污染环境；轻型患者数量多而不易被发现。在不同传染病中，不同类型患者的流行病学意义各异。

（二）病原携带者

病原携带者按病原携带时间可分为潜伏期病原携带者、病后病原携带者和健康病原携带者，在后者中可能也夹杂一部分隐性感染病例。某些感染病中，病原携带者成为重要传染源，如伤寒、流行性脑脊髓膜炎（简称流脑）、菌痢、乙型病毒性肝炎、脊髓灰质炎、白喉等病原携带者。这些病原携带者主要是病后病原携带者和健康病原携带者，称暂时病原携带者。超出了 3 个月者称慢性病原携带者，慢性病原携带者不显出症状而长期排出病原体，在某些传染病（如伤寒、细菌性痢疾）中有重要的流行病学意义。病原携带者作为传染源的意义取决于排出病原体的数量、携带时间、携带者的职业、人群生活环境和卫生习惯等。

（三）隐性感染者

在某些传染病中，如流脑、脊髓灰质炎等，隐性感染者是重要的传染源。隐性感染者虽无临床症状，但体内有病原微生物滋生繁殖，并通过一定途径将病原体排出体外。

（四）受感染动物

以动物为传染源传播的疾病，称为动物源性传染病。这类传染病主要有狂犬病、鼠疫、钩体病、流行性乙型脑炎（简称乙脑）、肾综合征出血热、地方性斑疹伤寒、恙虫病、血吸虫病等。在作为传染源的动物中，以啮齿类动物最为重要，其次是家畜、家禽。有些动物本身发病，如鼠疫、狂犬病、布鲁氏菌病等；有些动物不发病，表现为带菌者，如地方性斑疹伤寒、恙虫病、乙脑等。以野生动物为传染源的传染病，称为自然疫源性传染病，如鼠疫、钩端螺旋体病、森林脑炎、肾综合征出血热等。这些病的动物传染源的分布和活动受地理、气候等自然因素的影响较大。且存在于一定地区，并具有较严格的季节性。一般来说，动物源性传染病的患者，传染性不强，因通常并不存在人-人互相传染途径，即人感染后不再传染给别人，所以作为传染源的意义不大。

二、传播途径

病原体从传染源排出后，经过一定的方式再侵入其他易感者，所经过的途径称为传播途径。凡对病原体的传播起作用的一切因素，如水、食物、手等，均称为传播因素。每一种传染病的传播途径不一定相同，同一种传染病在各个具体病例中的传播途径也可以不同，同一种传染病也可以有一种以上的传播途径。传播途径可有空气传播、水的传播、食物传播、接触传播、虫媒传播、土壤传播等。只有针对某一种疾病的发生条件、传播途径和因素进行详细的调查研究，才能有效地控制疾病的流行。

（一）空气传播

空气传播也称呼吸道传播，包括飞沫、飞沫核、尘埃传播因子的传播，主要见于以呼吸道为进入门户的传染病。所有的呼吸道传染病，如麻疹、白喉、猩红热、百日咳、流行性感冒、流行性脑脊髓膜炎等，都可以通过空气飞沫传播。当患者大声讲话、咳嗽、打喷嚏时，可以从鼻咽部喷出大量含有病原体的黏液飞沫悬浮于空气中，若被易感者吸入，即可造成传染。2002 年底在我国广东省流行的 SARS，经流行病学等研究，证明它是通过飞沫传播，有近距离传播的特征。2009 年

4 月在墨西哥首先出现的新型甲型 H1N1 流感病毒流行，随后迅速蔓延世界各地引起大流行，经证实主要是通过近距离空气飞沫或气溶胶经呼吸道传播。凡具有在外界自下而上力较强的病原体，也能通过飞沫使易感病原体吸入后通过尘埃传播而受感染，肺结核往往如此。

（二）水的传播

水的传播主要见于以消化道为进入门户的传染病。水源受到病原体污染，未经消毒饮用后，可发生传染病的流行。水型流行的大小与水源类型、污染程度、饮水量的多少、病原体在水中存活时间的长短等因素有关。不少肠道传染病，如霍乱、伤寒、菌痢、甲型及戊型病毒性肝炎等，都可经水传播。有些传染病是通过与疫水接触而传播，如钩端螺旋体病、血吸虫病等。因为在生产劳动或生活活动时与含有病原体的疫水接触，病原体侵入皮肤或黏膜而造成感染。

（三）食物传播

食物传播主要见于以消化道为进入门户的传染病。它包括动植物食品在贮藏、运输和加工过程中被病原体污染，也包括患病动物的肉、蛋、奶及其制品、鱼、蟹、蚶等水产品本身携带病原体。当人生吃或进食半熟的这些含有病原体或被病原体污染的食物时而被感染。所有肠道传染病病原体如甲型肝炎病毒(HAV)、沙门菌属、空肠弯曲菌、布鲁氏菌、鼠疫杆菌、结核分枝杆菌、炭疽杆菌、肺吸虫、华支睾吸虫、旋毛虫、猪带绦虫和囊尾蚴等，以及个别的呼吸道传染病，如结核、白喉、流行性感冒等，可通过污染食物而造成传播。伤寒、痢疾和霍乱病菌可经过患者的排泄物或手指和苍蝇而污染食物，也可能污染水、牛奶或其他粮食。食物作为传播途径的意义与病原体的特性、食物的性质、污染程度、食用的方式和人们的卫生习惯等有着密切的关系。因聚餐某一种被污染食物，常可引起参加聚餐者发生相应疾病的食物型爆发。临床表现为病情较重，潜伏期较短。蔬菜被粪便污染后，可传播肠道传染病和寄生虫病，如伤寒、痢疾、蛔虫病等。不生吃可能受污染的食物和加强食品卫生管理是主要的预防措施。

（四）接触传播

接触传播又称日常生活接触传播，既可传播消化道传染病（如痢疾），也可传播呼吸道传染病（如白喉）。有直接接触和间接接触两种传播途径。间接接触传播在肠道传染病中尤为多见。即经被病原体污染的手、公用餐具、公用卫生用具及儿童公用玩具等，经易感者接触后而引起感染造成传播。直接接触是指传染源与易感者不经过任何外界因素而直接接触所造成的传播，包括性接触及皮肤黏膜直接接触传播。存在感染病患者及携带者的血液、阴道分泌物、精液及唾液内的病毒，当易感者与其发生性接触，则通过易感者的破损皮肤黏膜传播。如经过不洁性接触（包括同性恋、多个性伴侣的异性恋及商业性行为）可传播 HIV、HBV、HCV、梅毒螺旋体、淋病奈瑟菌等。人被犬所咬，接触天花、带状疱疹和单纯疱疹患者，有些皮肤化脓性病如脓疱疮等，经皮肤黏膜感染也属于直接接触传播的范畴。

（五）血液传播

血液传播指病原体存在于携带者或患者的血液中，通过输血及血制品、单采血浆、器官和骨髓移植传播。未使用一次性或消毒的注射器，医疗检查、治疗和手术器械和针灸等使用后未做到“一用一消毒”等管理措施而将病原体注入或经破损伤口侵入易感者体内而传播，如疟疾、HBV、HCV、HIV 感染等。

（六）虫媒传播

虫媒是指节肢动物，其中包括昆虫纲内的蚊、蚤、蝇、虱等，蜘蛛纲内的蜱、螨（恙虫）等。这些节肢动物媒介可以通过叮咬吸血传播某些传染病，如疟疾、乙脑、黑热病、森林脑炎、肾综合征出血热、丝虫病、恙虫病等。人与人之间如无虫媒存在，这些病并不互相传染。虫媒传播的疾病，根据节肢动物的生活习性，有严格的季节性，有些病例还与患者的职业与地区有关，如森林脑炎。虫媒将病原体机械携带或体内传播传染病，这在肠道传染病中常常可看到其传播作用，但所携带的病原体一般存活时间短(只2～3天)。有些病原体在虫媒体内，不仅能生长繁殖，甚至可经卵传给后代，如森林脑炎之在蜱，流行性乙型脑炎病毒之在蚊，恙虫病立克次体之在螨，但节肢动物不是病原体发育繁殖的良好场所，且受着外界环境影响的限制，虽能起到传染源的作用，但不能算作传染源，而通常称作媒介，主要起传播作用。

(七)土壤传播

有些肠道寄生虫卵，如钩虫卵、类圆线虫卵等，必须在土壤中发育至一定阶段成为感染期蚴，经口或幼虫钻入皮肤才能引起感染。有些细菌，如破伤风、炭疽等芽孢可长期保存在土壤中，易感者接触了这些土壤可以构成这些传染病的传播途径。

(八)医源性传播

医源性传播指在医疗、预防工作中，人为地造成某些传染病的传播。通常有两种类型：一类是指易感者在接受治疗、预防或检验措施时，由于所用器械受医护人员或其他工作人员的手污染或消毒不严而引起的传播，如丙型肝炎、乙型肝炎、艾滋病等；另一类是药厂或生物制品受污染而引起传播，如用因子Ⅷ制剂曾引起艾滋病。

(九)垂直传播

垂直传播即有血缘关系的亲代将携带的病原体传播给下一代。也称为母婴传播，如艾滋病、HBV等。母婴传播又包括宫内感染胎儿，产程感染新生儿和出生后哺乳密切接触感染婴幼儿。通常把发生在产前的传播称为宫内感染。乙型肝炎病毒(HBV)的垂直传播易形成免疫耐受，是造成我国大量HBV慢性感染的重要原因之一。

传染病与寄生虫病可以通过各种不同传播途径和不同传播因素传播，有些传染病可以通过多种途径和因素而传播(在肠道传染病和呼吸道传染病中最为多见)。肠道传染病可以通过水的传播、食物传播、虫媒传播、接触传播等不同途径，其中受污染的水、受污染的食物、携带有病原体的苍蝇、被污染的手都起到传播的作用，也就成为传播因素，但有时接触传播也可成为传播途径。

三、人群易感性

对某一传染病缺乏特异性免疫力的人称为易感者，易感者在某一特定人群中的比例决定该人群的易感性。易感者的比例在人群中达到一定水平时，如果又有传染源和合适的传播途径，则传染病的流行很容易发生。某些病后免疫力很巩固的传染病(如麻疹)，经过一次流行之后，要等易感者比例再次上升至一定水平，才发生另一次流行。这种现象称为流行的周期性。在普遍推行人工自动免疫的干预下，可把易感者水平降至最低，就能使流行不再发生。

所谓某些传染病的周期性流行是与人群对该病易感有关的。以往曾有麻疹2～3年流行一次、百日咳2～4年流行一次及流脑7～9年流行一次的规律。这种周期性一般见于人口集中的大城市，实施计划生育及预防接种后，这种周期现象即会消失，是可以控制的。职业、性别、年龄的不同，使传染病流行的易感人群也有所差别。6个月以内的婴儿由于母亲传递的免疫力依然存在，喂养及衣着均防护较好，可避免许多病原体的感染。由于野外活动或作业较多，故自然疫源性疾病一般多见于男性。钩体病则是以农业人口为主的传染病。

构成流行过程的三个基本环节的存在仅创造了流行条件，并不等于流行已经形成；只有在自然因素和社会因素这些外界环境条件的影响下，促使了这三个环节的相互联结，流行才会发生。

（孔德花）

第四节　清洁、消毒与灭菌

一、定义

（一）清洁

清洁是指去除医疗器械、器具和物品上污物的过程。去除污物的同时可以去除和减少物品表面的微生物，但并非杀灭微生物。去除污物可增加物品接触的安全性，并使物品在消毒、灭菌过程中能有效地与消毒、灭菌剂接触，防止有机物等理化因素影响消毒、灭菌效果。

（二）消毒

消毒是指用化学、物理、生物的方法杀灭或消除环境中的病原体，使经消毒的物品接触正常的皮肤黏膜时，达到无害化程度。

（三）灭菌

灭菌是指杀灭或者消除传播媒介上的一切微生物，包括致病微生物和非致病微生物，也包括细菌芽孢和真菌孢子。凡是进入人体组织、无菌器官的医疗器械、器具和物品必须达到灭菌水平。

二、清洁法

清洁常用于地面、家具、墙壁等物体表面的处理，以及物品消毒、灭菌前的处理。其中医疗器械、器具和物品清洗的流程包括使用流动水冲洗；使用含化学清洗剂的清洗用水洗涤；用流动水漂洗；再用软水、纯化水或蒸馏水进行终末漂洗，以去除洗涤后物品上的残留物。清洗方法有机械清洗、手工清洗。大部分常规器械可采用机械清洗；无机器清洗设备，或复杂器械、有特殊要求的精密器械、有机物污染较重器械的初步处理等，可采用手工清洗。清洗时被清洗的器械、器具和物品应充分接触水流，轴节应充分打开，可拆卸的零部件应拆开，管腔类器械应用压力水枪或专用清洗架清洗。

三、物理消毒灭菌法

物理消毒灭菌法是利用物理因素作用于病原体，将之杀灭或清除。物理消毒灭菌法包括热力、光照、辐射、微波、过滤等方法。

（一）热力消毒灭菌法

热力消毒灭菌法是应用最早、效果可靠、使用最广泛的消毒灭菌方法。通过利用热力破坏微生物的蛋白质、核酸、细胞壁和细胞膜，从而导致其死亡。

根据消毒灭菌时相对湿度的高低，热力消毒灭菌法可分干热法和湿热法。干热法有燃烧法、干烤法等，湿热法有煮沸法、高压蒸汽灭菌法、低温蒸汽消毒法、流通蒸汽消毒法等。由于湿热通过水导热，传热快而穿透力强，干热通过空气导热，传热慢而穿透力弱，且湿热所含的蒸汽释放的潜热能迅速提高被灭菌物品的温度，加之蛋白质在含水量多时比含水量少时凝固所需温度低，故湿热比干热杀菌力强而所需温度较低。

1.燃烧法

燃烧法是一种简单、迅速、彻底的灭菌方法。

(1)适用范围与方法：无保留价值的污染物品可在焚化炉内直接焚毁(如污染的废弃物、病理标本、带脓性分泌物的敷料和纸张等)；微生物实验室接种环、某些金属器械、搪瓷类物品可在火焰上烧灼20秒；金属容器内可倒入95%乙醇并使分布均匀，然后点火燃烧至熄灭。

(2)注意事项：①锐利刀剪一般不用此法，以免锋刃变钝。②注意安全，远离易燃易爆物品，燃烧过程中不能添加燃料。

2.干烤法

干烤法是使用特制的电热或红外线烤箱高热烘烤进行灭菌。

(1)所需温度和时间：一般箱温160 ℃作用120～150分钟，170 ℃作用60～90分钟，或180 ℃作用30～40分钟获得灭菌效果。

(2)适用范围：适用于耐热、不耐湿、蒸汽或气体不能穿透的物品的灭菌，如油剂、粉剂、玻璃器皿和金属制品等。不可用于纤维织物、塑料制品灭菌。

(3)注意事项：①待灭菌的物品在干烤前应洗净，以防附着在表面的污物炭化。②物品包装体积不应超过10 cm×10 cm×20 cm，油剂、粉剂的厚度不应超过0.6 cm，凡士林纱布条厚度不应超过1.3 cm。装载时，物品不应与灭菌器内腔底部及四壁接触，高度不应超过灭菌器内腔高度的2/3，物品间应留有充分的空间。③根据所消毒灭菌的物品性质选择合适的箱温。有机物品灭菌时，温度应≤170 ℃。④烤箱工作中不可开箱，玻璃类物品消毒后待箱内温度下降至40 ℃以下方可开箱取物。

3.煮沸消毒法

煮沸消毒是应用最早，且经济、简便、有效的消毒方法。

(1)使用方法：将待消毒物品完全浸没水中，加热至水沸腾15分钟以上即可达到消毒目的。

(2)适用范围：煮沸消毒的杀菌能力较强，可杀灭细菌繁殖体、真菌、立克次体、螺旋体和病毒，但需数小时才能杀灭芽孢。适用于耐湿且耐热的物品，如餐饮具、食物、金属、玻璃制品、衣物和被褥的消毒。

(3)注意事项：①煮沸消毒用水及被消毒物品应尽量保持清洁。水中若加入碳酸氢钠，配成1%～2%的浓度，可提高沸点达105 ℃，增强杀菌作用，且能去污除锈。②被消毒物品应完全浸没于水中，大小相同的碗、盆不能重叠；有轴节的器械将轴节打开，可拆卸物品应充分拆开，空腔导管须先在腔内灌水，不透水的物品应垂直放入，以保证物品各面都与水相接触。③消毒锅装载物品不超过容器容量的3/4。④玻璃器皿于冷水时放入，橡胶制品水沸后放入。⑤消毒时间从水沸开始计时，中途加入物品需重新计时，海拔每增高300 m消毒时间应延长2分钟。⑥物品消毒后应及时取出。

4.压力蒸汽灭菌

压力蒸汽灭菌是目前使用最广泛、效果最可靠的热力消毒灭菌法，兼具作用快速、无残余毒性、灭菌成本相对廉价等优点。

(1)灭菌原理：利用高温及饱和蒸汽所释放的潜热使物品加热，破坏微生物的蛋白质、核酸、细胞壁和细胞膜，从而导致其死亡而达到灭菌效果。根据灭菌器排放冷空气的方式和程度不同，分为下排气式压力蒸汽灭菌器和预真空压力蒸汽灭菌器两大类。下排气式压力蒸汽灭菌器（图 7-1）是利用重力置换原理，从灭菌器的上方导入热蒸汽，同时由下排气孔排出冷空气，排出的冷空气逐渐由饱和蒸汽取代；预真空压力蒸汽灭菌器（图 7-2）是先利用机械排气的方法，待灭菌柜内形成负压再导入蒸汽，使蒸汽得以迅速穿透到物品内部，提高灭菌效果，缩短灭菌周期。

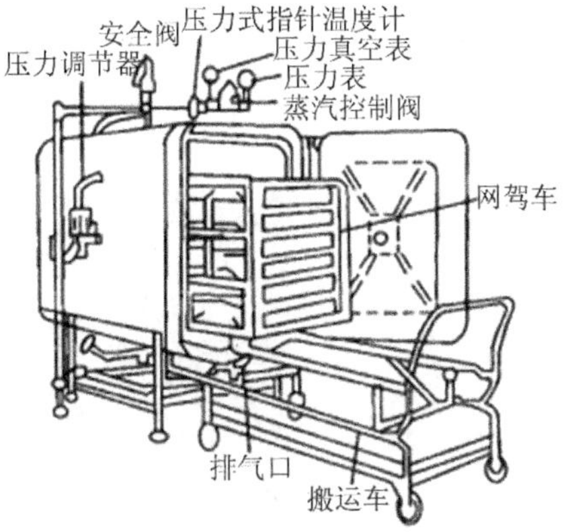

图 7-1 下排气式压力蒸汽灭菌器

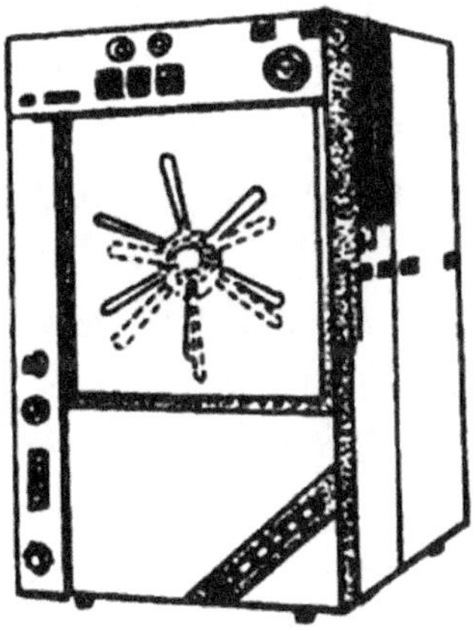

图 7-2 预真空压力蒸汽灭菌器

(2)适用范围：适用于耐热、耐湿的物品的灭菌，如各类器械、敷料、搪瓷、玻璃制品及溶液等（预真空压力蒸汽灭菌法不适用于液体灭菌），但不能用于油类及粉剂的灭菌。本方法可加速橡胶的老化，锐利器械的钝化，降低内镜等光学仪器的透光能力。

(3)灭菌所需温度与时间：见表 7-1。

表 7-1 压力蒸汽灭菌参数

设备类别	物品类别	温度/℃	所需最短时间/min	压力/kPa
下排气式	敷料	121	30	102.9
	器械	121	20	102.9
预真空式	器械、敷料	132～134	4	205.8

(4)操作程序:包括灭菌前准备、灭菌物品装载、灭菌操作、无菌物品卸载和灭菌效果的监测等步骤。

(5)注意事项如下。

1)灭菌前:①每天设备运行前应进行安全检查,进行灭菌器的预热,预真空灭菌器应在每天灭菌工作前空载进行 B-D 试验[使用 B-D 试纸(图 7-3)测试],试验合格后灭菌器方可使用。②器械或物品必须清洗干净并擦干或晾干才可包装。③包装不宜过大、过紧,下排气式压力蒸汽灭菌法不超过 30 cm×30 cm×25 cm,预真空压力蒸汽灭菌法不超过 30 cm×30 cm×50 cm。捆扎不宜过紧,灭菌包外用化学指示胶带贴封,内置化学指示剂。启闭式筛孔容器,应将筛孔的盖打开以利蒸汽进入。

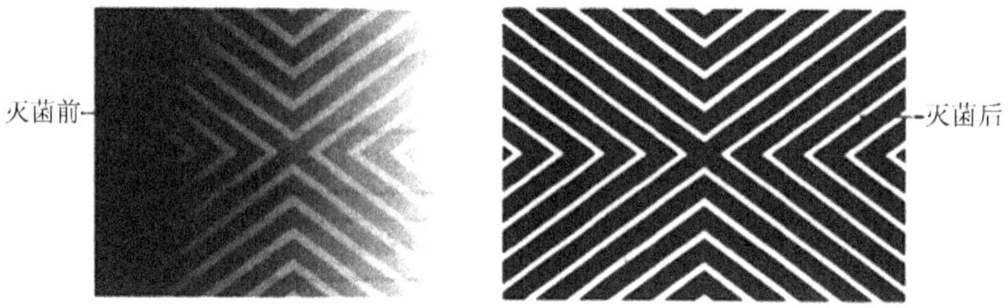

图 7-3 B-D 试纸

2)装载灭菌物品时:①应使用专用灭菌架或篮筐装载灭菌物品,灭菌包之间应留间隙,利于灭菌介质的穿透。②同类材质的器械、器具和物品宜置于同一批次进行灭菌,材质不相同时,纺织物品应放置于上层,金属器械类放置于下层。③难于灭菌的大包放上层,易于灭菌的小包放下层。④适量装载,下排气式的装载量小于柜室容积 80%,预真空式的以装载柜室容积的 10%~90%为宜。

灭菌过程中注意安全,随时观察压力及温度情况,控制加热速度,充分排除冷空气。

3)卸载无菌物品时:①从灭菌器卸载取出的物品,待温度降至室温时方可移动,冷却时间应>30 分钟。②确认灭菌过程合格,包外、包内化学指示物合格,无湿包现象。③无菌包掉落地上或误放到不洁处应视为被污染。

4)灭菌效果的监测:①物理监测法,每次灭菌应连续监测并记录灭菌时的温度、压力和时间等灭菌参数,结果应符合灭菌的要求。②化学监测法,将化学指示胶贴(图 7-4)粘贴于每一待灭菌物品包外,高度危险物品包内应放置化学指示卡(图 7-5),经一个灭菌周期后,根据其颜色改变判断是否达到灭菌条件。③生物监测法,将利用耐热的嗜热脂肪杆菌芽孢做成指示剂的菌片装入灭菌小纸袋内,置于标准试验包中心部位,放在灭菌柜室内排气口上方,并设阳性对照和阴性对照;经一个灭菌周期后,在无菌条件下取出指示菌片,放入培养基中经 56 ℃培养 7 天,若阳性对照组培养阳性,阴性对照组培养阴性,试验组培养阴性,判定为灭菌合格。使用中的灭菌器应每周检测一次,新灭菌器使用前必须先进行生物检测。

5.低温蒸汽消毒法

低温蒸汽消毒法主要用于不耐高热的物品如内镜、塑料制品、橡胶制品等的消毒。将蒸汽输入预先抽空的压力蒸汽灭菌锅内,并控制其温度在 73.8 ℃,持续 10~15 分钟,可杀灭大多数致病微生物。

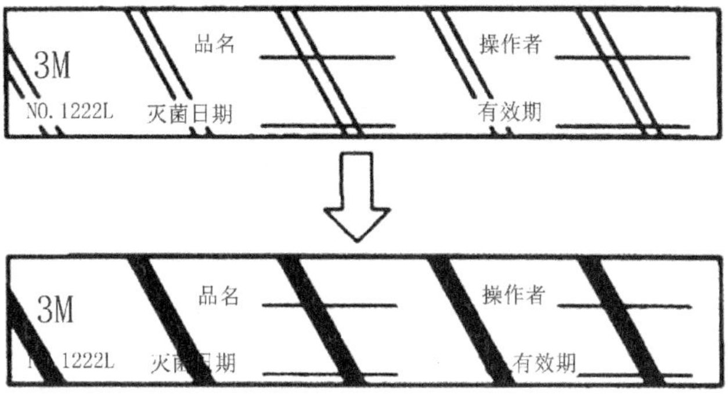

图 7-4 化学指示胶贴

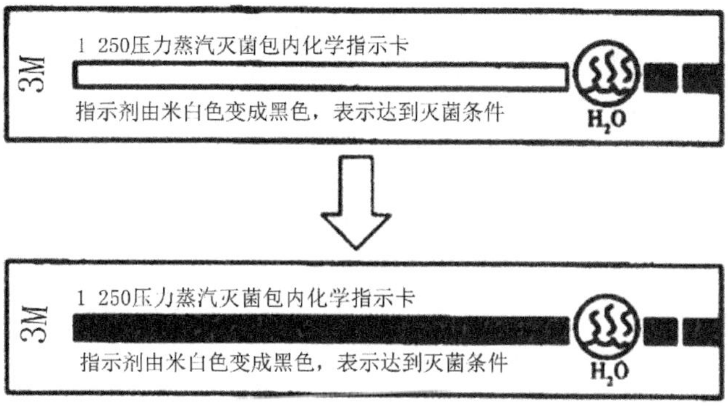

图 7-5 化学指示卡

6.流通蒸汽消毒法

通过蒸笼、流通蒸汽消毒器等，在常压下用 100 ℃左右的水蒸气作用 15～30 分钟，常用于餐饮具和部分卫生用品等一些耐热耐湿物品的消毒。

(二)光照消毒法

1.紫外线消毒法

紫外线是一种低能的电磁辐射，消毒用的是 C 波紫外线，杀菌作用最强的波段是 250～270 分钟。

(1)主要杀菌机制：①破坏菌体蛋白质中的氨基酸，使菌体蛋白光解变性。②作用于微生物的 DNA，使菌体 DNA 失去转换能力而死亡。③降低体内氧化酶的活性。④使空气中的氧电离产生具有极强氧化作用的臭氧。

(2)杀菌特点：①紫外线可以杀灭包括细菌繁殖体、芽孢、分枝杆菌、病毒、真菌、立克次体和支原体等各种微生物，但不同微生物对紫外线的敏感性不同，其中细菌繁殖体敏感，芽孢不敏感，病毒介于细菌和芽孢之间；真菌孢子的抵抗力比细菌芽孢更强，HIV 对紫外线耐受力强。②紫外线照射强度低，穿透力弱，杀菌效果受有机物和物体表面光滑程度的影响较大。

(3)适用范围与消毒方法：广泛用于室内空气、物体表面和水及其他液体的消毒。①对物品表面的消毒：使用便携式紫外线消毒器近距离移动照射，也可采取紫外线灯悬吊式照射，小件物品可放于紫外线消毒箱内照射。有效距离为 25～60 cm，消毒时间为 20～30 分钟。被消毒物品应摊开或悬挂并定时翻动，使其表面受到直接照射。对纸张、织物等粗糙、反光差的表面，应适当延长照射时间。②对室内空气的消毒：紫外线消毒空气前关闭门窗，保持环境清洁、干燥。悬吊式或移动式紫外线灯用于无人环境，紫外线消毒灯的安装数量为平均每立方米空间不少于1.5 W，照射后须通风换气；有人活动的环境首选低臭氧高强度紫外线循环风空气消毒器。一般30分钟可达消毒目的。

(4)注意事项：保持紫外线灯管表面清洁，至少每2周用无水乙醇棉球擦拭一次，有灰尘、油污时应随时擦拭。室内应保持清洁干燥，停止人员走动；适宜相对湿度为40%～60%，相对湿度大于60%时应适当延长照射时间；使用紫外线循环风空气消毒机时，应保持进风口和出风口的通畅。消毒物品表面时应直接照射物体表面，照射剂量足够，被消毒物品表面无油脂、血迹等有机物，表面粗糙或有有机物时，应适当延长照射时间。

消毒空气的适宜室温为20～40 ℃，超出该范围可适当延长消毒时间。不得使紫外线光直接照射到人，以免引起损伤。照射时人应离开房间，必要时戴防护镜、穿防护衣。消毒时间从灯亮7分钟后开始计时，关灯后如需再开启，应间歇3～4分钟，以延长使用寿命。紫外线灯使用过程中其照射强度逐渐降低，故应经常监测紫外线辐射强度并检测消毒效果。严禁在易燃易爆的场所使用紫外线消毒。

(5)紫外线消毒效果的监测：①紫外线灯管照射强度的测定，测试前应先用乙醇棉球擦除灯管上的灰尘和油垢，测试时电压稳定在(220±5)V，环境温度为20～25 ℃，相对湿度<60%。开启紫外线灯5分钟后，将紫外线照射计探头置于被检紫外线灯下垂直距离1 m的中央处，待仪表稳定后读出所示数据；或将紫外线照射强度指示卡有图案一面朝上置于被检紫外线灯下垂直距离1 m的中央处照射1分钟，指示卡上光敏色块由乳白色变成不同程度的淡紫色(图7-6)，将其与标准色块比较，读出照射强度。合格标准为普通30 W新灯(不加反光罩)照射强度≥90 $\mu W/cm^2$，使用中灯管照射强度≥70 $\mu W/cm^2$，30 W高强度紫外线新灯的照射强度≥180 $\mu W/cm^2$。②生物监测，消毒后的空气和物品表面消毒效果监测达到消毒标准。

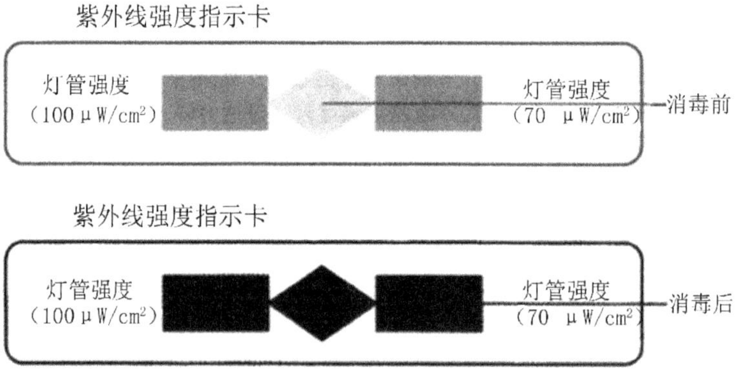

图7-6 紫外线强度指示卡

2.日光暴晒法

日光暴晒法利用日光中的紫外线、热及干燥杀菌。常用于床垫、毛毯、衣服、书籍等物品的消毒。将物品放在直射阳光下暴晒6小时，定时翻动，使物品各面均能受到日光照射。

3.臭氧灭菌灯消毒法

臭氧灭菌灯内装有臭氧发生管，在电场的作用下，将空气中的氧气转化成高纯臭氧。臭氧是一种强氧化剂，在常温下可自行分解，其强大的氧化作用可杀灭细菌繁殖体和芽孢、病毒、真菌等，并可破坏肉毒杆菌毒素。主要用于医院污水和诊疗用水的消毒，饮食用具、理发工具、食品加工用具、衣物等物品表面消毒，封闭空间及无人室内空气的消毒。因臭氧对人有毒，空气消毒结束后通风 30 分钟以上方可进入室内。

（三）电离辐射灭菌法

电离辐射灭菌法利用放射性核素 ^{60}Co 发射高能 γ 射线或电子加速器产生的高能电子束杀死一切微生物的方法。由于其穿透力强，广谱灭菌而不使物品升温，故又称冷灭菌。适用于不耐热物品的灭菌，如精密医疗器械、一次性医疗用品（注射器、输液器、输血器）、药物、食品、工业产品、生物医学制品等。

（四）微波消毒

微波是一种频率高、波长短、穿透性强的电磁波。它以类似于光的速度直线传播，当遇到物品阻挡时就会产生反射、穿透或吸收，频繁地改变方向、互相摩擦，使温度迅速升高。可以杀灭各种微生物，包括细菌繁殖体、真菌、病毒和细菌芽孢、真菌孢子等。可用于食物、餐饮具、医疗药品的消毒，以及纸张、接触镜（隐形眼镜）、口腔器材等不耐高温的物品消毒。金属物品采用微波消毒时需用湿布包裹。

（五）过滤除菌

过滤除菌是以物理阻留、静电吸附的原理，将欲消毒的气体或液体通过致密的过滤材料，去除其中的微生物，以达到净化的目的。其机械阻隔效果与过滤材质的最小孔径有关，高效过滤可以滤除介质中99.6%以上直径≥0.3 μm 粒子。过滤除菌并非将微生物杀灭，不破坏介质，也无残留毒性，主要用于血清、毒素、抗生素等不耐热生物制品及无菌手术室、器官移植室和重症监护室等无菌护理室的空气除菌。

四、化学消毒灭菌法

化学消毒灭菌法是利用化学制剂抑制微生物的生长繁殖或杀死微生物的方法，所采用的化学制剂称为化学消毒剂。凡不适用于热力消毒灭菌且耐潮湿的物品，如皮肤、黏膜、某些塑料制品、患者的排泄物及周围环境、锐利器械和光学仪器等，均可采用化学消毒灭菌法。

（一）杀菌原理

化学消毒剂使菌体蛋白凝固变性，酶蛋白失去活性，抑制细菌代谢和生长，或破坏细菌细胞膜的结构，改变其通透性，使细胞破裂、溶解，从而达到消毒灭菌的作用。

（二）化学消毒剂的分类

按照化学消毒剂的作用水平，将其分为 4 类。

1.灭菌剂

灭菌剂可杀灭一切微生物（包括细菌芽孢），达到灭菌要求的制剂。

2.高效消毒剂

高效消毒剂可杀灭一切细菌繁殖体（包括分枝杆菌）、病毒、真菌及其孢子等，对细菌芽孢（致病性芽孢菌）也有一定的杀灭作用，达到高水平消毒要求的制剂。

3.中效消毒剂

中效消毒剂可以杀灭分枝杆菌、真菌、病毒及细菌繁殖体等微生物，达到中水平消毒要求的制剂。

4.低效消毒剂

低效消毒剂仅可杀灭细菌繁殖体和亲脂病毒，达到低水平消毒要求的制剂。

(三)化学消毒剂的使用原则

(1)根据待消毒对象性能、各种病原体的特性、要达到的消毒水平及可能影响消毒效果的因素，选择最适宜、最有效的消毒剂。

(2)待消毒的物品必须先洗净、擦干。

(3)严格掌握消毒剂的有效浓度、消毒时间及使用方法。

(4)消毒剂应定期更换，易挥发的要加盖，并定期检测，调整浓度。

(5)消毒液中不能放置纱布、棉花等物，以免吸附消毒剂降低消毒效力。

(6)消毒后的物品在使用前用0.9%氯化钠注射液冲净，以避免残留的消毒剂刺激人体组织。

(四)化学消毒剂的使用方法

1.浸泡法

浸泡法选用杀菌谱广、腐蚀性弱、水溶性消毒剂，将物品完全浸没于消毒剂内，在标准的浓度和时间内，达到消毒灭菌目的。注意物品浸泡前须打开轴节与套盖，有管腔的物品须将腔道内注满消毒液。

2.擦拭法

擦拭法选用易溶于水、穿透性强、无显著刺激的消毒剂，擦拭物品表面或皮肤，在标准的浓度和时间里达到消毒灭菌目的。

3.喷雾法

喷雾法借助普通喷雾器或气溶胶喷雾器，使消毒剂产生微粒气雾，均匀地弥散在空气中，或涂布于物品表面进行消毒。

4.熏蒸法

熏蒸法将消毒剂加热或加入氧化剂，使消毒剂呈气体，在标准的浓度和时间里达到消毒灭菌目的。适用于室内空气消毒，或精密贵重仪器和不能蒸、煮、浸泡的物品(血压计、听诊器及传染病患者用过的票据等)的消毒。

(1)空气消毒：关闭门窗，将消毒剂加热或加入氧化剂，熏蒸30～120分钟后开窗通风。常用的消毒剂有2%过氧乙酸8 mL/m^3；纯乳酸0.12 mL/m^3，加等量水；食醋5～10 mL/m^3，加热水1～2倍。

(2)物品消毒：将物品放入特制的甲醛消毒箱密闭熏蒸。

(五)使用中的化学消毒剂的监测

1.消毒剂有效成分测定

常用的有消毒剂浓度试纸或测试卡，将试纸或测试卡在消毒剂中蘸湿，其中的化学试剂与消毒剂有效成分发生化学反应变色，在自然光下与标准色块比较而判断消毒剂的有效成分浓度。性质不稳定的消毒剂如含氯消毒剂、过氧乙酸等，应每天进行化学监测。

2.生物检测

生物检测包括消毒液染菌量检测和消毒物品消毒效果的检测。要求：消毒液染菌量≤100 cfu/mL(cfu为菌落形成单位)，不得检出致病性微生物；灭菌剂不得检出任何微生物；消毒后的每件内镜细菌总数≤20 cfu，且不能检出致病菌；灭菌后物品不能检出任何微生物。

五、选择消毒灭菌方法的原则

选择消毒灭菌方法时，在保证消毒灭菌效果的前提下，还要考虑所采取的措施对物品的损害程度、对环境的污染程度、操作人员的安全防护、消毒或灭菌后临床应用的安全性，以及是否经济实用。

（一）根据临床应用的危险性选择

医用物品对人体的危险性是指物品污染后造成危害的程度。

1.高度危险性物品必须达到灭菌水平

高度危险性物品是穿过皮肤或黏膜而进入无菌组织或器官内部，或与破损的组织、皮肤、黏膜密切接触的器材和用品，如手术器械、穿刺针、透析器、导尿管、膀胱镜、腹腔镜、脏器移植物和活体组织检查钳等。

2.中度危险性物品选用高水平消毒

这类物品仅和破损皮肤、黏膜相接触，而不进入无菌的组织内，如呼吸机管道、内镜、麻醉机管道、避孕环、压舌板、体温计等。有些中度危险性物品表面比较光滑，并对患者的危险性相对较小，可以采用中水平消毒，如温度计。

3.低度危险性物品选用低水平

消毒法或清洁法适用于直接或间接地与健康无损的皮肤相接触的物品和器材。例如，生活卫生用品（毛巾、面盆、被褥等）、环境中的物品（地面、墙面、桌面等）、一般诊疗用品（听诊器、听筒、血压计等），一般情况下宜采用低水平消毒方法或做清洁处理；当受到致病菌污染时，必须针对污染微生物的种类选用有效的消毒方法。

（二）根据污染微生物的种类和数量选择

（1）对受到致病性芽孢、真菌孢子、分枝杆菌和经血传播病原体（乙型肝炎病毒、丙型肝炎病毒、HIV 等）污染的物品，应采用灭菌法或高水平消毒法。

（2）对受到细菌和真菌、亲水病毒、螺旋体、支原体、衣原体和病原微生物污染的物体，选用高水平或中水平消毒法。

（3）对受到一般细菌和亲脂病毒污染的物品，可选用中水平或低水平消毒法。

（4）消毒物品上微生物污染特别严重或存在较多的有机物时，应加大消毒因子的使用剂量和/或延长消毒时间。

（三）根据消毒物品的性质选择消毒方法

（1）耐高温、耐湿物品和器材首选压力蒸汽灭菌，耐高温的玻璃器材、油剂和干粉类可选用干热灭菌。

（2）怕热、忌湿和贵重物品，应选择低温灭菌，如过氧化氢等离子体灭菌、低温蒸汽甲醛气体消毒或环氧乙烷气体消毒灭菌。

（3）金属器械的浸泡灭菌，应选择对金属基本无腐蚀性的灭菌剂。

（4）消毒物体表面，应根据表面性质选择消毒方法：光滑表面应选择紫外线消毒器近距离照射或液体消毒剂擦拭，多孔材料表面可采用喷雾消毒法。

六、消毒灭菌工作中的个人防护

消毒因子大多数对人体有害，消毒工作人员应掌握自我防护知识，根据消毒与灭菌方法的不同，自觉采取适宜的自我防护措施，防止消毒事故和消毒操作方法不当对人的伤害。

（一）防物理损伤

（1）干热灭菌时应防止燃烧；压力蒸汽灭菌应防止发生灼伤及爆炸事故；环氧乙烷气体灭菌时防止发生燃烧和爆炸事故。

（2）紫外线、微波消毒时应避免对人体的直接照射。辐射灭菌操作中注意使用器械传递物品。

（3）处理锐利器械和用具应避免对人体的刺、割等伤害。

（二）防化学损伤

气体化学消毒、灭菌剂应防止有毒有害消毒气体的泄漏，液体化学消毒、灭菌剂应防止过敏和可能对皮肤、黏膜的损伤。

（三）防医院内感染

在污染器械、器具和物品的回收、去污、清洗等过程中预防医院内感染。

（李秀梅）

第五节　医院内感染的预防与控制

一、定义

医院内感染又称医院获得性感染。

（一）广义的定义

凡患者、陪护人员和医院工作人员因医疗、护理工作而被感染所引起的任何有临床症状的微生物性疾病，不管受害对象在住院期间是否出现症状，均视为医院内感染。简言之，即任何人员在医院内发生的、与医院有关的一切感染均可称医院内感染。

（二）狭义的定义

医院内感染是指住院患者在医院内获得的感染，包括在住院期间发生的感染和在医院内获得出院后发生的感染，但不包括入院前已开始或者入院时已处于潜伏期的感染。医院工作人员在医院内获得的感染也属医院内感染。

二、类型

根据病原体的来源，将医院内感染分为外源性感染和内源性感染（表 7-2）。

表 7-2　外源性感染和内源性感染

项目	外源性感染（交叉感染）	内源性感染（自身感染）
病原体来源	患者体外	患者体内或体表
感染途径	直接感染与间接感染	免疫功能受损、正常菌群移位、正常菌群失调
预防	用消毒、灭菌、隔离等技术，基本能有效预防	难预防。提高患者免疫力、合理使用抗生素能起到一定的预防作用

三、形成

医院内感染的形成必须具备3个基本条件，即感染源、传播途径和易感人群，三者组成感染链(图7-7)，当这3个基本条件同时存在并相互联系便导致感染。只要阻断或控制其中某一环节，就能终止医院内感染的传播。

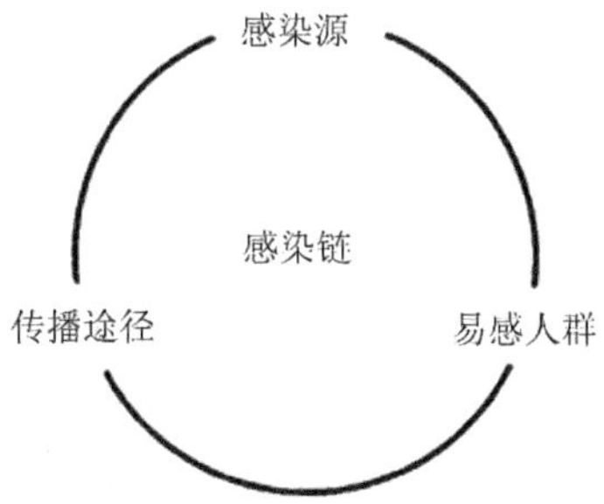

图7-7 感染链

(一)感染源

感染源是导致感染的来源，指病原体自然生存、繁殖及排出的场所或宿主(包括人和动物)。

1.周围已感染者及病原携带者

已感染者排出的病原体数量多、毒力强，且多具有耐药性，是最重要的感染源。病原携带者体内的病原体不断生长繁殖、排出体外，但自身无明显症状而不受重视，也是主要的感染源。这种感染源主要是指到医院就诊的患者，也包括已感染或携带病原体的医护人员、患者家属和探视者。

2.自身正常菌群

人体的特定部位如肠道、呼吸道、皮肤、泌尿生殖道、口腔黏膜等，在正常情况下均寄居有无致病性的菌群，在侵入性操作或其他原因促使它们在新的部位定植时，可以引起感染性疾病。

3.动物感染源

动物感染源包括鼠类、苍蝇、蟑螂、蚊子、臭虫、跳蚤等。

4.医院环境

医院特殊的潮湿环境与液体也是不容忽视的感染源“储存库”，如洗手池、洗手皂、空调系统等。

(二)传播途径

传播途径是指病原体从感染源传播到易感人群的途径与方式。不同的病原体可经不同的传播方式从感染源传播到易感人群。常见的传播方式有接触传播、飞沫传播、空气传播、共同媒介传播、生物媒介传播，以前3种最为常见。

1.接触传播

接触传播指病原体通过与手、媒介直接或间接接触导致的传播，是医院内感染最常见和重要的传播方式。接触传播可分为直接接触传播和间接接触传播。直接接触传播指感染源与易感人群之间有身体的直接接触，如母婴传播；间接接触传播通过媒介传递，最常见的传播媒介是医护人员的手，其次是共用的医疗器械与用具。

2.飞沫传播

带有病原体的飞沫核(直径>5 μm),在空气中短距离(1 m 内)移动到易感人群的口、鼻黏膜或眼结膜等导致的传播。其本质属于特殊的接触传播。

3.空气传播

空气传播是指带有病原体的微粒子(直径≤5 μm)通过空气流动导致的疾病传播。飞沫核传播能长时间、远距离传播,常引起多人感染,甚至导致医院内感染爆发流行,如肺结核、流感、麻疹、腮腺炎等。菌尘传播是通过吸入菌尘或接触降落的菌尘引起感染,易感人群往往没有与患者直接接触。

4.共同媒介传播

共同媒介传播也称共同途径传播,如通过污染的饮水、饮食传播,或通过污染的药液、血制品、医疗器械与设备传播。共同媒介传播常可导致医院内感染爆发流行,在医院内感染中具有重要意义。

5.生物媒介传播

生物媒介传播指动物或昆虫携带病原体传播。

(三)易感人群

易感人群是指对感染性疾病缺乏免疫力而易感染的人。属于易感人群的有以下几种。

(1)患有严重影响或损伤机体免疫功能疾病的患者,如患癌症、系统性红斑狼疮、艾滋病等免疫系统疾病者,烧伤、创伤等皮肤黏膜屏障作用损害者,患糖尿病、肾病、慢性阻塞性肺部疾病等慢性病者,患白血病等影响白细胞杀菌功能者。

(2)接受介入性检查、治疗和植入物者。

(3)长期接受免疫、放射、皮质类固醇类药物治疗者。

(4)长期使用大量抗生素尤其是广谱抗生素者。

(5)其他:如休克、昏迷、术后患者,老年人,婴幼儿,产妇等。

四、预防和控制

控制医院内感染是贯彻预防为主的方针,提高医疗、护理质量的一项主要工作。建立健全医院内感染管理组织,制定针对性强的预防与控制规范,并保证各措施付诸实践,是预防与控制医院内感染的基本途径。

(一)根据医院规模,建立医院内感染管理责任制

住院床位总数在 100 张以上的医院应当建立以医院内感染管理委员会为主体的三级监控体系(图 7-8)和独立的医院内感染管理部门。住院床位总数在 100 张以下的医院应当指定分管医院内感染管理工作的部门。其他医疗机构应当有医院内感染管理专(兼)职人员。

(二)健全医院内感染管理规章制度

医院内感染管理制度必须依照国家有关卫生行政部门的法律法规来制定,如《中华人民共和国传染病防治法》《消毒管理办法》等。

1.管理制度

清洁卫生制度、消毒灭菌制度、隔离制度、医护人员医院内感染知识培训制度、医院内感染管理报告制度等。

2.监测制度

消毒灭菌效果检测制度;对手术室、供应室、换药室、导管室、监护室、新生儿室、血液病室、肿瘤病室、分娩室、器官移植室等感染高发科室的消毒卫生标准的监测；一次性医疗器材及门诊、急诊常用器械的检测。

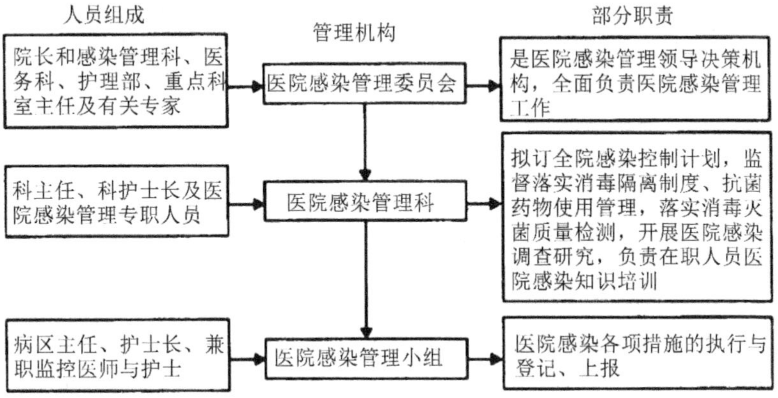

图 7-8 医院内感染三级管理体系的组织机构与任务

3.消毒质控标准

如《医院消毒卫生标准》规定了从事医疗活动环境的空气、物体表面、医护人员手、医疗用品、消毒剂、污水、污物处理卫生标准。

(三)落实医院内感染管理措施

预防与控制医院内感染必须切实做到控制感染源、切断传播途径、保护易感人群。具体措施包括以下几点。

(1)医院环境布局合理。

(2)清洁、消毒、灭菌及其效果检测。

(3)正确处理医院污水、污物。

(4)严格执行无菌、隔离、洗手技术。

(5)合理使用抗生素，加强患者及医务工作者的感染检测等。

(四)加强医院内感染教育

对全体医护人员加强医院内感染教育，以明确医护人员在医院内感染管理中的职责，增强预防与控制医院内感染的自觉性及自我防护意识。

(苗世敏)

第六节 艾滋病的预防与控制

一、艾滋病防治管理

为了预防、控制艾滋病的发生与流行，保障人体健康和公共卫生，根据传染病防治法，国家制定了艾滋病防治条例。该条例自 2006 年 3 月 1 日起施行。

(一)一般规定

(1)艾滋病防治工作坚持预防为主、防治结合的方针，建立政府组织领导、部门各负其责、全社会共同参与的机制，加强宣传教育，采取行为干预和关怀救助等措施，实行综合防治。

(2)任何单位和个人不得歧视艾滋病病毒感染者、艾滋病患者及其家属。艾滋病病毒感染者、艾滋病患者及其家属享有的婚姻、就业、就医、入学等合法权益受法律保护。

(3)县级以上人民政府统一领导艾滋病防治工作，建立健全艾滋病防治工作协调机制和工作责任制，对有关部门承担的艾滋病防治工作进行考核、监督。县级以上人民政府有关部门按照职责分工负责艾滋病防治及其监督管理工作。

(4)国务院卫生主管部门会同国务院其他有关部门制定国家艾滋病防治规划；县级以上地方人民政府依照本条例规定和国家艾滋病防治规划，制定并组织实施本行政区域的艾滋病防治行动计划。

(5)国家鼓励和支持工会、共产主义青年团、妇女联合会、红十字会等团体协助各级人民政府开展艾滋病防治工作。居民委员会和村民委员会应当协助地方各级人民政府和政府有关部门开展有关艾滋病防治的法律、法规、政策和知识的宣传教育，发展有关艾滋病防治的公益事业，做好艾滋病防治工作。

(6)各级人民政府和政府有关部门应当采取措施，鼓励和支持有关组织和个人依照本条例规定及国家艾滋病防治规划和艾滋病防治行动计划的要求，参与艾滋病防治工作，对艾滋病防治工作提供捐赠，对有易感染艾滋病病毒危险行为的人群进行行为干预，对艾滋病病毒感染者、艾滋病患者及其家属提供关怀和救助。

(7)国家鼓励和支持开展与艾滋病预防、诊断、治疗等有关的科学研究，提高艾滋病防治的科学技术水平；鼓励和支持开展传统医药及传统医药与现代医药相结合防治艾滋病的临床治疗与研究。国家鼓励和支持开展艾滋病防治工作的国际合作与交流。

(8)县级以上人民政府和政府有关部门对在艾滋病防治工作中做出显著成绩和贡献的单位和个人，给予表彰和奖励。对因参与艾滋病防治工作或者因执行公务感染艾滋病病毒，以及因此致病、丧失劳动能力或者死亡的人员，按照有关规定给予补助、抚恤。

(二)宣传教育

(1)地方各级人民政府和政府有关部门应当组织开展艾滋病防治及关怀和不歧视艾滋病病毒感染者、艾滋病患者及其家属的宣传教育，提倡健康文明的生活方式，营造良好的艾滋病防治的社会环境。

(2)地方各级人民政府和政府有关部门应当在车站、码头、机场、公园等公共场所及旅客列车和从事旅客运输的船舶等公共交通工具显著位置，设置固定的艾滋病防治广告牌或者张贴艾滋病防治公益广告，组织发放艾滋病防治宣传材料。

(3)县级以上人民政府卫生主管部门应当加强艾滋病防治的宣传教育工作，对有关部门、组织和个人开展艾滋病防治的宣传教育工作提供技术支持。医疗卫生机构应当组织工作人员学习有关艾滋病防治的法律、法规、政策和知识；医护人员在开展艾滋病、性病等相关疾病咨询、诊断和治疗过程中，应当对就诊者进行艾滋病防治的宣传教育。

(4)县级以上人民政府教育主管部门应当指导、督促高等院校、中等职业学校和普通中学将艾滋病防治知识纳入有关课程，开展有关课外教育活动。高等院校、中等职业学校和普通中学应当组织学生学习艾滋病防治知识。

(5)县级以上人民政府人口和计划生育主管部门应当利用计划生育宣传和技术服务网络，组织开展艾滋病防治的宣传教育。计划生育技术服务机构向育龄人群提供计划生育技术服务和生殖健康服务时，应当开展艾滋病防治的宣传教育。

(6)县级以上人民政府有关部门和从事劳务中介服务的机构，应当对进城务工人员加强艾滋病防治的宣传教育。

(7)出入境检验检疫机构应当在出入境口岸加强艾滋病防治的宣传教育工作，对出入境人员有针对性地提供艾滋病防治咨询和指导。

(8)国家鼓励和支持妇女联合会、红十字会开展艾滋病防治的宣传教育，将艾滋病防治的宣传教育纳入妇女儿童工作内容，提高妇女预防艾滋病的意识和能力，组织红十字会会员和红十字会志愿者开展艾滋病防治的宣传教育。

(9)地方各级人民政府和政府有关部门应当采取措施，鼓励和支持有关组织和个人对有易感染艾滋病病毒危险行为的人群开展艾滋病防治的咨询、指导和宣传教育。

(10)广播、电视、报刊、互联网等新闻媒体应当开展艾滋病防治的公益宣传。

(11)机关、团体、企业事业单位、个体经济组织应当组织本单位从业人员学习有关艾滋病防治的法律、法规、政策和知识，支持本单位从业人员参与艾滋病防治的宣传教育活动。

(12)县级以上地方人民政府应当在医疗卫生机构开通艾滋病防治咨询服务电话，向公众提供艾滋病防治咨询服务和指导。

(三)预防与控制

(1)国家建立健全艾滋病监测网络。国务院卫生主管部门制定国家艾滋病监测规划和方案。省、自治区、直辖市人民政府卫生主管部门根据国家艾滋病监测规划和方案，制定本行政区域的艾滋病监测计划和工作方案，组织开展艾滋病监测和专题调查，掌握艾滋病疫情变化情况和流行趋势。疾病预防控制机构负责对艾滋病发生、流行及影响其发生、流行的因素开展监测活动。出入境检验检疫机构负责对出入境人员进行艾滋病监测，并将监测结果及时向卫生主管部门报告。

(2)国家实行艾滋病自愿咨询和自愿检测制度。县级以上地方人民政府卫生主管部门指定的医疗卫生机构，应当按照国务院卫生主管部门会同国务院其他有关部门制定的艾滋病自愿咨询和检测办法，为自愿接受艾滋病咨询、检测的人员免费提供咨询和初筛检测。

(3)国务院卫生主管部门会同国务院其他有关部门根据预防、控制艾滋病的需要，可以规定应当进行艾滋病检测的情形。

(4)省级以上人民政府卫生主管部门根据医疗卫生机构布局和艾滋病流行情况，按照国家有关规定确定承担艾滋病检测工作的实验室。国家出入境检验检疫机构按照国务院卫生主管部门规定的标准和规范，确定承担出入境人员艾滋病检测工作的实验室。

(5)县级以上地方人民政府和政府有关部门应当依照本条例规定，根据本行政区域艾滋病的流行情况，制定措施，鼓励和支持居民委员会、村民委员会及其他有关组织和个人推广预防艾滋病的行为干预措施，帮助有易感染艾滋病病毒危险行为的人群改变行为。有关组织和个人对有易感染艾滋病病毒危险行为的人群实施行为干预措施，应当符合本条例的规定及国家艾滋病防治规划和艾滋病防治行动计划的要求。

(6)县级以上人民政府应当建立艾滋病防治工作与禁毒工作的协调机制，组织有关部门落实针对吸毒人群的艾滋病防治措施。省、自治区、直辖市人民政府卫生、公安和药品监督管理部门应当互相配合，根据本行政区域艾滋病流行和吸毒者的情况，积极稳妥地开展对吸毒成瘾者的药物维持治疗工作，并有计划地实施其他干预措施。

(7)县级以上人民政府卫生、人口和计划生育、工商、药品监督管理、质量监督检验检疫、广播电影电视等部门应当组织推广使用安全套,建立和完善安全套供应网络。

(8)省、自治区、直辖市人民政府确定的公共场所的经营者应当在公共场所内放置安全套或者设置安全套发售设施。

(9)公共场所的服务人员应当依照《公共场所卫生管理条例》的规定,定期进行相关健康检查,取得健康合格证明;经营者应当查验其健康合格证明,不得允许未取得健康合格证明的人员从事服务工作。

(10)公安、司法行政机关对被依法逮捕、拘留和在监狱中执行刑罚及被依法收容教育、强制戒毒与劳动教养的艾滋病病毒感染者,以及艾滋病患者,应当采取相应的防治措施,防止艾滋病传播。对公安、司法行政机关依照前款规定采取的防治措施,县级以上地方人民政府应当给予经费保障,疾病预防控制机构应当予以技术指导和配合。

(11)对卫生技术人员和在执行公务中可能感染艾滋病病毒的人员,县级以上人民政府卫生主管部门和其他有关部门应当组织开展艾滋病防治知识和专业技能的培训,有关单位应当采取有效的卫生防护措施和医疗保健措施。

(12)医疗卫生机构和出入境检验检疫机构应当按照国务院卫生主管部门的规定,遵守标准防护原则,严格执行操作规程和消毒管理制度,防止发生艾滋病医院感染和医源性感染。

(13)疾病预防控制机构应当按照属地管理的原则,对艾滋病病毒感染者和艾滋病患者进行医学随访。

(14)血站、单采血浆站应当对采集的人体血液、血浆进行艾滋病检测;不得向医疗机构和血液制品生产单位供应未经艾滋病检测或者艾滋病检测阳性的人体血液、血浆。血液制品生产单位应当在原料血浆投料生产前对每一份血浆进行艾滋病检测;未经艾滋病检测或者艾滋病检测阳性的血浆,不得作为原料血浆投料生产。医疗机构应当对因应急用血而临时采集的血液进行艾滋病检测,对临床用血艾滋病检测结果进行核查;对未经艾滋病检测、核查或者艾滋病检测阳性的血液,不得采集或者使用。

(15)采集或者使用人体组织、器官、细胞、骨髓等的,应当进行艾滋病检测;未经艾滋病检测或者艾滋病检测阳性的,不得采集或者使用。但是,用于艾滋病防治科研、教学的除外。

(16)进口人体血液、血浆、组织、器官、细胞、骨髓等,应当经国务院卫生主管部门批准;进口人体血液制品,应当依照药品管理法的规定,经国务院药品监督管理部门批准,取得进口药品注册证书。经国务院卫生主管部门批准进口的人体血液、血浆、组织、器官、细胞、骨髓等,应当依照国境卫生检疫法律、行政法规的有关规定,接受出入境检验检疫机构的检疫。未经检疫或者检疫不合格的,不得进口。

(17)艾滋病病毒感染者和艾滋病患者应当履行下列义务:①接受疾病预防控制机构或者出入境检验检疫机构的流行病学调查和指导;②将感染或者发病的事实及时告知与其有性关系者;③就医时,将感染或者发病的事实如实告知接诊医师;④采取必要的防护措施,防止感染他人。艾滋病病毒感染者和艾滋病患者不得以任何方式故意传播艾滋病。

(18)疾病预防控制机构和出入境检验检疫机构进行艾滋病流行病学调查时,被调查单位和个人应当如实提供有关情况。未经本人或者其监护人同意,任何单位或者个人不得公开艾滋病病毒感染者、艾滋病患者及其家属的姓名、住址、工作单位、肖像、病史资料及其他可能推断出其具体身份的信息。

(19)县级以上人民政府卫生主管部门和出入境检验检疫机构可以封存有证据证明可能被艾

滋病病毒污染的物品，并予以检验或者进行消毒。经检验，属于被艾滋病病毒污染的物品，应当进行卫生处理或者予以销毁；对未被艾滋病病毒污染的物品或者经消毒后可以使用的物品，应当及时解除封存。

（四）治疗与救助

（1）医疗机构应当为艾滋病病毒感染者和艾滋病患者提供艾滋病防治咨询、诊断和治疗服务。医疗机构不得因就诊的患者是艾滋病病毒感染者或者艾滋病患者，推诿或者拒绝对其他疾病进行治疗。

（2）对确诊的艾滋病病毒感染者和艾滋病患者，医疗卫生机构的工作人员应当将其感染或者发病的事实告知本人；本人为无行为能力人或者限制行为能力人的，应当告知其监护人。

（3）医疗卫生机构应当按照国务院卫生主管部门制定的预防艾滋病母婴传播技术指导方案的规定，对孕产妇提供艾滋病防治咨询和检测，对感染艾滋病病毒的孕产妇及其婴儿，提供预防艾滋病母婴传播的咨询、产前指导、阻断、治疗、产后访视、婴儿随访和检测等服务。

（4）县级以上人民政府应当采取下列艾滋病防治关怀、救助措施：①向农村艾滋病患者和城镇经济困难的艾滋病患者免费提供抗艾滋病病毒治疗药品；②对农村和城镇经济困难的艾滋病病毒感染者、艾滋病患者适当减免抗机会性感染治疗药品的费用；③向接受艾滋病咨询、检测的人员免费提供咨询和初筛检测；④向感染艾滋病病毒的孕产妇免费提供预防艾滋病母婴传播的治疗和咨询。

（5）生活困难的艾滋病患者遗留的孤儿和感染艾滋病病毒的未成年人接受义务教育的，应当免收杂费、书本费；接受学前教育和高中阶段教育的，应当减免学费等相关费用。

（6）县级以上地方人民政府应当对生活困难并符合社会救助条件的艾滋病病毒感染者、艾滋病患者及其家属给予生活救助。

（7）县级以上地方人民政府有关部门应当创造条件，扶持有劳动能力的艾滋病病毒感染者和艾滋病患者，从事力所能及的生产和工作。

（五）保障措施

（1）县级以上人民政府应当将艾滋病防治工作纳入国民经济和社会发展规划，加强和完善艾滋病预防、检测、控制、治疗和救助服务网络的建设，建立健全艾滋病防治专业队伍。各级人民政府应当根据艾滋病防治工作需要，将艾滋病防治经费列入本级财政预算。

（2）县级以上地方人民政府按照本级政府的职责，负责艾滋病预防、控制、监督工作所需经费。国务院卫生主管部门会同国务院其他有关部门，根据艾滋病流行趋势，确定全国与艾滋病防治相关的宣传、培训、监测、检测、流行病学调查、医疗救治、应急处置及监督检查等项目。中央财政对在艾滋病流行严重地区和贫困地区实施的艾滋病防治重大项目给予补助。省、自治区、直辖市人民政府根据本行政区域的艾滋病防治工作需要和艾滋病流行趋势，确定与艾滋病防治相关的项目，并保障项目的实施经费。

（3）县级以上人民政府应当根据艾滋病防治工作需要和艾滋病流行趋势，储备抗艾滋病病毒治疗药品、检测试剂和其他物资。

（4）地方各级人民政府应当制订扶持措施，对有关组织和个人开展艾滋病防治活动提供必要的资金支持和便利条件。有关组织和个人参与艾滋病防治公益事业，依法享受税收优惠。

（六）法律责任

（1）地方各级人民政府未依照本条例规定履行组织、领导、保障艾滋病防治工作职责，或者未采取艾滋病防治和救助措施的，由上级人民政府责令改正，通报批评；造成艾滋病传播、流行或者其他严重后果的，对负有责任的主管人员依法给予行政处分；构成犯罪的，依法追究刑事责任。

(2)县级以上人民政府卫生主管部门违反本条例规定，有下列情形之一的，由本级人民政府或者上级人民政府卫生主管部门责令改正，通报批评；造成艾滋病传播、流行或者其他严重后果的，对负有责任的主管人员和其他直接责任人员依法给予行政处分；构成犯罪的，依法追究刑事责任：①未履行艾滋病防治宣传职责的；②对有证据证明可能被艾滋病病毒污染的物品，未采取控制措施的；③其他有关失职、渎职行为。

出入境检验检疫机构有前款规定情形的，由其上级主管部门依照本条规定予以处罚。

(3)县级以上人民政府有关部门未依照本条例规定履行宣传教育、预防控制职责的，由本级人民政府或者上级人民政府有关部门责令改正，通报批评；造成艾滋病传播、流行或者其他严重后果的，对负有责任的主管人员和其他直接责任人员依法给予行政处分；构成犯罪的，依法追究刑事责任。

(4)医疗卫生机构未依照本条例规定履行职责，有下列情形之一的，由县级以上人民政府卫生主管部门责令限期改正，通报批评，给予警告；造成艾滋病传播、流行或者其他严重后果的，对负有责任的主管人员和其他直接责任人员依法给予降级、撤职、开除的处分，并可以依法吊销有关机构或者责任人员的执业许可证件；构成犯罪的，依法追究刑事责任：①未履行艾滋病监测职责的；②未按照规定免费提供咨询和初筛检测的；③对临时应急采集的血液未进行艾滋病检测，对临床用血艾滋病检测结果未进行核查，或者将艾滋病检测阳性的血液用于临床的；④未遵守标准防护原则，或者未执行操作规程和消毒管理制度，发生艾滋病医院感染或者医源性感染的；⑤未采取有效的卫生防护措施和医疗保健措施的；⑥推诿、拒绝治疗艾滋病病毒感染者或者艾滋病患者的其他疾病，或者对艾滋病病毒感染者、艾滋病患者未提供咨询、诊断和治疗服务的；⑦未对艾滋病病毒感染者或者艾滋病患者进行医学随访的；⑧未按照规定对感染艾滋病病毒的孕产妇及其婴儿提供预防艾滋病母婴传播技术指导的。

出入境检验检疫机构有前款第①项、第④项、第⑤项规定情形的，由其上级主管部门依照前款规定予以处罚。

(5)医疗卫生机构违反本条例第三十九条第二款规定，公开艾滋病病毒感染者、艾滋病患者或者其家属的信息的，依照传染病防治法的规定予以处罚。

出入境检验检疫机构、计划生育技术服务机构或者其他单位、个人违反本条例第三十九条第二款规定，公开艾滋病病毒感染者、艾滋病患者或者其家属的信息的，由其上级主管部门责令改正，通报批评，给予警告，对负有责任的主管人员和其他直接责任人员依法给予处分；情节严重的，由原发证部门吊销有关机构或者责任人员的执业许可证件。

(6)血站、单采血浆站违反本条例规定，有下列情形之一，构成犯罪的，依法追究刑事责任；尚不构成犯罪的，由县级以上人民政府卫生主管部门依照献血法和《血液制品管理条例》的规定予以处罚；造成艾滋病传播、流行或者其他严重后果的，对负有责任的主管人员和其他直接责任人员依法给予降级、撤职、开除的处分，并可以依法吊销血站、单采血浆站的执业许可证：①对采集的人体血液、血浆未进行艾滋病检测，或者发现艾滋病检测阳性的人体血液、血浆仍然采集的；②将未经艾滋病检测的人体血液、血浆，或者艾滋病检测阳性的人体血液、血浆供应给医疗机构和血液制品生产单位的。

(7)违反本条例第三十六条规定采集或者使用人体组织、器官、细胞、骨髓等的，由县级人民政府卫生主管部门责令改正，通报批评，给予警告；情节严重的，责令停业整顿，有执业许可证件的，由原发证部门暂扣或者吊销其执业许可证件。

(8)未经国务院卫生主管部门批准进口的人体血液、血浆、组织、器官、细胞、骨髓等，进口口岸出入境检验检疫机构应当禁止入境或者监督销毁。提供、使用未经出入境检验检疫机构检疫的进口人体血液、血浆、组织、器官、细胞、骨髓等的，由县级以上人民政府卫生主管部门没收违法物品及违法所得，并处违法物品货值金额 3 倍以上 5 倍以下的罚款；对负有责任的主管人员和其他直接责任人员由其所在单位或者上级主管部门依法给予处分。未经国务院药品监督管理部门批准，进口血液制品的，依照药品管理法的规定予以处罚。

(9)血站、单采血浆站、医疗卫生机构和血液制品生产单位违反法律、行政法规的规定，造成他人感染艾滋病病毒的，应当依法承担民事赔偿责任。

(10)公共场所的经营者未查验服务人员的健康合格证明或者允许未取得健康合格证明的人员从事服务工作，省、自治区、直辖市人民政府确定的公共场所的经营者未在公共场所内放置安全套或者设置安全套发售设施的，由县级以上人民政府卫生主管部门责令限期改正，给予警告，可以并处 500 元以上5 000 元以下的罚款；逾期不改正的，责令停业整顿；情节严重的，由原发证部门依法吊销其执业许可证件。

(11)艾滋病病毒感染者或者艾滋病患者故意传播艾滋病的，依法承担民事赔偿责任；构成犯罪的，依法追究刑事责任。

(七)基本用语的含义

(1)艾滋病是指人类免疫缺陷病毒(艾滋病病毒)引起的获得性免疫缺陷综合征。

(2)对吸毒成瘾者的药物维持治疗是指在批准开办戒毒治疗业务的医疗卫生机构中，选用合适的药物，对吸毒成瘾者进行维持治疗，以减轻对毒品的依赖，减少注射吸毒引起艾滋病病毒的感染和扩散，减少毒品成瘾引起的疾病、死亡和引发的犯罪。

(3)标准防护原则是指医护人员将所有患者的血液、其他体液及被血液、其他体液污染的物品均视为具有传染性的病原物质，医护人员在接触这些物质时，必须采取防护措施。

(4)有易感染艾滋病病毒危险行为的人群是指有卖淫、嫖娼、多性伴、男性同性性行为、注射吸毒等危险行为的人群。

(5)艾滋病监测是指连续、系统地收集各类人群中艾滋病(或者艾滋病病毒感染)及其相关因素的分布资料，对这些资料综合分析，为有关部门制订预防控制策略和措施提供及时可靠的信息和依据，并对预防控制措施进行效果评价。

(6)艾滋病检测是指采用实验室方法对人体血液、其他体液、组织器官、血液衍生物等进行艾滋病病毒、艾滋病病毒抗体及相关免疫指标检测，包括监测、检验检疫、自愿咨询检测、临床诊断、血液及血液制品筛查工作中的艾滋病检测。

(7)行为干预措施是指能够有效减少艾滋病传播的各种措施，包括针对经注射吸毒传播艾滋病的美沙酮维持治疗等措施；针对经性传播艾滋病的安全套推广使用措施，以及规范、方便的性病诊疗措施；针对母婴传播艾滋病的抗病毒药物预防和人工代乳品喂养等措施；早期发现感染者和有助于危险行为改变的自愿咨询检测措施；健康教育措施；提高个人规范意识及减少危险行为的针对性同伴教育措施。

二、性病防治管理

为预防、控制和消除性病的发生与蔓延，保护人体健康，国家制定了性病防治管理办法。该办法所称性病包括：《传染病防治法》乙类传染病中的艾滋病、淋病和梅毒；软下疳、性病性淋巴肉芽肿、非淋菌性尿道炎、尖锐湿疣、生殖器疱疹。

国家对性病防治实行预防为主、防治结合、综合治理的方针。各级卫生行政部门应在各级人民政府的领导下，开展性病防治工作。

（一）防治管理机构

县以上卫生行政部门根据工作需要可设性病防治机构，并健全疫情报告监测网络。性病防治机构是指县以上皮肤病性病防治院、所、站或卫生行政部门指定承担皮肤病性病防治机构职责的医疗预防保健机构。

1.省级性病防治机构的主要职责

(1)研究拟定所在地区性病防治工作规划，报经批准后组织实施。

(2)负责所在地区性病的监测，以及性病疫情的统计、分析和预测工作。

(3)负责所在地区性病防治的技术指导和培训工作。

2.其他性病防治机构的主要职责

(1)根据性病防治规划制定具体实施办法。

(2)负责所在地区性病的监测，以及性病疫情的统计、分析和预测工作。

(3)对特定人群进行预防性体检。

(4)对性病患者进行随访指导。

(5)开展性病防治知识的宣传工作。

(6)培训性病防治专业人员。

3.医疗预防保健机构

开展专科性性病防治业务的应当经所在地卫生行政部门许可，并符合下列条件。

(1)具有性病防治专业技术人员。

(2)具有性病辅助诊断技术设备和人员。

4.个体医师从事专科性性病诊断治疗业务

必须经执业所在地卫生行政部门许可。

（二）预防的规定

(1)性病防治机构要利用多种形式宣传性病的危害、传播方式和防治知识。医学院校应增加性病防治教学内容。

(2)性病防治机构应严格执行各项管理制度和技术操作规程，防止性病的医源性感染，推广使用一次性用品和注射器。

(3)对特定职业的从业人员和有关出入境人员的健康体检和健康管理，按有关法律法规办理。

(4)各级医疗预防保健机构在发现孕妇患有性病时，应当给予积极治疗。各级医疗预防保健机构要建立新生儿1%硝酸银点眼制度。

（三）治疗的规定

(1)凡性病患者或疑似患有性病的，应当及时到性病防治机构进行诊断治疗。

(2)性病防治机构要积极协助配合公安、司法部门对查禁的卖淫、嫖娼人员,进行性病检查。

(3)性病防治机构和从事性病诊断治疗业务的个体对诊治的性病患者应当进行规范化治疗。

(4)性病防治机构和从事性病诊断治疗业务的个体在诊治性病患者时,必须采取保护性医疗措施,严格为患者保守秘密。

(5)性病患者在就诊时,应当如实提供染病及有关情况,并遵照医嘱进行定期检查彻底治疗。

(6)对艾滋病患者的治疗和管理,按照《艾滋病监测管理的若干规定》执行。

(四)报告的规定

(1)性病防治机构和从事性病防治诊断治疗业务的个体发现艾滋病、淋病和梅毒及疑似患者时,必须按规定向所在地卫生防疫机构报告。

(2)各级医疗预防保健机构和个体发现该办法第二条第(二)款规定性病患者及疑似患者时,应当按规定向所在地县级性病防治机构报告。具体规定的报告办法由各省、自治区、直辖市卫生行政部门规定。

(3)性病防治机构对所在地区的艾滋病、淋病和梅毒疫情,必须及时向上级性病防治机构报告。性病防治机构对所在地区其他性病疫情,必须按月向上级性病防治机构报告。

(4)从事性病防治、卫生防疫、传染病管理监督的人员,不得隐瞒、谎报或者授意他人隐瞒、谎报疫情。

(五)处罚的规定

(1)未经卫生行政部门许可,擅自开展性病专科诊治业务的单位和个人,由卫生行政部门予以取缔。

(2)对违反该办法的单位和个人,由卫生行政部门根据情节,按照《传染病防治法》及有关法律法规的规定处理,并可建议有关部门给予行政处分。

(孔德花)

第七节 结核病的预防与控制

一、结核病防治机构的管理体系

结核病防治机构是指国家、省、地市和县级专门从事结核病防治管理的专业机构。在我国结核病防治机构有多种形式存在,大部分隶属各级疾病预防控制中心,小部分以结核病防治所、慢性病防治中心(站、院)的独立形式存在,还有个别地方由卫生行政部门指定综合性医院承担结核病防治机构的职责。

结核病防治机构作为卫生系统的一个重要组成部分,除了接受卫生系统的领导和管理外,还形成了其独特的管理体系。结核病防治机构管理体系包括国家、省、地市和县级四个层次,每个层次又分成卫生行政管理部门和业务管理部门。这些部门相互交织形成了一个完整的结核病防治网络系统。

(一)国家级结核病防治机构及其管理部门

国家级结核病防治机构的行政管理部门为卫健委,卫健委下设疾病控制局,疾病控制局下设结核病控制处，具体负责国家级结核病防治机构的行政管理。国家级结核病防治机构设置于中国疾病预防控制中心内，作为中国疾病控制中心的一个处室，以中国结核病预防控制中心的形式存在。另外，还同时设置中国疾病预防控制中心结核病防治临床中心。

（二）省级结核病防治机构及其管理部门

省级结核病防治机构的行政管理部门为各直辖市、省和自治区的卫生厅，卫生厅下设疾病控制处，具体负责省级结核病防治机构的行政管理。省级结核病防治机构大部分设置于同级疾病预防控制中心内，小部分以结核病防治研究所的独立形式存在。

（三）地市级结核病防治机构及其管理部门

地市级结核病防治机构的行政管理部门为各地市级卫生局，卫生局下设疾病控制科，具体负责地市级结核病防治机构的行政管理。地市级结核病防治机构大部分设置于同级疾病预防控制中心内，小部分以结核病防治所、慢性病防治中心（站、院）的独立形式存在。

（四）县级结核病防治机构及其管理部门

县级结核病防治机构的行政管理部门为各县级卫生局，卫生局下设疾病防治机构，具体负责县级结核病防治机构的行政管理。县级结核病防治机构大部分设置于同级疾病预防控制中心内，小部分以结核病防治所、慢性病防治中心（站、院）的独立形式存在。

（五）市级辖区结核病防治机构及其管理部门

市级辖区，一部分不设置结核病防治机构。而部分设置结核病防治机构的区，多为本市级结核病防治机构的派出机构。

（六）县级以下的结核病防治机构及其管理部门

县级以下不设独立的结核病防治机构，一般在乡镇卫生院或社区卫生中心内设立疾病预防保健组，作为各级疾病控制机构的网底，承担其行政区域内的疾病预防保健任务，其行政管理部门为县级卫生局。此外，乡镇卫生院或社区卫生中心下还设村级卫生室。

二、结核病防治管理机构的职责

结核病防治管理机构分为结核病防治卫生行政管理机构（卫健委、卫生厅、卫生局）和结核病防治业务管理机构（疾病预防控制中心、结核病防治研究所、慢性病防治中心、站、院）两类。由于它们行政职能的不同，因此，它们承担着不同的管理职责。

（一）卫生行政机构主要职责

在政府的领导下，各级卫生行政部门对结核病防治工作进行统一监督管理，组织和协调结核病防治机构和医疗机构，实施本地区结核病防治规划。其职责如下。

（1）协助政府制订本地区结核病防治规划、实施计划和年度计划。

（2）协助政府制订本地区结核病防治经费预算，多方筹集经费，保证落实结核病防治经费。

（3）健全结核病防治网络，加强结核病防治能力建设。

（4）组织实施结核病控制措施，保证及时发现肺结核患者并进行有效的治疗和管理，降低结核病疫情。

（5）将结核病防治工作列入医疗机构的工作目标之中，充分发挥医疗机构在结核病防治工作的作用。

（6）对结核病防治工作的实施情况进行督导检查。

（二）结核病防治业务管理机构的职责

结核病防治业务管理机构包括各级结核病防治专业机构和各类医疗机构。从国家到省、地、县都有结核病防治专业机构，它们按其管辖地域、覆盖人口和工作任务，配备相应的专职人员从事结核病控制工作。

1.国家级结核病防治业务管理机构

中国疾病预防控制中心结核病预防控制中心是负责全国结核病预防控制业务工作的组织协调和指导中心，是集结核病预防控制资源协调、业务指导、疫情监测管理、项目组织实施及技术人员培训等功能于一体的国家级结核病防治业务专业管理机构。

其主要职责是为政府制订有关结核病预防控制法规、标准、规范及规划等提供技术支持，开展防治策略和控制措施研究；对全国结核病防治工作进行技术指导、督导检查和考核评价；对全国结核病防治机构实验室工作进行技术指导和质量控制；承担结核病监测、信息收集、处理、上报和专项分析；承担国家结核病防治指南的制订；实施健康教育策略的制订、评价与推广应用；负责国际合作、援助等项目的实施与管理；组织开展结核病防治的相关研究；开展对外交流与合作，引进和推广先进技术、新方法；培训专业技术人员，组织编写各类人员培训教材。

中国疾病预防控制中心结核病防治临床中心在中国疾病预防控制中心的领导下，协助中国疾病预防控制中心结核病预防控制中心，开展全国结核病防治人员和医疗单位有关人员的临床技术培训工作；编写结核病防治工作相关培训材料；开展结核病防治科研、临床技术咨询和指导；开展结核病诊断、治疗和抗结核病药物临床观察研究及耐药监测工作；协助开展结核病健康教育工作；参与结核病防治工作国内外技术交流与合作。

2.省级结核病防治业务管理机构

省级疾病预防控制中心和省级结核病防治研究所是负责全省结核病预防控制业务工作的组织协调和指导中心，是集结核病预防控制资源协调、业务指导、疫情监测管理、项目组织实施及技术人员培训等功能于一体的省级结核病防治业务专业管理机构。其主要职责如下。

(1)为政府制订有关结核病预防控制法规、标准、规范、规划、年度计划（含经费预算）等提供技术支持，并协助组织实施。

(2)做好辖区内肺结核患者的报告、确诊、登记和治疗管理及转诊、追踪和密切接触者检查的组织和技术指导工作。进行涂阴肺结核患者诊断质量的评价。承担患者诊断和治疗工作的疾病预防控制（结核病防治）机构要完成区级的职责。

(3)在卫生行政部门组织下，对医疗机构疫情报告和管理情况进行督导、检查和指导。

(4)设立专职人员负责结核病报表收集、核对和上报工作，定期完成结核病月、季报表和年报表填报，并对信息质量进行督导。对信息资料进行及时评价，提出改进工作的建议。

(5)加强痰菌检查的质量控制，对所辖县区进行实验室痰涂片检查的质量保证工作，对有关人员进行培训。

(6)制订本辖区的培训计划，开展对本省地、市级结防机构业务人员和医疗保健单位有关人员的培训，并接受上级的培训。

(7)制订本辖区的健康促进计划，并组织实施。负责培训地市或县级健康促进人员，组织编发健康促进宣传材料，评价全省健康促进活动的质量。

(8)编制并上报药品计划，建立药品管理制度，保证货源充足，及时向市（地）或县提供抗结核药品。保证有专人管理药品，建立药品账目，保证药品库房条件达到要求。及时检查库存药品的有效期，保证账物相符。

(9)在卫生行政部门的领导下，组织本地区结核病防治工作的督导、检查和评价工作。

(10)开展结核病实施性研究工作。

3.地、市级结核病防治业务管理机构

地、市级疾病预防控制中心、结核病防治所或慢性病防治中心(站、院)是负责全地、市结核病预防控制业务工作的组织协调和指导中心，是集结核病预防控制资源协调、业务指导、疫情监测管理、项目组织实施及技术人员培训等功能于一体的地、市级结核病防治业务专业管理机构。其主要职责如下。

(1)为政府制订有关结核病预防控制法规、标准、规范、规划、年度计划(含经费预算)等提供技术支持，并协助组织实施。

(2)做好辖区内肺结核患者的报告、确诊、登记和治疗管理及转诊、追踪和密切接触者检查的组织和技术指导工作。进行涂阴肺结核患者诊断质量的评价。承担患者诊断和治疗工作的疾病预防控制(结核病防治)机构完成区级的职责。

(3)在卫生行政部门的组织下，对各医疗机构的疫情报告和管理情况进行督导、检查和指导。对县级主要医疗机构的有关领导和医师进行培训。

(4)对所辖县区进行实验室痰涂片检查的质量保证工作。对有关人员进行培训。

(5)设立专职人员负责结核病报表的收集、核对和上报工作，定期完成结核病月、季报表和年报表填报，并对信息质量进行督导。对信息资料进行及时评价，提出改进工作的建议。

(6)制订本辖区培训计划，开展对本市(地)结防机构业务人员和医疗保健单位有关人员的培训，并接受上级的培训。

(7)制订本辖区健康促进计划，并组织实施。负责培训县级健康促进人员，组织编发健康促进宣传材料，评价全省健康促进活动的质量。

(8)编制并上报药品计划，建立药品管理制度，保证货源充足，及时向县区提供抗结核药品。保证有专人管理药品，建立药品账目，保证药品库房条件达到要求。及时检查库存药品的有效期，保证账物相符。

(9)在卫生行政部门领导下，组织本地区结核病防治工作的督导、检查和评价工作。

4.县级结核病防治业务管理机构

县级疾病预防控制中心、结核病防治所或慢性病防治中心(站、院)是负责全县结核病预防控制业务工作的组织协调和指导中心，是集结核病预防控制资源协调、业务指导、疫情监测管理、项目组织实施及技术人员培训等功能于一体的县级结核病防治业务专业管理机构。其主要职责如下。

(1)为政府制订有关结核病预防控制法规、标准、规范、规划和年度计划(含经费预算)等提供技术支持，并协助组织实施。

(2)做好肺结核患者报告、确诊和登记工作。开展肺结核患者筛查工作，负责落实肺结核可疑症状者、疑似患者诊断工作；完成肺结核患者追踪工作和密切接触者检查。对肺结核患者的确诊主要由结核病诊断技术小组实施。不承担患者治疗工作的疾病预防控制(结核病防治)机构由各地结核病定点诊疗机构承担患者诊断的具体工作。

(3)负责实施肺结核患者不住院化疗工作，应设立专职人员，负责管理活动性肺结核患者化疗的工作，不承担患者治疗工作的疾病预防控制(结核病防治)机构由各地结核病定点诊疗机构承担患者治疗的具体工作。

(4)对开展痰涂片的医疗机构进行痰涂片质量保证工作。

(5)指导各医疗机构开展结核病转诊工作。在卫生行政部门的组织下,对各医疗机构的疫情报告和管理情况进行核实、检查、指导。对医疗机构的有关医师进行培训。

(6)设立专职人员负责结核病报表填报,定期完成结核病月、季报表和年报表填报,结核病定点诊治机构负责将所有三个登记本资料录入结核病管理信息系统。并对信息质量进行督导。对信息资料进行及时评价,提出改进工作的建议。

(7)制订本辖区培训计划,开展对本辖区医疗机构和乡镇级、社区有关人员的培训,并接受上级的培训。

(8)制订本辖区健康促进计划,并组织实施。负责培训县级健康促进人员,组织编发健康促进宣传材料,评价全县健康促进活动的质量。

(9)编制并上报药品计划,建立药品管理制度,保证货源充足。保证有专人管理药品,建立药品账目,保证药品库房条件达到要求。及时检查库存药品的有效期,日清月结,保证账物相符。

(10)在卫生行政部门领导下,组织本地区结核病防治工作督导、检查和评价工作。

5.乡镇卫生院或社区卫生中心疾病预防保健组

乡镇卫生院或社区卫生中心疾病预防保健组设专职或兼职结核病防治医师。负责其乡镇或社区卫生中心的结核病防治工作。其主要职责如下。

(1)负责村医结核病防治知识培训。

(2)对村医结核病的治疗管理工作进行定期督导、检查。

(3)对肺结核可疑症状者或疑似肺结核患者的转诊及转诊工作的记录。

(4)执行统一化疗方案,对结核病患者进行规范管理。

(5)乡(镇、街道)预防保健机构负责本单位及所辖区域内疫情报告工作。

6.村级卫生室

村级卫生室设乡村医师,负责本级结核病防治工作。其主要职责如下。

(1)向村民和患者宣传结核病防治知识。

(2)将肺结核可疑症状者及时转至县级结核病防治机构就诊、确诊,并做好转诊记录。

(3)执行县级结防机构制订的化疗方案,对结核病患者进行化疗管理,负责落实患者的短程化疗,负责督导患者按时按量服药。

(4)对上级通知需追踪的患者或可疑者进行追踪。

(5)督促患者按时复查、取药,按期留送合格的痰标本。

(6)负责对实施督导化疗的患者家庭成员或志愿者进行指导。

7.医疗机构

各级各类医疗机构(包括厂矿、企事业单位医疗机构)虽然不属于结核病防治机构。但是,它们作为当地的主要卫生医疗力量,要主动参与到当地的结核病防治工作之中。其主要职责如下。

(1)对初诊发现的肺结核患者或肺结核可疑症状者,按国家有关法规及规定进行患者报告及转诊。

(2)负责对肺结核危重患者的抢救工作。在结核病防治工作中,按有关标准和规范对患者进行诊断和转诊。对收治住院的肺结核患者,应及时向当地结核病防治机构报告,出院后应将治疗结果报告给患者居住地结防所(科),若患者需继续化疗,应将患者转至患者居住地结核病防治机构继续进行治疗管理。

（3）负责在医院内开展结核病健康教育活动。

三、结核病防治机构的资源配置

结核病防治机构作为结核病管理的主要业务机构，承担着所在区域结核病防治规划的制订、结核病预防控制资源的协调、业务指导、疫情监测管理、项目组织实施及技术人员培训等结核病防治业务专业管理工作。同时，一部分结核病防治机构还承担着结核病的临床诊疗和患者管治工作。因此，结核病防治机构需要良好的资源配置。

（一）资源配置的原则

（1）整合资源，合理布局：各地要根据实际情况，统筹规划省、市、县（市、区）级结核病防治机构的布局，本着填平补齐的原则建设业务用房和配备设备。

（2）完善功能、满足基本要求：结核病防治机构承担着辖区内的结核病防治工作，房屋、科室、设备的资源配备要满足结核病防治业务工作的要求。在一些省市，结核病防治机构如果同时承担麻风病防治、皮肤性病防治、精神疾病防治及慢性非传染性疾病防治任务时，房屋、科室、设备的资源配备除要满足结核病防治业务工作的要求外，还要满足麻风病防治、皮肤性病防治、精神疾病防治及慢性非传染性疾病防治任务工作的要求。

（3）分类指导、规范建设：结核病防治机构资源配置标准要根据覆盖人口及服务功能来确定资源配置的规模，实行统一技术规范，做到规模适宜、功能适用、装备合理，切实提高结核病预防控制能力。

（二）机构设置的要求

（1）原则上每个省、市、县（市）应有一所结核病防治机构，区级结核病防治机构的设置各地可根据实际情况和工作需要确定是否设置。

（2）结核病防治机构根据工作的需要设立的部门包括行政管理科室、业务科室和后勤保障科室。行政管理科室包括办公室、人事科、党团、工会和妇女组织。业务科室包括门诊部、诊室、治疗室、实验室（BSL-2 级）、放射科、防治科、信息资料室和药房等科室。后勤保障科室包括总务科和消毒供应室等。同时承担麻风病防治、皮肤性病防治、精神疾病防治及慢性非传染性疾病防治任务时，还应设立相应的麻风病防治科、皮肤性病防治科、精神疾病防治科和慢性非传染性疾病防治科等。

（三）工作人员的配备

（1）结核病防治机构工作人员的配备要严格准入制度，除行政管理人员外，严禁非专业技术人员进入结核病防治机构。同时，要优化结核病防治机构人员的学历和专业职称构成。各级结核病防治机构行政管理人员、专业技术人员和工勤人员所占比例为 15%、80% 和 5%。省级以上的结核病防治机构专业技术人员的学历构成要求本科以上，并以研究生学历人员为主体。地级结核病防治机构专业技术人员的学历构成要求专科以上，并以本科学历人员为主体。县级结核病防治机构专业技术人员的学历构成要求中专以上，并以本科学历人员为主体。专业技术人员的职称构成省级结核病防治机构高、中、初级人员比例不应低于 1∶2∶3；地级结核病防治机构高、中、初级人员比例不应低于 1∶4∶6；县级结核病防治机构高、中、初级人员比例不应低于 1∶6∶9。

（2）各级结核病防治机构的人员配备标准要根据机构管理区域的大小和服务人口的多少而定。但是，一个独立的结核病防治机构要正常运转，必须要有基本的人员配备。各级独立的结核病防治机构人员配备可参考下列标准。

(3)各级结核病防治机构同时承担麻风病防治、皮肤性病防治、精神疾病防治及慢性非传染性疾病防治任务时,可根据具体需要增加人员配备标准。

(四)业务用房的配置

结核病防治机构房屋的建设应遵循以下原则。

(1)满足开展疾病预防控制工作的需要,业务用房、实验室、行政及保障等功能用房布局合理,既要符合建筑要求,又符合专业要求的原则。

(2)应贯彻适用、经济、环保、美观的原则。

(3)建筑材料和结构形式的选择,应符合建筑耐久年限、防火、抗震、防洪、建筑节能、保温隔热及施工等方面要求的原则。

独立的结核病防治机构要开展正常结核病防治工作,必须要有基本的业务活动场地用房。各级独立的结核病防治机构基本的业务活动场地用房可参考下列标准配置。

各级结核病防治机构同时承担麻风病防治、皮肤性病防治、精神疾病防治及慢性非传染性疾病防治任务时,可根据具体需要增加业务活动场地用房建设标准。

四、结核病患者的发现

结核病患者的发现是指通过公认的、可靠的流行病学手段和临床程序及以痰菌检查为代表的实验室方法完成对结核病患者的诊断,继而进行规范的抗结核病治疗,达到治愈患者,控制传染源的目的。目前世界卫生组织在全球推广应用并取得良好效果的现代结核病控制策略认为,发现和治愈肺结核患者是当前控制结核病疫情的最有效措施。通过20世纪90年代以来现代结核病控制策略的实践,我国结核病防治工作已经取得重大阶段性成果。至2005年底,新涂阳肺结核患者发现率达到79%,新涂阳肺结核患者治愈率达到91%。随着我国结核病防控体系不断扩展和完善,结核病患者将获得更高治愈率,以此为前提,加大患者发现的力度,使更多的结核病患者得到及时、规范的治疗对控制结核病疫情至关重要。

(一)发现对象

按照我国新修订的肺结核诊断标准(WS288－2008),肺结核分疑似病例、确诊病例和临床诊断病例。其中,确诊病例和临床诊断病例是发现对象,痰涂片阳性的肺结核患者是主要的发现对象。在临床工作中,肺结核可疑症状者和疑似病例是发现结核病患者的重要线索,应引起包括结防机构、各级综合医疗机构的广大医务工作者高度重视。

1.肺结核可疑症状者和疑似病例

(1)肺结核可疑症状者:咳嗽、咳痰≥2周、咯血或血痰是肺结核的主要症状,具有以上任何一项症状者为肺结核可疑症状者。此外,胸闷、胸痛、低热、盗汗、乏力、食欲减退和体重减轻等为肺结核患者的其他常见症状。这里需要提出的是,虽然多数肺结核患者有咳嗽症状,但咳嗽并非结核病所特有。急性呼吸道感染、哮喘和慢性阻塞性肺疾病等一系列呼吸系统疾病也有咳嗽、咳痰症状,同样,咳嗽2周以上也不是一个特异性的条件,但按照惯例和早期的一些研究结果,2周以上的咳嗽、咳痰一直被作为怀疑患有结核病的标准而被多数国家指南和国际指南所采纳,在结核病疫情高发地区尤其如此。

(2)肺结核疑似病例:5岁以下儿童有肺结核可疑症状时,一般不主张以放射性检查为首选检查手段,如果有肺结核可疑症状同时有与涂阳肺结核患者密切接触史,或结核菌素试验强阳性，即可判断为肺结核疑似病例。5岁以上就诊者，无论有无可疑症状，只要胸部影像学检查显示活动性肺结核影像学可疑的表现，即可作为肺结核疑似病例处理。特别需要强调的是，除了X线检查外，还需结合其他检查来确立结核病的诊断，否则容易导致结核病的过诊、漏诊和其他疾病的漏诊。

2.确诊病例

确诊病例包括涂阳肺结核、仅培阳肺结核和病理学诊断为肺结核三类。

(1)涂阳肺结核：对所有肺结核疑似患者或具有肺结核可疑症状的患者(包括成年人、青少年和能够排痰的儿童)均应至少收集两份最好是3份痰标本用于显微镜或结核分枝杆菌培养检查，而3份痰标本中，至少含有一份清晨痰标本。随着实验室诊断技术不断发展，免疫学、分子生物学方法的探索和应用广受重视，但直至目前，结核菌培养阳性仍然是诊断结核病的"金标准"。而通过显微镜检查发现痰涂片中抗酸杆菌虽然对结核分枝杆菌不具有绝对特异性，但在结核病疫情高发地区，仍然作为确诊手段在结核病控制工作中广泛应用。

由于目前我国尚有很多结防机构的实验室因资源有限而不能开展培养，因此，从可操作性和服务可及性出发，将标准定为凡符合下列任一条件者可诊断为涂阳肺结核病例：①2份痰标本直接涂片抗酸杆菌镜检阳性。②1份痰标本直接涂片抗酸杆菌镜检阳性加肺部影像学检查符合活动性肺结核影像学表现，或者加1份痰标本结核分枝杆菌培养阳性。

(2)仅培阳肺结核：与培养相比，痰涂片镜检的敏感性只有30%～40%。痰涂片阴性，同时肺部影像学检查符合活动性肺结核影像学表现加1份痰标本结核分枝杆菌培养阳性者可归为仅培阳肺结核。因此，在有条件的情况下，应对涂片检查为阴性的疑似病例收集痰标本进行培养，一方面为了避免结核病的过诊和漏诊，一方面还可使结核病患者得到明确的病原学诊断而获得及时治疗。

(3)病理学诊断：对肺部病变标本病理学诊断为结核病变者，即使没有病原学支持，也可确诊为肺结核。但由于开展此项检查技术要求高，不适用于大范围人群的结核病防治，目前一般仅限于疑难病例的鉴别诊断使用。

3.临床诊断病例

所谓临床诊断病例，也可称为活动性涂阴肺结核。此类病例诊断一般应包括三个方面依据：一是至少3个痰涂片镜检均为阴性且其中至少1份为清晨痰标本；二是胸部X线片显示与结核相符的病变，即与原发性肺结核、血行播散性肺结核、继发性肺结核、结核性胸膜炎任意一种肺结核病变影像学表现相符；三是对于一般广谱抗生素的治疗反应不佳或无反应，而在诊断性抗感染治疗过程中，注意不应使用氨基糖苷类或氟喹诺酮类等对结核分枝杆菌有杀灭作用的广谱抗生素。对经抗感染治疗仍怀疑患有活动性肺结核的患者可进行诊断性抗结核治疗，推荐使用初治活动性肺结核治疗方案，一般治疗1～2个月。此类患者可登记在"结核病患者登记本"中，如最后否定诊断，应变更诊断。

临床诊断病例的确定因情况复杂多变，既需要系统性，又需要灵活性，临床医师根据患者实际情况掌握好这两方面的平衡对于避免结核病的过诊和漏诊具有重要意义。另外，结核菌素实验强阳性、抗结核抗体检查阳性、肺外组织病理检查为结核病变等均可作为涂阴肺结核的诊断参考，诊断流程详见"接诊和诊断程序"。符合临床诊断病例的特点，但确因无痰而未做痰菌检查的未痰检肺结核患者也可按涂阴肺结核的治疗管理方式采取治疗和管理。

(二)发现方式

长期以来,我国大部分地区在结核病防治工作中采用了“因症就诊”为主的被动的发现方式。目前随着我国疾病控制网络化建设的不断完善,以综合医院转诊和结核病防治机构追踪为标志的主动发现模式在结核病发现工作中发挥了越来越重要的作用。下文将以《中国结核病防治规划实施工作指南》中有关内容为线索,将目前我国肺结核患者发现方式做一系统阐释。

1.因症就诊

因症就诊指患者出现肺结核可疑症状后主动到结防机构就诊,是我国结核病控制患者发现的最主要方式。目前我国已经将完善社会动员和健康促进工作列为中国结核病控制策略的重要内容之一,制订并在全国范围内实施倡导、交流和社会动员策略(ACSM),与多部门合作,开展结核病防治健康促进工作。通过建立并充分利用《结核病防治健康教育材料资源库》,有计划、有针对性地在诸如学校、工厂、社区等地开展多种形式的健康促进活动,取得了较好的成效。随着社会民众结核病防治知识知晓率逐步提高,越来越多具有可疑症状的患者能够主动到疾控中心、结核病防治所、慢性病防治中心等结防机构就诊。

2.转诊和追踪

全国结核病防治规划(2001－2010年)中,特别强调了结核病患者归口管理和督导治疗,相应的在我国的结核病防治规划实施工作指南中也要求,各级综合医疗机构和结核病防治机构要在患者的发现、治疗等环节开展紧密合作,共同遏制结核病流行,简称医防合作。在医防合作中,卫生行政部门负责领导、协调开展转诊和追踪工作;要将肺结核患者转诊和追踪实施情况纳入对医疗卫生机构和结防机构目标考核内容,至少每年考核一次;应建立例会制度,定期听取医疗卫生机构和结防机构关于转诊和追踪工作的进展情况汇报,解决实施过程中出现的问题,并提出下一步工作要求。

转诊和追踪是医防合作的重要组成部分,是两个主体不同,相互关联的环节,其中转诊指患者出现肺结核可疑症状后到医疗卫生机构(不包括结防机构)就诊,经胸部X线或痰菌检查等诊断为肺结核或疑似肺结核患者后,患者携带医师填写的转诊单到结防机构就诊。医疗机构在具体执行的过程中,可以根据自身情况,采取感染科、呼吸科、实验室、放射科多科室共同转诊,或采取由医院预防保健科统一登记、转诊等模式,及时将应转诊对象转诊到结防机构接受治疗管理。

转诊的必要性是由结核病的特点和治疗要求决定的。结核病作为一种慢性传染性疾病,治疗需要长时间规则服药,否则极易产生耐药而治疗失败。在一般的综合医疗机构,结核病患者或许可以得到准确的诊断和正确的治疗方案,但是在6～9个月的治疗过程中,难以实施严格的治疗管理措施来保证患者规范治疗,而结核病专业机构则可以在诊断、治疗、跟踪随访、不良反应处理等各个环节实施严格管理和密切监测,保证患者坚持治疗和规律服药,提高结核病治愈率,减少因不规则服药而产生耐药、耐多药等不良后果。

追踪可以说是对转诊工作的重要补充,指对于医疗卫生机构疫情报告并转诊的肺结核和疑似肺结核患者,未按时到结防机构就诊,则须由结防机构或乡、村医师进行追踪,使其到结防机构接受检查和治疗。追踪工作与结核病网络报告关系密切,结防机构需要指定专人负责,对医疗卫生机构在疾病监测信息报告管理系统(以下简称“网络直报”)中报告的肺结核患者或疑似肺结核患者信息进行浏览、核实,并与结防机构临床医师紧密协作,对转诊未到位的患者进行追踪。下面分别就转诊、追踪两个环节进行阐述。

(1)转诊。

转诊主体:各综合医疗单位、私营医疗机构门诊或住院部的医护人员,特别是呼吸科、感染科等密切相关科室的医师,通常采取首诊医师负责制原则。

转诊对象:在各综合医疗单位、私营医疗机构门诊就诊的不需要住院治疗的肺结核患者或疑似肺结核患者;需住院治疗者,出院后仍需治疗的肺结核患者均为转诊对象。在我国结核病网络报告系统中,对应转诊对象有更为明确的要求。

转诊程序:①填写转诊单和转诊登记本:转诊单一般由省级或市级结防机构根据国家结核病防治规划实施手册要求统一印制逐级分发至各级医疗机构,对需转诊对象,医疗卫生机构除填写传染病报告卡外,还要填写"肺结核患者或疑似肺结核患者转诊/推荐单"一式 3 份,一般采用复写纸方式以减少工作量,提高工作效率。一份留医疗卫生机构存档;一份由医疗卫生机构送达指定的结防机构;一份由患者携带,到指定的结防机构就诊。各级医疗机构应在感染科、医疗保健科或其他指定科室安排人员每天收集院内转诊单,并及时核对填写资料,对患者相关信息,尤其是患者联系信息不详的,要督促转诊医师及时更正。同时填写"医院肺结核患者及疑似肺结核患者转诊登记本"。②转诊前健康教育:结核病防治机构应在卫生行政部门协调下,积极开展对综合医疗机构医护人员在结核病健康教育方面的培训,使医疗卫生机构转诊医师或护士能够熟练掌握宣传教育技巧和内容,以保证患者转诊前能接受良好的健康教育。良好的健康教育即可由医师实施、也可由护士实施,许多医院根据自身实际情况,采取了委派专门护士进行健康教育的方式,效果非常理想。健康教育的内容应包括向患者解释其可能患了肺结核,并讲解结核病相关知识和国家为结核病患者提供的各项优惠和减免政策,以及转诊到结防机构的必要性或原因等内容。③转诊:一般在进行健康教育后,即嘱咐患者及时到结防机构就诊。部分结核病防治机构为院所合一的模式或结核病防治专科医院,在患者的住院管理和门诊管理之间、普通门诊和肺结核门诊之间要建立规范的转诊机制,保证患者及时接受规范的督导治疗。

转诊要求:及时转诊;按照转诊程序规范转诊;患者转诊单填写不能漏项,患者联系地址和电话须填写清楚、准确;患者的住院和出院情况要及时在传染病信息报告系统中进行订正;各医疗机构根据自身特点,制订规范的转诊流程图。

转诊评价指标:转诊率和转诊到位率是目前评价转诊工作的主要指标。

在实际工作中,评价指标还应包括一些过程指标,如是否将结核病转诊纳入了医疗机构考核体系;是否制订转诊制度和流程;是否建立了转诊患者登记本等,还要特别强调医疗卫生机构内各有关科室要及时详细填写门诊工作日志、放射科结核病患者登记本、实验室登记本、出入院登记本等,保证基础资料的完善。应鼓励部分有条件的医院对部分病情较重、传染性较强或耐药、耐多药患者采取救护车转送到结防机构等更为积极的做法,以提高转诊到位率、减少结核病的传播。

(2)追踪。

追踪主体:各级结防机构或乡村卫生医疗机构的医护人员。

追踪对象:辖区内、外医疗卫生机构报告或转诊现住址为本辖区的非住院肺结核患者或疑似肺结核患者,在报告后 24 小时内未到当地结防机构就诊者;在医疗卫生机构进行住院治疗的肺结核患者,出院后 2 天内未与当地结防机构取得联系。

有关追踪对象的确定需要综合临床和网络信息,主要包括以下几个环节:①结防机构的工作人员需要每天将前一天医疗卫生机构网络直报的确诊或疑似肺结核患者逐一进行浏览、查重,对于重复报告的传染病报告卡按照有关要求进行删除。②查重后网络直报中的肺结核患者基本信息转录到“县(区)结防机构肺结核患者和疑似肺结核患者追踪情况登记本”(简称“追踪登记本”),追踪登记本也可以通过网络导出装订成册。③将“追踪登记本”信息与结防机构“初诊患者登记本”和“肺结核患者或疑似肺结核患者转诊/推荐单”进行核对并记录所有具有报告信息患者“转诊日期”及“追踪、到位信息”。④对“传染病报告卡”“备注”栏中注明的住院患者,通过与报告医疗卫生机构住院部核实,确定患者已住院,则应在追踪登记本“备注”栏中注明。

追踪方法:①电话追踪是目前最为常用的追踪方法,由县(区)结防机构负责追踪的人员直接与患者电话联系了解患者未就诊原因,劝导患者到结防机构就诊和治疗。该方法的前提是转诊单或报告卡所填患者联系电话必须准确可靠,这也是转诊、报病阶段对临床医师和信息填报人员须反复强调的重点。②逐级开展现场追踪:对报病信息或转诊单上没有电话或通过电话追踪3天内未到位的患者,县(区)结防机构追踪人员与乡镇级卫生服务机构的医师电话联系,或将“患者追访通知单”传真或邮寄至乡镇医师,告知患者的详细情况。乡镇医师接到信息后,及时通知村医与患者进行联系,通过对患者进行结核病相关知识健康教育,说服患者到结防机构就诊;若5天内未到结防机构就诊,乡镇医师应主动到患者家中家访并劝导患者到结防机构就诊。同时电话通知或填写“患者追访通知单”第二联,向县(区)级结防机构进行反馈。经电话、乡(村)医师追踪,7天内仍未到位的患者,县(区)结防机构追踪人员应主动到患者家中,充分与患者交流,了解患者未能及时到结防机构就诊的原因并努力劝导患者到结防机构就诊。

追踪评价指标:追踪率和追踪到位率是主要评价指标。

关于追踪工作的评价同样包括一些非量化指标,如:是否建立了追踪流程和追踪制度;是否设立了结核病患者转诊、追踪登记本;是否与综合医疗机构建立了良好的反馈机制等。

(3)转诊、追踪的总体评价:转诊、追踪是两个紧密衔接的环节,实施的总体情况在很大程度上反映一个地区的医防合作成效。在数据录入质量较高的情况下,转诊追踪总体到位率目前可通过网络报表统计得出,是对转诊追踪情况的总体评价指标。

(4)转诊和追踪结果的反馈与激励措施:为强化各级医疗机构和结防机构医护人员对转诊追踪的认识,县(区)结防机构应每月采用反馈表的方式将患者转诊和追踪到位情况、结核病的核实诊断情况反馈给转诊单位、参与追踪的乡镇卫生院(社区卫生服务中心)医师和村卫生室(社区卫生服务站)医师,对他们的合作表示感谢,并结合本地实际和相关政策给予一定激励。

3.因症推荐

因症推荐大多适用于技术条件相对不足,自己没有能力对患者进行进一步诊治的单位。一般来说,咳嗽、咳痰≥2周、咯血或血痰是肺结核的主要症状,具有以上任何一项症状者均可考虑为肺结核可疑症状者。医护人员或有关人员应将发现的肺结核可疑症状者推荐并督促其到结防机构接受检查。积极、及时地推荐病例非常关键,常常取决于接诊医师对结核病防治工作的认识和重视程度。因此,有计划地开展结核病防治知识、政策等培训,是促进因症推荐成效的重要因素。

4.接触者检查

指对涂阳肺结核患者的密切接触者进行结核病可疑症状筛查或结核病检查。涂阳肺结核患者是公认的传染源。据统计,一个涂片阳性肺结核患者如果得不到正规治疗,一年中可传染10～15人,被感染者一生中发生结核病的可能性为5%～10%。因此,对涂阳肺结核患者的密切接触者进行筛查是更为积极地干预结核病传播链的重要举措。目前,我国已经将涂片阳性肺结核患者的密切接触者筛查和检查纳入结核病防治免费政策,密切接触者检查已经成为结核病控制日常工作的重要内容。

(1)密切接触者含义:一般指新登记痰涂片阳性肺结核患者(含初治和复治患者)的密切接触者,包括与痰涂片阳性肺结核患者直接接触的家庭成员、同事、同学或同宿舍居住者。在判定密切接触者,分析其感染、发病可能性时,要综合考虑与病例接触时,病例是否处于传染期、病例临床表现、与病例的接触方式、接触时所采取的防护措施,以及暴露于病例污染的环境和物体的程度等因素,进行综合判断,在进行检查的同时,建议及时采取有针对性的防控措施。

(2)检查程序:①对每一位新登记涂片阳性肺结核患者进行常规询问,调查其密切接触者信息,接触者中有肺结核可疑症状者,应填写在“涂阳肺结核患者密切接触者登记本”上。②结防机构人员对新登记涂阳患者需进行有关密切接触者检查重要性的宣传教育。根据密切接触者范围、场所等实际情况,开展有针对性的结核病防治知识宣传或请患者将防治知识宣传卡或其他宣传资料转交给密切接触者,特别要注意通知已经出现或近期曾经出现肺结核可疑症状的密切接触者到结防机构检查。③密切接触者接受检查后,应及时将检查结果记录到“涂阳肺结核患者密切接触者登记本”中。

(3)密切接触者检查方法及处理原则如下。

检查方法:①PPD 皮试适用于 0～14 岁儿童有肺结核可疑症状者。②胸部 X 线片适用于 0～14 岁儿童 PPD 硬结平均直径≥15 mm 或有水疱等强烈反应者、≥15 岁有肺结核可疑症状者。③痰涂片检查适用于对 0～14 岁儿童胸片有异常阴影者、≥15 岁有肺结核可疑症状者。

处理原则:①凡符合上述拍片和查痰标准的密切接触者的信息及检查结果,要登记在涂阳肺结核患者密切接触者登记本上,也要登记在“初诊患者登记本”上。②对检查发现的肺结核患者,按照《中国结核病防治规划实施工作指南》的要求进行治疗管理。③经检查没有异常发现的密切接触者,进行结核病知识宣传。宣传重点:一旦出现可疑肺结核症状,应立即到指定的结防机构就诊;肺结核不可怕,绝大多数是可以治愈的。④对于学校内、工厂车间内等人群比较密集的场所,建议采取尤其积极主动的措施来进行密切接触者检查,避免结核病疫情爆发和流行。

5.健康检查

健康体检是一种主动发现结核病患者的手段,成本效益比较低,一般不作为患者发现的常规方法。更多适用情况是结核病防治机构积极与开展健康体检的机构合作,在进行健康体检时,特别关注结核病高发人群和重点行业人群,以便及时发现肺结核患者或疑似肺结核患者。健康体检的主要对象如下。

(1)高危人群:①农民工或来自结核病高发地区移民及求职者。②儿童及青少年中结核菌素反应强阳性者。③涂阳肺结核患者的密切接触者。④糖尿病、接受免疫抑制剂治疗、硅肺、艾滋病病毒感染者及艾滋病患者。结核病和艾滋病病毒双重感染防治是目前结核病防治的重要挑战之一,在艾滋病病毒感染者和艾滋病患者中常规开展结核病调查已经逐步纳入我国艾滋病防治和结核病防治工作体系。⑤羁押人群:对于羁押人群中的结核病患者,大多地区采取了属地化管理的原则,其发现和治疗管理需要司法、监狱、当地结核病防治机构、卫生行政部门等有关各方充分沟通合作。由于羁押人群相对的独立性和固有的特殊性,因此,需要结核病防治机构进一步研究和探讨。

(2)重点人群:①教育系统的工作人员,主要包括托幼机构职工及大、中、小学教职工。②入伍新兵。③食品、卫生服务行业职工和劳动密集型企业职工。④来自偏远少数民族地区,到大中城市就读的学生。

6.结核病流行病学调查

虽然流行病学调查的主要目的是了解一个地区结核病疫情状况，但在调查过程中也会发现一部分结核病患者。

（三）接诊和诊断程序

1.问诊

问诊是接诊的第一环节，问诊的过程也是医师与患者交流的过程，富于技巧的良好问诊对于病情的判断、初步建立医患互信，乃至对后期患者的治疗都会产生深刻的影响。接诊医师应该详细询问初诊患者是否有咳嗽、咳痰、咯血、胸痛、发热、乏力、食欲减退、盗汗等症状，症状出现和持续时间，既往史（结核病史、抗结核治疗史、肝肾病史、药物过敏史、粉尘接触史与肺结核患者密切接触史等），是否已在其他地区结防机构登记和治疗等内容。

对推荐或转诊来的患者要询问发病过程、诊疗经过、诊断结果和治疗情况，并保存其推荐/转诊单，特别要关注治疗方案是否准确、治疗过程中是否有中断现象、不良反应发生等方面的信息，为患者病情判断和治疗管理打下良好基础。

对已在其他地区登记和治疗的患者，要按照“跨区域管理”有关流程在网络直报系统中查阅本单位是否收到该患者转入信息，若无转入信息，则要通过电话等方式与首次登记治疗单位联系，获取该患者既往治疗信息，确保患者得到准确、及时、规范的治疗。

2.填写“初诊患者登记本”

“初诊登记本”是目前结防机构普遍使用的结核病患者登记工具，记录内容是重要的“第一手资料”，由县（区）结防机构接诊医师认真填写。凡初次就诊患者都要在“初诊患者登记本”上登记。目前全国结防机构统一执行《中国结核病防治规划实施工作指南》中的规范，部分地区开始逐步推广电子病案、无纸化办公系统，“初诊患者登记本”纸质版仍然需要妥善保留存档。下表为“初诊患者登记本”样板及其填写说明。

3.痰涂片显微镜检查

随着现代结核病诊断技术不断进展，越来越多的快速诊断技术开始在临床应用，但作为结核病控制工作中广泛应用的结核病诊断技术，痰涂片显微镜检查仍是目前肺结核患者诊断不可替代的重要手段。

（1）查痰对象：前来就诊的肺结核患者、疑似肺结核患者和肺结核可疑症状者，对转入患者或在经住院治疗后转诊者，如在外院或外地结防机构就诊时已经做过痰检，根据病历资料或网上转入信息核实后，可参考结果直接登记。

（2）收集3份合格痰标本：对初诊患者，要求当天在门诊留1份“即时痰”标本，同时发给患者两个标记患者姓名的痰标本盒，嘱患者次日带“夜间痰”和“晨痰”进行检查。应告诉初诊患者留取合格痰标本的方法，保证其提供的痰标本是从肺深部咳出的黏性或脓性痰。

（3）乡镇查痰点：一般查痰在县或区级结防机构实验室进行，为减轻部分边远地区、交通不便地区的患者负担，提高结核病防治服务可及性，我国在部分地区设置了乡镇查痰点，一般设立在镇级中心卫生院检验室，相关人员需要接受结防机构检验人员专业培训，工作环境和实验操作要接受上级实验室的质量控制。特别强调所有检查玻片要妥善保存，阳性涂片由当地县级结防机构进行复核后才生效，以保证结果准确性。

4.痰分枝杆菌培养和菌型鉴定

鉴于痰涂片检查无法区别结核分枝杆菌和非结核分枝杆菌，建议在有条件的实验室在进行直接痰涂片检查结果的同时，开展痰分枝杆菌培养、药物敏感试验、菌型鉴定甚至分子生物学检测等技术资源要求较高的项目以更好地明确诊断和指导治疗。

5.胸部影像学检查

胸部 X 线检查目前对结核病诊断仍然是重要的手段之一，特别是在基层医疗单位。病原学检查和组织病理检查是肺结核诊断的确切依据，但在上述两项无法满足的时候，胸部 X 线检查结果就显得尤为关键。因此，大部分肺结核患者均采用 X 线诊断技术。但为减少放射性损伤，对于孕妇、婴幼儿、儿童患者或疑似病例，应严格掌握指征，防止滥用；对成人也应尽量减少不必要的重复检查。一般来说，0～14 岁儿童肺结核可疑症状者、结核菌素试验强阳性者拍胸部正位片 1 张，胸部正位片显示异常可加拍侧位片1 张；对≥15 周岁肺结核可疑症状者直接拍摄胸片检查，但如患者可提供近 2 周内胸片或胸片报告单，可借阅其胸片核实情况，不再重复拍胸片检查。

胸部 CT 扫描在结核病诊断与鉴别诊断中的价值已经得到了广泛的认可，其优点主要在于：对缺乏病原学诊断的肺部肿块、囊肿阴影、空洞、结节和浸润型阴影的鉴别诊断；血行播散型肺结核早期发现；胸内肿大淋巴结、淋巴结隐匿部位病灶的鉴别诊断；胸腔积液，特别是少量、包裹性胸腔积液和胸膜病变的鉴别诊断等。

6.结核菌素试验

我国是结核病高流行国家，儿童普种卡介苗，因此阳性结果对诊断结核病、区别人工和自然感染结核菌的意义不大。但强阳性结果仍然对结核病诊断具有一定的参考价值。临床上结核菌素试验常应用于0～14 岁儿童肺结核可疑症状者、与涂阳肺结核患者密切接触的 0～14 岁儿童或需与其他疾病鉴别诊断的患者。

7.结核病分类

按照 2001 年《中华人民共和国卫生行业标准》，结核病分为以下 5 类。

(1)原发性肺结核(简写为Ⅰ)，为原发结核杆菌感染所致病症，包括原发复合征和胸内淋巴结结核。

(2)血行播散性肺结核(简写为Ⅱ)，包括急性、亚急性、慢性血行播散性肺结核。

(3)继发性肺结核(简写为Ⅲ)，是肺结核中的最常见类型，包括浸润性、纤维空洞性及干酪性肺炎、气管支气管结核、结核球等。

(4)结核性胸膜炎(简写为Ⅳ)，包括干性、渗出性结核性胸膜炎和结核性脓胸。

(5)其他肺外结核(简写为Ⅴ)，包括骨关节结核、结核性脑膜炎、肾结核、肠结核等。

8.结核性胸膜炎诊断要点

(1)确诊依据包括病原学和病理学两方面：①病原学，胸腔积液涂片或培养查到结核分枝杆菌。②病理学，胸膜活检符合结核病变病理学特征。

(2)诊断：缺乏上述两项依据者，若具有典型的胸膜炎症状及体征，同时符合以下辅助检查指标中至少一项者或临床上可排除其他原因引起的胸腔积液，可诊断为结核性胸膜炎。①结核菌素皮肤试验反应强阳性或血清抗结核抗体阳性。②胸腔积液常规及生化检查符合结核性渗出液改变。③肺外组织病理检查证实为结核病变。

(四)肺结核疫情报告

1.报告依据

2004 年 12 月 1 日起施行的《中华人民共和国传染病防治法》中，将肺结核列为乙类传染病。各责任报告单位和报告人应按照乙类传染病报告要求，对肺结核例限时进行报告。

2.责任报告单位及报告人

各级疾病预防控制机构、各类医疗卫生机构和采供血机构均为责任报告单位;其执行职务的人员、乡村医师和个体开业医师均为责任疫情报告人。

3.报告对象

凡在各级各类医疗卫生机构就诊的肺结核患者(包括确诊病例、临床诊断病例和疑似病例)均为病例报告对象,在报告中分为涂阳、仅培阳、菌阴和未痰检 4 类。需特别提出的是,为使报告信息准确反映疫情状况,对于明确的陈旧性肺结核例、刚刚完成规范疗程的肺结核例,均不作为报告对象。

4.报告时限

根据我国《传染病法实施办法》有关规定,责任疫情报告人发现乙类传染病患者、病原携带者和疑似传染病患者时,城镇于 12 小时内,农村于 24 小时内向发病地的卫生防疫机构报出传染病报告卡。

结合上述要求和目前我国肺结核监测网络现状,我国《结核病防治规划实施工作指南》中要求,凡肺结核或疑似肺结核患者诊断后,实行网络直报的责任报告单位应于 24 小时内进行网络报告;未实行网络直报的责任报告单位应于 24 小时内寄出或送出"中华人民共和国传染病报告卡"(以下简称"传染病报告卡")给属地疾病预防控制机构。县(区)级疾病预防控制机构收到无网络直报条件责任报告单位报送的传染病报告卡后,应于 2 小时内通过网络直报进行报告。

5.报告程序与方式

传染病报告实行属地化管理。传染病报告卡由首诊医师或其他执行职务的人员负责填写。现场调查时发现的传染病病例,由属地结防机构的现场调查人员填写报告卡。肺结核疫情信息实行网络直报,没有条件实行网络直报的医疗卫生机构,应在 24 小时内将传染病报告卡寄出或送给属地县级疾病预防控制机构。军队医疗卫生机构向社会公众提供医疗服务时,发现传染病疫情应当按照国务院卫生行政部门的规定向属地疾病预防控制机构报告。

6.传染病报告卡的订正与查重

各级政府卫生行政部门指定的结核病防治机构应当对辖区内各类医疗保健机构的结核病疫情登记报告和管理情况定期进行核实、检查、指导,及时对报告卡进行订正和查重,内容主要如下。

(1)重新填写传染病报告卡:同一医疗卫生机构发生报告病例诊断变更、死亡或填卡错误时,应由该医疗卫生机构及时进行订正报告,并重新填写传染病报告卡,卡片类别选择"订正"项,并注明原报告病名。对报告的疑似病例,应及时进行排除或确诊。转诊病例发生诊断变更或死亡时,由转诊医疗卫生机构填写订正卡并向患者现住址所在地县(区)级结防机构报告。

(2)患者现住址和联系方式的核实:强调准确填写患者联系电话,便于后期对患者进行随访,对于调查核实现住址查无此人的病例,应由核实单位更正为地址不详。

(3)对肺结核患者进行追踪及报告卡订正:结防机构对其他单位报告的病例进行追踪调查,发现报告信息有误、变动或排除病例时应及时订正。

(4)重报卡的删除:结防机构及具备网络直报条件的医疗卫生机构每天对报告信息进行查重,对重复报告信息进行删除。

(5)追踪到位情况订正:在"追踪登记本"的"到位情况"和"到位诊断结果"栏目中填写患者的到位情况和核实诊断结果;根据实际情况对网络直报中的原始报告信息予以订正,对于需抗结核治疗的患者进行“收治”并录入患者的相关信息。

五、肺结核患者的登记管理

通过世界银行贷款结核病控制项目，国家“十五”“十一五”结核病防治规划，全球基金结核病防治项目等结核病防治项目的实施，我国逐步建立起一套较为完善的肺结核患者登记管理体系。其主要内容包括患者诊断、治疗、随访、转归等各环节情况，主要形式有纸质登记资料和2004年建立并投入使用的结核病网络登记管理系统，本节仅就纸质登记系统管理进行阐述，网络登记系统将在有关章节作详细介绍。

（一）结核病患者登记的意义和方法

对肺结核患者进行登记管理是现代结核病控制策略的重要基础，是实现肺结核患者规范治疗的基本保证，根本目的在于提高结核病治愈率，控制结核病疫情。目前全国结核病防治机构采用统一内容的结核病患者登记本，初步实现了肺结核患者登记和管理标准化。对耐药、耐多药等特殊情况下的结核病患者登记管理体系尚处于项目试点阶段，有待进一步完善并逐渐推广。

1.对确诊结核病患者进行登记的必要性

首先，长期以来的结核病控制工作实践表明，以县为单位对结核病患者登记是对患者实施较长时间的科学管理，保证和监测治疗效果的有效方法。2005年底，我国结核病防治工作实现十一五规划和全球要求的DOTS覆盖率达到100%，发现率达到70%，治愈率达到85%的阶段性目标，不断完善的登记系统发挥了重要的基础性作用；其次，及时、准确登记患者，全程系统地收集每一个个案的治疗管理信息，不仅有利于患者的治疗效果，更重要的是将个案信息分类汇总获取的防治信息，对于及时发现防治工作中出现的问题、考核评价整体防治效果和调整改进防治措施都具有指导意义；最后，通过不断完善登记系统，获取高质量的年度登记率等流行病学数据可以更为准确地反映结核病发病和患病趋势，节约开展大规模流行病学调查所需的人力、物力和财力等宝贵资源。

2.登记单位和责任人

县（区）级结防机构或承担患者治疗管理任务的市级结防机构负责本辖区结核病患者的登记工作。由于目前采用纸质和网络信息并行的方法，门诊医师和信息资料管理人员应紧密沟通，共同负责，保证网络报告数据的高质量。一般来讲，门诊医师负责纸质材料的填写，信息资料管理人员负责将门诊原始资料进行网络录入，也有部分结防机构可在门诊直接完成电脑录入患者病案信息，减少了重复环节，提高了数据的准确性和及时性。

3.登记对象和分类

随着我国结核病控制工作的拓展，目前，所有的活动性肺结核患者都被纳入登记管理。同时，新结核性胸膜炎患者和其他肺外结核患者也成为登记对象。此外，下列患者也应进行重新登记：复发、返回、初治失败、其他几类。

4.结核病患者登记本登记内容和登记方法

结核病患者登记本主要填写患者基本信息、登记分类、治疗期间随访检查结果及转归等内容。结合我国结核病防治工作进展和新挑战，结核病患者登记本也进行了相应的调整，增加了流动人口跨区域管理、TB/HIV检测、耐多药结核病管理、系统管理率等内涵。《中国结核病防治规划实施工作指南》在患者登记本填写说明中详细列出了登记本中相关名词的定义和具体填写方法，是我国统一标准、统一要求的登记管理模式。

随着中国结核病管理信息系统的不断完善，病案资料录入良好的县(区)，可通过计算机直接生成“结核病患者登记本”，可定期打印留存以便于工作中浏览和核查。但无论是纸质还是网络记录资料，均为重要的原始资料，要求准确、完整、及时、妥善保管，并不得随意涂改。

(二)肺结核患者病案记录

我国目前已经在全国结防机构推广使用了统一内容的肺结核患者病案，下简称“病案记录”。对登记并进行治疗的活动性肺结核患者、结核性胸膜炎患者，应按“病案记录”的内容和要求进行记录；对未在结防机构治疗管理的肺外结核病患者，只填写病案首页的主要内容，包括姓名、性别、出生日期、职业、登记号、身份证号、民族和现住址等，然后存档保留。

但现有通用的结核病患者登记和病案记录尚未能满足耐药、耐多药结核病患者管理的需要。如何将全部的肺结核患者整合入同一病案记录系统或网络报告系统，以更高效地利用各项数据资料是目前我国结核病控制工作面临的亟待解决的问题。2006 年以来，我国已经通过在部分省市实施“中国第五轮全球基金结核病防治项目耐多药结核病防治项目”积累了一定的经验，对于耐药、耐多药等将来设计应用涵盖所有结核病患者的登记和病案记录系统作出了有益探索。

(三)肺结核患者联系卡

良好的医患沟通是提高患者治疗依从性的重要基础。为方便患者与医师保持联系，县(区)结防机构门诊医师要为每位确诊肺结核患者免费发放“联系卡”，同时要对所有肺结核患者进行充分的结核病相关知识健康教育，告知规律治疗重要性和中断治疗的危害，提高患者治疗依从性。部分结核病防治机构设立健康教育室，安排专人(护士或医师)对患者进行更为专业的健康教育，收到了良好效果，值得借鉴。

对于流动人口结核病患者，必要时可采取一定的补助或激励措施，鼓励患者在治疗期间尽量不要离开居住地，如必须离开，提前通知负责治疗的医师，以便启动结核病跨区域管理机制，确保患者离开后在异地继续获得治疗及管理。

六、结核病患者的治疗管理

化学疗法已成为当今控制结核病流行的首要措施。在不住院条件下，采用统一的标准化治疗方案之后，实施有效的治疗管理是化疗成败的关键。只有积极有效地落实患者的治疗管理工作，确保患者能规律治疗，才能取得化疗的成功。活动性肺结核患者均为治疗管理对象。其中，涂阳肺结核患者是重点管理对象。

(一)治疗管理的目的

治疗管理的目的是在医护人员的督导下，确保肺结核患者在全疗程中，规律、联合、足量和不间断地实施化疗，最终获得治愈。

(二)治疗管理的原则

化学疗法应以传染源为主要对象，即对全部痰细菌学检查阳性(含涂片、集菌和培养阳性)的肺结核患者，实施在医护人员直接可见下的短程化疗，确保患者全程规律化疗。

(三)治疗管理的组织与分工

在不住院条件下，对活动性肺结核患者进行治疗管理的机构及相关人员分工如下。

1.县(区)结防机构

(1)执行统一的短程标准化治疗方案，为肺结核患者提供免费抗结核药品。

(2)向患者做好有关治疗的健康教育，使每一位患者了解治疗及管理的注意事项。

(3)给患者发放肺结核患者联系卡,与其签订治疗管理协议。

(4)通过电话、结核病管理信息系统或书面等形式,将患者的诊断信息告知乡镇卫生院(社区卫生服务中心)、村卫生室(社区卫生服务站)和厂矿、企事业单位医务室的医护人员,并指导其开展对患者的治疗管理工作。

(5)定期对乡镇卫生院(社区卫生服务中心)、村卫生室(社区卫生服务站)和厂矿、企事业单位医务室的医护人员和肺结核患者进行督导。

(6)对肺结核患者的治疗效果进行考核、分析和评价。

2.乡(镇)卫生院(社区卫生服务中心)

(1)接到县(区)结防机构确诊的肺结核患者诊断信息后,应立即对患者进行访视,并落实患者的治疗管理工作。同时要在"乡(镇)肺结核患者管理登记本"上进行登记。

(2)对每位患者在全疗程中至少访视 4 次,了解患者治疗情况,督导村卫生室(社区卫生服务站)医师和其他督导人员实施直接可见下的短程化疗。并将访视结果记录在"肺结核患者治疗记录卡"上。

3.村卫生室(社区卫生服务站)及企事业单位医务室的医护人员

(1)每次督导患者服药后按要求填写"肺结核患者治疗记录卡"。

(2)患者如未按时服药,应及时采取补救措施,防止患者中断服药。

(3)一旦发现患者出现不良反应或中断用药等情况,及时报告上级主管医师并采取相应措施。

(4)督促患者定期复查,协助收集痰标本。

(5)患者完成全程治疗后,督促患者将"肺结核患者治疗记录卡"送至县(区)级结防机构归档保存。

(6)在村卫生室(社区卫生服务站)医师实施督导化疗有困难的地区,可选择具备一定文化水平的志愿者(如村干部、小学教师、学生等)或家庭成员进行培训,以代替村卫生室(社区卫生服务站)医师实施督导化疗。

(四)治疗管理的参与人员职责

1.参与肺结核患者督导治疗管理人员

(1)医护人员:县(区)结防机构、乡镇卫生院(社区卫生服务中心)和村卫生室(社区卫生服务站)承担预防保健工作任务的医护人员可对结核病患者进行督导治疗管理。

(2)家庭成员:结核病患者的配偶、父母、子女及与患者一起生活的其他家庭成员,年龄在 15 岁以上,具备小学及以上文化程度,经过村级医师培训后能够督促管理患者服药、复查和填写相关记录者也可对结核病患者进行督导治疗管理。

(3)志愿者:除医护人员和家庭成员外志愿承担对结核病患者治疗管理工作的人员,如教师、学生、已治愈的结核病患者及其他人员等。年龄在 18 岁以上,具备初中及以上文化程度,经过结防医师培训后能够督促管理患者服药、复查和填写相关记录者也可对结核病患者进行督导治疗管理。

2.督导治疗管理人员的选择

患者的治疗管理原则上由医护人员进行督导。如果患者居住地离村卫生室(社区卫生服务站)的距离超过 1.5 公里或者村级医师无法承担督导任务时,可以实行家庭成员督导或者志愿者督导。接受国家耐多药结核病治疗方案的患者必须由医护人员进行督导。

3.督导治疗管理人员的职责

(1)应根据肺结核患者实际情况确定服药地点和时间,直接看着患者服药。

督导治疗管理人员必须经过培训后方可参与患者服药督导工作。医护人员的培训应纳入常规的业务技术培训,家庭督导员和志愿者由村卫生室(社区卫生服务站)医师进行培训。

培训方法:由村卫生室(社区卫生服务站)医师向家庭督导员或志愿者讲述培训内容。培训结束后,考核督导员培训的主要内容。对不能正确回答的相关内容要重复培训。

培训内容:①结核病防治基本知识,如防止结核病传染的方法、治疗疗程等。②患者所用药物的名称、每次用药剂量和方法。③做到送药到手、看服到口,按照化疗方案的要求每天或隔天服药。患者误期未服,每天服药者应顺延服药时间,隔天服药者请在 24 小时内补上。④药物常见不良反应,如有不良反应及时督促患者找医师处理。⑤在患者服药期间,原则上在治疗满 2 个月、5 个月、6 个月(复治 8 个月)时,督促患者带晨痰和夜间痰到结防机构复查,具体时间详见“肺结核患者治疗记录卡”。⑥做好患者每次服药记录。

(2)患者如未按时服药,应及时采取补救措施。

(3)每次督导服药后按要求填写“肺结核患者治疗记录卡”。

(4)一旦发现患者出现不良反应或中断用药等情况,及时报告上级主管医师并采取相应措施。

(5)督促患者定期复查,协助收集痰标本。

(6)患者完成全程治疗后,督促患者及时将“肺结核患者治疗记录卡”送至县(区)级结防机构归档保存。

(五)治疗管理的主要内容

(1)督导患者服用抗结核药物,确保患者做到全疗程规律服药。

(2)观察患者用药后有无不良反应,对有不良反应者应及时采取措施,最大限度地保证患者完成规定的疗程。

(3)督促患者定期复查,掌握其痰菌变化情况,并做好记录。痰菌检查结果是判断治疗效果的主要标准,国家对治疗期间随访的肺结核患者进行免费痰涂片检查。①初治涂阳、涂阴肺结核患者在治疗至第 2 个月末、5 个月末和疗程末(6 个月末);复治涂阳肺结核患者在治疗至第 2 个月末、5 个月末和疗程末(8 个月末)要分别收集晨痰和夜间痰各 1 份进行涂片检查。②初、复治涂阳肺结核患者在治疗第 2 个月末,痰菌仍为阳性者,应在治疗第 3 个月末增加痰涂片检查 1 次。③确诊并登记的涂阴肺结核患者,即使患者因故未接受治疗,也应在登记后满 2 个月和满 6 个月时进行痰菌检查。

(4)采取多种形式对患者及其家属进行结核病防治知识的健康教育,提高患者的治疗依从性及家属督促服药的责任心。

(5)保证充足的药品储备与供应。

(六)治疗管理的方式

为保证肺结核患者在治疗过程中能坚持规律用药,完成规定的疗程,必须对治疗中的患者采取有效的管理措施。肺结核患者的治疗管理方式有全程督导化疗、强化期督导化疗、全程管理和自服药。

1.全程督导化疗

指在肺结核患者的治疗全过程中,患者每次用药均在督导人员直接面视下进行。涂阳患者和含有粟粒、空洞的新涂阴患者应采用全程督导化疗的治疗管理方式。

2.强化期督导

指在肺结核患者治疗强化期内，患者每次用药均在督导人员直接面视下进行，继续期采用全程管理。非粟粒、空洞的新涂阴肺结核及结核性胸膜炎患者应采用强化期督导的治疗管理方式。

3.全程管理

指在肺结核患者治疗全过程中，通过对患者加强宣传教育，定期门诊取药，家庭访视，复核患者服药情况（核查剩余药品量、尿液抽检等），误期（未复诊或未取药）追回等综合性管理方法，以保证患者规律用药。具体做法如下。

（1）做好对肺结核患者初诊的宣传教育，内容包括解释病情、介绍治疗方案、药物剂量、用法和不良反应及坚持规则用药的重要性。

（2）定期门诊取药，建立统一的取药记录，强化期每 2 周或 1 个月取药 1 次，继续期每月取药 1 次。凡误期取药者，应及时通过电话、家庭访视等方式追回患者，并加强教育，说服患者坚持按时治疗。对误期者城镇要求在 3 天内追回，农村在 5 天内追回。

（3）培训患者和家庭成员，使其能识别抗结核药物，了解常用剂量和用药方法，以及可能发生的不良反应，并督促患者规则用药。

（4）全程管理也应使用“肺结核患者治疗记录卡”，由患者及家庭成员填写。

（5）家庭访视则是建立统一的访视记录，村卫生室（社区卫生服务站）医师接到新的治疗患者报告后应尽早做家庭访视，市区 1 周内，郊区 10 天内进行初访，化疗开始后至少每月家庭访视 1 次。内容包括健康教育，核实服药情况，核查剩余药品量，抽查尿液，督促患者按期门诊取药和复查等。

（6）做好痰结核菌的定期检查工作，治疗期间按规定时间送痰标本进行复查。

4.自服药

其指虽然已对肺结核患者进行了规范化疗的宣传教育，但因缺少有效管理而自服药的患者。

（七）治疗管理的步骤

1.化疗前宣传教育

向患者及家庭成员详细说明肺结核治疗期间的各项要求，使患者能够主动配合治疗。每个患者宣传教育时限不少于 10 分钟，宣传内容简明扼要，以便患者能够记住。宣传教育主要内容如下：①结核病是呼吸道传染病，在治疗的前 2 个月一定注意家人及周围人群的空气传播。②结核病是可以治好的，要树立坚定信心，充分与医师配合。③坚持按医师制订的化疗方案规则治疗，完成规定的疗程是治好结核病的关键。④服药后可能出现不良反应。如一旦出现不良反应，及时找医师处理，不要自行停药。⑤治疗满 2 个月、5 个月、6 个月（复治菌阳患者 8 个月）定期送痰到结防机构检查。每次复查痰时，请留好当天的晨痰进行检查。

2.发放联系卡

为每位确诊的肺结核患者免费发放“联系卡”，方便患者与医师保持联系。

3.签订治疗协议

县（区）结防机构要与患者签订 1 份“××县（区）级结核病控制免费治疗协议”。

4.落实督导治疗

县（区）级结防医师确定患者化疗方案后，填写“肺结核患者治疗管理通知单”，并由患者带回，交给村卫生室（社区卫生服务站）医师保存。村卫生室（社区卫生服务站）医师接到“肺结核患者治疗管理通知单”后，马上落实督导治疗（医护人员、家庭成员或志愿者等督导）。县（区）级结防机构同时填写 1 份“肺结核患者治疗管理通知单”发至乡镇卫生院（社区卫生服务中心）结防医师，乡镇卫生院（社区卫生服务中心）结防医师收到“肺结核患者治疗管理通知单”后，必须在 3 天内访视村卫生室（社区卫生服务站）医师和患者，了解患者治疗管理落实情况。县（区）级结防医师也可用电话将肺结核患者通知和落实治疗管理的反馈告知乡镇卫生院（社区卫生服务中心）医师。

在肺结核患者治疗过程中，治疗管理人员应加强患者治疗依从性的健康教育，避免患者发生中断治疗。一旦发生中断治疗，督导人员应尽快采取措施追回中断治疗的患者，保证规范治疗。

（1）追踪对象：超过规定时间 1 周未到县级结防机构取药的患者为追踪对象。

（2）追踪方式：①县级结防机构电话与患者联系，了解中断原因，并督促患者及时到结防机构取药。同时电话通知乡、镇防痨医师，由乡、镇防痨医师通知村医师到患者家了解中断原因，督促患者到结防机构取药，并将追踪结果向县级结防机构电话反馈。②若通知患者 1 周后仍未到县级结防机构取药，县级结防机构应到患者家进行家访，了解原因。③若患者离开当地，县级结防机构应了解患者去向，同患者居住地结防机构联系，确保患者完成全程治疗。

5.药品保管

患者将抗结核药品带回后，交给村卫生室（社区卫生服务站）医师保存。对实施家庭成员或志愿者督导的患者，村卫生室（社区卫生服务站）医师每 2 周向负责督导治疗管理的人员发放 1 次药品。

6.实施督导服药

督导员必须为每例接受抗结核治疗的肺结核患者填写 1 份“肺结核患者治疗记录卡”。该卡由督导员保存并填写治疗记录。患者取药时要携带“肺结核患者治疗记录卡”。治疗结束时，村卫生室（社区卫生服务站）医师要督促患者将“肺结核患者治疗记录卡”送至县（区）级结防机构保存。

7.督导与访视

县（区）、乡镇（社区卫生服务中心）两级医师定期进行督导，及时解决发现的问题，并做好记录。对实施家庭成员或志愿者督导的患者，村卫生室（社区卫生服务站）医师每两周访视 1 次患者。

对实施督导化疗的人员发放治疗管理补助费。发放原则：①督导管理患者完成规定的疗程并定期查痰，按规定的标准发放。②因特殊情况（死亡、药物不良反应）可以按照管理时间的比例发放。

8.治疗管理的评价、考核指标

考核评价应包括管理与疗效两方面的指标，以考核涂阳患者的化疗情况为重点。

（1）化疗管理考核指标：①治疗覆盖率指在一定地区、一定期间接受治疗的初治涂阳肺结核患者数，占初治涂阳登记患者数的百分比。治疗覆盖率（％）＝接受治疗的初治涂阳患者数/初治涂阳患者登记数×100％。②完成治疗率指一定地区、一定期间内完成规定疗程的患者数占涂阳患者登记数的百分比。完成治疗率（％）＝完成治疗的（涂阳）患者数/涂阳患者登记数×100％。③治疗督导率指一定地区、一定期间内接受督导化疗的涂阳患者数，占登记涂阳患者数的百分比。治疗督导率（％）＝接受督导化疗的涂阳患者数/涂阳患者登记数×100％。

（2）治疗效果考核指标：涂阳患者转归队列分析指一定地区、一定期间涂阳患者完成规定疗程后，治愈、完成疗程、死亡、失败、丢失、迁出等各类转归患者占登记涂阳患者的百分比。①以治愈率为例，公式：治愈率(%)=治愈涂阳患者数/涂阳患者登记数×100%。注：实际应用时可把涂阳患者分为新发、复发、其他复治等，分别统计分析、评价。②化疗强化期(2个月末)痰菌转阴率指一定地区、一定时期内登记的涂阳患者中，完成强化期治疗时，痰菌阴转患者所占百分比。强化期痰菌转阴率(%)=强化期末痰菌阴性患者数/涂阳患者登记数×100%。③细菌学复发率指对完成疗程治愈的肺结核患者，在停止治疗后的2年及5年，应进行随访观察，考核其细菌学复阳比率。细菌学复发率(%)=其中2年或5年内痰菌复阳的患者数/随访观察的患者数×100%。注：细菌学复发率用于评价化疗远期效果。

七、耐药结核病的管理

(一)耐药结核病的流行状况

耐药结核病已经对全球结核病控制工作构成了严峻挑战。目前全球大约20亿人感染结核分枝杆菌，其中近5 000万为耐药结核病患者。中国属于22个结核病高负担国家之一，位居全球结核病负担第2位，拥有全世界16%的结核患者，其中至少有27.8%的患者对1种一线药物耐受。世界卫生组织的最新耐药监测估计，在新患者中，10.2%的患者至少对1种抗结核药物耐药，耐多药结核(MDR-TB)耐药率1.1%；在复治患者中，18.4%的患者至少对1种抗结核药物耐药，MDR-TB耐药率7.0%。由此估计全球每年新出现30万～60万MDR-TB患者。世界卫生组织估计我国耐多药结核病患者数约占全球的1/4。

我国是全球耐药结核病疫情较高的国家之一。全国结核病耐药性基线调查报告(2007—2008年)显示：涂阳肺结核患者菌株的耐多药率为8.32%，其中初治涂阳肺结核患者菌株的耐多药率为5.71%，复治涂阳肺结核患者菌株的耐多药率为25.64%。据此估算，全国每年将新发耐多药肺结核患者12.1万，其中初治患者为7.4万例，复治患者为4.7万例。耐多药结核病控制已成为我国结核病控制工作中的重要内容之一。

(二)耐药结核病的定义

产生耐药为结核菌的重要生物学特性，从流行病学角度可分为原发性耐药和继发性耐药。按耐药的种类分为单耐药、多耐药和耐多药等。常见的耐药结核病的定义如下。

1.原发性耐药

其指无结核病史，未接受过抗结核治疗的患者首次感染耐药结核菌而发生的耐药结核病。

2.获得性耐药

其指感染敏感株的结核病患者在抗结核治疗中由于接受不适当治疗，治疗时间至少在1个月以上而出现耐药性。

3.单耐药

对1种抗结核药物耐药。

4.多耐药

对两种及两种以上的抗结核药物耐药(同时耐异烟肼和利福平除外)。

5.耐多药

其指结核杆菌对两种及两种以上的抗结核药物耐药，同时含耐异烟肼和利福平，即可定为耐多药结核病。

6.广泛耐药

其指在耐多药的基础上，对任何喹诺酮类药物及3种二线注射药物(硫酸卷曲霉素、卡那霉素和阿米卡星)中至少 1 种耐药。

(三)耐药结核病的危险评估

耐药结核病诊断的第一步是确认高危人群,并快速进行结核病的实验室诊断。尤其在结核病高流行地区,结核病的诊断通常需要危险性评估。条件允许的情况下,一旦考虑结核病,就应该收集痰液或其他标本进行抗酸杆菌(AFB)涂片、培养和药物敏感试验。如果在数周甚至数月后获得药物敏感试验结果时再考虑耐药结核病的可能性,可能会导致患者接受不必要、不正确的治疗。因此,快速鉴别结核病患者是否为耐药患者具有重要意义:①采用最恰当的经验方案治疗患者。②降低传播。③减少可能出现的药物不良反应。④提供治愈的最好机会。⑤防止进一步耐药的发生。⑥为接触者提供合理的关怀。

获得药物敏感试验结果前,判定耐药结核病高危人群是早期发现工作的第一步,下面 4 种情况可视为耐药结核病的重要预测指征:①既往有结核病治疗史。②结核病治疗中临床和/或胸部 X 线片表现恶化。③在耐药结核病高发地区或国家出生、居住或者经常到耐药结核病高发地区旅行者。④与耐药结核病患者密切接触,如家庭成员、同事、羁押机构、流浪收容所等。

(四)耐药结核病治疗方案的选择

耐药结核病治疗方案选择理想的情况是,从每个患者分离出结核杆菌进行体外药物敏感试验,并根据药物敏感试验结果制订治疗方案。

1.选择药物

选择药物时要考虑:①耐药种类。②既往使用的药物种类。③患者的身体状况。④药物不良反应。⑤药物的可获得性。

2.一线药物的药物敏感试验结果

一线药物的药物敏感试验结果需要数周,二线药物的药物敏感试验结果需要 2 个月甚至更长的时间。因此,在以下几种情况下具有耐药高风险,在药物敏感试验结果出来之前就可以考虑耐药结核病的治疗:①结核病治疗失败的患者。②有抗结核治疗史。③与耐药结核病患者密切接触。

获得药物敏感试验结果后,可酌情修改方案。

3.目前世界卫生组织推荐的 MDR-TB 治疗策略

(1)标准化治疗:无个体药物敏感试验结果或只做一线药物敏感试验,根据耐药监测数据,对同一患者群使用统一治疗方案。

(2)经验治疗:无个体药物敏感试验结果或只做一线药物敏感试验,根据耐药监测数据及患者既往用药史设计个体化治疗方案。

(3)个体化治疗:根据既往用药史和药物敏感试验结果(包括二线)设计个体化治疗方案。

(4)先标准化疗治疗,后个体化治疗 开始时同一患者群使用统一方案,有药物敏感试验结果后调整为个体方案。

(5)先经验治疗,后个体化治疗 开始时根据患者用药史给予个体方案,待药物敏感试验结果回来后进一步调整。

4.注意事项

(1)对于高度可疑的耐药结核病患者,尤其是病情严重或病变广泛患者,采用经验性方案进行治疗。

(2)经验性治疗方案要基于可疑的耐药类型及既往抗结核治疗史。经验性治疗方案要包括

4 种有效或基本有效药物。

(3)一定不要在治疗失败的方案中仅仅增加 1 种药物。

(4)MDR-TB 治疗用药数量要根据敏感药物种类、可用的一线药物及病情的严重程度确定。

(5)目前公认,MDR-TB 的疗程为痰菌阴转后至少 18 个月。

(五)耐药结核病的管理

患者管理是结核病控制的重要组成部分。患者管理与患者关怀相一致,主要职责是通过合理应用资源,保证患者生理和心理或社会需求得到满足。管理者确保患者能够坚持并完成治疗直至治愈,同时对患者病情进行定期的、系统的回顾。

1.职能与职责

耐药结核病管理是困难和复杂的,需要医师、专家及其他服务提供者(如宣传教育人员、DOT 人员、社会工作者、羁押所护士、校医及接触者的调查人员等)之间的高度协调。管理者主要职责:①通过 DOT 确保患者完成治疗。②对患者及其周围人员进行关于耐药结核病传播、治疗等知识的健康教育。③确保对患者进行所需的医疗评估,包括临床及药品毒性监测。④对传染源的接触者进行筛查、追踪到位、评估,必要时进行治疗。⑤定期对治疗结果进行评价,如果与预期不一致,进一步进行评价。⑥促进家庭、医疗服务提供者、实验室、药房、保险公司及公共卫生机构之间信息交流。⑦为确保患者获得更好的结果,在这些所有的系统之间建立联系。⑧确保需要时能够获得专家咨询及转诊。⑨为患者关怀人员提供培训、教育和资源。

2.确保治疗依从性

耐药肺结核患者常因疗程长、疗效差、不良反应发生率高等原因,较一般的结核患者更加容易发生中断治疗的问题。此外社会歧视、患者焦虑及可能存在的失业等社会经济问题也是导致耐药肺结核患者治疗依从性差的重要原因。因此对于耐药肺结核患者,需要有足够的支持措施来保证良好的依从性。

(1)直接面视下治疗(DOT):DOT 是耐药结核病患者治疗的重要措施,全球结核病控制领域的专家将其作为一个重要的策略。然而,耐药结核病患者要获得如此的关怀标准,需要的时间及承诺要远大于药物敏感结核病,这是因为:①治疗耐药结核病往往需要应用二线药物或注射剂,部分药物需逐步加量或每天 2~3 次用药时才可以获得更好的耐受性,管理难度加大。②注射剂的应用较一般口服药物管理需要更多的医护人员、更多的时间及专业技术。③使用二线药物的患者治疗时间较长,需要全程监测药物的不良反应。

管理者应与 DOT 人员充分交流,确保管理者能够评估可能发生潜在药物毒性反应的症状及体征。任何药物的不良反应都应快速发现、报告和迅速采取措施。

(2)关注心理/社会需要:评估影响患者依从性的有利和不利因素,确保关注措施到位,如:精神疾病、药物滥用、无家可归者(流浪者)及健康保险等。受到耐药数量、类型及病变程度影响,耐药结核病治疗管理相关的费用需求差别较大。对于经济较为困难或没有医疗保险的个人或家庭来说,药物、诊断及手术是一个不容忽视的经济负担。由于疾病传染期较长及就业歧视,许多患者会经历一段时间的失业,这也需要管理者对雇主进行干预及教育,从而为找不到工作的患者或其家人找到经济支持或提供其他帮助。成功帮助患者应对这些挑战的关键是通过利用社区资源与患者及其家庭建立信任关系。管理者应在发现第 1 例耐药结核病病例前熟悉环境及可利用的社区资源,以便于为患者更好地提供帮助。

(3)消除文化障碍:在我国,耐药结核病的诊断及治疗障碍主要如下。①结核病歧视。②对较高的诊断、治疗费用的忧虑。③一些患者倾向于寻求传统医疗。④患者更愿意相信综合医院的医师，而该医师可能并不熟悉耐药结核病的诊断和治疗。⑤害怕失业带来的经济压力。⑥由于许多国家和地区仍在很多领域存在不同程度的性别歧视，对于女性而言，往往面临较男性患者更多的困难和挑战。⑦如果耐药结核病导致患者失去朋友或家庭，那么他（她）将对结核病的诊断产生恐惧。

对于有语言或文化障碍的患者，利用当地卫生部门、社区领导、社区组织及与患者的文化背景一致的卫生人员等资源帮助消除这种障碍，促进交流、沟通及理解。

（4）患者健康教育：所有耐药肺结核患者及其家属都应该接受有关耐药肺结核的宣传教育，包括结核病和耐药肺结核的基本常识、治疗的过程及要求、潜在的不良反应及坚持治疗的必要性。宣传教育应该开始于治疗初始阶段，并贯穿治疗的整个过程。宣传教育可以由医师、护理人员、社区卫生人员进行。宣传教育材料要通俗易懂，适合大众的文化水平。由经过专门培训的门诊医师或督导人员向患者及家庭成员介绍结核病特别是耐药肺结核的知识，详细说明治疗期间的各项要求，使患者及其家属能够主动配合治疗。

宣传教育对象：①耐药肺结核患者。②耐药肺结核患者家属或亲友。③耐药肺结核患者密切接触者。

宣传方式及要求：①首先以口头方式将以上内容向患者进行讲解，语言应简明扼要、通俗易懂，便于患者理解记忆。②嘱患者将宣传教育内容重述一遍，确认患者是否理解、记住。③给患者分发健康教育材料。④每位患者宣传教育时长不少于 10 分钟。

宣传教育内容：①应注重个人卫生，培养良好生活习惯，防止疾病传播。②客观介绍耐药结核病相关知识及其病情转归。③坚持按医师制订的化疗方案规则治疗，服从医护人员的管理，完成规定的疗程是治好结核病的关键；要树立可以治愈的信心，充分与医师配合。④耐药肺结核不同于一般的结核病，疗程可能长达 24 个月甚至更长，每天要在医护人员的直接面视下服药。⑤服药期间如出现不良反应，应及时与督导医师沟通，不要随便自行停药。⑥治疗开始后应定期到所属的结防机构进行复查。

（5）激励及保障机制的应用：通常患者一旦感觉好转，继续治疗的愿望就会降低，这可能会影响到患者治疗计划的执行。激励及保障机制是协助患者继续完成疗程的另一个有效策略。激励机制是对患者的“小奖励”，能够鼓励他们完成疗程及监测。保障机制能够协助患者克服困难，如有条件地区可适当考虑给予报销交通费用。

（6）法律措施：对处在传染期的耐药结核病患者，尽管采取了一些措施但患者依然没有坚持治疗，这时往往需要采取法律措施。管理者应了解关于处理该患者的相关知识，一旦这种情况发生时采取最小的限制措施。当出现长期的、严重的不坚持治疗的本地患者时，可根据有关法律和制度寻求帮助。但相关法律和制度的不完善和伦理学上存在的争议是许多地区和国家面临的共同挑战，增加了耐药结核病患者，特别是 MDR-TB、XDR-TB 管理的难度。

3.临床监测

现代结核病控制策略认为，监测和管理是结核病防治的必要内容。尽管面临诸多挑战，只要人力、财政资源充足，DOT 人员及卫生人员受过良好培训，资源有限地区仍可以成功监测和管理大量的患者。长期以来世界范围内实施的结核病防治项目在耐药结核病疫情的临床监测上做了许多有益探讨，积累了许多可操作性较强的实践经验。

对耐药结核病的临床监测主要是指治疗时，管理者必须对出现的药物毒副作用及临床反应进行必要的监测，将出现的异常结果和反应告知治疗医师或专家组。通过严密科学的监测，常可使问题得到及时发现和准确地处理，进而有助于患者、医务工作者、DOT人员等相关人员保持信心。

(1)耐药结核病的管理评估指标：①痰涂片及培养是否阴转。②症状是否改善。③体重是否稳定地增加。④当体重或肝、肾功能改变时调整药物。

(2)具体的临床监测内容如下。

细菌学：①痰涂片阴转前每2周检测3次痰涂片。②收集痰标本至少间隔8小时，至少收集1次晨痰标本。③收集标本时和/或诱导痰时进行监督。④治疗3个月后如果痰培养持续阳性重复药物敏感试验。⑤一旦痰培养阴转，症状改善，每月至少1次痰涂片及培养，如果需要可以更频繁。如果患者不能自行收集痰液，应采取诱导痰。⑥治疗结束时检测痰涂片及培养。管理者的一个重要工作是为患者提供痰培养培养来进行细菌学评价，高质量的痰标本为5～10 mL，痰标本要送到结核病学实验室进行耐药检测，检测结果应尽快被告知治疗医师以指导临床治疗。

治疗药物监测：通常可通过询问，查看患者服药记录、空药盒等途径间接监测患者服药情况，必要时，特别是出现较严重不良反应时，管理者可采集、送检患者血标本进行血药浓度监测。

症状：①每个月对患者目前症状与诊断时的症状进行对比、评估，监测症状变化及药物不良反应。②治疗完成后至少要定期随访2年。③体重是评价临床改善的一个重要指标，治疗期间应每月进行体重检查直至稳定，随访过程中应维持体重的定期检查(每2～3个月)。此外，对体重持续大幅度下降的患者或者幼儿经常进行体重监测可以作为临床治疗效果的一个标准，并据此在体重增加时及时调整用药剂量。

4.关怀的持续性

当耐药结核病患者在门诊治疗期间更换医师时，患者管理者的作用显得尤为重要。还有一种情况就是，耐药结核病患者治疗期间在机构(比如医院或监狱)及社区间更换时，管理者为确保其治疗、监测及教育的可持续性，可重点关注以下几点：①与新的医师、DOT提供者、健康宣传教育人员等建立新的治疗管理组。②对新的关怀人员进行耐药结核病的培训及健康教育。③建立新环境下的可行的信息共享机制。

如果患者迁移出管理者的辖区，可参考流动人口结核病的跨区域管理模式，迁移之前应制订好具体的计划；即使患者出国，也应尽量使新的管理者了解患者的疾病状况及治疗史。在患者迁移期间需要给患者提供足够的药物直到他(她)在新的地方重新开始DOT；如果患者没有及时到达目的地，管理者应积极与其家庭成员及朋友联系，必要时动员更多社会服务资源共同帮助患者保持持续、规范的抗结核治疗。对在门诊治疗的耐药患者，应该做到下面几点：①由受过专业培训的医师或护士向患者解释DOT的绝对必要性，支持、鼓励患者接受DOT。②解释一些必要的感染控制措施，虽然可能为患者自身带来些许不便，但在保护卫生服务人员及其他患者安全方面具有重要意义。③对与传染源发生无保护暴露的工作人员进行合理的评估并根据评估结果采取进一步预防措施。④对有合并症的患者提供详细的、有针对性的指引，如糖尿病、营养不良及HIV感染等。⑤强调在治疗耐药结核病过程中集体治疗管理的重要性，许多国家和地区的耐药结核病防治经验认为，组织专家定期会诊对于诊断确认、治疗方案修订、不良反应处理等关键环节具有决定性作用。⑥充分动员更广泛的社会卫生资源、如私人医师、综合医院、专科医院等，在其有能力对患者进行必要的临床监测和随访、有能力通过药物敏感试验及血液学检查开展患者发现和患者随访工作的条件下，应予以支持鼓励其参与耐药结核病的防治和管理，共同为耐药结核病的控制工作发挥合力。

5.感染控制

目前公认，MDR-TB和XDR-TB是结核病控制的最严重挑战之一。为更有效地阻止耐药结核菌株传播，除尽早确诊并给予合理治疗外，还应该根据实际情况建立适当的感染控制措施。最为严格的控制措施通常是将传染性或具有潜在传染性的耐药结核病患者，尤其是耐多药结核病患者安排住在具有负压的病房里，而实际操作中，也有一些国家和地区根据患者自身情况和对治疗的反应、医院和门诊的基础条件、社区服务情况等综合因素进行考虑，采取门诊或家庭隔离治疗管理模式取得良好效果。

当处理可疑或确诊耐药结核病患者时，应严格遵守感染控制标准。然而，也有意见认为一些感染控制措施比如患者在家庭中实施隔离难以完全实现，他们认为没有必要实施或夸大了对耐药结核病患者的歧视。因此，目前包括一些发达国家在内，结核病防治工作者们都在努力寻求公众、患者家庭及接触者的安全、患者的心理健康、治疗效果、隔离患者所需资源与时机等诸多方面的最佳平衡。

(1)终止隔离：对MDR-TB患者何时终止隔离暂时还没有较为明确的指南，研究表明大多结核病传播发生在开始治疗之前或之初，通常认为涂阳比涂阴结核病的传染性大，耐药结核病也如此，唯其传染性较敏感结核病维持更为长久。对于药物敏感结核病患者而言，经过适当的抗结核治疗，临床症状改善，连续3次痰涂片阴性，那么患者被认为没有传染性。而已有研究证实，涂阴活动性肺结核或涂阴培阳患者依然具有传染性，这一点基本上被大多数指南所忽略，因此目前许多版本的指南中感染控制只能减少传播的危险而不能绝对消除传播。

由于MDR-TB疫情播散造成的后果更为可怕，而且其潜在感染的窗口期预防和治疗目前尚缺乏有效方案，对重返家庭、学校、工作单位或人群密集场所的MDR-TB患者应给予高度重视；如果患者返回场所存在儿童、免疫力低下者及既往与患者没有接触等人群，则需更加注意。一些专家认为耐多药结核病患者的潜在传染性和痰培养阳性持续的时间大约相等，因此建议患者治疗期间应考虑采取住院隔离措施，MDR-TB患者直到痰培养阴性前不能去人群聚集场所。世界卫生组织近期发布的指南也建议，因痰培养阳性的耐多药结核病患者具有传染性，在痰培养阴性之前应避免乘坐飞机或其他公共交通工具旅行。

(2)终止隔离-家庭管理：不管因何种原因导致结核病患者采取家庭隔离治疗管理模式，在治疗患者的同时，须尽一切努力确保接触者的安全。一些国家和地区的耐药结核病防治工作中，患者采取家庭管理的决定须与当地卫生官员、结核病控制官员及专家协商后才能确定。如果家里有年幼儿童，接触者免疫力低下，或存在持续被传染的风险时，应采取更为有力的预防措施。当卫生人员和其他服务提供者进入具有潜在传染性的耐药结核病患者家庭实施DOT和/或其他的卫生服务(如访谈患者等)时，必须采取与目前的感染控制策略相一致措施以有效预防职业暴露。当准备对传染性的结核病患者进行家庭关怀时，需要掌握更多患者的临床、社会等信息，可通过所在县区及以上的结核病防治机构、患者所在社区有关人员等进行了解。

长期住院进行隔离花费多。一旦患者病情稳定并耐受治疗方案，可以采取其他安全措施。具体的治疗管理模式最终需要管理者、专家组根据耐药结核病病情和治疗状况、患者本人和家属意愿、社区或单位具体情况、区域性结核病防治规划中耐药结核病防治措施等各方信息汇总后集体讨论决定。

(李秀梅)

第八节 旅行者感染病的预防与控制

随着工作、学习的需要和人们生活水平的逐渐提高,外出旅行成为日常生活的重要内容之一。为保证旅行者安全愉快的旅行,现代医学应当为旅游者提供全面的医疗卫生服务。旅行者出发前应备足药品和相关用品,并针对目的地可能有的传染病做好必要的预防接种。医师应当熟悉人们因外出旅行可能罹患的疾病,避免漏诊和误诊。

一、旅行前的准备

(一)总体建议

旅行者在外出前 4 周应由其医师或医院做体检。为了对旅行中可能接触到的传染病,对已回家的旅行者做出全面的医学观察,旅行者应在出行前充分了解目的地的情况(如当地的流行病、饮食卫生、医疗服务等),并据此做旅行计划,包括个体化的"防病备忘录"等。旅行者应列出已进行过的免疫接种种类、既往病史、目前疾病的用药情况等,并准备相应医药用品。在日程表上应留有足够的时间,做必要的免疫接种、准备预防用药(如抗疟药等)。

旅行者常备的医药用品包括体温计、绷带、纱布、阿司匹林、制酸剂、抗眩晕药(如苯海拉明)等。一般不应自备广谱抗生素(如氟喹诺酮类药物、复方磺胺甲噁唑等),除非是去缺医少药或交通不方便的地区旅游。慢性病患者外出旅游时应带足旅行期间疾病所需的药品,如洋地黄类制剂、胰岛素等,因为同一种药品在不同国家、地区的生产商、药名、剂量都可以是不同的。

不同地域、同一地域不同季节的疾病流行情况不同。如登革热常见于热带地区。中美、南美、海地、多米尼加、非洲、印度次大陆、南亚、中东部分地区和大洋洲均有疟疾的传播及流行。发展中国家和地区旅行者腹泻的发生率较高。旅行者应对目的地的传染病和医疗卫生机构的情况有充分的了解。

(二)预防接种

1.常用疫苗

旅行者应根据所去国家的检疫要求和目的地的传染病流行情况提前进行有效的预防接种。因预防接种后需要一段时间,体内才会产生特异性抗体;而有些疾病的预防接种需接种数次且其间需有间隔期才可完成,所以应在旅行前至少 4 周咨询医师,并完成相应疾病的预防接种。

通常,灭活疫苗可以与其他灭活疫苗或者活疫苗同时接种。大多数活疫苗也可以在身体的不同部位同时接种。因此,对于没有接种禁忌证的人群,可以一次同时在身体的不同部位接种多种疫苗;也可在接种灭活疫苗的不同日,接种另外一种灭活疫苗或活病毒疫苗。另外,联合疫苗的出现也为旅游者提供方便。国外已有多种联合疫苗,如白喉-破伤风疫苗和白喉-百日咳-破伤风(简称白百破)三联疫苗、麻疹-风疹-腮腺炎(简称麻风腮)三联疫苗、甲型肝炎疫苗、乙型肝炎疫苗、甲型肝炎联合伤寒疫苗、灭活脊髓灰质炎病毒和白百破联合疫苗、麻风腮和水痘联合疫苗等。已有的资料提示:联合疫苗和单个疾病疫苗接种的安全性和有效性相似。

目前在我国人群已经推广了计划免疫和其他免疫接种,因此多数时候仅需加强免疫接种即可。

2.几种重要旅行者感染病的预防接种

(1)黄热病:黄热病的病原体是黄热病病毒,由伊蚊叮咬传播。流行于非洲、南美和巴拿马,流行区有扩大趋势。我国要求入境者出具免疫接种的国际证明。将去、来自或途经流行区的旅行者均应接种疫苗。黄热病疫苗为减毒活病毒疫苗,仅需每 10 年加强 1 次。孕妇、免疫功能障碍者、对鸡蛋有严重变态反应者、9 个月以下的婴儿应避免接种。注射疫苗 5～10 天,可能出现的不良反应包括轻微头痛、肌痛、低热等。

(2)脊髓灰质炎:西方国家已消灭了脊髓灰质炎。大多数人在儿童期间已经接种了三价混合口服疫苗,因此,旅行前仅需加强 1 次即可,最好在出发前 4 周完成。进入脊髓灰质炎已被消灭的国家,旅游者需提供已完成全程接种的证明。

(3)流行性脑脊髓膜炎:流脑由脑膜炎双球菌引起。细菌有 A、B、C、D、E、X、Y、Z、w135、H、I、K 及 L 等 13 个群,20 多个血清型。以 A、B 和 C 3 群最常见,占 90%以上。亚洲、非洲以 A、C 群为主,B、C 群多见于欧洲、北美洲、拉丁美洲、澳大利亚和新西兰,Y 群在美国、瑞典、以色列有上升趋势,W135 群最近见于沙特阿拉伯。我国一直以 A 群为主,近年 B 群有上升趋势。我国目前仅有 A 群荚膜多糖菌苗。国外已有单价(A 群或 C 群)、双价(A+C)和四价(A+C+Y+w135)疫苗,对成人和 2 岁以上者都是安全的,有效率为 85%～ 100%。多价疫苗的抗体应答是年龄依赖性的,对成人的保护力强。目前尚无针对 B 群的疫苗。进入沙特阿拉伯参加麦加朝觐的旅游者,必须接种脑膜炎球菌疫苗。

对于密切接触者,24 小时内即应予预防性治疗。儿童可用利福平,<1 个月者 5 mg/kg,每 12 小时1 次,连服 2 天;>1 个月者 10 mg/kg,每 12 小时 1 次,连服 2 天;<15 岁的儿童还可用头孢曲松,125 mg 肌内注射 1 次。成人还可选择环丙沙星 500 mg 或氧氟沙星 400 mg 口服 1 次。另外,国内还选用复方磺胺甲噁唑,成人每天 2 g,儿童每天 30～50 mg/kg,分 2 次口服,连服 3 天。

(4)流行性乙型脑炎:是黄热病病毒属的乙型脑炎病毒引起的传染病,流行于远东和东南亚地区,由受染的库蚊传播。到乡村或养猪场的旅行者发病的危险性明显高于普通旅行者。大多数受染者为隐性感染,但显性感染的病死率为 20%～30%。去疫区旅行超过 30 天、在流行季节以户外活动为主(露营、徒步旅行等)的旅行者应接种乙脑疫苗;接种后的有效率约为 90%。乙脑疫苗为灭活病毒疫苗。接种后数小时到 2 周可发生不良反应(如局部红肿,偶有发热、变态反应等),故应在旅行开始 2 周前完成接种。

3.特殊人群的预防接种

(1)孕妇:应避免使用减毒活病毒疫苗和减毒活菌苗,如卡介苗、伤寒口服减毒活菌苗、麻风腮疫苗、水痘活疫苗或甲型肝炎减毒活疫苗及麻疹-风疹-腮腺炎、水痘、流感病毒等减毒活疫苗。对黄热病活疫苗、脊髓灰质炎疫苗,在确有暴露史且使用益处大于不良反应时,仍可在孕期使用。孕期可以使用免疫球蛋白、类毒素疫苗和灭活疫苗,不可接种卡介苗。

(2)HIV 感染者:免疫接种可短暂加重 HIV 感染的病情,但随着积极有效的抗 HIV 治疗,这种情况会逐渐消退。免疫功能受损的 HIV 感染者,接受预防接种后的免疫反应能力随 HIV 感染的进展而降低。免疫功能严重障碍、$CD4^+$ T 细胞绝对计数小于 0.2×10^9/L 的旅行者,建议在旅行前开始 HARRT 治疗,且应避免使用减毒活病毒疫苗或减毒活菌苗。

二、旅行中的防护

(一)旅行者腹泻(traveler's diarrhea,TD)

腹泻是最常见的旅行者疾病。美国旅行者根据出游地区不同、TD的发生率为30%~70%;出游东南亚国家的我国公民罹患TD的发生率为15.3%,明显高于去其他国家旅行者(5.3%)。

TD是指旅行者在旅行期间或旅行结束返回后7~10天发生,24小时内出现≥3次不成形大便且有至少1种肠道疾病伴随症状,如发热、恶心、呕吐、腹痛、里急后重或血便等。TD多为良性自限性(3~4天)疾病。8%~15%的患者病程持续超过1周,约20%的患者须卧床休息1~2天,仅2%的患者病程持续1个月。TD的后遗症包括活动性关节炎、吉兰-巴雷综合征、感染后肠易激惹综合征等。儿童、老人、孕妇和有基础病的旅行者,TD病程长,危险性大。

1.病原学

多种病原体(病毒、细菌及寄生虫等)均可引起TD,世界各地的微生物和寄生虫发病率不同,与当地流行的致病菌谱、流行菌株有关。不同季节、不同地区,TD的病原组成不同。80%~85%的TD由细菌引起,最常见的细菌为肠产毒性大肠埃希菌(enterotoxigenic Escherichin coli,ETEC),尤以非洲和中美洲最多;此外,肠聚集性大肠埃希菌(enteroaggregative Escheriaci coli,EAEC)、志贺菌、空肠弯曲菌(亚洲国家尤多)、沙门菌、产气单胞菌(泰国、拉丁美洲、亚洲多见)、副溶血弧菌(东南亚沿海国家多见)也是常见致病菌。病毒如肠道病毒、轮状病毒、诺瓦克病毒等也可致TD,后两种病毒是墨西哥TD的重要病原。寄生虫如溶组织阿米巴、蓝氏贾第鞭毛虫和隐孢子虫、环孢子虫及小孢子虫等也可致TD。当TD持续10~14天时,应考虑蓝氏贾第鞭毛虫和隐孢子虫、环孢子虫、小孢子虫感染。后3种寄生虫尤其多见于HIV感染者。蓝氏贾第鞭毛虫和隐孢子虫是俄罗斯圣彼得堡TD的常见病原体。有近20%的患者在1次病程中可检出2种以上的肠道致病菌。有20%~50%的患者病原体未明,可能是肠道细菌或毒素或非感染性原因所致。美国9年的哨点监测数据提示:寄生虫(环孢子虫、隐孢子虫、小孢子虫等)在TD中所占比例有所增加,应当警惕。

2.流行病学

旅行者腹泻是食入污染的食物、饮水和各种饮料,通过粪-口途径传播的。10多岁的儿童和年轻人的发病率高,与进食量大和喜欢冒险的生活方式有关。长年发病,但夏秋季更多见。热带和不发达国家的发病率较高,高危地区为亚洲的多数国家、中东、非洲和南美洲,发病率可达30%~50%;中危地区包括东欧、南非和部分加勒比海国家,发病率为8%~20%;低危地区为欧美发达国家和澳大利亚、新西兰、日本等国家,发病率仅为2%~4%。自低危地区到高危地区旅游,发生TD的危险性约为40%;自低危地区到中危地区,发生TD的危险性约为10%。

3.诊断

除有腹泻的临床表现外,流行病学资料是诊断TD的重要依据。旅行者的行程表和饮食、其他旅行者的发病情况也是协助诊断的重要依据。

4.防护

因为TD的发生与不洁饮食有关,故旅行时选择危险性小的食物和饮料,如食用熟食前应加热到60 ℃以上、尽量吃自己洗净的水果和蔬菜等。避免进食室温保存的熟食和未削皮的水果、当地产的奶制品和冷饮、自来水等。注意个人手卫生,餐具、牙具等器物要消毒。

旅游时间超过3周的长期旅行者不宜给予药物预防。不主张给健康人常规使用预防性药物。对于有基础疾病如慢性胃肠炎、免疫功能障碍、血液系统疾病、内分泌紊乱等患者、有严重TD病史者等，应给予药物预防TD。预防性治疗应在到达目的地后开始，持续到返回后2天。预防TD的理想药物应当是安全(可自己服用、不良反应少)、方便(最好是每天1次)、无药物的相互作用、无耐药问题、保护率超过75%。以前因四环素的抗菌谱广，TD的预防首选多西环素每天100 mg。现在随着耐药地区的增多已很少使用多西环素。在过去的10年中，氟喹诺酮类药物(诺氟沙星、环丙沙星、氧氟沙星、左氧氟沙星、氟罗沙星)因广谱、安全、有效、方便而广泛用于TD预防。氟喹诺酮类药物不可用于儿童和孕妇。利福昔明是利福霉素的一种衍生物，在肠道内的药物浓度高、抗菌活性强、不良反应少、保护率超过90%，也可用于TD预防。

5.处理原则

与急性腹泻的处理原则一样，预防和纠正脱水，补充电解质，合理用药，儿童和重症患者须就医诊治。口服补盐液是防治脱水及补充电解质的最佳选择。饮食须选择淀粉类半流食为宜。如体温>40 ℃、血性大便、症状较重者，应到医院就诊。

(二)疟疾

疟疾是由疟原虫引起，由受染雌性蚊叮咬传播。中美、南美、海地、多米尼加、非洲、印度次大陆、东南亚、中东部分地区和大洋洲都有疟疾的传播和流行。世界范围内最常见的是恶性疟和间日疟，无免疫力的旅行者因疟疾死亡的几乎都是恶性疟原虫所致。

按蚊主要在夜间和黄昏叮咬人，故除药物预防外，旅行者应采取以下措施：①合理安排活动时间，避免或减少在黄昏至黎明间的户外活动。②减少身体暴露，穿长衣长裤，尽量逗留在有纱窗、蚊帐的地方。③使用驱蚊剂，用含30%～35% DEET(N，N二乙基甲基苯甲酰胺)的驱蚊剂涂抹暴露皮肤；室内喷洒除虫菊类灭蚊剂；用氯菊酯喷洒蚊帐、处理衣物。④尽管采用了各种防护措施，在流行区暴露后仍可发病，早者可在暴露后8～9天发病，迟者可在返回后数月甚至数年发病，故一旦旅行者突然出现发热等疟疾表现，应当迅速就医。约50%感染间日疟者在离开疫区2个月后发病，但由于恶性疟的潜伏期最短，感染恶性疟者几乎都在离开疫区2个月内发病。

常用于疟疾预防的药物有甲氟喹、氯喹、氯胍、伯氨喹和多西环素。不同国家、地区，疟疾的流行情况不同，预防用药也不同。

在海地、大多数中东地区(叙利亚、约旦、伊拉克)、巴拿马运河西部的中美地区、墨西哥、多米尼加共和国，预防疟疾首选氯喹。这些地区的恶性疟原虫也对氯喹敏感。氯喹可用于孕妇和婴儿。最常见的不良反应是消化道症状、瘙痒、粒细胞减少、光过敏等。对于耐氯喹的恶性疟疾，除在泰国、柬埔寨周边地区和缅甸外，可选用甲氟喹，每周250 mg。孕妇和儿童使用也安全。最常见的不良反应有恶心、眩晕、头痛等。有精神病、癫痫和心功能不全者应慎用。在泰国、柬埔寨周边地区和缅甸存在耐甲氟喹的恶性疟，因此去这些地区的旅行者应选择多西环素，每天100 mg，孕妇和小于8岁的儿童禁用。甲氟喹和氯喹至少应在到达流行地区前2周开始服用，以达到稳定的血药浓度；多西环素应在到达前1～2天服用。甲氟喹、氯喹、多西环素均应服用到离开流行区后4周。

青蒿素及其衍生物是从黄花蒿叶子中提取的药物，半衰期短于奎宁，可杀灭间日疟、恶性疟原虫，可用于间日疟、恶性疟及耐氯喹恶性疟的治疗和预防。不良反应少见，偶有一过性网织红细胞减少、皮疹。青蒿琥酯或蒿甲醚定期每7天口服100 mg或双氢青蒿素80 mg，均具有可靠的预防效果。

美国准许体重超过 10 kg 的儿童在预防疟疾时选用阿托泛醌和氯胍的复方制剂(每片含 250 mg阿托泛醌和 100 mg 氯胍),前者可抑制疟原虫体细胞线粒体内的电转换,后者抑制疟原虫的 DNA 合成;用法为出发前 2 天开始至旅行后 1 周,每天 1 片。严重肾功能障碍者禁用。最常见的不良反应包括腹痛、恶心、头痛等。

如果旅行者在疟疾流行区停留较长时间,可定期用伯氨喹预防间日疟和卵形疟(可在离开流行区后3 年发病):成人每天 15 mg,14 天为 1 个疗程;儿童每天 0.3 mg/kg,总量不超过每天 15 mg。伯氨喹禁用于孕妇和葡萄糖-6-磷酸脱氢酶(G-6-PD)缺乏者。

疫苗的研究工作正在进行中。

三、返回后的检查

旅行结束返家的旅行者应进行体检,包括血、尿、大便常规,肝功能和胸片。应在不同时间检查 3 次大便常规,1 次大便常规阴性不能除外寄生虫感染,不同时间 3 次大便常规均阴性可除外 70%的肠道寄生虫感染。

旅行结束返回者最常发生的疾病是疟疾、登革热、旅行者腹泻、肝炎、阿米巴肝脓肿、立克次体病、钩体病及性传播疾病等。旅行返回者,引起嗜酸性粒细胞增多的常见寄生虫病为蛔虫病、丝虫病、钩虫病及肝吸虫病等。

旅行返回者一旦有不适就医时,医师一定要重视旅行史。

(李秀梅)

第九节　传染病预防控制的监督

一、监督依据

(1)《中华人民共和国传染病防治法》。

(2)《突发公共卫生事件应急条例》。

(3)《消毒管理办法》。

(4)《医院感染管理办法》。

(5)《传染性非典型肺炎防治管理办法》。

(6)《医疗机构传染病预检分诊管理办法》。

(7)《医疗机构发热门(急)诊设置指导原则(试行)》。

(8)《全国霍乱监测方案(试行)》。

二、监督检查内容与方法

(一)管理组织与制度

1.管理组织及职责

(1)预检分诊管理组织:二级以上综合医院应当设立感染性疾病科。感染性疾病科是临床业务科室,由发热门诊、肠道门诊、呼吸道门诊和传染病科统一整合设立,负责本医疗机构传染病的分诊工作和感染性疾病治疗，并对本医疗机构的传染病预检、分诊工作进行组织管理；没有设立感染性疾病科的医疗机构应当设立传染病分诊点。

(2)医院感染管理组织：住院床位总数在100张以上的医院应设立医院感染管理委员会和独立的医院感染管理部门；住院床位总数在100张以下的医院应指定分管医院感染管理工作的部门；其他医疗机构应有医院感染管理专(兼)职人员。

2.管理制度

(1)建立传染病预检、分诊制度，感染性疾病科和传染病分诊点标识明确，完善各项规章制度和工作流程。二级以上综合医院要根据《二级以上综合医院感染性疾病科工作制度和工作人员职责》(卫办医发〔2004〕166号)制定有关制度。

(2)建立医院感染管理责任制，制定并落实医院感染管理的规章制度和工作规范。

(3)消毒管理制度。

(4)医疗废物管理制度。

(二)传染病预防控制工作

1.感染性疾病科设置要求

(1)设计和建设要符合有关法律、法规和技术规范要求。

(2)设置相对独立，通风良好。

(3)内部结构布局合理、流程合理，分区清楚，具有消毒隔离条件，配备必要的医疗、防护设备和设施，符合医院感染预防与控制要求。

(4)二级综合医院感染性疾病科门诊应设置独立的挂号收费室、呼吸道(发热)和肠道疾病患者的各自候诊区和诊室、治疗室、隔离观察室、检验室、放射检查室、药房(或药柜)、专用卫生间。

(5)三级综合医院感染性疾病科门诊还应设置处置室和抢救室等。

(6)感染性疾病科病房应建筑规范、医疗设备和设施应符合有关规定。

2.传染病分诊点设置要求

传染病分诊点应标识明确，相对独立，通风良好，流程合理，具有消毒隔离条件和必要的防护用品。

3.发热门诊设置要求

(1)常年开诊，设在医疗机构内独立区域，与普通门诊相隔离，通风良好，有明显标识。

(2)分设候诊区、诊室、治疗室、检验室、放射检查室等，放射检查室可配备移动式X线机，有独立卫生间。

(3)室内配备必要的手消毒设备和设施。

4.肠道门诊设置要求

(1)设置相对独立，有明显标识；农村基层医疗单位确因人员与房屋条件不能单独设立时，也应在门诊指定专人负责或专桌诊治。

(2)分设诊疗室、观察室、药房及专用厕所，指派专(兼)职医、护、检人员，配备专用医疗设备、抢救药品、消毒药械及采集粪便标本的棉签和放置标本的碱性蛋白胨增菌液。

(3)室内配备必要的手消毒设备和设施。

(4)对就诊腹泻患者专册登记，做到“逢泻必登，逢疑必检”。

5.人员防护要求

(1)感染性疾病科和传染病分诊点应采取标准防护措施，配备防护服、防护口罩、防护眼镜或面罩、手套、鞋套等。

(2)应为就诊的呼吸道发热患者提供口罩。

6.人员培训要求

医疗机构应对医护人员进行岗前培训和在岗定期培训,培训的内容包括传染病防治的法律、法规、规范、标准,传染病流行动态、诊断、治疗、预防、职业暴露的预防和处理等内容。

7.传染病预检、分诊工作要求

医疗机构应实行预检、分诊制度,根据传染病的流行季节、周期和流行趋势做好特定的预检、分诊工作。感染性患者就诊流程应符合《感染性疾病患者就诊流程》和《急性呼吸道发热患者就诊规定》有关要求。

8.传染病疫情控制工作要求

(1)医疗机构应对传染病患者或者疑似传染病患者提供医疗救护、现场救援和接诊治疗,书写病历记录及其他有关资料,并妥善保管;不得泄露传染病患者或疑似传染病患者个人隐私有关信息资料。

(2)发现法定传染病患者或者疑似传染病患者按照《传染病防治法》的规定采取相应的隔离控制措施。

(3)按照规定对使用的医疗器械进行消毒,对一次使用的医疗器具应在使用后按照规定予以销毁。

(4)不具备相应救治能力的应将患者及其病历记录复印件一并转至具备相应救治能力的医疗机构。

(5)对本单位内被传染病病原体污染的场所、物品及医疗废物,应按照有关规定实施消毒和无害化处置;传染病患者或者疑似患者的排泄物应按照规定严格消毒,达到规定的排放标准后方可排入污水处理系统;传染病患者或疑似传染病患者产生的医疗废物应使用双层包装物并及时密封。

(6)应接受疾病预防控制机构对传染病预防工作的指导、考核,配合开展流行病学调查。

三、违法行为的处理

见表7-3。

表7-3　医疗机构传染病控制措施违法案件案由参考表

序号	案由	违法行为	违反条款	处罚条款
1	未按照规定承担本单位的传染病预防、控制工作案	(1)未按照要求建立预检分诊制度等制度 (2)未按照规定建立感染性疾病科或设置不符合要求 (3)未按照要求开展医护人员培训 (4)未按照规定开展重点传染病预防控制工作	《传染病防治法》第二十一条、第五十一条第一款,《医疗机构传染病预检分诊管理办法》《传染性非典型肺炎防治管理办法》	
2	发现传染病疫情时,未按照规定对传染病患者、疑似传染病患者提供医疗救护、现场救援、接诊、转诊或者拒绝接受转诊案	医疗机构未按照规定对传染病患者、疑似传染病患者提供医疗救护、现场救援、接诊、转诊或者拒绝接受转诊	《传染病防治法》第五十二条	

续表

序号	案由	违法行为	违反条款	处罚条款
3	未按照规定对本单位内被传染病病原体污染的场所、物品及医疗废物实施消毒或者无害化处置案	(1)医疗机构未对本单位内被传染病病原体污染的场所(物品及医疗废物)实施消毒或者无害化处置 (2)肠道门诊、发热门诊未按照《消毒管理办法》《医疗机构消毒技术规范》要求进行消毒处置	《传染病防治法》第三十九条第四款,《消毒管理办法》第八条	
4	在医疗救治过程中未按照规定保管医学记录资料案	医疗机构救治传染病例未按照规定保管医学记录资料案(医学记录资料是指医护人员在医疗活动过程中形成的文字、符号、图表、影像、切片等资料的总和,包括门(急)诊病历和住院病历	《传染病防治法》第五十二条第一款	
5	故意泄露传染病患者、病原携带者、疑似传染病患者、密切接触者涉及个人隐私的有关信息、资料案	医疗机构(医护人员)故意泄露传染病患者、病原携带者、疑似传染病患者、密切接触者涉及个人隐私的有关信息、资料	《传染病防治法》第十二条第一款	《传染病防治法》第六十九条、《消毒管理办法》第四十五条

(王会来)

第十节　传染病疫情报告与管理的监督

一、监督依据

(1)《中华人民共和国传染病防治法》。

(2)《突发公共卫生事件应急条例》。

(3)《突发公共卫生事件与传染病疫情监测信息报告管理办法》。

(4)卫健委(原卫生部)关于修改《突发公共卫生事件与传染病疫情监测信息报告管理办法》的通知。

(5)《传染病信息报告管理规范》。

(6)《国家突发公共卫生事件相关信息报告管理工作规范(试行)》。

二、监督检查内容与方法

(一)管理组织与制度

1.管理组织及职责

医疗机构应确定专门的部门或者人员承担传染病疫情报告工作,负责本单位传染病疫情报告卡的收发和核对，设立传染病报告登记簿，统一填报有关报表。

2.管理制度

医疗机构应建立健全传染病诊断、报告和登记制度，包括报告卡和总登记簿、疫情收报、核对、自查、奖惩工作制度，相关文件包括传染病防治工作领导机构组成与分工、专门部门或者人员工作职责、年度工作计划和总结、工作流程和要求、人员培训计划和教材、奖惩文件或记录等。

(二)传染病疫情报告工作

1.报告病种要求

(1)法定传染病。

(2)其他传染病，省级人民政府决定按照乙类、丙类管理的其他地方性传染病和其他爆发、流行或原因不明的传染病。

(3)不明原因肺炎病例和不明原因死亡病例等重点监测疾病。

2.报告程序与方式要求

(1)传染病报告实行属地化管理。

(2)报告法定传染病及省级人民政府决定按照乙类、丙类管理的其他地方性传染病和其他爆发、流行或原因不明的传染病均需填写《传染病报告卡》，《传染病报告卡》由首诊医师或其他执行职务的人员填写。

(3)传染病疫情信息实行网络直报；未实行网络直报的医疗机构在规定时限按要求将传染病疫情信息报告属地县级疾病预防控制机构。

(4)乡镇卫生院、城市社区卫生服务中心负责收集和报告责任范围内的传染病信息。

(5)军队医疗机构向社会公众提供医疗服务时，发现传染病疫情，应按照本规定向属地的县级疾病预防控制机构报告。

(6)新疆生产建设兵团传染病疫情报告工作管理按卫健委(原卫生部)有关规定执行。

3.报告时限要求

(1)发现甲类传染病和乙类传染病中的肺炭疽、传染性非典型肺炎、脊髓灰质炎、人感染高致病性禽流感的患者或疑似患者时，或发现其他传染病和不明原因的疾病爆发时，应于 2 小时内将传染病报告卡通过网络报告；未实行网络直报的应于 2 小时内以最快的通信方式(电话、传真)向当地县级疾病预防控制机构报告，并于 2 小时内寄送出《传染病报告卡》。

(2)其他乙、丙类传染病患者、疑似患者和规定报告的传染病病原携带者在诊断后，实行网络直报的应于 24 小时内进行网络报告；未实行网络直报的应于 24 小时内寄送出《传染病报告卡》。

4.填报要求

(1)传染病报告病例分为疑似病例、临床诊断病例、实验室确诊病例、病原携带者和阳性检测结果五类。其中，病原携带者的病种包括霍乱、脊髓灰质炎、艾滋病及卫健委(原卫生部)规定的其他传染病，阳性检测结果仅限采供血机构填写。炭疽、病毒性肝炎、梅毒、疟疾、肺结核需进行分型报告，其中炭疽分为肺炭疽、皮肤炭疽和未分型三类，病毒性肝炎分为甲型、乙型、丙型、戊型和未分型五类，梅毒分为一期、二期、三期、胎传、隐性五类，疟疾分为间日疟、恶性疟和未分型三类，肺结核分为涂阳、仅培阳、菌阴和未痰检四类；乙型肝炎、血吸虫病应分为急性和慢性。

(2)国家根据传染病预防控制需要开展的专项调查、报告和监测的传染病，按照有关要求执行。

(3)不明原因肺炎病例和不明原因死亡病例的监测和报告按照《全国不明原因肺炎病例监测

实施方案(试行)》和《县及县以上医疗机构死亡病例监测实施方案(试行)》的规定执行。

5.《传染病报告卡》要求

(1)《传染病报告卡》为全国统一格式,用 A4 纸印刷,使用钢笔或圆珠笔填写,内容完整、准确,字迹清楚,填报人签名。

(2)网络直报医疗机构填报的《传染病报告卡》应保存 3 年;未实行网络直报的医疗机构,应对寄送出的《传染病报告卡》进行登记备案,记录需保存 3 年。

6.登记要求

(1)医疗机构所设与诊治传染病有关的科室应建立门诊日志,详细登记接诊患者,项目填写要详细、齐全,内容保证真实可靠。普通门诊日志至少包括姓名、性别、年龄、职业、住址、病名(诊断)、发病日期、就诊日期、初诊或复诊、接诊医师签名等;肠道门诊日志至少包括姓名、性别、年龄、工作单位、职业、住址、就诊日期、发病日期、主要症状、体征、初诊印象、检验结果、治疗方法等;发热门诊日志需在普通门诊日志项目上增加流行病学史和职业史。

(2)医疗机构应建立住院登记簿、传染病疫情登记簿、检验科登记簿、放射科登记簿等,均专册登记。住院登记簿至少包括姓名、性别、年龄、职业、住址、入院登记、入院诊断、出院日期、出院诊断等项目;传染病登记簿至少包括患者姓名(14 岁以下儿童填家长姓名)、性别、年龄、职业、住址、病名、登记日期、发病时间、诊断时间、报告时间、订正时间、填卡类型、实验室检测结果、报卡医师等项目;检验科登记簿和放射科登记簿至少包括姓名、性别、年龄、检测方法、检测结果、检测日期等项目。

7.培训要求

医疗机构应对医师和实习生进行有关传染病疫情监测信息报告工作的培训,包括医护人员上岗前培训和在职职工全员培训等。

8.自查工作

医疗机构应有专门人员定期对本机构疫情报告工作进行自查,自查科室为内科、外科、妇科、儿科、检验科、放射科等诊治传染病有关科室,自查内容包括有关科室门诊日志和传染病登记簿上登记的传染病病例及疑似病例是否报告预防保健科,检验科和放射科的阳性结果是否及时反馈首诊医师等。

(三)检查方法

检查相关书面文件、资料记录情况,根据门诊日志、住院登记簿、检验科登记簿和放射科登记簿记录抽取一定数量病例,与预防保健科传染病登记簿记录及网络报告情况核对。

三、违法行为的处理

见表 7-4。

表 7-4 医疗机构传染病疫情报告违法案件案由参考表

序号	案由	违法行为	违反条款	处罚条款
1	医疗机构未建立传染病疫情报告制度案	未按照要求建立传染病疫情监测报告制度	《突发公共卫生事件与传染病疫情监测信息报告管理办法》第十条	

续表

序号	案由	违法行为	违反条款	处罚条款
2	医疗机构未指定相关部门和人员负责传染病疫情报告管理工作案	未按照要求指定专门的部门或者确立专门的人员负责传染病疫情报告管理工作	《传染病防治法》第二十一条、《突发公共卫生事件与传染病疫情监测信息报告管理办法》第十条	《传染病防治法》第六十九条、《突发公共卫生事件与传染病疫情监测信息报告管理办法》第三十八条
3	医疗机构隐瞒（谎报、缓报）传染病疫情案	发现传染病疫情不按照规定报告	《传染病防治法》第三十七条、《突发公共卫生事件与传染病疫情监测信息报告管理办法》第七条	
4	医疗卫生人员隐瞒（谎报、缓报）传染病疫情案	执行职务的医疗卫生人员发现传染病疫情不按照规定报告	《传染病防治法》第三十条、第三十七条，《突发公共卫生事件与传染病疫情监测信息报告管理办法》第七条、第十六条、第十七条	《突发公共卫生事件与传染病疫情监测信息报告管理办法》第四十条
5	个体（私营医疗保健机构）瞒报（缓报、谎报）传染病疫情（突发公共卫生事件）案	个体（私营医疗保健机构）发现传染病疫情不按照规定报告	《传染病防治法》第三十条，《突发公共卫生事件与传染病疫情监测信息报告管理办法》第七条、第十六条、第十七条	《突发公共卫生事件与传染病疫情监测信息报告管理办法》第四十一条

（王会来）

第十一节　消毒隔离的监督

一、监督依据

（1）《中华人民共和国传染病防治法》。
（2）《消毒管理办法》。
（3）《医院感染管理办法》。
（4）《消毒技术规范》。
（5）《医疗机构口腔诊疗器械消毒技术规范》。
（6）《内镜清洗消毒技术操作规范（2004版）》。
（7）《血液透析器复用操作规范》。
（8）《医院消毒供应室验收标准》。
（9）《综合医院建筑设计规范》。
（10）《消毒产品标签说明书管理规范》。
（11）《医院洁净手术部建筑技术规范》（GB50333－2002）。
（12）《医院消毒卫生标准》（GB15982－1995）。

二、监督检查内容与方法

(一)管理组织与制度

1.管理组织及职责

《消毒管理办法》规定医疗机构应设立消毒管理组织,具体组织形式由医疗机构根据自身情况决定,但总的要求是应做到有岗、有人、有制度、有职责。

2.管理制度

医疗机构应根据医疗服务环节不同特点,制定消毒灭菌程序和消毒灭菌效果监测工作制度。

(二)消毒剂和消毒器械管理工作

1.消毒剂与消毒器械的索证与验收

(1)消毒剂的索证与验收见表 7-5。

表 7-5 消毒剂的索证与验收

国产消毒剂的索证	进口消毒剂的索证	消毒剂的验收
消毒产品生产企业卫生许可证(复印件)	经销机构营业执照(复印件)	(1)是否为有效证件 (2)许可证有效期与产品有效期是否相符
卫健委(原卫生部)颁发的消毒产品卫生许可批件(复印件)	卫健委(原卫生部)颁发的进口消毒产品许可批件(复印件)	(3)产品类别与许可类别是否相符 (4)使用方法、适用范围是否与许可一致 (5)产品标签说明书是否与批件一致
产品质量合格证明	产品质量合格证明	(6)企业名称、地址、产品名称剂型是否与批件一致

注:所有复印件均应加盖持有机构的公章。

(2)消毒器械的索证与验收见表 7-6。

表 7-6 消毒器械的索证与验收

压力蒸汽灭菌器、紫外线杀菌灯、食具消毒柜的索证	其他消毒器械的索证	进口消毒器械的索证	消毒器械的验收
生产企业卫生许可证(复印件)	生产企业卫生许可证复印件(生产地省级卫生行政部门颁发) 卫健委(原卫生部)颁发的消毒产品卫生许可批件(复印件)	经销机构营业执照(复印件) 卫健委(原卫生部)颁发的进口消毒器械许可批件(复印件)	(1)是否为有效证件 (2)许可证有效期与产品有效期是否相符 (3)产品类别与许可类别是否相符 (4)使用方法、适用范围是否与许可一致 (5)产品标签说明书是否与批件一致 (6)企业名称、地址、产品名称、型号是否与批件一致

注:所有复印件均应加盖持有机构的公章。

2.消毒剂与消毒器械的购进与领用登记

(1)购进与领用记录应分别登记造册。

(2)购进记录应有以下登记项目:进货时间、生产企业、供货单位、产品名称、数量、规格、单价、产品批号(生产日期)、经办人等。

(3)领用记录应有以下登记项目:领用时间、领用单位、产品名称、数量、规格、单价、产品批号(生产日期)、经办人等。

(三)有关消毒技术规范

1.口腔科

(1)口腔科诊疗区域内应保证环境整洁。口腔诊疗区域和口腔诊疗器械清洗、消毒区域应分开,布局合理,能够满足诊疗工作和口腔诊疗器械清洗、消毒工作的基本需要。

(2)口腔诊疗器械清洗应采用流动水手工刷洗或者使用机械清洗设备进行清洗的方式;对结构复杂、缝隙多的器械,应采用超声清洗。

(3)口腔诊疗器械应当达到"一人一用一消毒或者灭菌"的要求:①凡接触患者伤口、血液、破损黏膜等各类口腔诊疗器械,包括牙科手机、车针、根管治疗器械、拔牙器械、手术治疗器械、牙周治疗器械、敷料等,使用前必须经过灭菌。应当使用压力蒸汽灭菌或戊二醛、过氧乙酸、过氧化氢等消毒剂。②接触患者完整黏膜、皮肤的口腔诊疗器械,包括口镜、探针、牙科镊子等口腔检查器械、各类用于辅助治疗的物理测量仪器、印模托盘、漱口杯等,使用前必须进行消毒。对可重复使用的口腔诊疗器械,应当使用压力蒸汽灭菌或二氧化氯、过氧乙酸、过氧化氢、含溴消毒剂消毒。③凡接触患者体液、血液的修复、正畸模型等物品,送技工室操作前必须消毒。应当使用紫外线照射或戊二醛、酸氧化电位水、含氯、碘伏等消毒剂。④个人防护及手卫生,医护人员进行口腔诊疗操作时应戴口罩和帽子,可能出现患者血液、体液喷溅时应戴护目镜。

2.供应室

(1)供应室周围环境应清洁、无污染源,形成相对独立区域,避免干扰;建筑布局分为办公区域和工作区域,工作区域划分清楚,有实际屏障分隔。

(2)应人流、物流分开。

(3)设备配备要求如下:①污染区,手工清洗水池、专用污染物品清洗池、高压水枪、超声清洗机、污染物品分类台、污物回收车、手套清洗烘干机、物品贮存设备、洗涤剂等,有条件的配备清洗消毒机。②清洁区,压力蒸汽灭菌器、清洁物品装载车、器械包装台、敷料包装台、敷料架柜、手套包装设备、物品转运车等,有条件的配备低温气体灭菌器和干热灭菌器。③无菌物品存放区,无菌物品卸载车、无菌物品存放架、无菌物品发放车、空气置换设施,有条件的可安装空气净化装置、出入口缓冲间(区)风淋设备。④各区配备完善的空气消毒设施和个人防护用品。

(4)消毒及无菌物品管理:①清洁后物品不得有污迹或锈迹。②根据物品性质和类别选用压力蒸汽灭菌、环氧乙烷灭菌、干热灭菌或低温灭菌,掌握灭菌过程中压力、温度、时间、装载量等参数,记录资料齐全。③物品包装应符合《消毒技术规范》要求,包布干燥无破损,每个无菌包外贴化学指示胶带,手术包中心部位放置化学指示卡,化学指示卡有灭菌日期和失效日期。④灭菌后物品应存放在无菌区的柜橱或架子内,离地≥20 cm,离天花板≥50 cm,离墙≥5 cm,标识清楚,一次性使用的无菌医疗用品应拆除外包装后才可存放入无菌区。

3.手术部(室)

(1)布局:①功能分区,医院手术部的建筑布局应符合功能流程合理和洁污区域分开的原则,功能分区应包括无菌物品储存区域、医护人员刷手和患者手术区域、污物处理区域,各个区域应有明显的标志,区域间避免交叉污染。②手术间设置,手术部(室)内应设无菌手术间、一般手术间、隔离手术间,每一手术间内放置一张手术台,隔离手术间应靠近手术室入口处。

(2)环境卫生管理:①入口处应设卫生通过区,换鞋(处)应有防止洁污交叉的措施,宜有推床的洁污转换措施。②手术室内环境应保持清洁、卫生、无尘、无污染,手术部的墙壁、地面光滑、无裂隙,排水系统良好。③手术室不宜设地漏。④严格手卫生管理,配备非手触式流动水洗手设施。⑤不同区域及不同手术用房的清洁、消毒物品应分开使用。

(3)医疗用品管理:①进入手术部的物品应拆除其最外包后存放,各类设备设施应进行表面清洁处理。②无菌手术器械及敷料存放于无菌物品区域。③一次性使用的无菌医疗用品不得重复使用。④包装不合格或者超过灭菌有效期的物品及有肉眼可见污垢的器械、敷料和物品不得使用。⑤患者吸氧装置、雾化吸入器、氧气湿化瓶、麻醉导管及面罩等器具应做到"一人一用一消毒或灭菌",并干燥无菌保存。

4.内镜室

(1)环境与设施:①设立患者候诊室(区)、诊疗室、清洗消毒室、内镜贮藏室等,每个诊疗单位的净使用面积不得少于 20 平方米。②不同部位内镜的诊疗应分室进行,上消化道、下消化道内镜的诊疗不能分室进行的,应分时段进行;灭菌类内镜的诊疗室应达到"标准洁净手术室"的要求,消毒类内镜的诊疗室应达到"一般洁净手术室"的要求,具体要求见 GB50333－2002《医院洁净手术部建筑技术规范》。③不同部位内镜的清洗、消毒设备应分开。④使用的消毒器械或者其他消毒设备符合规定,基本清洗消毒设备包括专用流动水清洗消毒槽(四槽或五槽)、负压吸引器、超声清洗器、高压水枪、干燥设备、计时器等。⑤配备必要的手卫生设备。

(2)消毒灭菌方法:①凡进入人体无菌组织、器官或者经外科切口进入人体无菌腔室的内镜及附件,如腹腔镜、关节镜、脑室镜、膀胱镜、宫腔镜等,必须灭菌。②凡穿破黏膜的内镜附件,如活检钳、高频电刀等,必须灭菌。③凡进入人体消化道、呼吸道等与黏膜接触的内镜,如喉镜、气管镜、支气管镜、胃镜、肠镜、乙状结肠镜、直肠镜等,应按照《消毒技术规范》的要求进行高水平消毒。④内镜及附件用后应立即清洗、消毒或者灭菌。⑤弯盘、敷料缸等应采用压力蒸汽灭菌;非一次性使用的口圈可采用高水平化学消毒剂消毒后,用水彻底冲净残留消毒液,干燥备用;注水瓶及连接管采用高水平以上无腐蚀性化学消毒剂浸泡消毒,消毒后用无菌水彻底冲净残留消毒液,干燥备用。注水瓶内的用水应为无菌水,每天更换。⑥内镜及附件的数量应与接诊患者数相适应,做到"一人一用一消毒或灭菌"。以戊二醛消毒为例,各类内镜使用次数见表 7-7。⑦软式内镜清洗与消毒的标准程序见表 7-8。⑧硬式内镜清洗与消毒的标准程序见表 7-9。

(四)消毒效果监测

1.监测要求

医疗机构使用消毒剂与消毒物品的监测要求见表 7-10。

表 7-7 各类内镜消毒时间及使用次数参考表

种类	全套数量	一次医疗全程时间		最大理论使用次数(次/天)
		清洗与消毒(灭菌)时间	诊疗时间	
消毒类软镜	1	36 分钟(化学消毒)	20 分钟	7
消毒类硬镜	1	24 分钟(化学消毒)	20 分钟	7
消毒类软镜	1	10 小时(化学消毒)	—	1
消毒类硬镜	1	4 小时(高压蒸汽)	1 小时	2

表 7-8 软式内镜清洗与消毒的标准程序参考表

步骤		工作要点	预计时间(分钟)
1	擦洗	内镜用后应当立即用湿纱布擦去外表面污物,反复送气与送水至少 10 秒,送清洗消毒室	2
2	水洗	用流水冲、纱布擦、清洁毛刷清洗活检孔道和吸引器管道,吸引器抽吸活检孔道,50 mL 注射器吸清水注入送气送水管道,吸干活检孔道的水分并擦干镜身,其他内镜附件清洗	5
3	酶洗	抽吸多酶洗液冲洗送气送水管道与活检孔道,附件及各类按钮和阀门酶洗,附件超声清洗 5～10 分钟	7
4	清洗	冲洗内镜的外表面,注射冲洗各管道,各管道充气	5
5	消毒或灭菌	①压力蒸气、环氧乙烷、2%碱性戊二醛消毒胃肠镜不少于 10 分钟、支气管镜不少于 20 分钟、特殊感染患者不少于 45 分钟,灭菌浸泡 10 小时;②非全浸式内镜的操作部,必须用清水擦拭后再用 75%乙醇擦拭消毒	≥10
6	再清洗	人员更换手套,向各管腔注入空气和流水用纱布清洗表面,抽吸清水冲洗各孔道	5
7	再次使用	无菌水彻底冲洗,纱布擦干表面,各孔道的水分吸干	2
		一次消毒最少耗费时间	36

表 7-9 硬式内镜清洗与消毒的标准程序参考表

步骤		工作要点	预计时间(分钟)
1	清洗	内境用后流动水彻底清洗,除去血液、黏液等残留物,并擦干	2
2	酶洗	内境用后流动水彻底清洗,除去血液、黏液等残留物,并擦干	5
3	清洗	彻底清洗内镜各部件,管腔应用高压水枪彻底冲洗,可拆卸部分必须拆开清洗,并用超声清洗器清洗 5～10 分钟	7
4	消毒或灭菌	(1)灭菌,适于压力蒸汽灭菌的内镜及部件应采用压力蒸汽灭菌;环氧乙烷灭菌方法适于各种内镜及附件的灭菌;2%碱性戊二醛浸泡 10 小时灭菌 (2)消毒;煮沸 20 分钟;其他消毒方法需符合《销毒管理办法规定	煮沸消毒 20 或浸泡消毒 10
5	再次使用	煮沸消毒:冷却 浸泡消毒:无菌水彻底冲洗+纱布擦干 表面+各孔道的水分吸干	浸泡 3
		一次消毒最少耗费时间	27

表 7-10 消毒剂与消毒物品的监测要求参考表

种类	生物监测	化学监测(微生物污染监测)	物品
消毒	消毒剂 每季度	氯/天,戊二醛/周 标准:细菌含量<100 cfu/mL 不得检出致病微生物	物品消毒效果/季度标准:不得检出致病微生物
灭菌	灭菌剂 每月	戊二醛/周 标准:不得检出任何微生物	物品灭菌效果/每月标准:不得检出任何微生物

续表

种类	生物监测	化学监测(微生物污染监测)	物品
压力蒸汽	每月	每包、工艺监测/每锅标准;不得检出任何微生物	物品消毒效果/季度标准:不得检出任何微生物
环氧乙烷	每月	每包、工艺监测/每锅标准;不得检出任何微生物	物品消毒效果/季度标准:不得检出任何微生物
紫外线	必要时	照射强度/半年 标准(30 W):新灯≥90 $\mu W/cm^2$; 使用中的灯≥70 $\mu W/cm^2$	必要时,标准:空气中自然菌消亡率90%以上

2.环境监测(设备)要求

医疗机构环境监测(设备)要求见表7-11。

表7-11 环境和设备监测要求参考表

部门		监测要求	标准
血液透析设备(复用系统水质)	细菌学	每月复用系统水质进行细菌检测	细菌菌落总数≤200 cfu/mL
	内毒素	每3个月复用系统水质进行内毒素检测	内毒素≤2 cfu/mL
内镜	消毒类	胃镜、肠镜、喉境、气管镜等	标准;细菌含量/每件<20 cfu 不得检出致病微生物
	灭菌类	腹腔镜、关节镜、胆道镜、膀胱镜、胸腔镜等	标准:不得检出任何微生物
科室	每月	手术室、重症监护室、产房、母婴室、新生儿病房、骨髓移植病房、血液病房、血液透析室、供应室无菌区、治疗室、换药室等	符合GB15982-1995《医院消毒卫生标准》要求

3.其他要求

(1)压力蒸汽灭菌必须进行工艺监测,工艺监测应每锅进行,并详细记录灭菌时的温度、压力、时间等参数。预真空压力蒸汽灭菌器每天灭菌前进行B-D试验。

(2)用于内镜消毒或灭菌的戊二醛必须每天或使用前进行监测。

(3)新灭菌器使用前及大修后必须进行生物监测,合格后才能使用;对拟采用的新包装材料、容器摆放方式、排气方式及特殊灭菌工艺,也必须先进行生物监测,合格后才能采用。

(4)对压力容器进行定期检测和校验,相关记录存档。

(5)消毒剂、生物指示物、化学指示物、菌片应当在有效期内使用。

(王会来)

第十二节　医疗机构有关科室传染病防治监督检查要点

一、预防管理部门

(一)工作制度

(1)有无疫情报告制度。

(2)有无门诊工作日志制度。

(3)有无预检分诊制度。

(4)有无诊治传染病有关科室的消毒和隔离工作制度。

(5)有无医疗废物管理制度。

(二)工作记录

(1)网络直报医疗机构,《传染病报告卡》及传染病报告记录是否保存3年。

(2)非网络直报医疗机构,保留登记备案3年,传染病报告卡是否由收卡单位保存。

(3)是否有疫情报告自查记录。

(4)是否有年度培训工作计划、工作记录、参加人员、培训资料。

(5)是否有具体奖惩记录。

(6)传染病疫情登记簿是否登记完整。

(7)疫情登记核对是否符合规定的内容、程序、方式和时限。

(8)《传染病报告卡》管理是否规范。

(三)疫情报告情况

(1)网络直报医疗机构,开机检查直报网络是否畅通。

(2)报告时限是否符合要求。

(3)无网络直报医疗机构,是否有疫情报告记录。

(4)根据诊治传染病有关的科室建立门诊日志、住院登记册登记记录,抽取一定病例核查网络疫情报告情况,是否存在漏报或迟报。

二、感染性疾病科

(一)设立与设置

(1)二级以上综合医院是否设立感染性疾病科。

(2)二级以下综合医院是否设立传染病分诊点。

(3)感染性疾病科的设置是否相对独立。

(4)感染性疾病科的内部诊室布局是否合理,分区、人流、物流通道是否合理,区域是否有明确的标识与标志。

(5)感染性疾病病房建筑规范、医疗设备和设施是否符合国家有关规定。

(6)三级综合医院感染性疾病科门诊是否设置了处置室和抢救室。

(二)工作制度

(1)是否建立传染病疫情报告责任制度。

(2)是否建立预检分诊制度。

(3)是否执行重大传染病诊断工作程序。

(4)是否建立消毒隔离制度。

(5)是否建立医护人员防护工作制度。

(6)是否建立医疗废物处置工作制度。

(7)是否建立传染病防治知识的培训制度。

(三)发热门诊

(1)独立设区、有明显标识、通风良好。

(2)发热门诊是否做到了:专用诊室(包括备用诊室)、专用治疗室、专用隔离观察室、专用检验室、专用放射检查室、专用药房(或药柜)、专用卫生间、专用门诊日志登记、专用医疗设备物资(固定或移动式X线机器、检验设备、抢救药品、消毒药械)。

(3)专用发热门诊日志登记项目是否符合要求。

(4)根据传染病的流行季节、周期和流行趋势是否开展特定传染病的预检、分诊工作。

(5)是否配备必要的标准预防措施防护用品:防护服、防护口罩、防护眼镜或面罩、隔离衣、手套、鞋套等。

(6)室内配备消毒设施、设备、物资是否符合要求。

(7)室内空气通风是否进行消毒。

(8)消毒剂与消毒器械的使用符合要求。

(9)医疗废物是否按规定分类处置。

(四)肠道门诊

(1)独立设区、有明显标识。

(2)肠道门诊是否做到了:专用诊疗室、专用观察室、专用药房、专用卫生间、专(兼)职人员(医、护、检验)、专用医疗设备与物资(听诊器、血压计、体温计、抢救药品、消毒药械)、专用门诊日志登记本。

(3)专用肠道门诊日志登记本的登记项目是否齐全。

(4)肠道门诊是否按规定开放,重点地区根据需要应常年开设,做到人员与时间固定。

(5)是否配备了必要的标准预防措施防护用品,包括防护服、防护口罩、防护眼镜或面罩、隔离衣、手套、鞋套等。

(6)室内是否配备符合要求的手消毒设施、设备、物资。

(7)对腹泻患者是否做到了“逢泻必登,逢疑必检”。

(8)患者排泄物是否进行消毒。

(9)消毒剂与消毒器械的使用是否符合卫健委(原卫生部)要求。

(10)医疗废物是否按规定分类处置。

三、消毒剂与消毒器械管理部门

(一)工作制度

(1)是否建立消毒剂与消毒器械的索证验收检查制度。

(2)是否建立消毒剂与消毒器械的购进与领用登记制度。

(二)工作记录

(1)每种消毒剂与每台(件)消毒器械的索证记录是否齐全。

(2)购进与领用记录是否分别登记造册。①消毒剂与每台(件)消毒器械购进记录是否登记了以下项目:进货时间、生产厂家、供货单位、产品名称、数量、规格、单价、产品批号(生产日期)、经办人等。②领用消毒剂与每台(件)消毒器械记录是否登记了以下项目:领用时间、领用单位、产品名称、数量、规格、单价、产品批号(生产日期)、经办人等。

(3)有无每台(件)消毒器械消毒效果检测合格记录。

(4)有无大型消毒器械进行定期维护与效验记录。

(三)消毒剂与消毒器械的管理

(1)消毒剂、消毒器械的存放是否满足说明书标注的贮存条件。

(2)消毒剂是否储存在避光、阴凉干燥、通风良好处,并离地离墙。

(3)是否定期对大型消毒器械进行维护。

(4)过期或质量不合格消毒剂是否按照化学性医疗废弃物处置。

四、供应室

(一)工作制度

(1)是否有物品洗涤、包装、灭菌、存放、质量监测、物资管理等岗位责任制度。

(2)是否有工作人员消毒灭菌相关知识培训制度。

(3)是否有原材料、消毒洗涤剂、试剂、设备、一次性医疗用品的质量验收审核制度。

(4)是否有热原反应原因追查制度与热原反应发生情况月报制度。

(5)是否有压力蒸气、气体灭菌器等消毒灭菌设备的定期校验管理制度。

(6)是否有消毒物品与设备的消毒效果监测制度。

(二)环境与设施

(1)消毒供应室周围环境是否清洁,无污染源,区域是否相对独立。

(2)污染区、清洁区、无菌区,三区域划分是否清楚,区域间是否有实际屏障,布局是否合理。

(3)清洁区、无菌区是否达到《医院消毒卫生标准》GB5982－1995 所要求的环境类别。

(4)物品回收、消毒、洗涤、敷料制作、组装、灭菌、存储、发送全过程所需要设备和条件是否符合要求。

(5)消毒灭菌设备是否符合国家规定。

(三)消毒工作要求

(1)工作人员是否有必要的防护用品,包括工作服、防渗透围裙、口罩、帽子、手套等。

(2)物品消毒的方法是否符合要求。

(3)使用的消毒药剂及浓度是否符合要求。

(4)使用的压力蒸气与气体灭菌器等设备是否完好。

(5)新灭菌器及新包装容器、摆放方式、排气方式的特殊灭菌工艺是否经过生物监测合格后使用。

(6)灭菌合格物品是否有专室专柜存放,物品的灭菌标志、灭菌日期、失效期标识是否符合要求。

(7)医疗废物进行分类收集、处理是否符合要求。

(四)工作记录

(1)有无人员培训记录。

(2)医院使用消毒剂时,是否严格按照无菌技术操作程序和所需浓度准确配制,是否按要求登记配制浓度、配制日期、有效期等记录。

(3)是否有消毒药剂化学监测、生物监测、污染监测与物品消毒灭菌效果监测记录。

(4)是否有压力蒸气灭菌器每天的B-D试验、灭菌器每锅的工艺监测,每包的化学监测,每月的生物监测记录。

(5)是否有新灭菌器及新包装容器、摆放方式、排气方式的特殊灭菌工艺的使用前合格生物监测记录。

(6)是否有污染物品回收与无菌物品发送记录。

五、医院普通门诊

(1)诊室医师是否使用门诊日志。

(2)门诊日志填写是否完整。

(3)是否用《传染病报告卡》。

(4)诊室手卫生设施、设备、物资是否符合要求。

(5)无菌物品和无菌敷料是否专门管理,室内待用无菌物品有无注明灭菌日期。

(6)室内使用的消毒剂与消毒器械是否符合要求。

(7)医疗废物是否按照规定分类收集,是否建立了交送登记记录,登记内容是否齐全。

六、注射室、治疗室、换药室

(1)室内是否配备必要的手卫生设备。

(2)一次性使用医疗用品是否做到“一人一用一灭菌”。

(3)室内是否定期进行医疗环境监测(空气、物表、医护人员手),监测结果是否符合《医院消毒卫生标准》GB15982－1995的要求。

(4)无菌物品和无菌敷料是否专门管理,室内待用无菌物品是否注明灭菌日期并在有效期内。

(5)室内使用的消毒剂与消毒器械是否符合要求。

(6)医疗废物是否按照规定分类收集,是否建立交送登记记录,登记内容是否齐全。

七、手术室

(1)手术室洁净区与非洁净区之间是否设立缓冲室或传递窗。

(2)各级别洁净手术室的空气与物表监测是否达到《医院洁净手术部建筑技术规范》GB50333－2002(见表7-12)的要求。

(3)手术室配备手卫生洗剂与手卫生设备是否符合要求。

(4)洁净手术室内是否严禁采用普通的风机盘管机组或空调器。

(5)使用的手术治疗器械是否达到消毒灭菌要求,是否定期进行消毒灭菌效果监测,消毒灭菌效果监测是否符合《医院消毒卫生标准》GB15982－1995的要求。

表 7-12 医院洁净手术部建筑技术规范的要求

手术室名称/等级	手术切口类别	适用手术提示
特别洁净手术室/Ⅰ	Ⅰ	关节置换、器官移植、脑外科、心脏外科、眼科等手术中的无菌手术
标准洁净手术室/Ⅱ	Ⅰ	胸外科、整形外科、泌尿外科、肝胆胰外科、骨外科、普通外科中一类切口无菌手术
一般洁净手术室/Ⅲ	Ⅱ	普通外科除一类切口无菌手术外、妇产科等手术
准洁净手术室/Ⅳ	Ⅲ	肛肠外科和污染类手术

(6)手术治疗器械套数与治疗患者数是否相匹配。

(7)手术治疗使用一次性耗材等是否符合要求。

(8)手术使用治疗敷料是否达到灭菌要求。

(9)手术使用的冲洗液体、消毒液或润滑剂等是否达到灭菌要求。

(10)室内是否定期进行医疗环境监测(空气、物表、医护人员手),监测结果是否符合《医院消毒卫生标准》GB15982－1995 的要求。

(11)无菌物品和无菌敷料是否专门管理专室存放,室内待用无菌物品有无注明灭菌日期。

(12)室内使用的消毒剂与消毒器械是否符合要求。

(13)医疗废物是否按照规定分类收集,是否建立了交送登记记录,登记内容是否齐全:医疗废物的来源、种类、重量或者数量、交接时间、处置方法、最终去向及经办人签名等。

八、口腔科

(一)工作文件

(1)是否建立了消毒管理的有关责任制。

(2)是否有器械消毒、个人防护等知识培训制度。

(3)是否有各类口腔诊疗器械、敷料的消毒与灭菌制度。

(4)是否有各类口腔修复、正畸模型等物品的消毒制度。

(5)是否有牙科综合治疗台及其配套设施的消毒制度。

(6)是否有各类口腔诊疗器械、敷料的消毒与灭菌效果监测制度。

(二)诊疗工作

(1)诊疗区域和器械清洗、消毒区域是否分开。

(2)室内配备的手卫生设备是否符合要求。

(3)所有诊疗器械是否达到"一人一用一消毒或灭菌"要求。

(4)诊疗器械(如手机、转针)数量是否满足接诊人员数要求。

(5)医护人员进行口腔诊疗操作时,是否有戴口罩、帽子和护目镜等防护物品。

(6)每治疗一个患者是否更换一副手套并洗手或者手消毒。

(三)诊疗器械灭菌与消毒

(1)口腔诊疗器械消毒前是否经流动水、采用手工刷洗或清洗设备彻底清洗。

(2)牙科手机和耐湿热、需要灭菌的口腔诊疗器械是否首选压力蒸汽灭菌的方法进行灭菌。

(3)医疗器械是否定期进行消毒灭菌效果监测,消毒灭菌效果监测是否符合《医院消毒卫生标准》GB15982－1995。

(4)牙科综合治疗台及其配套设施是否每天清洁、消毒，遇污染是否及时清洁、消毒。

(5)新灭菌设备和维修后的设备是否在生物监测合格后投入使用。

(6)快速灭菌设备是否定期进行生物监测。

(7)使用的消毒剂与消毒器械是否符合要求。

(8)无菌物品和无菌敷料是否专门管理，室内待用无菌物品有无注明灭菌日期。

(9)医疗废物是否按照规范分类收集，是否有交送登记记录，登记内容是否齐全。

九、内镜室

(一)工作制度

(1)是否有内镜诊疗和内镜清洗消毒灭菌工作制度：①消毒类内镜清洗消毒工作制度，如喉镜、气管镜、支气管镜、胃镜、肠镜、乙状结肠镜、直肠镜等。②灭菌类内镜清洗灭菌工作制度，如腹腔镜、关节镜、脑室镜、膀胱镜、宫腔镜与附件(活检钳、高频电刀)等。

(2)是否有内镜诊疗消毒灭菌登记制度。

(3)是否有传染患者内镜诊疗登记工作制度。

(二)诊疗工作

(1)是否设立了患者候诊室(区)、诊疗室、清洗消毒室、内镜贮藏室等，每个诊疗单位的净使用面积不得少于 20 m^2。

(2)不同部位内镜的诊疗工作是否分室或分时段进行，不同部位内镜的清洗、消毒灭菌工作是否分室进行。

(3)灭菌类内镜室与消毒类内镜室的诊疗是否达到《医院洁净手术部建筑技术规范》GB50333－2002“标准洁净手术室”与“一般洁净手术室”要求，是否按照手术区域要求管理。

(4)使用基本清洗消毒程序的设备是否符合以下要求：专用流动水清洗消毒槽(四槽或五槽)、负压吸引器、超声清洗器、高压水枪、干燥设备、计时器、通风设施。

(5)内镜及附件的数量是否与接诊患者数相适应，是否做到“一人一用一消毒或灭菌”。

(6)是否对内镜诊疗患者及传染患者筛查情况进行登记。

(7)传染患者与特殊感染患者所使用后的器械是否专门处理。

(8)一次性医疗用品使用是否符合要求。

(三)消毒灭菌

(1)工作人员是否有必要的防护用品，包括工作服、防渗透围裙、口罩、帽子、手套等。

(2)消毒剂(多酶洗液、2％碱性戊二醛、75％乙醇)是否符合要求。

(3)是否使用非流动水对内镜进行清洗。

(4)清洗纱布是否一次性使用，清洗刷是否一用一消毒、多酶洗液是否每清洗 1 条内镜后更换。

(5)内镜清洗消毒是否进行登记，登记内容是否完整，包括就诊患者姓名、使用内镜的编号、清洗时间、消毒时间及操作人员姓名等事项。

(6)软式内镜、硬式内镜的消毒与灭菌程序是否符合要求。

(7)清洗消毒槽盛装的消毒剂是否按要求定期更换，清洗消毒槽是否定期消毒与灭菌。

(8)使用的消毒剂浓度是否每天定时监测并做好记录。

(9)快速灭菌设备是否定期进行生物监测。

(10)无菌物品和无菌敷料是否专门管理，室内待用无菌物品有无注明灭菌日期。

(11)医疗废物是否按照规定分类收集，是否建立了交送登记记录，登记内容是否齐全。

十、诊所、卫生所(室)、医务室、社区医疗服务站、中小学卫生保健所、卫生站

(1)室内清洁是否符合卫生要求。

(2)诊室医师是否使用门诊日志，门诊日志填写是否完整，至少包括以下项目：姓名(14 岁以下儿童填家长姓名)、性别、年龄、职业、住址、病名(诊断)发病日期、就诊日期、初诊或复诊，格式可自行设计(内、外、妇、儿科使用普通门诊日志)。

(3)是否有《传染病报告卡》，是否知晓疫情报告电话。

(4)一次性医疗用品是否做到“一人一用”，是否按照要求管理和使用一次性医疗用品。

(5)诊室手卫生设施、设备、物资是否符合要求。

(6)无菌物品和无菌敷料是否专门的管理，待用无菌物品是否注明灭菌日期。

(7)是否定期进行消毒效果与环境卫生学监测。

(8)使用的消毒剂与消毒器械是否符合卫健委(原卫生部)要求。

(9)医疗废物是否按照规定分类收集，是否建立了交送登记记录，登记内容是否齐全；自行处置的是否符合规定。

十一、医疗废物暂存场所

(1)暂存场所是否远离医疗、食品加工区和人员活动密集区及生活垃圾存放场所，方便医疗废物的装卸、装卸人员及运送车辆的出入。

(2)是否有严密的封闭措施，设专人管理，避免非工作人员进入，是否有防鼠、防蚊蝇、防蟑螂、防盗及预防儿童接触等安全措施，有基本清洁设施。

(3)暂存场所内的地面与 1 m 高的墙裙是否进行防渗处理，地面是否排水良好并易于清洁和消毒，产生污水是否通过管道排入医疗机构内污水处理系统。

(4)暂存场所外是否有明显的警示标识并有“禁止吸烟饮食”的警示标识。

(5)是否有医疗废物移交和接收手续；医疗废物登记内容是否包括医疗废物来源、种类、重量或者数量、交接时间、处置方法、最终去向及经办人签名等项目；登记资料是否保存 3 年。

(6)暂存的医疗废物是否超过 2 天；是否交由取得许可的医疗废物集中处置单位处置；是否填写并保存危险废物转移联单。

(7)是否对医疗废物运送工具和暂存场所内外环境及时进行清洁和消毒。

(8)是否对医疗废物管理相关工作人员进行有关培训并提供职业防护。

(王会来)

第八章　健 康 教 育

第一节　健康教育与健康促进的基本概念

一、健康教育

健康教育是通过有计划、有组织、有系统的社会和教育活动，促使人们自愿地改变不健康的行为和影响健康行为的相关因素，消除或减轻影响健康的危险因素，预防疾病，促进健康和提高生活质量。

健康教育的核心问题是促使目标人群改变不健康的行为和生活方式，采纳健康行为；健康教育的对象是人群；健康教育的干预活动应建立在调查研究基础之上；健康教育的干预措施主要是健康信息的传播。

行为和生活方式是人类健康和疾病的主要决定因素之一。许多不健康的行为和生活方式因受生活条件、社会习俗、文化背景、经济条件、卫生服务等影响，导致改变行为和生活方式是一个艰巨的、复杂的过程。为此，要采取各种方法帮助群众了解他们自己的健康状况并做出自己的选择，以改善他们的健康。同时还必须增进健康行为的相关因素，如获得充足的资源、有效的社区开发和社会的支持及自我帮助的技能等。因此健康教育必须是有计划、有组织、有系统的教育过程，才能最终达到预期的目的。

健康教育可分为专业性健康教育和普及性健康教育。专业性健康教育由健康教育专业机构的公共卫生医师承担，普及性健康教育主要由医疗卫生机构中的医护人员、担负基本公共卫生服务任务的基层卫生工作者和社会工作者等承担。

迄今为止，仍有不少人把健康教育与卫生宣传等同起来。无疑，通过健康信息的传播和教育提供基本知识与技能来武装个体、家庭和社区，使其做出更健康的选择是十分必要的，但当个体和群体做出健康选择时，更需要得到物质的、社会的和经济环境的支持，如积极的政策，可获得的卫生服务，没有这些条件要改变行为是困难的。因此卫生宣传仅是健康教育的重要手段，如果不能有效地促使群众积极参与并自觉采纳健康行为，这种健康教育是不完善的。健康教育应是包含多方面要素的系统活动，如仅仅告诉群众什么是健康行为，这不是健康教育，健康教育应提供改变行为所必需的条件以促使个体、群体和社会的行为改变。

二、健康促进

健康促进是健康教育的发展和延伸。关于健康促进，世界卫生组织的定义是，“促使人们维护和提高他们自身健康的过程，是协调人类和环境的战略，它规定个人与社会各自所负的责任。”这一定义表达了健康促进的目的和哲理，也强调了其范围和方法。劳伦斯·格林教授等则认为：“健康促进是指一切能促使行为和生活条件向有益于健康改变的教育与生态学支持的综合体。”在这一定义中，健康教育在健康促进中起主导作用，这不仅是因为健康教育在促进行为改变中起重要作用，而且它对激发领导者拓展健康教育的政治意愿、促进群众的积极参与及寻求社会的全面支持、促成健康促进氛围的形成都起到极其重要的作用。政府的承诺、政策、法规、组织和环境的支持及群众的参与是对健康教育强有力的支持。如果没有后者，健康教育尽管能在帮助个体和群体改变行为上做出努力，但显得软弱无力。世界卫生组织西太区办事处发表的《健康新视野》提出：“健康促进指个人与家庭、社区和国家一起采取措施，鼓励健康的行为，增强人们改进和处理自身健康问题的能力。”在这个定义中，健康促进是指改进健康相关行为的活动。

(一)健康促进的行动领域

首届国际健康促进大会上通过的《渥太华宪章》将 5 个方面的活动列为优先领域。

1.制定健康的公共政策

政策是一项健康投资和确保人类和社会可持续发展的机制，也是确保平等获得健康条件的机制。它包括政策、法规、财政、税收和组织改变等。第八届全球健康促进大会提出要“将健康融入所有的社会政策之中”，就是要求要全面考虑社会政策对健康的影响，避免有损于健康的政策，以促进人们的健康及社会公平。

2.创造支持性环境

环境与健康息息相关。政府应帮助创造安全、舒适、满意、愉悦的工作、生活和休闲条件，为人们提供免受疾病威胁的保护，促使人们提高增进健康的能力。

3.强化社区行动

健康促进工作要立足于社区，发动社区的力量，利用社区的资源，其中社区群众的参与是社区行动的核心，要让群众参与社区健康问题的诊断、确定优先项目、做出决策、设计策略及其执行，以提升群众的积极性和责任感。

4.发展个人技能

通过提供健康信息、健康教育和提高生活技能以支持个人和社会的发展，这样做的目的是使群众能更有效地维护自身的健康和他们的生存环境，并做出有利于健康的选择。

5.调整卫生服务方向

世界卫生组织提出：“卫生部门的作用不仅仅提供临床和治疗服务，而必须坚持健康促进的方向。卫生系统的发展必须由初级卫生保健原则和有关政策推动，使其朝着改善人们健康的目标前进。”同时指出，卫生部门要“立足于把完整的人的总体需求作为服务内容”。此外，健康促进也明确卫生服务中的责任要求个人、社区组织、卫生专业人员、卫生服务机构和政府共同承担。

(二)健康促进的三项基本策略

1.倡导

倡导政策支持，卫生部门和非卫生部门对健康负有责任，要努力满足群众的需求和愿望，积极提供支持环境和方便，将促进卫生资源的合理分配并保证健康作为政治和经济的一部分；社会各界要强化对健康措施的认同;卫生部门要积极调整服务方向;激发社会和群众对健康的关注,并做出健康选择,从而创造有利于健康的社会经济、文化与环境条件。

2.赋权

帮助群众具备正确的观念、科学的知识和可行的技能,激发其朝向完全健康的潜力,促使他们获得能够明智地、有效地预防疾病和解决个人和群体的健康问题的能力,从而有助于保障人人享有卫生保健及资源的平等机会。

3.协调

协调不同个人、社区、卫生机构、其他社会经济部门、地区行政机构、非政府与志愿者组织等在健康促进中的利益和行动,发展强大的联盟和社会支持体系,以保证更广泛、更平等地实现健康目标。

综上所述,健康促进的概念要比健康教育更为完整,因为健康促进涵盖了健康教育和生态学因素。健康促进是健康教育发展的结果。健康促进是新的公共卫生方法的精髓,是"健康为人人"全球战略的关键要素。当然,实现这个意义上的健康促进不可能是某一组织、某一部门的专业活动能够得以实现的,还需要全社会的共同努力。

(孔德花)

第二节 健康相关行为

一、概述

人的行为是指具有认知、思维能力并有情感、意志等心理活动的人,对内外环境因素刺激所做出的能动反应,是有机体在外界环境刺激下所产生的生理、心理变化的反应。美国心理学家Woodworth提出了著名的S-O-R模式来体现行为的基本含义。其中S代表内外环境的刺激,O代表有机体,即行为主体——人,R代表人的行为反应。

人类的行为既具有生物性,又具有社会性。人类的生物性决定了人类行为的生物性,主要表现在人类的行为尽管起主要决定因素的是环境和后天的学习,但是与遗传也密切相关。同时,人类的生物性也决定了人类的各种本能行为,如摄食行为、性行为、睡眠行为、自我防御行为、好奇和追求刺激的行为等。人类的社会属性决定了人类行为的社会性。人类的社会属性全部是通过社会化而获得的,其主要内容包括习得社会生活技能、社会生活行为规范,形成价值观、世界观和人生生活目标,获得社会角色和社会地位等。要使健康教育实现自己的根本任务,促进人们行为向有利健康的方向变化,就要注重社会化,使得每一个社会成员通过社会化养成有益于自身、他人和社会的健康行为和生活方式。

(一)行为的影响因素

行为的发生发展受到自身因素和环境因素的影响。

1.自身因素

人自身有很多因素可以影响其行为,如遗传因素、生理因素等,其中最为重要的是心理因素。人的心理因素可以从不同的方面,以不同的机制来影响人的行为。其中需求和需要是人类行为的根本动因，人在需要的基础上产生动机，驱动人类采取行为，进而满足需求。人在同一时间常常是多种需要并存，在这种情况下不同动机可能相互矛盾和竞争，形成动机冲突。冲突的结果是产生出优势动机，决定着相应的行为。动机冲突中哪种动机会成为优势动机，受各种主客观因素的影响，如认知因素、态度、情绪和情感、意志等。

2.环境因素

自然环境、经济、法规、社会制度、社会思想意识、社会道德、风俗习惯、宗教、教育、家庭、工作、人文地理、医疗卫生服务等都是人类行为发生发展的外在环境。有的对人的行为的影响是间接性的，有的是潜在性的。

(二)健康相关行为与行为干预

个体或群体与健康或疾病有关的行为称为健康相关行为，包括促进健康行为和危害健康行为。

1.促进健康行为

促进健康行为指个体或群体在客观上有利于自身和他人健康的行为，可分为五类。

(1)日常健康行为，如合理营养、积极锻炼、充足的睡眠、饭前便后洗手等。

(2)避开环境危害行为，如不接触疫水、积极应对紧张生活事件等。

(3)戒除不良嗜好，如戒烟、限酒等。

(4)预警行为，如驾车时使用安全带等。

(5)合理利用卫生服务，如定期体检、预防接种等。

2.危害健康行为

危害健康行为指不利于自身和他人健康的一组行为，可分为四类。

(1)不良生活方式，如吸烟、酗酒、缺乏体育锻炼等。

(2)致病性行为模式，如与冠心病密切相关的 A 型行为模式等。

(3)不良疾病行为，如疑病、讳疾忌医、不遵从医嘱等。

(4)违规行为，如吸毒等。

3.健康教育行为干预

健康教育行为干预(或行为矫正)指运用传播、教育、指导、说服、鼓励、限制等方法和手段来帮助个体或群体改变危害健康的行为，采纳促进健康的行为及强化已有的健康行为的健康教育活动。

二、健康相关行为理论

人类的健康相关行为与其他行为一样是一种复杂的活动，受到遗传、心理、自然与社会环境等众多因素的影响。因此，健康相关行为的转变也是一个相当复杂的过程。各国学者、专家提出多种健康相关行为理论，以期改变人们的健康相关行为，促进人类健康。目前国内外应用于健康教育和健康促进的健康相关行为理论可分为三个层次：①应用于个体水平的理论，包括知信行模式、健康信念模式、行为转变阶段模式、理性行为和计划行为理论；②用于人际水平的理论，如社会认知理论、社会网络与社会支持、紧张和应对互动模式；③应用于社区和群体水平的理论，如创新扩散理论、社区组织和社区建设模式等。这里主要介绍比较常用的、应用于个体水平的几种健康相关行为理论。

(一)知信行模式(knowledge,attitude,belief,practice,KABP 或 KAP)

知信行是知识、信念和行为的简称。这一模式认为:卫生保健知识和健康信息是建立积极、正确的信念和态度,进而改变健康相关行为的基础,而信念和态度则是行为改变的动力。只有当人们了解有关的健康知识,建立起积极、正确的信念和态度,才有可能主动地形成促进健康的行为,摒弃危害健康的行为。这一模式简洁、直观、明了,多年来广泛应用于我国健康教育工作。然而该模式也有其局限性,常常会出现知识与行为之间的不一致。

(二)健康信念模式(health belief model,HBM)

该模式在产生促进健康的行为、摒弃危害健康的行为的实践中大致有以下过程:首先,充分让人们对他们目前的不良行为方式感到害怕(知觉到威胁);其次,让人能坚信一旦他们改变不良行为会得到非常有价值的后果(知觉到益处),同时清醒地认识到行为改变中可能出现的困难(知觉到障碍);最后,使人们感到有信心、有能力通过长期努力改变不良行为(自我效能)。健康信念模式对于解释和预测健康相关行为、帮助设计健康教育调查研究和问题分析、指导健康教育干预有很高的价值,但因涉及的因素较多,信度和效果检验比较困难。

(三)行为改变阶段模式

行为改变阶段模式认为,人的行为变化不是一次性的事件,而是一个渐进的和连续的过程,在行为变化的不同阶段需要综合应用不同的心理学理论加以干预。行为改变阶段模式将这种变化解释为一个连续的、动态的、由五个不同的阶段构成的过程。

1.无意识阶段

处于这一阶段的人没有在未来 6 个月内改变自己行为的意向。他们不知道或没有意识到自己存在不健康的行为的危害性,对于行为转变没有兴趣。如“我不可能有问题”“吸烟不可能引起冠心病”。转变策略:帮助提高认识,推荐有关读物和提供建议。

2.意图阶段

处于该阶段的人们打算在未来 6 个月内采取行动,改变危害健康的行为,但却一直无任何行动和准备行动的迹象。这时候他们会意识到改变行为的益处,同时也会意识到改变行为的代价。利益和代价的均衡常使人们处于极度的矛盾之中,导致他们停留在这一阶段不再前进。转变策略:可以帮助他们拟定行为转变计划,提供专题文章或邀请参加专题报告会;提供转变行为的技能,指导行为转变的方法和步骤。

3.准备阶段

进入该阶段的人们将于未来 1 个月内改变行为。他们开始做出行为转变的承诺并有所行动,如向朋友和亲属宣布行为转变的决定。事实上他们在过去的 1 年中已经有所行动,如向他人咨询有关转变某行为的事宜、购买需要的书籍、制定行为转变时间表等。转变策略:提供规范性行为转变指南,确定切实可行的目标;采取逐步转变行为的步骤;寻求社会支持,包括同事、朋友和家属的支持,确定哪些倾向因素、促成因素和强化因素;克服在行为转变过程中可能出现的困难。

4.改变行为阶段

处于该阶段的人们在过去的 6 个月内已做出了行为改变。转变策略:争取社会的支持和环境的支持、邀请行为转变成功者做现身说法、寻求同伴的帮助等。

5.维持阶段

人们已经取得行为转变的成果并加以巩固。许多人取得了行为转变成功之后,往往放松警惕而造成复发。复发的常见原因是过分自信、经不起引诱、精神或情绪困扰、自暴自弃等。转变策略:这一阶段需要做取得行为转变成功的一切工作,创造支持性环境和建立互助组等。

(孔德花)

第三节 健康教育计划设计、实施与评价

任何一项健康教育计划都由设计、实施和评价三部分组成。三者之间相互制约、密不可分。健康教育计划设计是基于研究目标人群有关健康问题及其特征,形成该健康问题的理论假设,提出解决该健康问题的目标及为实现这些目标所采取的一系列具体的方法、步骤和策略,为项目的实施奠定基础,同时又为科学的评价提供量化指标。实施是按照计划设计所规定的方法和步骤来组织具体活动,并在实施过程中修正和完善计划。评价是评估计划所规定的目标是否达到及达到的程度。

一、健康教育计划设计

(一)制订健康教育计划的原则

1.目标指向原则

计划设计必须有明确的总体目标,即宏观的、计划理想的最终结果和切实可行的具体目标或具体的、量化的、可测量到的目标,从而确保以最少的投入产出最大的效益。

2.参与性原则

社区政府和居民共同参与社区健康教育决策、参与健康教育计划和行动、评估和管理,是保证社区健康教育项目成功的重要原则。

3.整体发展原则

健康教育计划要体现出整体性和全局性,目标要体现出长远性和先进性。

4.可行性原则

制订计划时要一切从实际出发,因地制宜地进行计划设计,要符合实际,易为目标人群所接受,切实可行。

5.灵活性原则

计划设计要留有余地,并制定相应的应变对策,以确保计划的顺利实施。

(二)健康教育计划设计思路

健康教育计划设计模式有多种,其中应用最广泛、最具生命力的是美国学者劳伦斯·格林提出的 PRECEDE-PROCEED 模式。PRECEDE 是 predisposing, reinforcing and enabling constructs in educational/environmental diagnosis and evaluation 的缩写,意为“教育/环境诊断与评价中的倾向因素、促进因素和强化因素”;PROCEED 是 policy, regulatory and organizational constructs in educational and environmental development 的缩写,意为“教育和环境发展中的政策、法规和组织结构”。此模式前后相互呼应,为计划设计提供一个连续的步骤或阶段。

虽然在不同的场所开展健康教育时的计划内容各不相同,但在计划制订的程序上都是基本相同的。参照 PRECEDE-PROCEED 模式的思维方法,一般有以下几个程序:健康教育诊断(又

称为健康教育需求评估);确定优先项目;确定计划目标;制定教育策略(干预)。

1.健康教育诊断

在设计健康教育计划时,首先要通过系统的调查、测量来收集各种有关资料,并对这些资料进行分析、归纳、推理、判断,确定或推测人群的健康问题有关的行为和行为影响因素,以及健康教育资源可得情况,从而为确定健康教育干预目标、策略和方法提供依据。如了解某社区目前应优先解决的健康问题是什么,影响这个健康问题的因素有哪些,哪些因素能够通过健康教育干预得到解决。健康教育诊断也往往为健康教育计划实施的效果评价准备了基线资料。

(1)社会诊断:社会诊断是通过估测目标人群的生活质量为起点,评估他们的需求和影响其生活质量的主要问题。社会诊断的目的和任务主要有三项:评估目标社区或目标人群的生活质量并明确影响其生活质量的健康问题;了解目标社区或目标人群的社会环境;动员社区或目标人群参与健康教育项目。测量生活质量的指标包括主观和客观两方面。客观指标用以反映目标社区和人群生活环境的物理、经济、文化和疾病等状况;主观指标用以反映目标人群对生活质量满意程度的主观感受。社会环境包括经济、文化、社会服务、社会政策和社区资源等多个方面。收集社会环境信息可以帮助确定影响生活质量的健康问题,并帮助分析健康问题和健康相关行为问题的发生发展的原因,而最为重要的是可以了解社区可供健康教育项目利用的资源。

社会诊断通常采用召开座谈会,邀请有关卫生专家、社区工作者、卫生行政领导、各有关组织和群众代表提供社区需求的信息;与知情人交谈了解群众关心的问题;利用常规资料,如卫生部门提供的发病率、患病率、死亡率、入院率、出院率等资料,以及从既往文献中获取数据;现场观察。当用上述方法仍有不足时,可组织现场调查。

(2)流行病学诊断:流行病学诊断的主要目的是确认目标人群特定的健康问题和目标。健康问题可能有多个,因此需要确定主要的健康问题。流行病学诊断应回答:威胁目标人群的主要健康问题是什么,或哪个健康问题是目标人群最为关切的;目标人群中因该健康问题而受累的是哪些人,其性别、年龄、种族、职业特征如何;该健康问题在空间、时间上有什么规律;影响该健康问题发生发展的因素有哪些,其中什么因素影响最大,这些因素中哪些是可能改变的等。流行病学诊断可以通过现场调查的方式获得信息,也可以用现有的政府和卫生机构统计资料如疾病统计资料、健康调查资料、医学管理记录等整理出二手数据资料供分析。

(3)行为和环境诊断:通过现场调查、文献复习、专家咨询等方式进行行为诊断,其目的是区分引起健康问题的行为和非行为因素、区别重要行为和不重要行为及区别高可变性行为和低可变性行为。行为诊断通常分为五个步骤:①区别引起健康问题的行为和非行为原因。②拟出行为目录,以确定与目标健康问题有关的行为,并按顺序确定处理问题的步骤。③依据重要性将行为分级。最重要的行为应该是调查资料清楚表明,行为与健康问题密切相关;经常发生的行为。最不重要的行为是行为与健康问题的联系不是很密切或仅仅间接地与健康问题有关或与预期结果有关;行为很少出现。④依据可变性将行为分级。可变性高的行为是行为正处发展时期或刚刚形成;行为仅表面上与文化传统或生活方式有关;该行为在其他计划中得到了成功改变。可变性低的行为是行为形成已久;行为深深根植于文化传统或生活方式中;该行为在以前的尝试中未得到成功的改变。⑤选择目标行为。在将行为以重要性和可变性分级后,健康教育工作者就可着手选择作为教育干预重点的行为。每一个行为改变目标都应当能回答这些问题:何人——期望其行为发生变化的人;何种行为——要求改变的是什么行为;多少程度——要达到改变的程度;何时——预期改变所需的时间。

(4)教育和生态诊断:在确定了目标行为以后,要调查、分析导致该行为发生发展的因素,从而为制定健康教育干预策略提供依据。影响行为发生发展的因素有很多,在PRECEDE-PROCEED模式中将这些因素分为倾向因素、促成因素和强化因素。倾向因素是目标行为发生发展的主要内在基础,是产生某种行为的动机或愿望,包括个人的知识、态度、信念、自我效能认识及行为动机和意向。促成因素是指使行为动机和愿望得以实现的因素,即实现或形成某行为所必需的技能、资源和社会条件。这些资源包括医疗卫生服务、健康信息和促使健康相关行为变化所需的新技术及行政部门的支持、立法等,还包括一些影响行为实现的物理条件,如医疗费用、诊所距离、交通工具等。强化因素是那些在行为发生之后提供持续回报或为行为的维持和重复提供的激励。包括父母、同伴、保健人员或领导的赞扬劝告等社会支持、影响,也包括自己对行为后果的感受,如社会效益、生理效益、经济效益、心理效益等。教育和生态诊断可以采用针对目标人群的定量和定性调查的方法获取资料。

(5)管理和政策诊断:管理诊断的核心是组织评估和资源评估,包括有无健康教育专业机构、政府对健康教育的重视程度和资源投入情况、社区群众的可接受度、是否存在志愿者队伍等。政策诊断主要是审视社区现有的政策状况。管理和政策诊断主要通过定性调查的方式进行。

2.确定优先项目

通过健康教育诊断,可以发现社区的需求和健康问题是多方面、多层次的。必须从中找出选择涉及面广、发生频率高、对目标人群健康威胁严重,对社会经济发展、社区稳定影响较大、发病频率或致残致死率高、后果严重、群众最关心的健康问题作为首先解决的对象,以最小的投入寻求最佳的效果。确定优先项目,就是确定优先干预的健康问题和行为问题。

健康教育着眼于行为干预,因此在确定优先项目时还应该考虑干预效果的问题,即应当选择通过健康干预,能有效地促使其发生可预期的改变的健康问题。有些健康问题虽然也普遍存在,但若目前没有有效的干预方法,就不应该作为优先,如妇女的乳腺增生、中老年男性的前列腺肥大等;而心血管疾病、代谢性疾病和生活习惯行为有比较明确的关系,也有比较成熟的干预方法,常常是社区健康教育项目的优先选择。

3.确定计划目标

一个健康教育计划必定要有明确的目标,并且是可以测量的,这是计划实施和效果评价的根据。

(1)总体目标:又称远期目标,是指在执行某项健康教育计划后预期应达到理想的影响和效果,它是宏观的、笼统的、长远的。

(2)具体目标:是为实现总体目标所要达到的具体结果,是明确的、具体的、可测量的。其要求可归纳为SMART五个英文字母(special具体的、measurable可测量的、achievable可完成的、reliable可信的,以及time bound有时间性的)。具体地说,健康教育计划的具体目标必须回答三个W和两个H,即:Who——对谁?What——实现什么变化?When——在多长限期内实现这种变化?How much——变化程度多大?How to measure it——如何测量这种变化(指标或标准)?

4.确定健康教育干预策略和干预框架

(1)确定目标人群(干预对象):是健康教育计划中干预的对象或特定群体。那些受疾病或健康问题影响最大、问题最严重、处在最危险状态的人群可确定为目标人群。目标人群可分为三类。①一级目标人群:希望这些人群实施所建议的健康行为。②二级目标人群:对一级目标人群有重要影响的人，或能激发、教育和加强一级目标人群行为和信念的人，如行政领导、亲属、朋友等。③三级目标人群：社区行政领导、该地区卫生政策的决策者、经济资助者和其他对计划的成功有重要影响的人。

(2)确定干预内容：要根据不同目标人群的特点来确定三类行为影响因素，即倾向因素、促成因素和强化因素中的重要因素和计划的目标。

(3)确定干预策略：干预策略的制定要紧紧围绕目标人群的特征和健康教育计划目标，理想的干预策略应该包括教育策略、社会策略、环境策略三个方面。①教育策略：常用的教育策略包括健康信息的传播、健康技能培训和行为干预等。实践表明，任何一种方法并不一定适合于所有的教育场合和教育对象，各种方法都有自己的特点和局限性。因此要根据特定的场合、人群和环境的变化而不断调整策略，同时要注意运用易于为目标人群所接受、简便易行、可操作性强、经济的干预技术。②社会策略通过在政策、法规、制度、规定等在学校、工作场所鼓励健康的行为和生活方式，远离不健康的行为。③环境策略：改善有关社会文化环境和物质环境，促进目标人群健康行为的建立。

(4)确定干预场所：一个健康教育计划是否能得到有效的实施，一定程度上取决于干预场所的确定是否合理。以下是五类干预策略实施的主要场所：教育机构、卫生机构、工作场所、公共场所和居民家庭。实施健康教育计划时，可以上述五类场所同时并举，但更多的是根据主客观条件和需要选择其中几类。

二、健康教育计划实施

实施是按照健康教育计划去开展健康教育活动、实现计划中拟订的目标和获取实际效果的过程。这是所有健康教育计划的主体工作部分，也是健康教育活动的重点部分和关键。

健康教育计划实施工作可归纳成五大环节：制定实施工作时间表、控制实施质量、建立实施的组织机构、配备和培训实施工作人员、配备所需设备物件与健康教育材料。

PRECEDE-PROCEED 模式特别强调在健康教育计划实施中应充分发挥政策、法规和组织的作用。由于健康教育活动涉及多部门、多学科、多手段，因此健康教育计划实施的首要任务是做好社会动员，在当地政府的组织领导下，动员社区资源，规划社区行动，提高群众参与社区工作的积极性及发展社区成员间的相互支持，并进一步发展与改善社区经济、社会、文化状况，依靠自己的力量去实现健康教育计划目标。其次是开展项目培训，重视人才的开发，提高项目管理水平和实施人员的技术水平，提高卫生部门设计和实施健康教育项目的能力。然后，要重视以社区为基础的干预策略。领导机构的建立、政策的支持、多部门的参与、干预管理人员的培训都是干预的重要因素，也是社区干预成功的前提。干预场所包括学校、工作场所、医院和社区。在干预人群上，应把高危人群、重点人群与一般人群分别对待。最后，要重视项目执行的监测与质量控制。实行监测与质量控制是十分复杂的过程，包含的内容也非常广泛，即正确评估健康教育计划执行者的技能、建立专家小组审查制，保证规划执行质量、加强内部审计、系统化的资料收集与保存、及时收集社会各界及目标人群对计划执行情况的意见、组织有关人员对项目活动进行实地考察和评估等。

三、健康教育计划评价

评价是客观实际与预期目标进行的比较，是一个系统地收集、分析、表达资料的过程。计划评价不仅能使相关人员了解健康教育计划的效果如何，还能全面监测、控制，最大限度地保障计划的先进性和实施的质量，从而也成为计划取得预期效果的关键措施。评价工作是健康教育计划设计的重要组成部分，贯穿于整个项目设计、实施、评价的始终。

(一)形成评价

形成评价又称为诊断评价，是在计划执行前或执行早期对计划内容所作的评价。其包括为制定干预策略所做的健康教育诊断及为计划设计和执行提供所需的基础资料，其目的在于使计划符合目标人群的实际情况，使计划更科学、更完善。形成评价主要内容包括根据目标人群特征和需求，评估健康教育计划的目标是否准确；干预策略是否清晰；策略、措施和方法是否可行；健康教育计划所涉及的人力、组织、工作机制、资源分配是否合理；目标人群能否参与项目工作；信息反馈渠道是否通畅；形成评价的基本方法有预试验、专家咨询、专题小组讨论、现场调查等。

(二)过程评价

过程评价是计划实施过程中监测计划各项工作的进展，了解并保证计划的各项活动能按规划的程序发展，即对各项活动的跟踪过程。过程评价起始于健康促进项目开始实施之际，贯穿于计划执行的全过程，包括对计划的设计、组成、实施过程、管理、工作人员工作情况等进行评价。过程评价是评估健康教育计划活动的质量与效率，目的在于控制健康教育计划实施的质量，有效地监督和保障计划的顺利实施，从而确保计划目标的真正实现。因此，又被称为质量控制或计划质量保证审查。

过程评价内容包括以下几个层面。

1.针对个体的评价

内容包括哪些个体参与了健康教育项目；健康教育活动是否按计划执行；计划是否做过调整，为什么调整，是如何调整的；目标人群对各项干预活动的参与情况如何，他们对干预活动的反应如何，是否满意并接受这些活动；项目资源的消耗情况是否与预计相一致，不一致的原因是什么。

2.针对组织的评价

内容包括项目涉及哪些组织；各组织间是如何沟通的；他们参与项目的程度和决策力量如何；是否需要对参与的组织进行调整，该如何调整；是否建立完整的信息反馈机制；项目执行档案、资料的完整性、准确性如何。

3.针对政策和环境的评价

内容包括项目涉及哪一层的政府；具体与政府的哪些部门有关；在项目执行过程中有无政策环境方面的变化；这些变化对项目有什么样的影响；在项目进展方面是否与决策者保持良好沟通。

过程评价的指标主要包括项目活动执行率、健康教育活动覆盖率、有效指数、目标人群的满意度、资源使用进展。主要评价方法有查阅档案资料、目标人群调查和现场观察。

(三)效应评价

效应评价是评价健康教育计划导致的目标人群健康相关行为及其影响因素的变化，又称为近中期效果评价。评价的重点在于计划或计划的某方面对参与者的知识、态度、行为的直接影响。包括那些影响有关健康行为的倾向因素(包括知识、态度、信念等)、促成因素(资源、技术)及强化因素改变的程度；行为改变情况，如促进健康的行为有无增加或危害健康的行为是否得到控制；政策、法规制定情况，如领导及关键人物的思想观念是否得到转变或是否制定有利于健康的政策、法律？常用的评价指标包括卫生知识知晓率，信念持有率，行为流行率，行为改变率，环境、服务、条件、公众舆论等方面的改变等。

（四）结局评价

结局评价着眼于健康教育计划实施后导致的目标人群的健康状况乃至生活质量的变化，又称为远期效果评价。结局评价可分为健康指标和经济指标两个方面。

1.健康指标

健康指标即计划对目标人群健康状况的影响，包括心理和生理变化的指标、疾病与死亡和生活质量。心理和生理变化的评价指标包括身高、体重、血压等生理指标和人格、抑郁等心理健康指标在干预后的变化。疾病和死亡指标包括疾病发病率、患病率、死亡率、平均期望寿命等的变化，了解健康教育计划是否影响某病的发病和流行情况，患者存活率及存活时间有无改变等。生活质量指标可用生活质量指数、美国社会健康协会指数、日常活动量表及生活满意度指数来进行评价。

2.经济指标

经济指标主要指成本-效益分析和成本-效果分析，指计划改变人群健康状况所带来的远期社会效益和经济效益。我们在制定健康教育计划、选择某一方案、评价效果时，必须要将实施健康教育计划所费资源（费用或成本）与健康收益进行分析比较，目的在于确定以最少的投入产生最大的效果的计划；比较不同计划的成本-效益（效果），及某决定计划是否有继续实施的必要性。

（五）总结评价

总结评价是综合形成评价、过程评价、效应评价和结局评价及对各方面资料做出总结性的概括，能全面反映健康教育项目的成功之处与不足，为今后的计划制订和项目决策提供依据。

（孔德花）

第九章 预防接种

第一节 水　痘

一、概述

水痘是由水痘-带状疱疹病毒(varicella zoster virus,VZV)所致的急性传染病。在北半球温带地区,以冬末春初多见,家庭续发率近 90%,易感人群聚集,易出现爆发。病毒感染以显性感染为主,成年人血清学检测大多数呈阳性。该病毒极具传染性,几乎所有儿童或年轻人都经历过 VZV 病毒的感染,多数人在 10 岁以前患过此病。

疫苗接种是最好的控制措施,上市的水痘疫苗已证明是安全、有效的。1990－1994 年,美国每年大约发生 400 万水痘病例,1 万人住院,100 人死亡,有较大的社会经济影响。美国最近的成本-效益分析结果为 1∶5,发展中国家没有类似的疾病负担和成本效益的研究。

世界卫生组织建议,每个儿童都有罹患水痘的可能性,有条件的国家应尽早将水痘疫苗纳入免疫规划。全球 18 个欧美国家已将水痘疫苗纳入免疫规划,美国 1995 年推荐水痘疫苗用于≥12月龄儿童的常规免疫接种,免疫程序为 1 剂,2006 年开始使用 2 剂程序(12～15 月龄,4～6 岁),极大地降低了水痘造成的疾病负担和相关费用。

二、病原学

VZV 属疱疹病毒属 A 疱疹病毒科,核酸是双股 DNA,核衣壳是由 162 个粒子组成的 20 面体,外层是脂蛋白外膜,在核壳和外膜之间为皮质,含蛋白质和酶。病毒糖蛋白(g)有 6 种,分别命名 gB、gC、gE、gH、gI、gL,这些糖蛋白与感染、中和抗体的产生、病毒的复制和毒力有关,各种不同的糖蛋白有各自不同的特定功能。VZV 只有 1 个血清型,与其他疱疹类病毒有无交叉免疫尚无定论。人是该病毒唯一宿主。病毒极不稳定,在患者痂皮和污物中不能长期存活,60 ℃迅速灭活,在－70～－65 ℃稳定,在 pH 6.2～7.8不丧失感染性,对有机溶剂及胃蛋白酶敏感。

VZV 可在人胚肺成纤维细胞和上皮细胞中复制,分离病毒可用人羊膜细胞、海拉细胞、甲状腺细胞、Vero 细胞及其他传代细胞系。病毒培养过程中,感染细胞与邻近细胞融合,形成多核巨细胞,胞核内有嗜酸性包涵体。血清抗体检测可用补体结合试验、免疫凝集试验、免疫荧光法、放射免疫分析法、酶联免疫吸附试验、膜蛋白荧光法。

三、流行病学

(一)发病率

不同国家、不同地区的发病率不同。水痘不是我国法定传染病，自 2005 年开始报告，主要来自爆发。2005 年，报告发病率 3.2/10.0 万；2006 年，报告发病率 12.04/10 万；2007 年，报告发病率 20.6/10.0 万。作为公共卫生突发事件报告的病例数，不代表真实发病率，而是由于报告制度的改善，导致报告发病率上升。

(二)传播途径及发病季节分布

VZV 主要通过飞沫进入呼吸道传播，也可经患者的衣物、痘疱液、痂皮接触传播。水痘在世界各地广为流行，多见于儿童，≤1 岁的婴幼儿因有母传抗体的保护，发病者少见；3～10 岁儿童的发病数占发病总数的 90%。水痘的发病季节以冬、春季为主。

病毒初次感染时，先在淋巴结内复制，经 4～10 天产生第 1 次病毒血症。病毒再经淋巴液、血液播散，被单核细胞吞噬，经 4～6 天开始第 2 次病毒血症。病毒大量释放入血液，经毛细血管进入表皮，侵犯皮肤形成斑丘疹、水疱疹，并伴有全身症状。机体免疫功能正常者，病愈后产生特异性免疫力。

(三)水痘和带状疱疹发病年龄分布

水痘在世界各地广为流行，发病具有明显的季节性，温带地区以冬末春初多发。小学校中，以寒假开学后 1～2 周呈现爆发。发病多见于儿童，≤1 岁的婴儿有母体传递抗体的保护，发病者少见；3～10 岁儿童的发病数占发病总数的 90%；成年人偶有发病，往往病情重笃。带状疱疹仅见于感染 VZV 而患过水痘的人，呈高度散发，虽然发病机制尚不十分清楚，但目前认为，带状疱疹是原发感染 VZV 后病毒在体内潜伏的结果。带状疱疹则多发生在成人，尤以 30 岁以上的人群为主。

(四)人群易感性

人对水痘普遍易感，婴幼儿可由母体被动传递抗体保护。易感性随着年龄增长而下降，3～10 岁儿童的发病数占总发病数的 90%。

四、临床表现

水痘的潜伏期为 10～21 天；免疫抑制的患者和注射水痘-带状疱疹免疫球蛋白的人群，潜伏期可以延长到 28 天。

(一)初次感染水痘

发病初期全身不适。儿童发病的首发症状通常是出现皮疹、瘙痒，并且迅速从斑疹发展到丘疹和水疱疹，疱液由清变浊，最后形成痂皮。皮疹通常首先在头皮上出现，然后转移到躯干和四肢。皮肤损害的分布是向心性的，多集中在躯干，肢体远端累及最少；损害也能在口咽部、呼吸道、阴道、结膜和角膜的黏膜上发生。皮肤损害通常直径在 1～4 mm。水疱表浅、细薄、单房，在红色斑疹上可见清晰透明的液体，这种疱疹可以破溃或化脓，以后干燥并形成痂皮。连续的皮损在几天内出现，几个阶段的皮肤损害可同时出现，如成熟的水疱疹和斑疹可以在皮肤的同一区域内被观察到。健康儿童通常有 200～500 处皮损，表现为 2～4 个不同阶段的连续的损害。一般来讲，健康儿童患病是轻微的，伴有轻度不适，有 2～3 天瘙痒和发热。成人可发生严重的疾病，而且并发症发生率较高。水痘初次感染痊愈，通常获得终身免疫。健康状况不好的人，水痘的第

2 次感染不常见，但也可能发生，特别是那些免疫力低下的人。就像其他的病毒性疾病，当再次暴露于水痘自然株（野毒株），可以导致无临床症状，而可检测到病毒血症的再感染，这种再感染增加了抗体滴度。

（二）复发疾病（带状疱疹）

带状疱疹具有水痘样皮疹的特征，带状疱疹是由潜伏的水痘-带状疱疹病毒重新激活并引起复发的疾病。目前，对带状疱疹发病机制的认识不完全。然而，水痘-带状疱疹病毒复发与衰老、重症后、免疫抑制、胎儿在子宫内的感染及在 18 个月龄以下感染等因素联系在一起。带状疱疹的皮区是由第Ⅴ对脑神经支配的范围。在皮疹爆发前 2～4 天，受累部位可发生疼痛和明显的感觉异常，很少有全身症状。严重的疱疹后神经痛是一个痛苦难忍的病症，目前没有适当的治疗方法。疱疹的神经痛可以在带状疱疹发病后持续 1 年。带状疱疹还牵涉到眼神经和其他的器官，不会产生严重的后遗症。

（三）围产期感染

分娩前 5 天和分娩后 2 天内，孕妇若感染水痘-带状疱疹病毒，可使出生的大多数婴儿感染水痘，且病死率高达 30%。胎儿被感染引起严重的疾病，被认为是没有母体抗体保护造成的。但孕妇在分娩前 5 天以前的水痘发病，出生的婴儿可健存，大概是因为母体的抗体通过胎盘被动传给了胎儿。

（四）先天性水痘-带状疱疹病毒感染

怀孕后头 20 周内感染水痘-带状疱疹，偶尔会造成新生儿出现包括低出生体重、发育不全、表皮瘢痕、局部肌肉萎缩、脑炎、表皮萎缩、脉络膜视网膜炎、小头、畸形等罕见症状。1947 年，将母亲怀孕早期感染水痘出现的新生儿反常现象叫作先天性水痘综合征，先天性水痘综合征发病率非常低。胎儿在子宫内感染水痘-带状疱疹病毒，特别在妊娠 20 周后，与婴儿早期发生带状疱疹有关。

（五）并发症

急性水痘通常是轻微和自限的，但可以有并发症。水痘最常见的并发症包括因皮肤损害继发细菌感染、脱水、肺炎及累及中枢神经系统等，皮肤损伤引起的葡萄球菌或链球菌继发感染是住院和门诊就诊的常见原因，A 型链球菌造成的继发性感染可以引起严重疾病并导致住院或死亡。水痘并发的肺炎通常是病毒性的，但也可以是细菌性的，继发性细菌性肺炎在 1 岁以下的儿童更常见。在健康成年人中，超过 30%的继发性肺炎是致命的。

水痘的中枢神经系统症状表现范围从无菌性脑膜炎到脑炎，涉及小脑的病变中，小脑共济失调最常见，通常预后良好。在水痘并发症中脑炎是很少发生的，可导致抽搐甚至昏迷。成年人比儿童更易发生脑部并发症。

Reye 综合征是水痘和流感极少见的并发症，病死率极高，且只在患病急性期使用阿司匹林的儿童中发生。Reye 综合征的病因尚不知晓。在过去的 10 年间，Reye 综合征的发病数戏剧性地减少，可能是因为儿童使用阿司匹林减少的缘故。

水痘并发症包括无菌性脑膜炎、横断性脊髓炎、吉兰-巴雷综合征、血小板减少症、出血性水痘、爆发性紫癜、肾小球肾炎、心肌炎、关节炎、睾丸炎、眼色素、虹膜炎、肝炎等。美国 1990－1996 年，平均每年有 103 人死于水痘，多数病死的儿童和成年人都未接种疫苗。国内住院并发症：1980－1996 年上海因水痘住院患儿 140 例，出现并发症者 79 例，发生率 56.43%。

五、免疫预防

(一)水痘疫苗

1974 年,日本人高桥取水痘患儿的疱液,用人胚肺细胞分离,获得 VZV 株。经低温传代,再转到非灵长类动物细胞,获得低毒力变异株。用二倍体细胞 WI-38 或 MBC-5,37 ℃克隆传递建立了疫苗毒种,是当今世界广为应用的疫苗毒种,商业转让给许多国家,通过用不同来源的人胚二倍体细胞培养,制成冷冻干燥型疫苗。

1984 年,北京生物制品研究所用 VZV 野毒株经二倍体细胞传代,获得减毒株,并制成液体疫苗应用于人群。特别是对儿科医院白血病患儿接种,证明疫苗安全、有效。北京生物制品研究所冻干疫苗的临床对照研究表明,抗体阳性率为 92.3%。另外,选择以白血病为主的免疫缺陷儿童,共接种 222 人,证明疫苗有显著阻止患儿发病的效果。但由于疫苗是液体剂型,稳定性差,未能投放市场。

21 世纪初,上海、长春生物制研究所相继引进国外技术及毒种制备的冻干疫苗,在国内广为使用,获得良好免疫效果。经多点的临床试验,疫苗抗体阳转率均高于 90%。祈健生物制品股份公司用 Oka47 代毒种生产的疫苗,国内经过按“多中心随机双盲有对照”研究设计的Ⅳ期临床试验,结果显示疫苗的保护率为 81.04%~90.8%。

(二)疫苗使用

在全世界,水痘-带状疱疹病毒的传播非常广泛,其对人类的危害性和所造成的后果应引起足够重视。目前尚无治疗的特效药物,因此预防其感染的唯一手段是接种水痘疫苗。接种水痘疫苗不仅能预防水痘,还能预防因感染 VZV 病毒而引发的并发症。

我国目前尚无统一的水痘疫苗接种方案。世界卫生组织建议,在那些水痘成为较重要公共卫生与社会经济问题、能够负担疫苗接种且能够达到持久高免疫覆盖率的国家,可考虑在儿童期常规接种疫苗。美国免疫咨询委员会建议 12 月龄初免,13 岁接种第 2 剂。另外,世界卫生组织建议对无水痘史的成人和青少年应接种疫苗。

暴露后免疫,确认已接触水痘患者的人,3 天内接种疫苗可阻止发病,5 天内接种可阻断部分人发病。如果接种未能阻止发病,也不会增加疫苗接种的风险。集体托幼机构、小学校一旦发生水痘流行,若不采取免疫预防措施,疫情可延续 6 个月,直至所有易感者都被感染,疫情才能终止。若在流行初期,迅速接种疫苗,疫情可很快终止。建议我国的接种对象为 12 月龄至 12 岁儿童,接种 1 剂量;≥13 岁人群,接种2 剂量,间隔 6~10 周。用灭菌注射用水 0.5 mL 溶解冻干疫苗,注射于上臂三角肌外侧皮下。以下特殊人群应重点接种。

(1)工作或生活在高度可能传播环境中的人,如幼儿园教职工、小学教师、公共机构的职员、大学生和军人。

(2)与发生严重疾病或并发症危险者的密切接触者,如卫生工作者、儿童白血病及其他免疫功能缺陷和接受类固醇类药物治疗的儿童和家属。

(3)非妊娠的育龄妇女。

(4)国际旅行者,如易感者接触感染后,可应注射免疫球蛋白。

(三)疫苗免疫效果

水痘的免疫持久性较好。在美国,对 60 名儿童和 18 名成人的调查表明,免疫 5 年后有 93%的儿童和 94%的成人具有 VZV 抗体,有 87%的儿童和 94%的成人对 VZV 具有细胞介导的免疫。关于成人接种疫苗的报告表明，在始于1979年的21年期间，突破性水痘的罹患率和严重性未增加，提示成人接种疫苗后免疫力没有明显衰退。国产Oka47水痘疫苗的免疫原性及免疫效果持久性的研究结果显示，免疫后1个月和免疫后5年仍保持很高的抗体水平。

早期在美国研究水痘疫苗是为了给医院中的白血病患儿用的，所以观察了白血病患儿是否复发带状疱疹。在美国观察67例白血病患儿，其中19例自然感染水痘后，19个患儿都复发了带状疱疹，48个白血病患儿接种水痘疫苗并没有复发带状疱疹。

预防带状疱疹疫苗于2006年5月获生产许可，美国的默克公司开发出高滴度水痘疫苗，滴度是正常疫苗的10倍以上。用来预防带状疱疹，其滴度达到24 000 PFU/mL。观察对象为60岁以上成年人，共38 546人。观察期5年。带状疱疹的发病率降低了51.3%，带状疱疹后神经痛的发病率降低了66.5%。

（四）疫苗不良反应

Oka47自国内上市后，经临床研究，除接种疫苗后一般不良反应包括局部红肿、疼痛、全身反应偶有低热，未观察到异常不良反应。

Oka株水痘疫苗在临床试验期间，众多临床研究资料证明疫苗安全性良好。为11 000多名儿童、青少年和成人接种水痘疫苗，具有良好耐受性。对水痘已具有免疫力的人未造成不良反应的增加。1991年，Kuter等在对914名健康易感儿童和青少年进行双盲有对照剂研究中，与对照组相比较，接种部位疼痛和发红是疫苗试验组中更经常发生的唯一不良反应（$P<0.05$）。

在年龄为12个月至12岁儿童中，对约8 900名健康儿童进行了无控制临床试验，他们接种1剂疫苗，然后连续监测42天。其中14.7%出现发热（口腔温度为39 ℃），通常与偶发性疾病有关。共有19.3%的疫苗受种者主诉注射部位的反应（如疼痛、溃疡、肿胀、红斑、皮疹瘙痒、血肿、硬结）；3.4%的疫苗受种者在注射部位有轻度水痘样皮疹，并且在接种后5～26天出现高峰；在不到0.1%的儿童中出现接种后热性癫痫发作，尚未确定因果关系。

在年龄为23岁的人群中，对接种1剂水痘疫苗的约1 600名受接种者和接种两剂水痘疫苗的955名受接种者开展的无控制研究，持续42天监测不良事件。在第1剂和第2剂接种后，分别有10.2%和9.5%的受种者出现发热，通常与偶发性疾病有关；在第1剂或第2剂接种后，分别有24.4%和32.5%的受种者主诉注射部位的反应；分别有3%和1%的受种者在注射部位出现水痘样皮疹。

关于可能不良反应的数据可从疫苗不良反应报告系统获得，在1995年3月至1998年7月期间，在美国总共分发970万人份水痘疫苗。在这一期间，疫苗不良反应报告系统收到6 580份不良反应报告，其中4%为严重不良反应，约2/3的报告涉及年龄在10岁以下的儿童，最经常报告的不良反应是皮疹。聚合酶链反应分析确认，在接种后两周内出现的大多数皮疹反应是由野病毒引起。

（五）异常（严重）不良反应

美国1974年批准水痘上市后，疫苗不良反应报告系统和疫苗生产厂家严重不良反应报告，不管因果关系如何，均包括脑炎、运动失调、多形性红斑、肺炎、血小板减少症、癫痫发作、神经病和带状疱疹。关于已知基础发病率数据的严重不良反应，疫苗不良反应报告系统报告的发病率，低于天然水痘发生后预期的发病率或社区中疾病的基础发病率。但是，由于漏报和报告系统的未知敏感性，疫苗不良反应报告系统的数据是局限的，使之难以将疫苗不良反应报告系统报告的接种后不良反应发生率与天然疾病后并发症引起的不良反应发生率进行比较。然而，这些差别的量值使接种后严重不良反应发生率有可能显著低于天然疾病后的发生率。在极少情况下，已确认水痘疫苗与严重不良事件之间的因果关系。在某些情况下，水痘-带状疱疹野病毒或其他致病生物已经查明。但是，在大多数情况下，数据不足以确定因果关联。在向疫苗不良反应报告系统报告的 14 例死亡中，8 例对死亡有其他明确的解释，3 例对死亡有其他可信的解释，另 3 例的信息不足以确定因果关系。由天然水痘引起的一例死亡发生在一名年龄为 9 岁的儿童，在接种后 20 个月死于水痘-带状疱疹野病毒的并发症。

(六)禁忌证与疫苗贮运

1.禁忌证

有严重疾病史、过敏史及孕妇禁用；一般疾病治疗期、发热者暂缓使用；成年妇女接种后3～4 月内应避孕；接受免疫球蛋白者，应间隔 1 个月再接种水痘疫苗。

2.疫苗贮运

疫苗应在 2～8 ℃贮存和运输。

(赵剑波)

第二节 风　疹

一、概述

风疹是由风疹病毒引起的急性呼吸道传染病，4～10 岁儿童为高发年龄，成人也可发病。其临床症状轻微，以发热、皮疹及耳后、枕下、颈部淋巴结肿大和疼痛为特征，30%～50%的病例为亚临床感染或隐性感染，易被人们忽视，成为潜在的传染源。人是风疹病毒唯一宿主，病毒经呼吸道侵入，在上呼吸道增殖，潜伏期 12～14 天。早期出现头痛、咳嗽、咽痛等症状，之后面部首先出现浅红色斑丘疹，迅速遍及全身，传染期从发病前 1 周到出疹后 4 周，风疹皮疹比麻疹轻微且不发生融合。在成人中常出现关节痛和关节炎。

风疹并发症儿童常见，成人比儿童多见，主要并发症为关节炎。成年女性 70%可有关节疼痛，常与皮疹同时发生，且可持续 1 个月，由于发病多呈良性经过，并不为人们所重视。自 1940 年风疹大范围流行后，1941 年澳大利亚眼科医师 Norman Gregg 报告了 78 例母亲在怀孕早期感染风疹，发生了婴儿先天性白内障，这是首次对先天性风疹综合征(congenital rubella syndrome，CRS)的报告。此后，经对风疹病毒学与先天性婴儿畸形的研究，发现妇女孕期感染风疹病毒与所生婴儿畸形密切相关，从而确定了 CRS。在风疹疫苗应用之前，估计全球每年有 30 万例 CRS，我国每年约有 4 万例 CRS，从而推动了对风疹的免疫预防。

二、病原学

风疹病毒于 1962 年由 Parkman 和 Weller 首次分离，风疹病毒属于 rubivirus 属的披盖病毒。它与A 组虫媒病毒，如东方和西方马脑炎病毒密切相关；它是一种单股正链 RNA 病毒；单独抗原类，不与其他披盖病毒产生交叉反应；在电镜下多呈球形，有时呈多形态，中度大小(50～70 nm)，核壳体呈螺旋状结构，病毒最外层有脂蛋白包膜，包膜表面有短的刺突。Irey 观察到，除了复杂的脂包膜外，风疹病毒由 3 种蛋白组成，2 个在外膜（E1 和 E2），1 个在核心（C）。E1 是一种含有中和血凝抗原决定簇的糖蛋白。风疹病毒的 RNA 具有传染性，3 种蛋白是由病毒在感染细胞内产生的，但并不合成病毒颗粒。风疹病毒只有1 个血清型，在偶然分离的病毒株系列变异分析中显示氨基酸结构变化较大（0～3.3%），国际合作组证实，与来自 20 世纪 60 年代的流行株彼此相关，具有亚洲基因型，而且在近几年未发现抗原漂移。

该病毒可在许多不同哺乳动物的原代或传代细胞上生长。在人羊膜细胞中产生敏感的细胞病变效应，在传代细胞系中可形成足够的空斑。风疹病毒相对不稳定，可被脂质溶液、胰蛋白酶、福尔马林、紫外线、过高或过低的 pH 和加热所灭活。

三、流行病学

（一）传染源

人类是风疹病毒唯一的宿主。风疹传染源主要有临床患者，先天性风疹患儿及亚临床感染的儿童。儿童感染后 25%～50%不表现临床症状，但能从其鼻咽部分离到病毒。妊娠期妇女感染后，不论是显性还是隐性，均可使胎儿感染，导致 CRS。患者和先天感染的婴儿随其唾液、尿液及其他分泌物排出病毒。尽管患有 CRS 的婴儿排毒时间可为数年之久，但真正的状态还未见报道。

（二）传播途径

主要是空气飞沫微滴传播，家庭内有高度传播性。风疹病毒还可在母子间垂直传播，即孕期母体内的病毒通过胎盘侵犯胎儿。

（三）易感人群

人对风疹普遍易感。据血清学调查表明，世界上大部分国家，通常在儿童 2 岁时开始出现风疹抗体，6～10 岁儿童的抗体阳性率约为 50%，至 20 岁时可为 80%～90%。感染风疹后可获得较牢固的免疫，甚至提供终身保护。但抗体水平低，特别是呼吸道局部抗体水平低者，易发生再感染。再感染一般无病毒血症，仅出现特异性 IgG，其出现时间早，效价高，消失快，一般在 2～3 个月迅速降低。

（四）流行特征

风疹是世界上广泛流行的传染病。在风疹疫苗问世之前，由于风疹易感人群的积累，可发生周期性流行。风疹感染后可获得牢固的免疫，甚至提供终身免疫保护。保护性抗体水平低，特别是呼吸道局部抗体水平低，易发生再感染；再感染不产生病毒血症，仅产生 IgG。

四、CRS

（一）CRS 的发病机制

导致 CRS 的母体-胚胎感染中，有连续性发展步骤。先是母体原发感染产生病毒血症，导致胎盘感染，感染扩散到胚盘组织，其后果视母体受感染孕期的早晚而不同。病毒不破坏早期合子细胞，而随胚胎发育损害胚胎分化的某一组织或器官。

（二）CRS 的临床综合征

CRS 发生多器官的损伤，有暂时性的，更多是永久性的。发病时间有先天的，也有出生后多年才呈现临床症状。有的出生后 4 年才发现耳聋和智力发育不全，有的 7 年后才发现智力低下，无学习能力。国外曾报告 4 例 CRS，11～14 年后神经系统的功能发生进行性损害，并从脑组织中分离出风疹病毒。美国对 376 例患先天性风疹感染儿童的前瞻性调查结果，总病死率在头

5 年内为 16%，发生新生儿血小板减少症的病死率为 35%，到 10 岁时证实主要临床表现有耳聋（87%）、心脏病（46%）、智力低下（39%）、白内障或青光眼（34%）。估计全球每年有 30 万例 CRS，我国每年约 4 万例 CRS。参照美国 Morbidity and Mortality Weekly Report，2001 年 CRS 诊断标准如下。

1.CRS 的常见体征

（1）白内障或青光眼，先天性心脏病，听力损害，视网膜色素变性病。

（2）紫癜，肝脾大，黄疸，小头，发育迟缓，脑膜脑炎，骨质疏松。

2.CRS 分类

（1）可疑病例：具有临床体征，但不典型。

（2）复合病例：具有临床体征，但缺乏实验室依据。

（3）确诊病例：具有临床体征并有实验室依据。

（4）风疹先天性感染：缺乏 CRS 体征，但实验室证明有先天感染。

3.CRS 临床分型

（1）婴儿畸形。

（2）出生非畸形弱小婴儿型。

（3）出生婴儿正常型，可从身体不同部位分离出病毒，2～3 月龄发生肺部、中枢神经系统感染、听力缺陷等。

（4）婴儿生长正常型，但长期排毒，入学可发现听力障碍。

五、免疫预防

（一）风疹疫苗

1.疫苗发展简史

1969 年后，曾有人用 HPV-77 风疹病毒株分别以鸭胚、狗肾、兔肾三种细胞制备的风疹疫苗在美国得到使用许可。由于接种后有很多的相关不良反应，从市场上退出。1979 年 1 月，RA27/3 株（Meruvax-Ⅱ）得到许可，其他疫苗株被停止使用。此外，国外尚有 Cendehill 是原代兔肾细胞疫苗；TO-336 疫苗是日本于 1957 年研发的风疹疫苗。自从 1997 年欧洲 RA27/3 株风疹疫苗成功后，几乎取代了世界上所有其他株的风疹疫苗。

RA27/3 风疹疫苗是一种减毒活疫苗，它是 1965 年首次由 Wistar 研究所从一个感染风疹流产的胎儿体内分离的。这种病毒通过 25～30 代人双倍体纤维原细胞减毒培养，制备成疫苗。虽然接种风疹疫苗后可以从被接种者鼻咽部培养出疫苗病毒，但疫苗病毒无传染性。风疹疫苗可制备成单抗原，也可与麻疹、腮腺炎制成联合疫苗。美国免疫咨询委员会推荐，在任何个人需要时，接种麻腮风三联疫苗。我国北京生物制品研究所从一名风疹患儿鼻咽部分离并命名为 D 毒株，经人二倍体细胞传代减毒，研制成 BRDⅡ减毒活疫苗。经临床研究，安全性与免疫原性都与 RA27/3 处于同一水平。

2.风疹疫苗的免疫原性

在临床试验中，＞12 个月龄儿童接种单剂风疹疫苗后，95%以上的儿童产生风疹抗体。90%以上的风疹疫苗受种者可抵抗临床风疹和病毒血症，免疫保护至少 15 年。研究表明，1 剂风疹疫苗能够提供长时间保护，甚至终身。

一些报告表明，接种风疹疫苗产生低水平抗体的人，在暴露后可再感染，产生病毒血症。这种现象的原因和发生率不清楚，但它被认为是少有的。在接种疫苗产生免疫的妇女中，罕见的临床再感染和胎儿感染已被报告。CRS 病例已在怀孕前有风疹血清抗体阳性记录母亲所生的婴儿中发现。

我国研发的 BRDⅡ风疹疫苗和法国巴斯德生产的 RA27/3 株风疹疫苗（市售产品）临床比较试验结果显示，两种疫苗的免疫原性处于同一水平。将 BRDⅡ株风疹疫苗（市售）作 10 倍系列稀释至 10 000 倍时，疫苗仍有 61.7%的阳转率，BRDⅡ株风疹疫苗免疫原性非常好。

（二）风疹疫苗的应用

由于 CRS 的危害巨大，同时人类的优生优育被人们所重视，因此风疹疫苗在世界范围内广为应用。将风疹疫苗纳入国家免疫规划的国家从 1996 年的 65 个增加到 2006 年的 119 个。在未应用过风疹疫苗的地区，推荐在 1～12 岁儿童中普遍接种第 1 剂单价风疹疫苗或 MMR 三价疫苗，这样就可阻断风疹在儿童中的传播。第 2 剂风疹疫苗可在 18 岁时接种，以保护育龄期（18～30 岁）女性免于风疹病毒感染，减少 CRS 发病率。我国风疹疫苗是用 BRDⅡ株病毒接种人二倍体细胞，经培育，收获病毒液，加入适当保护剂冻干制成。为乳酪色疏松体，复溶后为橘红色澄明液体。每一人用剂量为 0.5 mL，疫苗用于 8 个月龄以上易感人群。

（三）疫苗的安全性

1.风疹疫苗一般不良反应

风疹疫苗接种后无局部不良反应，在接种 6～11 天，有一过性发热，一般不超过 2 天可自行缓解。成年人接种后 2～4 周可出现关节反应，一般无须处置，必要时对症治疗。

2.风疹疫苗异常反应

风疹疫苗是一种非常安全的疫苗，报告的大多数 MMR 免疫接种不良反应可归因于麻疹疫苗成分（如发热和皮疹）。接种风疹疫苗后最常见的主诉是发热、淋巴结病和关节痛。这些不良反应仅发生在易感者中，特别是妇女更多见。接种 RA27/3 疫苗后，儿童急性关节痛和关节炎很罕见，与此对比，接种 RA27/3 疫苗后，25%的易感青春期女性发生急性关节痛，大约 10%有急性关节炎症状。有极少的短暂周围神经炎，如感觉异常和上下肢疼痛病例报告。

（四）免疫接种禁忌证及慎用证

（1）接种第 1 剂风疹疫苗有严重过敏史的人或对疫苗成分有过敏史的人应不予接种。

（2）已怀孕或即将怀孕的妇女不应接受风疹疫苗，虽然没有风疹疫苗引起胎儿损害的证据，但接种风疹疫苗或 MMR 疫苗后 4 个星期内应避免怀孕。

（3）由白血病、淋巴瘤、恶病质、免疫缺陷疾病或免疫抑制治疗引起的免疫缺陷或免疫抑制者应不予接种疫苗。使用类固醇进行免疫抑制治疗，停药 1 个月（治疗 3 个月）以上可以进行免疫接种，无症状或轻微症状的 HIV 感染者应考虑接种风疹疫苗。

（4）患有中、重度急性疾病的人应不予接种疫苗。

（5）接受含有抗体的血液产品的人应不予接种疫苗。

（五）疫苗的贮存和管理

MMR 疫苗在任何时候都必须在 10 ℃以下冷藏运输，都应避免光线直接照射，疫苗必须在 2～8 ℃条件下贮存，可以冻结。稀释液既可贮存在冷藏温度也可置于室温。拆开包装后，MMR 必须保存在冷藏温度下并避免阳光照射。稀释后的疫苗必须尽快使用，如果超过 4 小时，必须丢弃。

（赵剑波）

第三节 流行性腮腺炎

一、概述

流行性腮腺炎是由腮腺炎病毒引起的以腮腺肿大为特征的急性呼吸道传染病，发病率高，常年发病率≥100/10 万，5～15 岁儿童占发病总数的 80%～95%。临床上以腮腺非化脓性肿胀、疼痛伴发热为主要症状。广泛开展腮腺炎疫苗接种，提高人群的免疫水平是控制腮腺炎流行最有效的手段。欧美许多国家实施疫苗第二次加强注射，以增强机体的免疫保护。国内也应将腮腺炎疫苗纳入免疫规划，以形成有效的群体免疫力，从而降低腮腺炎在我国的发病率。

该病发生的病理变化及造成的危害远非局限于腮腺，也可侵犯其他腺体器官，常见的并发症有病毒性脑膜炎和脑炎、睾丸炎、附睾炎，此外还有卵巢炎、胰腺炎、心肌炎等。严重者可导致伤残或死亡，同时也是后天获得性耳聋的重要病因之一，此种耳聋往往是不可逆的，对社会造成负担。

二、病原学

腮腺炎病毒（mumps virus，MV）属副黏病毒科。球形的直径为 90～600 nm，平均为 200 nm。宿主细胞衍生的脂质膜围绕含单链 RNA 基因组的核壳体。血凝素-神经氨酸酶蛋白和融合蛋白两种表面成分在毒力中起作用。抗血凝素-神经氨酸酶蛋白抗体可中和病毒。其他四种结构蛋白是内部病毒粒子蛋白，不是保护性免疫应答的重要目标。酶联免疫吸附测定法(ELISA)广泛用于抗 MV 特异性抗体的测定，简单、可靠。MV 可在各种细胞培养物及鸡胚中复制。对于常规诊断病毒学中的初次分离，可用猴肾、人胚肾或海拉细胞培养。用血吸附抑制试验可检测细胞培养物中的 MV。

病毒对热极不稳定，56 ℃ 30 分钟即被灭活，具有不耐酸，易被脂溶剂灭活的特点。腮腺炎病毒只有1 个血清型，血凝素和神经氨酸酶两种表面成分是病毒的主要毒力成分，也是其主要的保护性抗原，抗血凝素-神经氨酸酶蛋白的抗体可中和病毒。根据 SH 基因序列，腮腺炎病毒可分为 A、B、C、D、E、F、G、H 8 个基因型。不同地区，不同季节流行的病毒株可能有基因型的改变。

三、流行病学

(一)人群易感性和发病率

流行性腮腺炎是全球性流行的急性传染病，全年均有发病。人群对流行性腮腺炎的易感性为 80%～100%，15 岁以下儿童占发病总数的 80%～95%。据常规监测资料显示其发病率>100/10 万，美国一项研究预测腮腺炎的发病率为 2 000/10 万，是被动监测资料的 10 倍左右，而发展中国家目前还没有确切数据来评估腮腺炎的发病率。在我国，也未见全国性的有关腮腺炎流行病学调查资料。此处收集到的数据仅为个别地区腮腺炎的流行情况，但在一定程度上反映出我国腮腺炎的发病率较高。例如，据陕西省安康市 2004—2005 年疫情网络上报告的腮腺炎病例，2004 年为 1 162 例，2005 年为 1 945 例，发病率分别为 39.7/10.0 万和 66.1/10.0 万，2005 年发病率较 2004 年明显上升。发病时间集中在春末夏初和秋末冬初，年龄集中在 3～15 岁，占87.44%，且多发于中、小学校及幼托机构。

2005 年，江西吉安县报告，全年共发生腮腺炎患者 182 例，发病率为 41.4/10.0 万。流行高峰在 1～5 月，发病年龄以 5～9 岁为多，共 114 例，占 62.64%。在无免疫实施的情况下，疾病常随人群抗体的消长而呈周期性流行，通常每 2～3 年流行一次，7～8 年为一个流行周期。1 岁以内婴儿从胎盘传递的母体抗体中获得免疫力，在集体机构、交通闭塞地区及新兵中可引起爆发。人群免疫力水平低下，易感人群积聚是造成腮腺炎流行的主要因素。在白令海峡圣劳伦斯岛，1967 年发生了腮腺炎爆发。提示腮腺炎在易感人群中发生爆发，总感染率为 82%，其中显性感染为 65%，临床表现有腮腺炎肿大特征者占 95%。

(二)传染源

人是流行性腮腺炎病毒的唯一宿主，发病前驱期及亚临床感染者都是传染源，患者在腮腺肿大前 6 天至肿大后 9 天，均可从唾液中分离到病毒，此期有高度传染性。隐性感染者在流行期可占 30%～50%，因此也是重要传染源。

(三)传播途径

流行性腮腺炎以飞沫传播为主，污染的衣物、食品、玩具均可传播。幼儿园儿童常把病毒引入家庭，从而传播给其他易感者；军队中，特别是来自四面八方的入伍新兵，常引起新兵训练营腮腺炎的爆发；孕妇感染腮腺炎病毒后，可通过胎盘传给胚胎，引起胎儿死亡。

四、临床特点及常见并发症

腮腺炎病毒经直接接触或空气飞沫传播，潜伏期为 16～18 天。通常以肌痛、头痛、厌食、不适和低热等非特异性症状开始，有 30%～40%的感染者出现典型症状，在 1 天内出现特有的一侧或两侧腮腺肿胀，1～3 天，约有 10%的患者影响唾液腺。大约 1 周后，发热和腺体肿胀消失，如无并发症，则疾病完全消退。15%～20%的患者中，感染仅出现非特异症状或无症状，2 岁以下儿童大多为亚临床感染。疾病多发于 2～9 岁儿童，且大多有严重并发症，主要有青春期后男性睾丸附睾炎（发生率 25%）、女性卵巢炎（发生率 5%）、胰腺炎（发生率 4%）、无症状脑脊液淋巴细胞计数增多（发生率 50%）、无菌性脑膜炎（发生率 1%～10%）、脑炎（发生率 0.02%～0.3%）、暂时性耳聋（发生率 4%），其他还有轻度肾功能异常（发生率 30%～60%）、心电图异常（发生率 5%～15%）。此外，经观察发现，妊娠早期（3 个月内）感染腮腺炎病毒的孕妇中有 25%会自然流产，其发生率高于风疹病毒感染，但尚未发现母体感染腮腺炎病毒引起胎儿先天性畸形。腮腺炎常见并发症的原因可能是流行性腮腺炎病毒有嗜神经性，而幼儿免疫功能低下及神经系统发育不完善，故病毒容易透过血-脑屏障进入脑部，引起一系列脑膜炎症状，但多数预后良好。

五、免疫预防

(一)疫苗前被动免疫预防

早在 20 世纪 20 年代后期，匈牙利学者就用腮腺炎患者脱纤维血液或恢复期血清做肌内注射，结果证明两种方法均可产生被动保护作用。我国也在 20 世纪 50 年代使用胎盘免疫球蛋白作被动免疫，也可起到减少发病和减轻临床症状的作用。

(二)疫苗研发

1945 年,Enders 等首次研制成功福尔马林灭活疫苗并用于人体。通过观察,1 次免疫抗体阳转率为 50%,2 次免疫为 100%,保护效果可达 80%。1948 年,美国批准腮腺炎灭活疫苗。1960 年,灭活疫苗在芬兰军队中首次常规使用,在约 20 万新兵中应用,接种 2 次,补体结合抗体阳转率为 73%~92%,使军队中腮腺炎的发病率由 31‰下降至 1.9‰,并发脑膜炎由 10%下降至 1%。到 1978 年,发现灭活疫苗对腮腺炎的预防效果不理想,疫苗仅诱生短期免疫力,保护效果差,个别人可发生变态反应,因此已不再使用。1936 年后,日本、瑞士和美国就致力于研制腮腺炎减毒活疫苗,但由于病毒在鸡胚等细胞中减毒迅速,难以获得高效价、免疫性持久及无致病性的疫苗。世界范围内腮腺炎减毒活疫苗生产所用的主要毒株的特点和免疫效果见下述。

1.Jeryl-Lynn 株

20 世纪 60 年代初,美国以鸡胚分离后,在鸡胚细胞上减毒至 17 代,即目前应用的 JL 疫苗株。Jeryl-Lynn 株 1967 年被批准;1977 年,美国推荐常规使用;到 1992 年,全球已有约 1.35 亿儿童和成人接种疫苗。1995 年,美国报告的腮腺炎病例数仅为疫苗接种前的 1%。工业化国家研究证明,接种第 1 剂 Jeryl-Lynn 株腮腺炎疫苗,血清阳转率为 80%~100%。接种第 1 剂含 Jeryl-Lynn 株的 MMR 疫苗,73%的儿童在 10.5 年后仍为血清阳性。间隔 5 年后接种第 2 剂,在接种第 2 剂后 4 年,86%为血清阳性。美国腮腺炎爆发研究证实,Jeryl-Lynn 株抗临床腮腺炎的保护效果为 75%~91%。经实践证明是国内外使用毒种中最为安全的,不良反应的发生十分罕见,不良反应总报告率仅为 17.4/10.0 万,而且主要为低热,短暂皮疹、瘙痒和紫癜等变态反应,且都在短期内自行消退,不留后遗症。到目前为止,尚无确切证据表明在接种后可发生脑炎或脑膜炎并发症。

2.RIT4385 株

RIT4385 腮腺炎疫苗是由 Jeryl-Lynn 疫苗株衍化而来。市售的疫苗是与 Schwarz 麻疹疫苗和 RA27/3 风疹疫苗联合的 MMR 疫苗。有 7 项研究对 RIT4385 疫苗与 Jeryl-Lynn 疫苗的免疫原性进行了比较。9~24 个月龄儿童接种 RIT4385 疫苗,用 ELISA 检测 1 080 名儿童,血清阳转率为 95.50%;接种Jeryl-Lynn疫苗(MMR)的 383 名儿童,血清阳转率为 96.9%,GMT 明显比 RIT4385 疫苗高。两组间发热、皮疹、唾液腺肿胀和发热性惊厥的发生率相似,但 RIT4385 疫苗组注射部位的局部症状(如疼痛、红肿)发生率明显较低。意大利在 12~27 月龄儿童中比较了 RIT4385(MMR)与含 Rubini 株的 MMR 疫苗的效果。发现 RIT4385 疫苗接种者,血清阳转率为 97%,抗体 GMT 为 1 640 U/mL。Rubini 株接种者血清阳转率为 35.4%,GMT 为 469 U/mL,两者在血清阳转率和 GMT 方面的差异有显著性,两组的局部和全身症状发生率相似。

3.Leningrad-3 株

Leningrad-3 疫苗株,用豚鼠肾细胞培养增殖,再进一步用日本鹌鹑胚培养,传代减毒。该疫苗已用于俄罗斯联邦的国家免疫规划,自 1980 年以来,已接种儿童超过2 500 万。Leningrad-3 疫苗接种 1~7 岁儿童,血清阳转率为 89%~98%,保护效果为 92%~99%。此外,在113 967 名1~12 岁儿童中的试验证实,俄罗斯联邦腮腺炎爆发期间,该疫苗用作紧急预防时,保护效率为 96.6%。

4.L-Zagreb 株

在克罗地亚,用 Leningrad-3 株通过适应于鸡胚成纤维细胞培养,进一步减毒。新毒株命名为 L-Zagreb,用于克罗地亚和印度的疫苗生产,在全球已接种几百万儿童。L-Zagreb 疫苗在克罗地亚的研究显示,保护效果与 Leningrad-3 疫苗相当。1988—1992 年,克罗地亚报道,每接种

10 万剂含 L-Zagreb 株的 MMR，有 90 例无菌性脑膜炎。而 1990—1996 年在斯洛文尼亚，被动监测得到相应的无菌性脑膜炎发生率为 2/10 万剂。

5.Urabe 株

20 世纪 70 年代，由日本建株，由人胚肾细胞分离并在 CE 中传代减毒，最后在 CE 或 CEC 中制备疫苗。首先在日本，然后在法国、比利时和意大利获准使用。用鸡胚羊膜或鸡胚细胞培养生产 Urabe 株疫苗，在几个国家已成功地使用 Urabe 株疫苗。自 1979 年以来，已接种疫苗 6 000 万人。12～20 个月龄儿童血清阳转率为 92%～100%，9 个月龄儿童血清阳转率为 75%～99%。但经研究发现 Urabe 疫苗与诱发脑膜炎有关系，加拿大科学家通过分子生物学研究发现 Urabe 株疫苗是一种混合病毒，带有 A 野生型病毒与 G 变异型病毒，患者脑脊液检查主要为 A 野生型病毒，该病毒能改变脑脊液成分，进而发展为无菌性脑膜炎。在英国，接种 11 000 剂该疫苗，估计发生 1 例无菌性脑膜炎。日本接种 10 万剂含 Urabe 株的 MMR 疫苗，发生约 100 例无菌性脑膜炎，发生率随不同制造厂商而不同。发生率的差异可能反映监测或 Urabe 疫苗株反应原性的差异。Urabe 疫苗含有多株 MuV，这些毒株的神经毒力可能不同。为此全球许多国家停止生产和使用 Urabe 株疫苗。

6.Rubini 株

20 世纪 80 年代，由瑞士建株，首先在人二倍体细胞上传代，而后在 CE 中减毒，并适应至 MRC-5 人二倍体细胞上制备疫苗。1985 年，Rubini 株疫苗首先在瑞士获准使用。与Jeryl-Lynn 和 Urabe 疫苗接种者相比，Rubini 疫苗接种者血清阳转率和 GMT 明显较低。最后对 Rubini 疫苗观察表明，其效力比 Jeryl-Lynn 或 Urabe 疫苗低。瑞士的 3 年研究证明，Rubini 疫苗仅提供 6.3%的保护，而 Urabe 和 Jeryl-Lynn 疫苗保护效果分别为 73.1%和 61.6%。对保护效果差的一种解释是，高代次传代（>30 代）可能造成疫苗株过度减毒。据此，WHO 建议国家免疫规划不使用 Rubini 疫苗。

7.S_{79}毒株

1979 年，上海生物制品研究所通过国际交往从美国引进腮腺炎病毒株（Jeryl-Lynn 株），在实验室通过原代鸡胚细胞传代培养后，冻干保存，改名为 S_{79} 株。病毒传至第 3 代建立主代种子批，腮腺炎病毒 S_{79} 株经猴体神经毒力试验表明，注射后猴体未见与病毒神经毒力相关的病理表现，该毒株生产的疫苗制检规程列入 1995 年以后的《中国生物制品规程》。特别是 20 世纪 90 年代以来，上海、北京、兰州等生物制品研究所都用 S_{79} 株制造疫苗，该毒株与 JL 株相同，具有病毒滴度较高，免疫原性较好，而临床反应轻的特点，各地使用后的抗体阳转率为 82.6%～88.6%。同时，利用蚀斑纯化技术对毒株进行筛选，制备的疫苗与未纯化的病毒疫苗及进口的 MMR 联合疫苗同时进行免疫原性观察，发现纯化病毒疫苗的抗体阳转率提高，为 83.33%～94.29%。

8.M56

20 世纪 70 年代，北京生物制品研究所从腮腺炎患者鼻咽分泌物中分离到一株病毒，减毒成为弱毒株 ME 和 M56-1，制备成气溶胶剂型，人群以气雾经呼吸道免疫后，效果良好，血清阳转率可达 90%。但实施气雾免疫操作的工作人员，不断重复吸入过量疫苗致高热而停用。

（三）腮腺炎疫苗的效果

上海生物制品研究所研制的麻疹、腮腺炎二联疫苗，曾在江西省进行系统的临床观察，136 名8 个月龄以上易感儿童接种疫苗后，不良反应轻微，未见腮腺肿大及皮疹，发热以轻度为主，占 15.44%，中度发热反应为 5.88%，无强反应。腮腺炎的抗体阳转率为 81.82%～86.00%，麻疹的抗体阳转率为 95.12%～100.00%，与对照的单价疫苗和进口 MMR 三联疫苗相似。

关于腮腺炎疫苗的免疫保护效果，国内蔡一飚曾报道，宁波市甬江中心小学 2000 年 4 月 12 日至 2000 年 6 月 11 日流行性腮腺炎爆发，全校 463 名学生发病 82 例，年龄 7～12 岁。其中，接种过疫苗的90 名学生，发病 8 例(8.89%)；未接种过疫苗的 373 名学生，发病 74 例(19.84%)，疫苗保护率为 55.0%，二者差异有显著意义($\chi^2=5.97, P<0.05$)。

(四)腮腺炎疫苗的安全性

腮腺炎疫苗接种的不良反应罕见而轻微。接种后最常见的不良反应是发热、皮疹。腮腺炎疫苗引发无菌性脑膜炎的发生率不同毒株之间有差异。S_{79}株腮腺炎疫苗在我国已被广泛使用，其临床反应轻微。在国内进行的所有临床研究资料中未见引发无菌性脑膜炎的报道。郭绍红等以北京、上海生物制品研究所生产的 S_{79}株腮腺炎疫苗，在上海观察 175 名疫苗接种者，局部出现红肿反应者 1 人(0.6%)，未见腮腺肿大，在接种后 6～10 天，有≥1 次体温在 37.6～38.5 ℃者 8 人，占 4.57%；≥38.6 ℃者 2 人，占 1.14%。1 人食欲欠佳，抗体阳转率为 85%，蚀斑减少中和试验法。王玲等报告，以兰州生物制品研究所生产的S_{79}株腮腺炎疫苗在山东省观察疫苗的安全性，接种疫苗的 345 名 2～9 岁儿童，未出现严重反应，仅有6 人注射部位出现轻微红晕，未发生与接种疫苗相关的发热、皮疹等反应。目前，国内生产的 S_{79}株疫苗已在全国范围内得到广泛应用，未发生与疫苗相关的严重不良反应。充分说明国产 S_{79}株腮腺炎疫苗安全性良好。

(五)疫苗的免疫效果和持久性

国内应用腮腺炎疫苗的时间不长，有关疫苗免疫效果的研究也不多。从个别结果来看，S_{79}株腮腺炎疫苗的血清中和抗体阳转率达 85.4%，疫苗保护率为 81.9%，血清学和流行病学效果基本吻合。

王树巧等报告，在浙江省杭州市下城区，观察上海生物制品研究所生产的 S_{79}株腮腺炎疫苗与美国 Merck 公司的 MMR 联合疫苗免疫后的腮腺炎抗体比较结果，S_{79}株腮腺炎疫苗的抗体阳转率为79.59%～88.46%，Merck 公司的 MMR 联合疫苗的抗体阳转率为 82.86%，无显著的统计学意义。国产 S_{79}株腮腺炎减毒活疫苗在奉化地区对易感幼儿免疫效果研究中发现，受试者免疫前抗体阳性率为24.41%，免疫后 1 个月明显增高至 90.00%，免疫后阳性数去除免疫前阳性数其疫苗保护率仍有 90.00%。浙江绍兴在全县范围内对 7 岁以下儿童推广使用国产冻干流行性腮腺炎减毒活疫苗，全县 8 个月龄至7 岁以下儿童共观察 65 216 人，一年内报告病例 108 人，总发病率为 165.60/10 万。其中，接种组 52 208 人，发病 33 人，发病率为 63.21/10 万；未接种组 13 008 人，发病 75 人，发病率为 576.57/10 万，两组发病率有非常显著性差异，疫苗保护率为 89.04%。有关疫苗长期的免疫保护性资料，国内仅有为期3 年的研究数据，尚未见有更长的持久性研究资料。

温州市观察了上海生物制品研究所生产的腮腺炎疫苗，接种 3 年后血清中流行性腮腺炎的特异性抗体 IgG 和发病情况。对 102 人进行了腮腺炎疫苗注射，未注射疫苗的 56 人作为对照组。在观察期内曾有两次腮腺炎流行。发现接种疫苗后抗体阳性率为 92.16%，对照组腮腺炎的自然感染率为71.43%，未接种疫苗者腮腺炎的隐性感染率高达 64.28%。接种组腮腺炎发病率为 0.98%，明显低于对照组 7.14%，免疫后经过两个流行期，疫苗的保护率为 86.27%。结果表明易感人群注射一剂国产冻干流行性腮腺炎疫苗，3 年后仍然有保护作用。还有报道认为，腮腺炎减毒活疫苗接种 1 年后，抗体阳性率和 GMT 均有所下降，3 年后进一步降低。一般认为群体免疫率在 90%以上可阻止腮腺炎的流行，但 3 年后群体的免疫率为 70%，因此是否需要再次免疫接种，几年后需要加强值得进一步探讨。

（六）腮腺炎疫苗免疫接种程序

根据WHO提供的资料，将腮腺炎疫苗列入免疫规划的82个国家中，有52个国家(63.4%)使用单剂，30个国家(36.6%)使用双剂。目前，国外MMR双剂方案获得了广泛的支持。14～18个月龄儿童初免，抗体阳性率达到85%。免疫后第2年，抗体不断下降，只有经再次免疫后，抗体阳性率才能回升到95%左右。再过9年，抗体阳性率仅缓慢降至85%。而且，再次免疫4年后的平均抗体滴度仍高于初免时的水平。要达到消灭腮腺炎的预期要求，对9～12个月龄儿童进行单剂疫苗接种，其接种率应≥80%，方可形成群体免疫力。使用腮腺炎疫苗单剂免疫程序的国家应考虑进行二次接种。

芬兰自1982年11月开始采用2剂MMR免疫方案，第1剂于14～18月龄免疫，第2剂于6岁时免疫，到1986年95%以上的儿童都得到了适当免疫。1989年统计，芬兰南部的赫尔辛基儿童医院已没有儿童腮腺炎病毒性脑炎的报告，1994年报告芬兰每年经实验室确认的流行性腮腺炎病例已不足30例。1997—1999年芬兰共报告了4例输入腮腺炎病例，并证明没有发生继发感染。因此，认为消灭腮腺炎的目标已经达到。瑞典也于1982年开始实行2剂免疫方案，第1剂于18个月龄，第2剂则于儿童12岁时进行，每次疫苗接种的覆盖率均达到90%。研究报告显示第2剂免疫之前，27%的人已经失去了腮腺炎抗体，但加强免疫使97%的免疫对象血清阳转。也有文献报告，MMR疫苗1剂免疫的保护率为92%，2剂免疫其保护率达100%。这也说明第二次免疫接种是十分必要的。

作为腮腺炎的有效预防措施，美国目前推荐的免疫程序是12～15个月龄接种第1剂MMR，4～6岁或11～12岁再免疫第2剂MMR。我国自20世纪90年代开始使用国内自行研制的单价疫苗，腮腺炎发病率较高，只推荐对8个月龄以上儿童进行单剂注射，也有多数人建议有必要在国内对学龄儿童和学龄前儿童进行腮腺炎的加强注射。

（七）腮腺炎疫苗与其他儿童疫苗同时接种的相容性

经观察，腮腺炎减毒活疫苗或MMR疫苗与白喉、破伤风、全细胞百日咳联合疫苗同时接种，或与白喉、破伤风、无细胞百日咳联合疫苗同时接种，或与口服脊髓灰质炎疫苗，或与b型流感嗜血杆菌多糖结合菌苗，或与乙型肝炎疫苗同时接种都不影响抗体应答或增加严重不良反应。腮腺炎疫苗无论是作为单价疫苗还是作为MMR疫苗的组分之一，与水痘疫苗同时接种，均不影响各疫苗及其自身的抗体形成，疫苗接种后反应也无加剧迹象。MMR疫苗与乙脑疫苗同时接种也获得较好效果。腮腺炎疫苗是否可与这些疫苗制成联合制剂及联合免疫后人群免疫程序如何进行调整还有待研究。

（赵剑波）

第四节　甲型肝炎

一、概述

甲型肝炎是一种古老的疾病。根据流行病学记载，最早的甲型肝炎爆发是在公元前17世纪和公元前18世纪的欧洲。19世纪,少数散发的黄疸病例被认为是卡他性黄疸。Cockayne认为这些散发病例和流行的黄疸可能是同一种疾病现象,McDonald推断可能与某种病毒有关。

甲型肝炎作为一种病毒性传播疾病的第一批研究数据,是在第二次世界大战期间通过一系列志愿者的感染实验获得的。在第二次世界大战中主要爆发于德国、法国和美国盟军,8%~9%的士兵和1/3的军官都曾患过此病。军医们认为,该病的传播是通过感染的粪便,恶劣的环境也是该病传播的一个重要原因。此后,传染性肝炎和血清型肝炎的传播模式及病因被清楚地区别开来,Maccallum建议把两种肝炎分别命名为甲型肝炎和乙型肝炎。1952年,WHO首届病毒性肝炎专家委员会采纳了这一建议,直到20世纪70年代初,这一建议才被内科医师和病毒学家们广泛接受,但更名为传染性肝炎(甲型肝炎)和类似血清型肝炎(乙型肝炎)。

我国是甲型肝炎高发地区,1988年上海甲型肝炎爆发,集中发病32万例,发病率高达4 082.6/10.0万,波及江苏、浙江等省。20~39岁年龄占发病总数的83.5%。是我国严重的公共卫生问题。

二、病原学

甲型肝炎病毒(Hepatitis A Virus,HAV)最初被划归为微小RNA病毒科的肠道病毒属。但近几年对HAV分子生物学的研究表明,HAV基因结构比较独特,与以前划归为同一属的脊髓灰质炎病毒差别较大,所以建议将HAV重新立为微小RNA病毒科的肝炎病毒属。

对HAV序列的分析结果,特别是对其VP1/2A基因区段附近的168个有较高变异度的核苷酸序列的分析,可将152株各地分离的野毒型HAV分为7个基因型。以发现的先后顺序编号,人源HAV属于Ⅰ、Ⅱ、Ⅲ、Ⅳ型,其中Ⅰ、Ⅲ型内又各分A和B两个亚型,灵长类HAV属于Ⅳ、Ⅴ、Ⅵ基因型,型间核苷酸变异在15%~25%。大多数人源HAV株属于Ⅰ型,包括CR326、MS-1、H2和HM175,Ⅱ型中包含人源株和类人猿PA21株。其他5型均只含有1个HAV株,其中2个为人型,另3个为猴型,有些基因型呈地区性,来源于中国的毒株均属于ⅠA型。纯化的HAV颗粒有良好的抗原性,虽然HAV不同株间的核苷酸序列有较大变异,但目前认为人源HAV的抗原结构非常保守,只有1个血清型,有利于用疫苗预防甲型肝炎。

HAV对pH有较强的耐受力,37 ℃ 1小时,pH在2.0~10.0,感染滴度几乎不发生改变。对热有很强的抵抗力。60 ℃ 1小时对HAV没有影响,100 ℃ 1分钟能使其灭活。镁和钙离子可增强其热稳定性,可被紫外线迅速灭活,也可被多种消毒剂如3%~8%的甲醛液、50%~90%乙醇、2%的石炭酸灭活。但能抵抗0.1%甲醛液和2%~5%来苏水1小时。

三、流行病学

HAV宿主范围狭窄。在自然情况下,HAV的宿主主要是人类,但黑猩猩、短尾猴、恒河猴、狨猴等几种灵长类动物也能感染,并成为宿主。其中黑猩猩与狨猴是最易感的动物。我国甲型肝炎报告发病率近年来呈下降趋势。

(一)传播途径

1.粪-口途径

患者在临床前期3~10天(谷丙转氨酶开始升高前)即可随粪便排毒,临床症状出现后排毒量减少,仍可维持1~2周,婴幼儿排毒期较长。粪-口途径是主要的传播方式。

2.经水传播

经水传播是爆发的主因，往往是输水管道、水源地(水井、河流)被污染。

3.经血传播

患者的病毒血症可延至前驱期，此期的血液及血液制剂等都可造成传播。首次因注射血制品而发生的甲型肝炎爆发，发生于 1986 年，是在用白细胞介素-2 和自身淋巴因子对癌症患者进行实验性治疗时发生的，这些药物的细胞培养基中含有人血清。结果导致 39%的易感者发生了 HAV 急性感染。小规模的甲型肝炎爆发也见于意大利、德国、比利时和爱尔兰等接受浓缩Ⅷ因子治疗的血友病患者中。在意大利的爆发中，从 12 个含大量Ⅷ因子的物质中检测到了 5 个，其 HAV 基因序列分析表明，至少有 3 种不同的 HAV 株，这 3 种不同的 HAV 株与从接受Ⅷ因子的患者中检测到的病毒是相联系的，这个结果为甲型肝炎通过Ⅷ因子传播的假设提供了有力的证据。

4.食物传播

美国不断有食物作为传播媒介而发生甲型肝炎的报道，但仅占总报告病例的 5%。在许多国家，生食或半生食贝类是甲型肝炎病例和爆发的一个重要的原因。贝类极易传播甲型肝炎，是因为它们要滤过大量的水以获得足够的食物和氧气，因此可作为感染性病毒浓缩和蓄积的场所。贝类常常被生食或只轻微蒸一下后食用，这段时间足以使贝壳打开，但对于病毒的灭活却不充分。发生于上海的甲型肝炎大流行世人共知，在生食毛蚶者中的发病率为 18%，在熟食者中为 7%，而在未食用者中为 2%。

(二)季节特征

秋天是甲型肝炎发病的季节高峰，在一些温带国家也见于早冬，但在热带或亚热带国家极少在早冬发生。除受旅行方式影响外，在美国或西欧，季节特征已不明显。

(三)流行周期

在温带一些发达国家，每 5～10 年可周期性出现一个流行高峰。在北美洲，疾病的高峰发生于1956 年、1961 年和 20 世纪 70 年代初；在澳大利亚，发生于 1956 年和 1961 年；在丹麦发生于战后和 20 世纪 50 年代中期；在荷兰发生于 1954 年和 1960 年。在过去的 20 年里，感染率的下降已影响了这些周期的规律。

(四)人群的易感性

1.急性黄疸型(20%～25%)

有明显的临床症状，如发热、黄疸、肝大、胃肠症状等，肝功能异常。

2.亚临床型(40%～45%)

无临床症状，伴有肝功能异常。

3.隐性感染(30%～35%)

无任何临床症状和体征，肝功能正常。

(五)地域分布

甲型肝炎主要分布在一些无清洁饮水、食品卫生缺乏监督、无粪便处理措施的农村地区。我国农村甲型肝炎发病率显著高于城市。

(六)发病年龄分布

甲型肝炎发病率在流行强度不同的地区，各年龄组发病率略有差别。但总趋势仍以学龄儿童和青少年居多，成年人一般隐性感染率极高，从而获得感染免疫。我国城市不同年龄人群对甲型肝炎的易感性也不同。

四、免疫预防

(一)甲型肝炎减毒活疫苗的研发

1979 年，Provost 和 Hilleman 在体外细胞培养、分离 HAV 获得成功，从而使甲型肝炎疫苗的研制与生产成为可能。国外曾报道 Karron、Provost 等分别采用 HM175 毒株和 CR326F 毒株进行甲型肝炎减毒活疫苗的研制，但未能形成批量生产。

研发减毒活疫苗首要的是选择适宜的毒种，毒种在消除致病性的同时，仍保持感染性和复制的活性，并具有较长时期刺激机体产生特异性免疫应答的能力。其毒力(致病力)、免疫原性(产生体液和细胞免疫应答能力)均应保持稳定。

1.减毒活疫苗毒种选择

我国用于生产的减毒活疫苗株 H2 和 L-A-1 均是 20 世纪 80 年代分别在浙江、上海两地甲型肝炎患者粪便中分离获得。经传代减毒，符合制造活疫苗的条件。先后在杭州、长春、昆明投入批量生产。于 1992 年后在全国广为使用。应用早期为冷冻剂型，疫苗有效期短，不适宜在广大农村、边远地区使用。经疫苗生产厂家的努力，成功研制疫苗冷冻干燥保护剂，将液体剂型改进为冷冻干燥剂型。疫苗在 4～8 ℃条件下，有效期从 5 个月延长到 18 个月。

2.甲型肝炎减毒活疫苗的应用

疫苗用于≥1 岁易感人群，每剂 1.0 mL，含活病毒 lg6.5 $CCID_{50}$，于上臂三角肌附着处皮下注射。

3.不良反应

在甲型肝炎减毒活疫苗研发期间，经多省(市、区)数十万人群的观察，证明疫苗的安全性良好。

(1)一般反应：注射疫苗后，少数可能出现局部疼痛、红、肿，一般在 72 小时内自行缓解。偶有皮疹出现，不需特殊处理，必要时可对症治疗。

(2)异常反应：有过敏性皮疹、过敏性紫癜等变态反应。极少数人有谷丙转氨酶短暂和轻微升高，另有 2 例类肝炎报道。据分析，此类反应的发生可能与个人体质有关，患者可能对疫苗敏感，引起肝胆管过敏，发生变性水肿，致使胆管栓塞，胆汁排泄受阻，临床上出现短时胆汁潴留，形成黄疸。但肝细胞可能损害较轻，病程较短，预后良好。

4.疫苗效果

1996—1998 年，广西、河北、上海等地 45 万儿童中进行的随机对照研究证明，试验疫苗L-A-1和H2 株，对照组接种伤寒 Vi 疫苗。L-A-1 株疫苗滴度 lg6.5 $CCID_{50}$/mL，H2 株疫苗滴度为 lg7.0 $CCID_{50}$/mL。两株疫苗免疫后抗体阳转高峰出现在 2～6 个月，分别为 94.87％和85.95％，GMT 分别为 131.3 mU/mL 和 118.6 mU/mL。36 个月时，抗-HA 抗体阳转率在 75％～80％，但保护效果不变。在 46 万名被研究者中，上海市现场观察 2 年，其他现场观察3 年，对照组发现 118 例甲型肝炎病例，接种疫苗组发现 3 例，保护率为 97.52％。

上述两批疫苗滴度均≥lg6.75 $CCID_{50}$/mL。2 个疫苗厂家生产的不同批号、不同滴度的疫苗，其血清抗体阳转率检测结果可见滴度≤lg6.0 $CCID_{50}$/mL 时，血清抗体阳转率都不理想。故《中华人民共和国药典》(2005 版三部)规定，甲型肝炎减毒活疫苗每人用剂量≥lg6.5 $CCID_{50}$/mL。

(二)甲型肝炎灭活疫苗的研发

1.甲型肝炎灭活疫苗毒种

世界上首先获得批准上市的甲型肝炎灭活疫苗是 GSK 公司的 Havris,所用毒株分离自澳大利亚某肝炎患者。其后,有 Merck 公司的 VAQTA,所用的毒株为 CR326F,分离自哥斯达黎加患者粪便。法国巴斯德研究所的 Avaxirn,所用的毒株分离自德国患者粪便。北京科兴生物制品有限公司生产的 Healive 甲型肝炎灭活疫苗的毒株 TZ84,于 1984 年分离自唐山某患者粪便。

2.甲型肝炎灭活疫苗的应用

(1)1～18 岁每剂 0.5 mL。不少于 720 ELISA 单位;≥19 岁,每剂 1.0 mL,不少于 1 440 ELISA单位。

(2)基础免疫为 1 个剂量,之后 6～12 个月进行一次加强免疫,以确保长期维持抗体滴度。

(3)成人和儿童均于三角肌肌内注射,绝不可静脉注射。

(4)可与许多疫苗在不同部位同时接种。

甲型肝炎灭活疫苗的接种抗原剂量,不同厂家的定量表示方法不同,有的以 ELISA 单位表示,有的以蛋白重量(u)表示。据北京科兴生物制品有限公司临床试验证明,720 ELISA 测定单位相当于 500 u,1 440 ELISA测定单位相当于 500 u。

(三)甲型肝炎灭活疫苗的免疫效果

对 HAV 的抗体保护水平研究表明,体外细胞培养 HAV 的研究结果显示,20 mU/mL 或稍低抗-HAV 抗体可中和 HAV。应用免疫球蛋白 1～2 个月后,抗-HAV 水平达到 10～20 mU/mL可预防甲型肝炎。史克公司的 Havrix 疫苗临床研究用 ELISA 检测保护性抗-HAV 抗体,最低浓度定为20 mU/mL。默克公司的 AVAXIM 疫苗用放射免疫分析法检测,最低抗体保护水平定为 10 mU/mL。

国外批准上市的甲型肝炎灭活疫苗对无母传抗体的儿童、青少年及成人均具有免疫原性,绝大多数接种者对单剂疫苗接种即产生应答,第 2 剂可提高抗体水平。免疫原性研究显示,抗体阳转率为 94%～100%,成人为 97%～100%。儿童和青少年第 1 剂注射后 1 个月,抗体水平即达保护水平,6～12 个月接种第 2 剂后,约 100%接种疫苗者具有高水平的抗体。抗体水平很大程度上取决于剂量和程序。甲型肝炎灭活疫苗 2002 年用于 5～15 岁少儿,接种 250 u 疫苗 1 剂,3 个月的抗体阳转率为 100%,GMT 为417 mU/mL。用 0 个月、6 个月和 0 个月、12 个月两剂免疫程序,全程免疫后 1 个月,GMT 分别为 5 963 mU/mL 和14 893 mU/mL。

甲型肝炎灭活疫苗 Harix 和 VAQTA 正式生产已近十年,临床研究观察人数多、覆盖面广,所获资料十分丰富。其中 Innis 等 1989—1990 年间在泰国 40 119 名 1～16 岁儿童中进行的一次大规模双盲、随机,设对照的现场观察最具代表性。对照组为基因工程乙型肝炎疫苗,接种 109 000 剂甲型肝炎灭活疫苗。免疫原性结果为:注射 1 剂疫苗后第 8、12 和 17 个月抗-HAV(20 mU/mL 或更高抗体水平)为 94%(223/238)、93%(222/238)和 99%(236/238)。此项研究共发生 40 例甲型肝炎,38 例发生在对照组,两例发生在试验组,累积效果为 95%。试验组发生的 2 例甲型肝炎患者,病程短、转氨酶升高轻微,显示疫苗的部分保护作用。

北京科兴公司用国内分离的 TZ84 甲型肝炎毒株以二倍体细胞制备灭活疫苗,临床研究证明安全性与免疫原性良好,与国外 Havrix 及 VAQTA 毒株处于同一水平。早先报道 Havrix 灭活疫苗免疫后36个月抗体阳性率为100%,GMT为1 214 mU/mL。

(四)甲型肝炎灭活疫苗的安全性

1.一般反应

成人接种者大都在接种当天主诉注射后局部疼痛,其发生率占36.0%。此外,局部反应有红肿、硬结,其发生率为4.0%。全身反应成人接种者基本轻微,少有发热,主诉头痛、疲劳、精神萎靡、发热、恶心、食欲缺乏,其发生率为1.0%~10.0%。在儿童中观察,临床症状和体征基本与成人相似。

2.异常反应

极少数人接种疫苗后,转氨酶一过性增高,30天后恢复正常。偶有过敏性皮疹、紫癜、过敏性休克罕见。

(赵剑波)

第五节 乙型肝炎

一、概述

乙型肝炎是引起肝硬化、肝细胞癌的主要原因。每年全球有62万人死于乙型肝炎感染。也是我国公共卫生中的一个严重问题。20世纪90年代,我国法定传染病报告乙型肝炎年均发病率在100/10万以上,即每年要报告急性肝炎120万例。但据专家估计,我国每年实际新发生病毒性肝炎病例200万例。其中甲型肝炎占50%,乙型肝炎占25%。乙型肝炎在人群中有众多无症状带毒者,且有转变为慢性肝炎、肝硬化及肝癌的趋势,对人类危害极大,引人关注。

病毒性肝炎分布于全球。近数十年来,对肝炎的病毒学研究取得突破性进展,现今已知的有甲型(HAV)、乙型(HBV)、丙型(HCV)、丁型(HDV)及戊型(HEV)肝炎。此外尚有约占4%的病毒性肝炎不在上述各型之内,其中包括庚型(HGV)或GB病毒和已型(HFV)肝炎。各型肝炎病毒的生物学特性、抗原型和核酸分子序列截然不同,但临床症状相似,以肝脏肿大及肝功能异常为主。依据病程,可演化成急性肝炎、慢性肝炎、肝硬化及肝癌。各型的确诊必须依据患者血清中各型肝炎病毒标志物及分子生物学技术和流行病学特征,病程转归互有同异。

二、病原学

(一)HBV的发现

1963年,Blumberg在两个多次接受输血治疗患者的血清中,发现一种异常的抗体,能与澳大利亚土著人的血清起反应,因而被认为后者血清中具有一种新抗原物质,称为“澳大利亚抗原”。后来在多次人群血清流行病学调查及患血清性肝炎患者的血清中经常出现这种抗原,至1968年确定了这种抗原与血清性肝炎的关系。1970年,D.S.Dane发现血清性肝炎患者血清中具有传染性、直径42 nm的颗粒。随着免疫学、分子生物学的发展,相继证明其核心含有HBV的DNA及HBV-DNA聚合酶,从而对HBV得到确认。

(二)HBV 的抵抗力

HBV 对理化因素抵抗力相当强,对低温、干燥、紫外线、醚、氯仿、酚等均有抵抗力。高温灭菌(121 ℃,15 分钟)、0.5%过氧乙酸、5%氯化钠、3%漂白粉液、0.2%苯扎溴铵等均可使 HBV 失活。但 HBV 的感染性与 HBsAg 的抗原性并不一致,如 100 ℃加热 10 分钟或 pH 2.4 处理 6 小时,均可使 HBV 失去感染性,但仍保持 HBsAg 的抗原活性。

(三)HBV 的形态与结构

HBV 有三种形态的颗粒,即大球形颗粒、小球形颗粒和管形颗粒。大球形颗粒具有感染性,直径42 nm,是 D.S.Dane 等在电镜下发现的,故称 Dane 颗粒。其结构具有双层衣壳,相当于一般病毒的包膜,含有 HBsAg,镶嵌于脂质双层中。内部有一个密度较大的核心结构,呈 20 面体立体对称,直径约为27 nm,其表面即为病毒的内衣壳,内衣壳的蛋白具有抗原性,为 HBV 核心抗原(HBcAg)。在酶或化学去污剂的作用下,暴露出具有与 HBcAg 不同的抗原性即 HBV 的 e 抗原(HBeAg)。HBeAg 可在人血清中检测到,而 HBcAg 仅存在于感染的肝细胞核内,HBV 核心结构的内部,含有病毒的 DNA 和 DNA 聚合酶。DNA 为双股环状。病毒体具有特殊的 DNA 聚合酶,既有能以 RNA 为模板转录 DNA 的反转录酶的功能,又有合成 DNA 的功能。HBV 的 DNA 长链载有病毒蛋白质的全部密码,有四个开放读码框架分别称为 S、C、P 和 X。S 区包括 *S* 基因、$Pres_1$ 与 $Pres_2$ 基因,分别编码 HBsAg、$\mathrm{Pres_1}$ Ag 与 $\mathrm{Pres_2}$ Ag;C 区基因编码 HBcAg;还有一个 Pre C 区可能在病毒核心和外壳的附着及结合中起作用;P 区基因最长,编码 HBV 的 DNA 聚合酶,反转录酶以 Rnase H 也为*P* 基因编码;*X* 基因编码 X 蛋白。

(四)HBV 的复制

1.入侵

HBV 侵入机体肝脏,通过外壳蛋白前 S_2 和前 S_1 抗原以多聚人血清清蛋白为桥,附着并侵入肝细胞内脱壳,HBV-DNA 受宿主细胞 DNA 修复机制及在 HBV-DNA 聚合酶的作用下,以负链 DNA 为模板合成等长的正链,形成真正的双链环状 DNA 分子。

2.复制

DNA 进入细胞核,在细胞核内成熟为 cccDNA,作为复制的模板,转录前基因组 RNA,此 RNA 是复制的中间体,作为合成病毒 DNA 的模板。

3.整合

嗜肝病毒 DNA 需复制完成后才能整合。整合的时间尚不完全清楚,一般整合分为两个阶段,即早期进行非选择性整合,整合分子分散于宿主细胞的基因组。后期进行选择性整合,经免疫选择,一些含特定部位整合分子的特定细胞可继续成活,其他分裂扩增。在 HBsAg(+)/HBeAg(+)感染,除可能有整合分子外,常有大量游离分子;在 HBsAg(+)/抗-HBe(+)感染,除主要是整合型病毒外,仍有游离和复合型病毒。在感染持续中,含复合型病毒的肝细胞易被清除,而含整合型病毒的肝细胞则被保留。

4.装配

病毒基因组装配核壳蛋白成为核心,核心装配外膜蛋白成为 Dane 颗粒,Dane 颗粒被释放出肝细胞或重新进入 HBV 复制的再循环。在宿主感染细胞中,病毒的半衰期为 2～3 天,病毒不断地产生和被清除,在一些 HBsAg(+)的慢性乙型肝炎患者中,以回归分析方法计算每天病毒产量为 6.09×10^{11} 颗粒并处于稳定状态。

三、病毒的抗原系统

(一)HbsAg

HbsAg为HBV 3种颗粒所共有,是机体感染HBV的标志,结构上Dane颗粒的外壳为直径22 nm的小球形颗粒和管形颗粒所构成。HBsAg有一个共同的抗原决定簇d/y、w/r,因此,HBsAg可以分为adr、adw、ayw、ayr 4个型。W型W1、W2、W3、W4,现在已知HBsAg经过多种组合后有8个不同的亚型adr、adw2、adw4,ayr、ayw1、ayw2、ayw3、ayw4及2个复合亚型adyr、adyw。其中以adw、adr、ayw和ayr为主要亚型。同一感染源的HBV亚型是一致的,可用于血清流行病学调查。我国亚型分布因地域、民族而异,我国主要以adr为主,ayw多见于内蒙古自治区、新疆和西藏少数民族地区。个体形成复合亚型的机制有两个可能,一是不同亚型病毒的双重感染;二是单一亚型病毒感染后,HBV-DNA发生突变。HBsAg各亚型间均含有共同的α抗原决定簇,所以各亚型之间均有交叉保护,但这种保护是不完全的。

HBsAg具有病毒的免疫原性,可刺激机体产生相应的保护性抗体(抗-HBs),是一种完全性保护性抗体,机体获得抗体可持续数年乃至终身。一般感染HBV后,6~13周出现抗-HBs,抗-HBs的产生可见于乙型肝炎病毒感染者的恢复期或HBV既往感染,也可见于乙型肝炎疫苗接种后。抗-HBs的存在,一是表明乙型肝炎患者感染的病毒已被清除;二是表明疫苗免疫接种已获成功。在人群中有5%~10%的人对HBsAg不产生免疫反应,这些人如被病毒感染则成为慢性HBV携带者。

(二)HBcAg

HBcAg主要是由c蛋白构成,存在于Dane颗粒核心部位的表面,为内衣核壳成分,外面被HBsAg所覆盖,故血液中很难检出,也不产生中和抗体。但具有较强的免疫原性,能诱导机体产生体液和细胞免疫。HBcAg阳性(活检中)表明Dane颗粒存在,患者具有传染性。HBV感染后,可检测到的HBcAg体液抗体是抗-HBcIgM。它是HBV急性(最近期)感染的重要标志,在慢性乙型肝炎的活动期、原发性肝癌及部分无症状HBsAg携带者中,也可以检测到低滴度的抗-HBc IgM。急性乙型肝炎早期血清中抗-HBs IgM几乎全部是阳性,病程2~4周达高峰,6周时开始下降,阳性可维持6~8个月。一般在发现HBsAg阳性时,抗-HBc IgM阴性,而当谷丙转氨酶开始下降时,抗-HBc IgM迅速转为阳性,但当谷丙转氨酶峰值出现较迟时,则于HBsAg消失后,抗-HBs IgM可达最高峰。抗-HBc IgG比抗-HBc IgM出现晚,在急性乙型肝炎发病后1个月左右升高,但持续时间较长,可持续数年不消退。抗-HBc IgM不是中和抗体,一般无保护作用。综合分析,才能获得正确的诊断。血清流行病学调查时,经常遇到血清中抗-HBc单独阳性出现,对此现象有以下几种解释:①急性乙型肝炎恢复期早期(窗口期)。许多HBV感染者,HBsAg减少甚至消失,抗-HBs尚未产生或出现,抗-HBc是唯一能检出的特异性HBV感染的指标。②抗-HBc的被动转移。一是HBsAg携带者的母亲所生的婴儿,可由母体通过胎盘将抗-HBc转移到婴儿;二是输入抗-HBs的阳性血液制品的被动转移。③远期HBV感染者,抗-HBs消失或低于检测的阳性对照水平,未能检出,出现单独抗-HBc阳性,这类情况少见(0.5%)。HBcAg可在肝细胞表面表达,是杀伤性T细胞识别并消除HBV感染细胞的靶抗原之一。

(三)HBeAg

HBeAg由前C及*C*基因编码,整体转录及翻译后成为C抗原(如仅有*C*基因转录及翻译则为 HBcAg)，是一种可溶性抗原，它是由 HBcAg 在肝细胞内，经蛋白酶降解形成的，有 e_1、e_2、e_3 三个亚型。由于 HBeAg 出现较 HBsAg 短暂，并且和 Dane 颗粒出现时间一致，与 HBV-DNA 聚合酶在血液中消失动态也基本一致。因此，一般把 HBeAg 作为 HBV 复制及血清具有传染性的标志。急性乙型肝炎进入恢复期时 HBeAg 消失，抗-HBe 对 HBV 感染有一定的保护作用。

HBeAg 一般只能从 HBsAg 阳性的血清中检出，但也有少数病例血清 HBeAg 阳性，而 HBsAg在检测阳性水平以下。HBeAg 阳性血清的 HBsAg 滴度较高，几乎所有阳性血清内都有 HBV-DNA 和较高活性 DNA 聚合酶，具有极强的传染性。HBeAg 阳性的母亲所生的婴儿，母婴传播的机会为 70%～90%。在感染的早期，有 95%以上的血清中存在 HBsAg 和 HBeAg，HBeAg 存在的时间略短于 HBsAg。乙型肝炎患者转为慢性病程时 HBsAg 长期出现阳性。在乙型肝炎的恢复期，HBeAg 随着 HBsAg 的消失而消失。若急性乙型肝炎患者发病 3～4 个月后 HBeAg 转为阴性，则表示预后良好。

抗-HBe 不是 HBV 的中和抗体，表明 HBV 在体内复制终止或减弱，传染性随之减弱，表明疾病向好的方向转化。但也有一些慢性乙型肝炎患者，虽然 HBeAg 阴性，抗-HBe 阳性，其血液循环中仍有 HBV 颗粒，且病情仍相当严重，故在慢性乙型肝炎患者中抗-HBe 阳性不能作为 HBV 停止复制的指标。在无症状 HBsAg 携带者血清中有 30%～50%的人可检出抗-HBe。抗-HBe 和 HBsAg 均为阳性者的血清中多数查不出 HBV-DNA，但他们的肝细胞核中可检查出整合的HBV-DNA片段，并有慢性肝炎的病理改变。这种 HBV-DNA 整合的肝细胞，与原发性肝癌有密切的关系。因此，抗-HBe 阳性的 HBV 携带者不仅血液感染性不容忽视，而且疾病的预后也不容乐观。对 HBsAg 阴性而 HBeAg 阳性的解释，主要是血清中类风湿因子对检测 HBeAg 的干扰，检测 HBsAg 方法不灵敏或 HBsAg 与抗-HBs 形成免疫复合物，而检测不出 HBsAg。

(四)X 抗原

早期命名 X 抗原(HBxAg)是因为尚未明确 X 抗原在病毒生命周期和感染的作用。HBxAg 和 HBeAg 一样，也是由 HBV 编码，但是未组装到病毒颗粒中的蛋白，是一个具有广泛活性的反式调节因子。主要分布于肝细胞质中，少数见于细胞膜，作为一种转录调节蛋白，HBxAg 在 HBV 的复制过程中起作用。X 抗原可以反式激活 HBV 加强子和多个启动子，在转染细胞内，促进表面抗原及核心抗原的表达和核心颗粒的形成，机体对 X 蛋白磷酸化位点的免疫反应能抑制 HBV 的复制。在 HBV 感染过程中，能够检出 X 抗原和相应抗体(抗-HBx)，而且 HBxAg/抗-HBx的血清转换与 HBeAg/抗-HBe 的转换相关，前者转换发生在后者之前。因此，HBxAg/抗-HBx 的检测可作为检测 HBV 自然感染和抗病毒治疗的一个预后指标。HBxAg 与 HBV-DNA、HBsAg 和 HBeAg 的水平呈平行关系。

HBxAg 与原发性肝细胞癌的发生、发展有关。HBxAg 可激活多种癌基因，也能激活蛋白激酶 C(PKC)，而 PKC 的活化是致癌因子导致细胞恶性转化的主要途径之一。在 HBV 相关性原发性肝细胞癌组织中，大部分发现有 *X* 基因的整合，而整合后的 *X* 基因仍具有反式调节活性，X 抗原也能促进转染细胞的恶性转化。这些都表明 X 抗原及基因产物对原发性肝细胞癌的发生所起的作用。不同亚型的 HBxAg 含氨基酸不等。HBxAg 表达能力很弱，且很不稳定，很难从血液、感染的肝脏或转染的细胞中纯化出来。因 HBxAg 能与细胞蛋白有交叉反应，抗-HBx 只出现在 HBV 持续复制和肝细胞炎症崩解的患者血清中，常见于慢性肝炎、肝硬化和肝细胞癌患者。

(五)HBV-DNA 和 DNA 聚合酶

HBV-DNA 是病毒复制的重要材料,也是 HBV 存在和复制的重要指标,最早由 Kaplan 于 1973 年发现。应用核酸杂交技术可直接检出 DNA,其灵敏度达 1 pg/mL。近年来用聚合酶链反应这一快速体外基因扩增技术将 HBV-DNA 扩增后,其检测灵敏度可提高 100 倍以上(10 ng/mL)。HBV-DNA 血清中的含量与患者的传染性呈正相关。DNA 聚合酶存在于 HBV 核心结构的内部。乙型肝炎感染者血清中标志物的出现,与病程、病型、转归有密切关联。

四、乙型肝炎病毒的基因型

自 1978 年发表了第 1 株 HBV-DNA 全序列后,相继克隆出 60～70 株 HBV,从而试图根据这些株的规律性差异将其分成不同的基因型。

(一)基因型图谱

按照 HBV 全基因序列之间差异≥8%为标准,分为 A、B、C 和 D 4 个基因型。Okamoto H 经比较分析建立了树系统,从而增加 E 和 F 2 个类型。

(二)基因型分布

不同国家或同一国家不同地区的基因型有别。我国主要以 C、B 型为主,我国北方主要以 C 型为主。有人对我国 HBV-DNA 无症状携带者分析结果显示,沈阳 B 型占 11.1%,C 型占 88.9%;北京 B 型占 25%,C 型占 50%,B、C 混合型各占 25%;广州 B 型占 32.8%,C 型占 42.7%,B、C 混合型占 23%,其他型占 25%。

(三)基因型的临床意义

不同基因型可能有不同的致病性。在我国台湾的一项调查中,检测了 100 例无症状 HBV 携带者和 170 例组织学证实为慢性乙型肝炎和肝细胞癌。我国台湾除 E 型的所有基因型,B 和 C 型占优势,与年龄匹配的 HBV 无症状携带比较,50 岁以上肝硬化和肝细胞癌患者中流行的基因C 型为主;50 岁以下的肝细胞癌患者中 B 基因型显著(80%)。

五、流行病学

(一)乙型肝炎地域分布

乙型肝炎分布于全世界,按流行强度分为高、中、低度流行区,以 HBsAg 携带率为标准。

1.高度流行区

HBsAg 阳性>7%,占全球人口的 45%,终身感染危险>60%,出生时和儿童早期感染为主,我国原属高度流行区。

2.中度流行区

HBsAg 阳性 2%～7%,占全球人口的 43%,终身感染危险 20%～60%,感染发生于各年龄组,但以儿童感染为主。

3.低度流行区

HBsAg 阳性<2%,占全球人口的 12%,终身感染危险<20%,大多数感染发生于成人中的高危人群,以青壮年为主。

(二)年龄分布

乙型肝炎年龄分布与地域流行强度有关,高度流行区以儿童为主;中度流行区以儿童和青少年为主;低度流行区则以青少年和成年人为主。中国 2006 年血清流行病学调查显示,一般人群

(1～59 岁)乙型肝炎 HBsAg 携带率为 5.07%，≤10 岁人群 HBsAg 阳性率≤1%，我国由高度流行区跨入中度流行区。

(三)性别分布

乙型肝炎 HBsAg 感染率和流行率有差异，男性高于女性。

(四)不同流行强度地区人群 HBsAg 感染的年龄比较

在高度流行区，人群感染儿童期为主；在中度流行区，人群感染在儿童期、青少年、围产期都可感染；在低度流行区，人群感染青少年和成人期为主要感染年龄。

(五)家庭聚集性

乙型肝炎的感染有显著的家庭聚集性，我国抽样调查表明，有 10%～20%的 HBsAg 阳性家庭有超过两例以上的 HBsAg 阳性者。

六、慢性乙型肝炎无症状携带

我国是乙型肝炎高发地区，人群乙型肝炎流行率约 60%，即一半以上的人群受过 HBV 的感染，其中绝大多数由于感染而获得免疫，也有一部分(约占人群的 10%)成为 HBV 慢性无症状携带者。

(一)HBsAg 携带者的定义

HBsAg 携带者(ASC)是指 HBsAg 持续阳性 6 个月以上，无肝病相关症状和体征，血清转氨酶基本正常的慢性 HBV 感染者。然而，无症状感染者并非绝对不存在进展性的肝脏损伤。ASC 与有症状慢性肝病的区别在于前者病情发展极为缓慢，活动极为微弱。ASC 可发展为活动的、有症状的慢性肝病，又可经免疫清除，使病变静止，重新成为 ASC。慢性乙型肝炎与慢性无症状 HBV 感染之间可以相互转变。

(二)ASC 的发生机制

就免疫现象而言，在婴幼儿主要是免疫耐受，而成人主要是免疫抑制。

1.免疫耐受

ASC 在婴幼儿中主要基于免疫耐受性，免疫耐受性的分子基础可能涉及病毒的变异。典型的 ASC 的细胞毒性 T 细胞(CTL)对核壳抗原仅有单一或少数表位微弱应答，这使 HBV 可通过变异来逃逸免疫清除。在免疫压力下表位变异，变异株获得负性选择。ASC 抗 HBV 的 CTL 应答谱很窄，这就是感染持续的一种机制。此外，新生儿 HBV 感染慢性倾向的免疫学基础尚有非特异性免疫抑制过强，细胞因子缺失如 α 干扰素、γ 干扰素等。细胞毒性细胞活性低下，肝细胞 HLA 表达低下，单核细胞对抗原的处理和提呈效应较弱。

婴幼儿 HBV 感染后并非全无应答，血清 ALT 升高 2 倍以上者占 44%，轻度波动者 43%，始终正常者仅 13%，只是婴幼儿感染后的免疫应答水平低，仅有少数感染者可消除病毒，婴儿期感染 HBV 有 90%持续感染成为 ASC，其中有 25%可能死于肝硬化、肝细胞癌。青春期后免疫系统逐渐成熟，ASC 可能转化为不同临时类型。

2.免疫抑制

通常都是继发原因，如长期使用免疫抑制剂及抗癌药物期间感染 HBV、获得性免疫缺陷综合征、恶性肿瘤、慢性肾小球肾炎及其他慢性消耗性疾病，易成为 ASC。此外，由于肾衰竭而实施肾透析的患者，据报道，肾透析患者中 ASC 占 78.4%，444 例肾移植患者，术后 1 年发生 21 例ASC。

3.ASC与年龄关系

ASC的发生与年龄关系极为密切。据 Hyams KS综合文献报道，HBeAg阳性母亲所生新生儿HBV感染率为80%～90%，6岁以后12%的儿童及<5%的成人HBV感染后成为ASC。我国有报道，小儿ASC发生率围产期为92%，≤2岁为75%～80%，3～5岁为34%～40%。婴儿宫内垂直感染均成为ASC，据Tang等的一项前瞻性研究发现，1984—1993年由HBeAg阳性母亲所生665名新生儿均于出生后24小时内注射乙型肝炎免疫球蛋白及乙型肝炎疫苗。出生时HBsAg阳性新生儿16例(2.4%)，每年大约有10%的ASC个例HBeAg阴转，而HBsAg阴转的不足2%，可以解释为抗-HBe阳性的ASC众多。

小儿ASC中HBsAg罕有消失，尤其是围产期感染者。1～12岁的ASC HBsAg年阴转率仅为0.6%。据报道对HBV感染者前瞻性调查HBsAg年阴转率为1.4%，HBeAg年阴转率12.3%，血清病毒抗原的清除仅见于感染水平较轻的个例，HBsAg的阴转率随年龄的增长而增高，20岁前罕有阴转，40岁后超过1.5%，55岁后超过2%。据Kato Y等报道，在日本HBV高感染区，在1972—1997年期间，HBsAg消失者的保留血清，消失前经PCR检测有26例(81%)检出HBV-DNA。消失后仅检出2例(6%)，这表明HBsAg的阳性与HBV-DNA是一致的。

七、免疫预防

鉴于HBV不能在肝组织外复制，为研制疫苗造成不可逾越的障碍。1970年，Krugman等用加热灭活的HBsAg阳性无症状携带者的血清给弱智儿童注射，证明可获得保护效果。随后许多国家研制用HBsAg阳性无症状携带者的血浆制备疫苗，称为血源疫苗。随着生物工程技术的发展，应用生物工程技术手段将乙型肝炎病毒HBsAg中的S抗原转移到载体细胞上，使之表达抗原，制成疫苗。目前国际上有三个系统，酵母系统应用得最为广泛。

(一)血源疫苗

HBsAg阳性和HBeAg阴性，肝功能正常的HBV携带者新鲜血浆，进行无菌及外源病毒检测。经纯化和超速离心，去除Dane颗粒，收获形状一致的颗粒，超滤、灭活，最后加$Al(OH)_3$佐剂。疫苗经质量检定合格后，方可签发，销售。

(二)酵母基因重组工程疫苗

首先构建基因重组酵母菌，经发酵，收获重组酵母菌；分离、纯化HBsAg，同时去除酵母细胞碎片及小分子蛋白；最后，铝盐作为吸附剂加入HBsAg中，配制成疫苗。疫苗经质量检定合格后，方可签发，销售。

(三)哺乳动物细胞基因重组工程疫苗

工程细胞构建原理与酵母工程菌相似，区别在于选择不同的宿主细胞(此处为中国仓鼠卵巢细胞)。疫苗制备过程与酵母基因重组工程疫苗相似。

八、免疫策略

我国是乙型肝炎高发地区，主要传播模式是母婴传播，且通过母婴传播的HBV感染者绝大多数成为终身HBV携带者，故我国的乙型肝炎免疫重点是阻断母婴传播。

(1)根据WHO建议，HBsAg携带率≥5%的地区，对所有新生儿实施普遍免疫。对HBsAg、HBeAg阳性孕妇所生婴儿要求在出生后24小时内接种首剂疫苗，正常孕妇所产婴儿也要及早接种。我国卫健委规定新生儿疫苗接种率要达到90%，新生儿即时(出生后24小时内)

接种率为 70%～80%。对高危孕妇(HBsAg、HBeAg 阳性)所生的新生儿是否应该在接种疫苗的同时注射乙型肝炎免疫球蛋白。现阶段，重组酵母乙型肝炎疫苗(5 μg/mL)按 0、1、6 免疫程序接种，可使高危孕妇母婴阻断率为 85%～95%。在某些研究中，同时注射乙型肝炎免疫球蛋白可明显地提高阻断率，乙型肝炎免疫球蛋白与疫苗同时接种，对高HBV-DNA血症的孕妇来说，乙型肝炎免疫球蛋白显得很重要，是首选方案。重组中国仓鼠卵巢乙型肝炎疫苗的阻断能力次于重组酵母乙型肝炎疫苗，故在使用时应增大疫苗剂量到20 μg/mL，按 0、1、6 免疫程序接种3 剂。

(2)对 1～5 岁儿童应尽早接种乙型肝炎疫苗，除母婴传播外，乙型肝炎的水平传播也是一个不可忽视的因素。虽然我国≤5 岁人群中的抗-HBs 抗体已达到较高水平，但在母婴传播得到有效控制后，学龄前儿童的免疫预防就显得更为重要。

(3)乙型肝炎高危人群免疫。乙型肝炎高危人群包括肾透析者、血友病患者、同性恋者、静脉吸毒者等。这些人群免疫的疫苗剂量应为常人的 1～3 倍。

(4)乙型肝炎疫苗与其他儿童用疫苗联合免疫。国外已有联合疫苗上市，如 DTP-HepB、DTPa-HepB，在欧洲已批准使用；我国的 DTP-HepB 联合疫苗正在临床试验中。在我国，该联合疫苗不能用于新生儿初免，只能作为加强免疫。因为我国 DTP 的初免月龄为 3 月龄，而我国新生儿乙型肝炎疫苗及时免疫是重点，其他一切疫苗都不能干扰新生儿乙型肝炎疫苗的及时免疫。

(5)我国卫健委新近要求对≤15 岁人群既往未接种过乙型肝炎疫苗者，普遍实施一轮按 0、1、6 程序免疫接种。

总之，对乙型肝炎的防治，免疫预防应采取综合免疫预防措施，才能达到理想效果。

(赵剑波)

参 考 文 献

[1] 张阳阳,张树堂.内科常见病诊疗精要[M].汕头:汕头大学出版社,2023.
[2] 张群英,龙涛,林荡,等.实用内科诊疗学[M].上海:上海科学技术文献出版社,2023.
[3] 王佃亮,黄晓颖.内科医师诊疗与处方[M].北京:化学工业出版社,2023.
[4] 宋波.内科医师临床必备[M].青岛:中国海洋大学出版社,2023.
[5] 毛真真,贺广爱,丁明红,等.内科疾病诊疗思维精解[M].青岛:中国海洋大学出版社,2023.
[6] 薛晓明,马飞,刘佳.现代内科疾病综合治疗[M].北京:中国纺织出版社,2023.
[7] 宋明明.内科临床诊断治疗实践[M].汕头:汕头大学出版社,2023.
[8] 刘新民,王涤非,王祖禄,等.内科常见病治疗手册[M].沈阳:辽宁科学技术出版社,2023.
[9] 郑玉莲,刘蕾,赵荣凤,等.内科常见病护理规范[M].上海:上海科学技术文献出版社,2023.
[10] 李志宏.临床内科疾病诊断与治疗[M].汕头:汕头大学出版社,2023.
[11] 柴倩倩,黄彩娜,张清,等.内科疾病治疗与用药指导[M].上海:上海科学技术文献出版社,2023.
[12] 马路.当代内科医学诊断及治疗[M].济南:山东大学出版社,2023.
[13] 宋荣刚,于军霞,王春燕,等.内科常见病诊治思维与实践[M].青岛:中国海洋大学出版社,2023.
[14] 吴照科,石小智,熊申明,等.临床内科疾病诊疗案例分析[M].郑州:河南大学出版社,2023.
[15] 赵健.内科疾病诊治与公共卫生管理[M].上海:上海交通大学出版社,2023.
[16] 江科.临床内科疾病诊治与传染病防治[M].上海:上海交通大学出版社,2023.
[17] 王丽娜.常见内科疾病诊疗思维与实践[M].上海:上海交通大学出版社,2023.
[18] 石新慧.现代内科诊疗精要[M].武汉:湖北科学技术出版社,2022.
[19] 李祥欣,王成刚,陈鸿程.内科疾病综合治疗学[M].南昌:江西科学技术出版社,2022.
[20] 刘国丽,刘术青,王威.临床内科诊断与治疗方案[M].南昌:江西科学技术出版社,2022.
[21] 庄志强,江勇,王成刚.内科疾病综合治疗与病例解析[M].南昌:江西科学技术出版社,2022.
[22] 王玉梅,刘建林,丁召磊,等.临床内科诊疗与康复[M].汕头:汕头大学出版社,2022.
[23] 孙雪茜,梁松岚,孙责.内科常见病治疗精要[M].北京:中国纺织出版社,2022.
[24] 王寿华,汤淑红,李晓琳.实用内科疾病护理[M].汕头:汕头大学出版社,2022.

[25] 苑露丹.内科疾病诊断要点与治疗方法[M].北京:中国纺织出版社,2022.
[26] 费秀斌,张承巍,任芳兰,等.内科疾病检查与治疗方法[M].北京:中国纺织出版社,2022.
[27] 陈强,李帅,赵晶,等.实用内科疾病诊治精要[M].青岛:中国海洋大学出版社,2022.
[28] 王秀萍.临床内科疾病诊治与护理[M].西安:西安交通大学出版社,2022.
[29] 张红,刘友兵,蔡静,等.实用内科诊疗学[M].长春:吉林科学技术出版社,2022.
[30] 秦翠娟.当代内科诊断与治疗[M].长春:吉林科学技术出版社,2022.
[31] 刘华勤.临床常见内科疾病诊断与治疗[M].北京/西安:世界图书出版公司,2022.
[32] 宋敏,黄彩娜,刘雪芳,等.临床常见内科疾病诊疗新进展[M].上海:上海科学普及出版社,2022.
[33] 王晓彦.内科常见病诊治指南[M].济南:山东大学出版社,2022.
[34] 徐慧,周贵星,肖强.临床内科疾病诊疗与康复[M].沈阳:辽宁科学技术出版社,2022.
[35] 庞厚芬,李娟,张腾.内科疾病诊疗与合理用药[M].沈阳:辽宁科学技术出版社,2022.
[36] 谢琼,郭莹,彭建强.内科住院医师规范化培训分层递进培养模式的探索及应用[J].中国继续医学教育,2023,15(6):177-180.
[37] 黄莹莹.实践考核在内科临床见习课中的运用探索[J].中外医药研究,2023,2(3):144-146.
[38] 黄宗顺,曾文铤,罗碧辉,等.内科实习生临床操作技能的培养[J].现代医药卫生,2023,39(15):2663-2666.
[39] 谢望辉.乡镇卫生院消化内科常见不合理用药问题及其对策[J].中国医药指南,2023,21(10):30-33.
[40] 魏婧,董琦,龙贵萍.循证医学结合以问题为基础学习教学模式在内科教学中的应用效果[J].中国当代医药,2023,30(11):181-184.